ÉTUDE SPÉCIALE

DU

SABOT DU CHEVAL

ET DES

ALTÉRATIONS UNGUÉALES

9586-97. — CORBEIL. Imprimerie ÉD. CRÉTÉ.

ÉTUDE SPÉCIALE

DU

SABOT DU CHEVAL

ET DES

ALTÉRATIONS UNGUÉALES

PAR

J.-B. DELPÉRIER

MÉDECIN VÉTÉRINAIRE

MEMBRE DE LA SOCIÉTÉ CENTRALE DE MÉDECINE VÉTÉRINAIRE

Avec 180 figures intercalées dans le texte.

PARIS

ASSELIN ET HOUZEAU

LIBRAIRES DE LA SOCIÉTÉ CENTRALE DE MÉDECINE VÉTÉRINAIRE

Place de l'École-de-Médecine

1898

PRÉFACE

Dans cette étude, j'ai concentré toute mon attention
et toutes mes recherches sur le sabot du cheval, dans
le but de combler les lacunes laissées par mes devan-
ciers dans l'histoire anatomique, physiologique et
pathologique de cet organe. M'étant placé à un point
de vue tout particulier et spécial, j'ai pu présenter le
sujet sous un aspect bien différent de l'aspect sous
lequel on l'a envisagé jusqu'ici.

On m'accusera d'avoir osé contredire certaines assertions émises par des auteurs bien au-dessus de moi
par leur savoir, leur talent et leur notoriété. Je déclare
bien sincèrement, que je n'ai obéi pour cela à aucun
mauvais sentiment de jalousie ou de présomption. Je
n'ai cédé qu'au désir de voir la vérité, et quelquefois,
au plaisir de la faire éclater aux yeux de mon lecteur.

Dans cette tendance bien justifiable, j'ai cru pouvoir
et même devoir m'affranchir des entraves et des difficultés que m'auraient imposées les sentiments d'estime
et d'admiration, de respect et de vénération que je
professe à l'égard de tous les auteurs morts ou vivants
que je cite ou que je critique dans ce livre.

J'espère qu'on me pardonnera les quelques critiques ou réfutations que j'ai faites, si l'on veut bien considérer le but que je poursuis, et si l'on veut remarquer que je n'ai pas hésité à contredire ce que j'ai écrit autrefois moi-même.

On me reprochera de n'avoir pas cité en plus grand nombre les auteurs qui m'ont précédé sur le même sujet. Je reconnais le bien fondé de ce reproche; mais le lecteur reconnaîtra, de son côté, que j'ai étudié mon sujet sous un point de vue si nouveau, que tout travail bibliographique devenait extraordinairement long et pénible. Je ne doute pas d'avoir répété bien des choses dites avant moi, mais j'aime mieux convenir ici que RIEN de ce que j'ai écrit ne m'appartient en propre, que d'avoir à distinguer nominalement ce qui appartient aux autres.

Je dois dire, pourtant, que les auteurs que je cite ou que je critique, sont précisément ceux que j'estime, que je respecte ou que j'admire le plus, parmi les écrivains vétérinaires qu'il m'a été possible de consulter.

On s'étonnera de me voir consacrer un GROS livre à un sujet qu'on a jusqu'ici toujours traité en quelques pages.

A cela je peux répondre qu'une monographie doit, avant tout, être aussi complète que possible; qu'au risque de manquer de concision et de tomber dans la prolixité, il est nécessaire, dans ce genre d'écrits, d'accumuler les preuves faisant ressortir le *vrai* et les témoignages pouvant détruire l'*erreur*.

D'ailleurs chacun écrit à sa manière : l'un avec concision, l'autre avec prolixité... A mon âge il est aussi
difficile d'acquérir les qualités que de perdre les défauts
du style ; il faut se résoudre à écrire comme on peut,
si l'on voit quelque utilité à rompre le silence.

Mais avant de signer cette préface, qu'il me soit permis d'exprimer les profonds sentiments de reconnais-
sance que je dois à MM. Asselin et Houzeau, pour les
soins incessants et minutieux qu'ils ont mis à rendre
ce livre digne de la science et du public vétérinaires.

Décembre 1897.

J.-B. Delpérier.

TABLE MÉTHODIQUE DES MATIÈRES

PREMIÈRE PARTIE
ÉTUDE DU SABOT

CHAPITRE PREMIER. — **Description de la paroi.**

CHAPITRE II. — Genèse de la paroi.

CHAPITRE III. — **Propriétés physiques de la paroi.**

DEUXIÈME PARTIE

ALTÉRATIONS UNGUÉALES

CHAPITRE PREMIER. — Considérations générales sur les altérations.

CHAPITRE II. — **Altérations unguéales en particulier.**

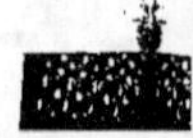

ÉTUDE SPÉCIALE

DU

SABOT DU CHEVAL

ET DES ALTERATIONS UNGUÉALES

PREMIÈRE PARTIE

DESCRIPTION — GENÈSE — PROPRIÉTÉS
ROLES PHYSIOLOGIQUES — ESTHÉTIQUE

Dans cette première partie de notre livre, nous aurons particulièrement en vue l'étude de la paroi qui est véritablement la principale pièce du sabot, à cause de la singularité de son origine, de sa morphose et de ses propriétés, et à cause, surtout, de l'importance de ses rôles physiologiques. La sole, la fourchette et le périople ne seront étudiés que d'une manière relativement sommaire et comparative dans un chapitre spécial.

CHAPITRE PREMIER

DESCRIPTION DE LA PAROI

Plan. — 1, Définition; synonymie. — 2, Division descriptive et maréchale; étymologie des noms régionaux; délimitation des régions. — 3, Description : A, muraille; B, inflexions; C, barres.

§ 1. — DÉFINITION; SYNONYMIE.

Le mot *paroi* s'applique à la désignation de la partie montante de la boîte cornée que représente le sabot du cheval. C'est cette partie du sabot qui sous forme de plaque

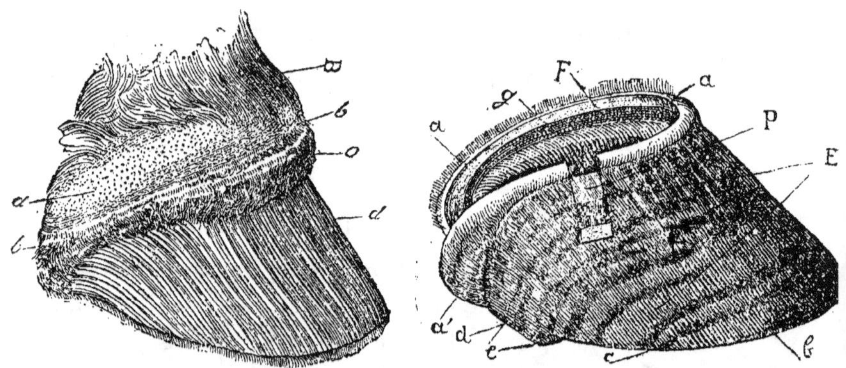

Fig. 1. — Pied interne.   Fogliata.   Fig. 2. — Sabot.

contourne en les recouvrant : le bourrelet coronaire dont elle émane ; la face lamelleuse du derme phalangien dont elle épouse exactement tous les replis : enfin, le bord périphérique de la sole avec lequel elle se soude. Quelquefois même, après avoir contourné les apophyses de la phalange, elle se prolonge en avant du tissu lamelleux et va se buter contre la crête semi-lunaire de l'os du pied.

Son nom *paroi*, lui vient de ce que cette plaque *clôture* la cavité de la boîte à laquelle on a comparé le sabot, car on dit indistinctement *boîte cornée* ou sabot.

Bien des auteurs font le mot *paroi* synonyme de muraille ; c'est à tort. La muraille est une partie de la paroi. Le mot *paroi* doit désigner l'organe dans son entier ; le mot muraille a un sens restrictif, ne désignant qu'une région de cet organe, comme les mots *barres, inflexions*, désignent d'autres régions.

Voici la synonymie du mot *paroi* : grec, ἐπλή ou ἔνυξ ; latin, *paries* ; italien, *parete* ; espagnol, *paret* ; patois provençal et languedocien, *paret* ; en maréchalerie, *muraille*, pour la partie apparente, le pied étant posé à terre.

§ 2. — DIVISIONS DE LA PAROI.

A. **Division descriptive**. — La paroi se divise, pour la description, en *muraille*, en *inflexions* et en *barres*. A proprement parler, ce n'est pas une division, car ces parties ne peuvent ni se séparer, ni se limiter rigoureusement. Cependant ces parties se distinguent les unes des autres par la situation, la forme et le rôle.

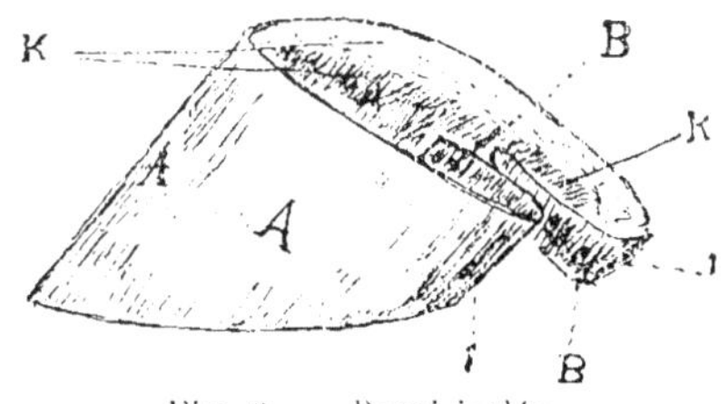

Fig. 3. — Paroi isolée.

A, muraille. — B, barres. — I, inflexions.

La *muraille* comprend toute la partie pariétale qui recouvre la face antérieure et les deux faces latérales de la phalange ; elle se termine en dedans et en dehors aux inflexions calciennes (1).

Les *inflexions* comprennent les deux régions pariétales

______
(1) Du mot latin *calx, calcis*, talon.

qui contournent en arrière les deux apophyses de l'os du pied. Il y a donc une inflexion interne et une inflexion externe. Chacune d'elles est limitée extérieurement par la muraille et intérieurement par la barre qui lui fait suite.

Les *barres* sont les deux parties terminales de la paroi ; elles commencent dès que l'inflexion est faite, et se terminent au niveau du corps de la fourchette, à une distance variable de la pointe de cette fourchette.

B. **Division maréchale.** — La maréchalerie a, de tout temps, adopté une division de la paroi. Cette division était indispensable pour la clarté du langage professionnel et pour la précision des manœuvres techniques. Elle devait avoir le caractère conventionnel, car sur un plan à peu près circulaire, mais très variable, comme courbe, comme grandeur et comme direction, il est impossible de trouver des bornes fixes aux diverses régions qu'on y considère. Les hippiatres ont d'abord limité la paroi à la partie que nous connaissons maintenant sous le nom de muraille, et à laquelle ils donnèrent ce dernier nom. Pour eux les barres et les inflexions faisaient partie de la sole. Puis, ils ont distingué la muraille en deux moitiés symétriques, celle de dedans et celle de dehors. Pour eux, deux points de la muraille étaient fixes ; c'étaient la pince, commune aux deux moitiés, et les deux talons, parties terminales des deux moitiés de muraille. Ils divisèrent ensuite chaque moitié de la muraille, en pince, mamelle, quartier et talon ; mais la tradition ne nous indique pas où commence et où finit chacune de ces divisions. Pour les anciens, évidemment, la pince n'était pas une ligne ; elle avait une certaine largeur, puisqu'on reconnaissait les deux clous de pince, l'un en dedans, l'autre en dehors de la ligne médiane. Seuls les quartiers pourraient désigner une étendue fixe, le quart du contour général. Encore n'est-ce qu'une hypothèse. Le talon n'était pas une simple ligne terminale, car les hippiatres reconnaissaient le clou en talon qui se brochait plus ou moins loin de la ligne terminale. On est obligé d'avouer que la division traditionnelle ou maréchale est extrèmement vague.

C. Étymologie. — D'où viennent ces mots *pince*, *mamelle*, *quartier*, *talon*? Bracy Clarck, H. Bouley et d'autres auteurs en ont cherché les étymologies. Je pense que ces mots ont été inventés par les premiers maréchaux, qui ne se souciaient guère de la linguistique savante. Comme tous les ouvriers, ils nommaient les choses du métier suivant l'image qu'elles représentaient à l'esprit, ou aux yeux, ou à la main. Je pense, aussi, que la division de la paroi n'a été imaginée qu'après celle du fer à cheval, et qu'on a donné à chaque région du sabot, le nom de la région correspondante du fer. Pour les premiers hippiatres, la boîte cornée n'était qu'une masse faisant sabot autour du pied et qu'il n'était pas bien nécessaire de diviser en régions. Mais lorsque vint l'habitude de façonner le fer à cheval, surgit la nécessité de reconnaître à ce fer des divisions techniques, afin de préciser le langage professionnel. Une fois le fer divisé en régions déterminées, il fut tout naturel de donner à la muraille la même division qu'au fer qui s'y applique, et d'en nommer les régions comme celles du fer.

Le mot *pince* fut appliqué à cette partie du fer où on lève le pinçon et qu'on transforme ainsi en une sorte de pince dont les deux articles étreignent ou pincent véritablement le bord du sabot. Le même nom fut réservé à la région du sabot où la pince du fer est toujours appliquée. Cependant cette région du sabot est quelquefois appelée la *pointe* par opposition au mot *talon*.

Le mot *mamelle* a d'abord désigné les deux saillies arrondies que la levée du pinçon fait faire à la rive externe du fer, et on a donné le même nom aux parties du sabot où s'appliquent les mamelles du fer. Autrefois, on ne noyait pas le pinçon dans la muraille, par conséquent celle-ci ne présentait pas les deux saillies faisant mamelles, par conséquent rien ne portait à appliquer ce mot primitivement au sabot. En serrurerie et en menuiserie, le mot mamelle désigne des choses semblables aux mamelles du fer à cheval.

On pourrait admettre, à la rigueur, que le mot *quartier* a été appliqué à cette région du pied, parce qu'elle mesure environ le *quart* du contour général du sabot, mais je crois que ce nom a une autre origine. Dans tous les métiers on emploie l'expression *faire faire quartier* pour dire faire passer un objet de l'un de ses côtés sur l'autre côté. On *fait faire quartier* à un bloc de pierre, à une pièce de bois pour les déplacer. En maréchalerie, on fait faire quartier au fer, lorsque tenu à plat sur l'enclume, on le saisit par la pince ou par une éponge pour le retourner sur l'autre face ; on a naturellement appelé quartier, la région où le fer pose sur l'enclume pendant ce mouvement de réversion. On a ensuite appelé quartier du sabot, la partie où s'applique le quartier du fer.

Le mot *talon* n'existe pas dans le façonnage du fer, il a été primitivement donné à la partie postérieure du pied, mais ici, on n'a pas donné le même nom à la partie correspondante du fer : on l'a appelée *éponge*. Le mot *éponge* ne vient pas de ce que cette partie du fer peut occasionner l'éponge du coude ; il vient de ce que l'extrémité du fer qu'on forgeait presque toujours avec des lopins bourrus, présente après la première chaude de soudure, un aspect mamelonné, boursouflé, strié, poreux, qui l'a fait comparer à une éponge.

D. Délimitation conventionnelle des régions. — La division du sabot en régions distinctes est indispensable en maréchalerie ; elle est d'un grand secours dans le langage descriptif, aussi bien en anatomie qu'en pathologie ; elle

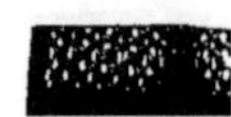

donne au discours plus de concision, plus de précision et plus de clarté.

Plusieurs tentatives ont été faites pour rendre cette division plus univoque et plus précise, par la délimitation conventionnelle des régions. H. Bouley, dans son *Traité du pied*, a reconnu l'utilité de ces tentatives, mais loin de fixer les esprits comme il aurait pu le faire, il en a augmenté l'incertitude ; il met son lecteur dans une grande indécision sur l'étendue réelle ou la linéalité géométrique de deux régions, la pince et le talon. Après lui deux auteurs très distingués et professeurs émérites (1) qui auraient pu régler classiquement la ligne de conduite à suivre, ont précisé l'étendue de la pince, mais ils ont adopté la *linéalité* des talons. Cette linéalité des talons est trop en désaccord avec la tradition pour qu'elle puisse être adoptée. Avant Peuch et Lesbre la délimitation des régions podales avait été tentée en France et à l'étranger.

Toute délimitation des régions du sabot ne peut être que conventionnelle, parce qu'elle ne peut se baser sur aucun détail anatomique immuable ; elle n'existera qu'à la condition que tout le monde consentira à l'adopter ou conviendra qu'elle est acceptable.

Pour être acceptable, il faut que cette détermination soit facile à faire, soit simple et ne contredise pas trop les données traditionnelles ayant cours.

1. Procédé Brambilla. — A la grande admiration de l'école italienne, Brambilla a proposé un moyen assez exact et ingénieux de délimitation : prendre le contour général du sabot au-dessous des glomes et le diviser en treize parties égales ; le treizième sera l'unité de mesure, chaque branche de fourchette aura 1/13, chaque talon 1/13, chaque quartier 3/13, chaque mamelle 1/13, la pince 1/13,

---

(1) Peuch et Lesbre, in *Précis du pied du cheval et de sa ferrure*, 1896.

soit 6/13 et demi pour chaque moitié du contour. Fogliata,
qui appelle cette délimitation « une conquête scientifique
qui aidera beaucoup à comprendre la distribution de la
pression sur toutes les régions du pied », ajoute que l'unité
de mesure, c'est-à-dire le 1/13, peut se prendre sur la longueur des barres qui est, d'après lui, précisément le 1/13 du contour général (fig. 4) (1).

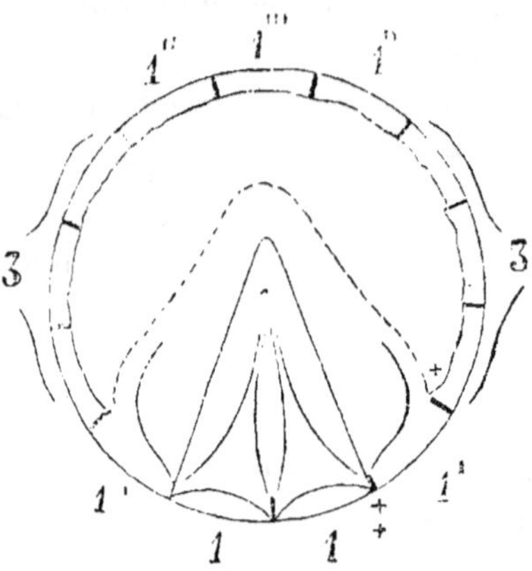

Fig. 4. — Procédé Brambilla pour délimiter les régions.

Ce procédé de déli-
mitation a deux graves
défauts : c'est qu'il n'est
valable que sur des pieds
parfaitement normaux
(*piede normale di cavallo
selvaggio*) ; c'est ensuite,
qu'il comprend la four-
chette dans le contour
général. Sur les pieds
ordinaires, la délimitation Brambilla serait tout à fait
fausse. La fourchette est trop variable en largeur pour
qu'on puisse la faire entrer dans une délimitation rationnelle et, d'ailleurs, ses limites sont toujours visibles. Je
pense, enfin, que la division Brambilla donne trop d'étendue au talon et trop peu à la pince qui n'aurait jamais la
largeur nécessaire au pinçon et aux deux clous de pince.

2. Procédé Peuch et Lesbre. — Tout récemment, Peuch
et Lesbre, dans leur *Précis du pied du cheval*, ont donné
un moyen tout différent de délimitation que je veux faire
connaître.

« Rien n'est plus facile », disent-ils, « que de décomposer
« le contour plantaire en pince, mamelles, quartiers, talons :

____

(1) Fogliata, in *Manuale de Hippo-podologia*.

« il suffit de prendre le quart du diamètre du pied (moitié
« du rayon) et de porter cette distance du milieu de la
« pince au talon de chaque côté ; il s'y trouve contenu
« juste cinq fois et délimite très rationnellement la pince P,
« la mamelle M, la partie antérieure Q^1 du quartier, sa
« partie moyenne Q^2 et sa partie postérieure Q^3. Quant
« aux talons, ce sont les angles d'inflexion eux-mêmes T »
(fig. 5).

« Le pied de derrière est notablement plus étroit que
« celui de devant... le rapport entre les deux diamètres

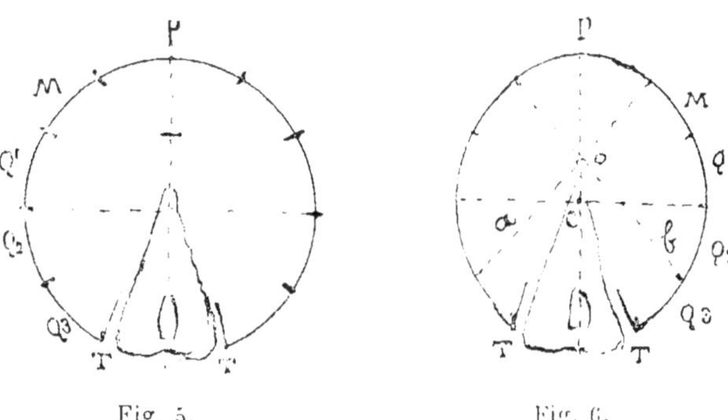

Fig. 5.   Fig. 6.

« est 1 : 0,95 ou moins encore. Pour obtenir graphique-
« ment le contour, on trace deux lignes perpendiculaires ;
« à partir de leur intersection, on marque avec le même
« rayon les limites latérales et postérieures ; en augmen-
« tant ce rayon de 1/10, on détermine la limite antérieure.
« Les quatre points extrêmes étant fixés, on prend le 1/3
« de la distance C P, et, autour du point o, on décrit un arc
« de 80°. Sur le prolongement des derniers rayons de cet
« arc, à une distance de son centre égale à un rayon, on
« trouve le centre des courbes latérales $M Q^1$. On achève le
« contour au pied du devant par deux arcs ayant pour
« centre respectif l'extrémité opposée du diamètre trans-
« verse. La division de ce contour en pince, mamelles, etc.,

« se fera comme ci-dessus et l'on constatera que la pince
« coïncide juste avec l'arc antérieur » (fig. 5).

L'inventeur de cette délimitation reconnaîtra que cette
manière de procéder est bien compliquée, au moins pour le
pied postérieur. Serait-on lauréat du bureau des longi-
tudes, comment arriver sur un pied vivant, à tirer les perpendiculaires, les obliques, les arcs, les rayons et les centres ? C'est facile sur le papier avec tout l'outillage de bureau
ou, du moins, ce n'est guère plus difficile que de fixer les
centres d'une ellipse. Mais sur un pied vivant, comment
y arriverez-vous ? Si vous y arrivez, quel fruit en retirerez-
vous ? Vous aurez fait toutes ces opérations mathématiques
pour délimiter des quartiers d'une étendue surprenante,
et des talons n'ayant qu'une étendue géométriquement
linéaire, tout à fait en contradiction avec la technique
usuelle. Vous avez dix divisions, les quartiers en occupent
six, ce qui est beaucoup trop, et vous supprimez les talons.
car une ligne n'a pas de largeur. D'après votre division.
on brocherait un clou à un millimètre de l'angle d'inflexion,
qu'il faudrait appeler cela un brochage en quartier.

Sur les pieds antérieurs, le procédé Peuch et Lesbre
serait facilement applicable si les pieds étaient ordinairement circulaires ; mais comme, d'ordinaire, ces pieds sont
plus ou moins obronds, il faudrait procéder sur eux comme
sur les pieds postérieurs.

Pour être acceptable, je le répète, une délimination doit
être simple, pratique, d'accord avec les données traditionnelles et applicable à toutes sortes de pieds, même les plus
difformes.

3. Procédé Delpérier. — Le procédé que j'ai fait connaître à la Société centrale vers 1887, est aussi simple que
pratique. Voulez-vous, sur un pied quelconque, délimiter
les régions nominales : prenez une bande de papier ou d'étoffe
large de deux ou trois centimètres et d'une longueur au

moins suffisante pour contourner le bord plantaire; appliquez une des extrémités sur un des angles d'inflexion ; contournez avec la partie libre, le bord plantaire du sabot, comme si vous vouliez en prendre la mesure ; arrivé sur l'autre angle d'inflexion, coupez tout l'excédent de la bande ; retirez le ruban qui entoure le sabot et qui, étalé, AB, est la mesure exacte du contour plantaire. Ployez cette bande sur son milieu O et vous obtenez un premier doublé A^1B^1 ; ployez ce doublé sur son milieu O^1 et vous obtenez un second doublé A^2B^2 ; pliez celui-ci comme le précédent pour obtenir le troisième doublé A^3B^3 que vous ployez comme les précédents pour obtenir le quatrième doublé A^4B^4 dont la longueur sera le 1/16 de la mesure AB, et servira d'unité. Avant d'étaler A^4B^4 coupez les deux coins a, b; en déployant le quatrième doublé, vous obtenez la bande AB divisée en 16 parties égales par les encoches (fig. 7).

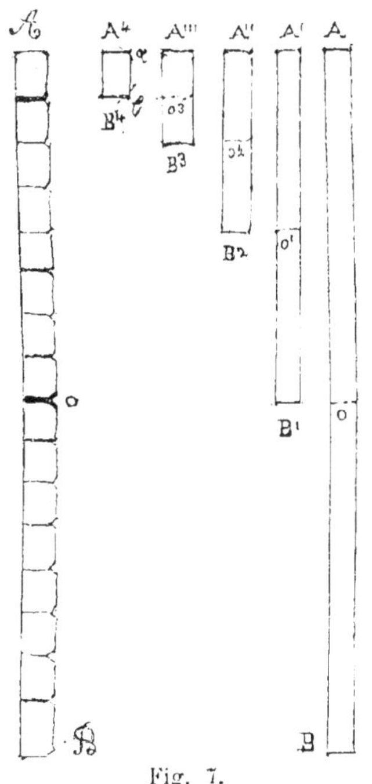

Fig. 7.

Pour délimiter toutes les régions du sabot vous n'aurez qu'à réappliquer le ruban AB sur le contour du pied et à marquer sur le bord plantaire toutes les encoches du ruban, en attribuant de chaque côté de la ligne médiane une unité à la pince, deux unités à la mamelle, quatre unités au quartier et une unité au talon. Comme l'a fait observer Pader, si le pied est trop assymétrique, on délimitera séparément chaque moitié du pied.

En résumé, mon procédé consiste à prendre exactement le contour plantaire avec un ruban de papier sans y comprendre la fourchette, à diviser celui-ci en huit parties égales, de chaque côté de la ligne médiane, et à attribuer deux unités à la pince (une de chaque côté), deux unités à chaque mamelle, quatre unités à chaque quartier et une

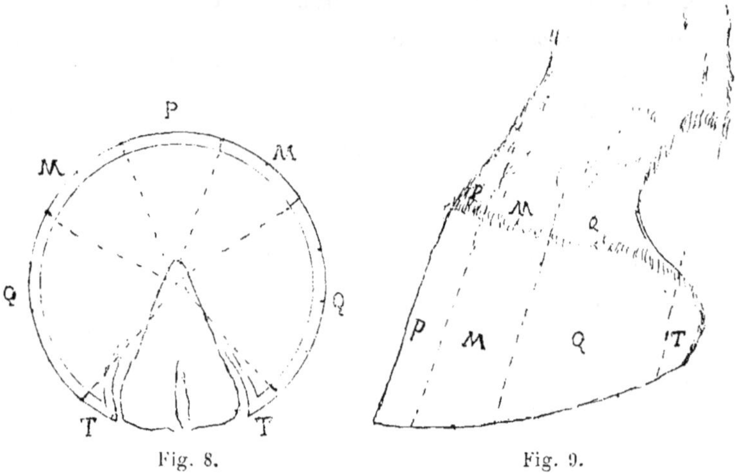

Fig. 8.   Fig. 9.

unité à chaque talon. Comme on voit, ce procédé est fort simple, d'accord avec les données traditionnelles; il réserve au quartier le quart du contour général, il est applicable à tous les pieds, il n'exige pas de calcul.

Par ce procédé il est facile de délimiter les régions maréchales de sole et de muraille : Des points limitrophes tracés sur le bord plantaire, tirez des lignes droites allant au centre de la plante, et vous limitez ainsi la pince, les mamelles, les quartiers et talons de sole (fig. 8).

Pour délimiter les mêmes régions en muraille et couronne, des points limitrophes tracés au bord plantaire, tirez des lignes parallèles à la ligne de pince et aboutissant à la couronne, et vous obtiendrez ainsi les régions en muraille et couronne (**PMQT**, fig. 9).

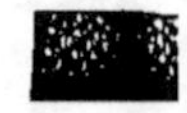

§ 3. — DESCRIPTION DE LA PAROI.

Pour faire cette description nous prendrons successivement et isolément, la *muraille*, les *inflexions* et les *barres*. Nous n'isolons ces parties que par la pensée, car anatomiquement, elles ne forment qu'un seul et même organe (fig. 10).

A. — MURAILLE.

La muraille est cette partie de la paroi qui est contournée en arc dont les deux branches se terminent aux inflexions. La plupart des auteurs regardent le mot *muraille* comme synonyme du mot *paroi*, mais je pense qu'il est préférable de réserver le mot *paroi* pour désigner l'organe tout entier, et d'appeler *muraille* cette partie de la paroi contournant les faces antérieure et latérales du pied et se terminant aux inflexions. Je ne dirai pas, comme H. Bouley, la *paroi ou muraille*, ce serait aussi incorrect que de dire la *paroi ou barres*. Les anciens pouvaient confondre les deux mots *paroi* et *muraille*, parce que, pour eux, la paroi était comprise tout entière dans l'étendue visible du sabot, le pied étant posé à terre ; les barres n'étant pas regardées comme distinctes de la sole, la paroi ne comprenait que la muraille, d'où la synonymie des deux mots.

Le mot *muraille*, que les anciens employaient presque exclusivement, donne une idée très exacte de la forme, de la contexture, de la consistance et du rôle de la chose qu'il désigne. C'est, en effet, la muraille qui clôture et protège les parties vives contre les chocs et les blessures ; qui les maintient dans leurs justes rapports réciproques, en empêchant tout déplacement, et qui, enfin, sert de scellement à tout l'appareil suspenseur de la troisième phalange.

Pour décrire la muraille nous considérerons successivement son corps, ses faces externe et interne, ses bords supérieur et inférieur.

1° **Corps de la muraille.** — Il est conformé en plaque cintrée. Il est constitué par de la corne fibreuse ou tubulée.

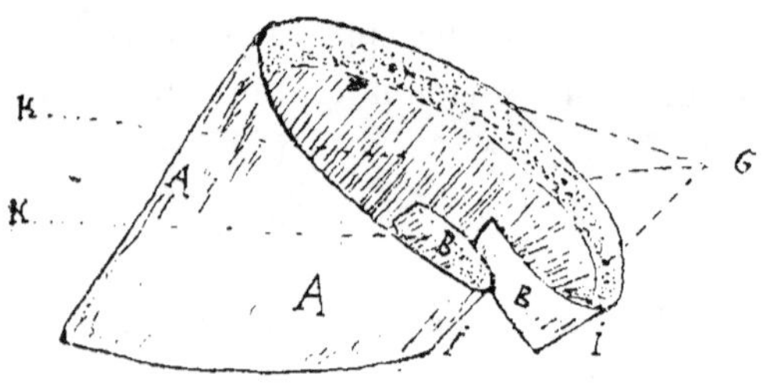

Fig. 10.

A, muraille; i, inflexions; B, barres.

Ses tubes sont disposés parallèlement entre eux, serrés, dirigés de haut en bas. A l'œil nu ils paraissent se toucher, mais au microscope, ils sont séparés par une substance cornée celluleuse. Les tubes cornés prennent naissance à la cutidure où ils se forment autour d'innombrables villosités, et descendent jusqu'au bord inférieur de la muraille. La corne intertubulaire est constituée par des cellules naissant entre les villosités de la cutidure et restées en suspens entre les tubes.

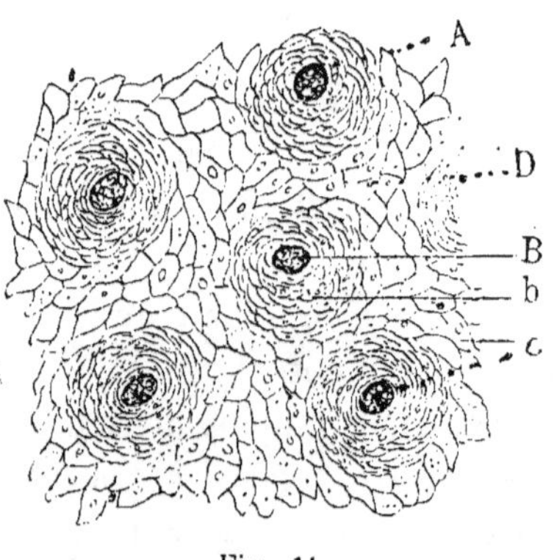

Fig. 11.

A, paroi du tube. | C, cellule intratubulaire.
B, intérieur du tube. | D, cellule intertubulaire.

Le tube corné reste creux un peu au delà de la pointe villeuse qui l'a formé, mais cette pointe envoyant quelques granules dans l'intérieur du tube, celui-ci se trouve bientôt oblitéré et se prolonge sous l'aspect fibreux qu'il conserve jusqu'à sa terminaison (fig. 11).

Longtemps, on a cru que la muraille se composait de poils agglutinés entre eux d'une manière particulière, mais sécrétés par le derme cutidural d'une manière semblable à la sécrétion des poils. Ce qui rendait cette hypothèse en quelque sorte admissible, c'est que certaines murailles s'effilochent vers le bas, que d'autres, à leur face externe, ont l'aspect d'une masse de poils agglutinés, que même quelquefois on peut soulever un véritable poil collé à la surface et descendant de la couronne. Aujourd'hui, grâce aux travaux de Chauveau, Arloing, Peuch et Lesbre, le tissu corné est trop bien connu pour que cette hypothèse persiste.

La direction des fibres murales est parallèle à la surface tégumentaire que la muraille recouvre. D'après la conformation évasée de la muraille, il est facile de voir que les fibres ne suivent pas partout le même plan conique. L'évasement n'étant pas le même dans toutes les régions, les fibres sont plus obliques en une région que dans l'autre. C'est en pince et mamelles que la muraille est le plus oblique ; en quartiers elle se redresse vers la verticale, puis elle reprend une obliquité plus grande en talons. Mais ces modifications sont loin d'être toujours les mêmes ; sur certains sabots, les talons sont plus obliques que la pince.

La direction des fibres murales n'est pas sans importance : d'abord elle sert à diriger le tranchant du rogne-pied, qu'il faut mettre toujours perpendiculairement à la direction des fibres pour éviter les accidents de parure (Dédelay) ; c'est suivant la direction des fibres qu'on parera plus ou moins profondément ; et enfin, la fatigue de la muraille est sous la dépendance de sa direction, comme nous verrons plus tard.

La direction des fibres change toujours avec leur allon-

gement. Lorsque la muraille prend un accroissement
excessif, on la voit décrire une courbe à concavité antérieure,
l'extrémité inférieure quitte le sol et se recourbe en contre-
haut. Cette incurvation s'explique aisément, car en se
prolongeant les fibres postérieures passent sous la ligne du
poids du corps et s'infléchissent en avant et en haut
(fig. 12), repoussant dans le même sens les fibres antérieures.

On doit se demander si les tubes cornés conservent la direction des papilles desquelles ils émanent. Les papilles se

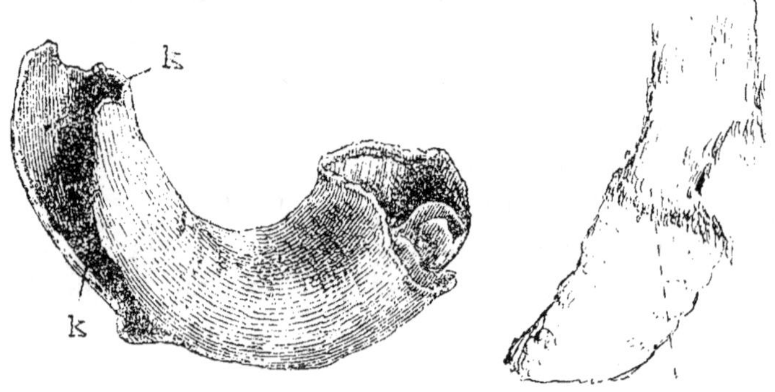

Fig. 12. — Sabot extraordinairement   Fig. 13.
allongé (Lungwitz).

dirigent en tous sens quand elles sont vivantes et turgides.
Leurs tubes devraient donc être divergents et perpendiculaires au plan du bourrelet. Cette divergence existerait
sans l'intervention du périople qui descend sur un plan
tangent à la courbe cutidurale. Ce périople en descendant
incline vers le bas d'abord les papilles superficielles, puis
les tubes naissant des papilles plus profondes, et les force
à se recourber en bas pour devenir parallèles à sa propre
direction. C'est ce que j'ai figuré en A, figure 14.

Assez souvent les fibres murales au lieu d'être rectilignes
sont légèrement ondulées ou en zigzag. Ces ondulations
sont probablement dues à des compressions intermittentes

exercées par la bande périoplique sur les tubes naissants (fig. 14, C). D'ailleurs nous verrons que ces fines ondulations, presque inappréciables au toucher et à la vue, n'ont rien de commun avec les cercles pariétaux qui constituent une altération de la corne.

Lorsque ces cercles existent, les fibres en suivent la

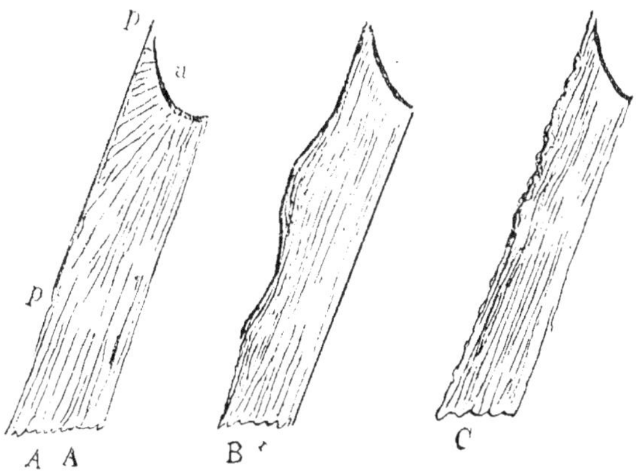

Fig. 14.

A, coupe montrant les tubes cornés inclinés parallèlement au périople PP. — B, coupe montrant l'épaisseur des cercles. — C, coupe montrant les ondulations.

convexité, mais cette déviation n'est appréciable que sur les fibres superficielles, les fibres profondes conservent leur rectitude (fig. 14, B).

Il n'est pas rare de voir des murailles bombées, c'est-à-dire décrivant une convexité de haut en bas, de même qu'on en voit d'étranglées, c'est-à-dire décrivant une concavité. Dans ces cas, les fibres sont toutes curvilignes, afin de rester parallèles à la surface de l'os qui est lui-même bombé ou déprimé (fig. 15, A, B).

La **hauteur** du corps de la muraille varie suivant les couches et suivant les régions.

Les couches superficielles qui naissent vers le sillon coronaire sont nécessairement plus longues que les couches profondes naissant dans une zone plus ou moins inférieure du bourrelet.

Suivant la région, la hauteur du corps de la muraille varie beaucoup; elle va en diminuant de la pince aux talons, puisque le bourrelet suit un plan incliné d'avant en

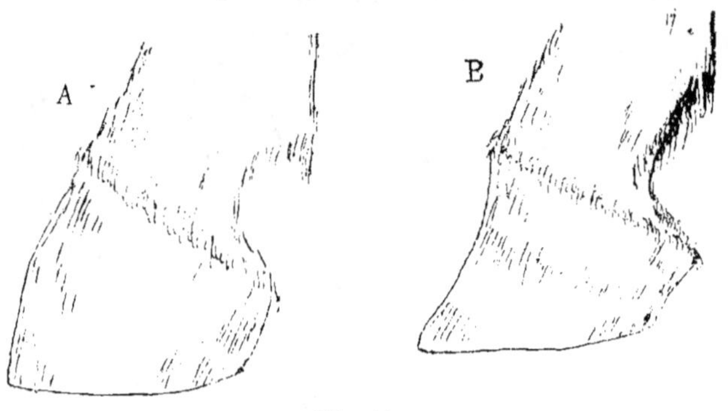

Fig. 15.

arrière. Normalement la hauteur en talons n'est que le tiers de celle de pince. On voit des murailles mesurant 12 centimètres en pince, n'en mesurer qu'un ou deux en talons; par

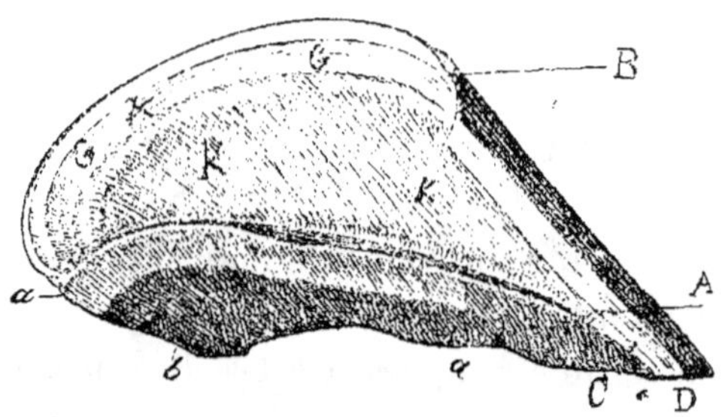

Fig. 16.

contre, on en voit où les talons ont une hauteur égale ou supérieure à celle de la pince. En principe la hauteur dépend de l'inclinaison du bourrelet.

Anatomiquement parlant, la hauteur de la muraille ne doit s'entendre que de l'étendue comprise entre le plan de soudure avec la sole et le plan du bourrelet, c'est-à-dire entre les deux points A et B (fig. 16), car c'est la seule partie qui ne varie pas sur un pied donné ; tout ce qui est au-dessous de A s'allonge ou se raccourcit suivant les incidents de la marche ou de la parure. C'est pourquoi il ne faut pas confondre une muraille haute avec une muraille longue. Nous en donnerons les raisons au chapitre des *Altérations*.

L'épaisseur de la muraille, considérée sur un point du contour pariétal, est toujours la même depuis la gouttière jusqu'au bord plantaire, sur un pied sain et normal ; c'est-à-dire que l'épaisseur n'augmente ni ne diminue par la descente de la corne. Cependant il est quelques cas où la pression du périople rend la muraille moins épaisse en haut qu'en bas ; mais dans ce cas, la couche périoplique compense la diminution de l'épaisseur murale.

L'épaisseur de la muraille varie, par contre, suivant les régions que l'on considère ; elle est plus épaisse en pince qu'en mamelles et quartiers. C'est en pince qu'elle est à son maximum ; à partir des mamelles, elle diminue progressivement jusqu'aux talons, et à partir des talons elle augmente brusquement jusqu'aux inflexions, où elle acquiert quelquefois des proportions considérables.

Avec beaucoup d'attention on trouverait la moitié interne de la muraille moins épaisse que la moitié externe, parce que la peau de la face interne du membre, étant moins épaisse que celle de la face externe, fournit un bourrelet moins saillant, moins développé en dedans qu'en dehors.

Nous avons dit que toute la paroi prend naissance au bourrelet et nous le démontrerons plus tard. Cela admis, on reconnaît que l'épaisseur de la muraille est toujours proportionnelle à la saillie que fait le bourrelet sur le plan tégumentaire. Là où le bourrelet est très saillant, on voit que la muraille est très épaisse et *vice versa*. On explique aisément ce fait : lorsque le bourrelet est saillant, la tangente périoplique qui limite l'épaisseur pariétale passe loin du plan podophyllien, et par conséquent l'épaisseur murale sera considérable ; lorsque le bourrelet est peu saillant, la bande périoplique passe au contraire près du podophylle, et par conséquent la muraille est mince (fig. 17) : C, bourrelet peu saillant sur le podophylle AB ; le périople

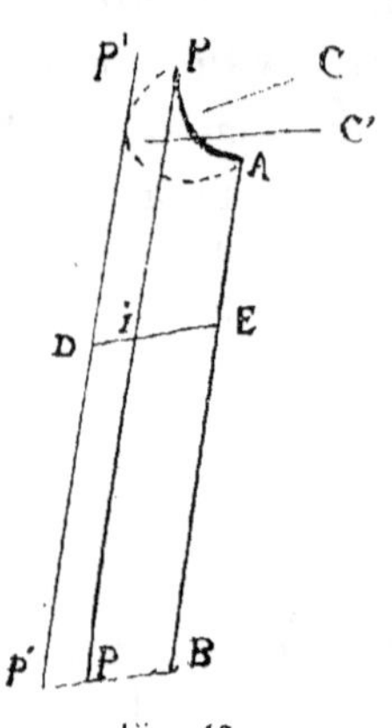

Fig. 17.

descend suivant PP, tangente au bourrelet, et l'épaisseur de la muraille est IE ; soit C′ une cutidure saillante sur le plan podophyllien, son périople suivra la ligne P′P′, et par conséquent l'épaisseur murale sera DE.

L'épaisseur murale est visiblement proportionnelle aux efforts de poussée de dedans en dehors que la région est appelée à supporter. Il est évident que dans toutes les allures, surtout dans les allures vives, l'os exécute des poussées plus violentes en pince qu'en quartiers, aussi voit-on toujours la pince plus épaisse que les quartiers. On peut donc établir, en principe, que la résistance de la muraille, est proportionnelle à son épaisseur.

La **résistance** de la muraille, c'est l'inertie substantielle qu'elle oppose à tout effort tendant à ouvrir ou fermer son arc, à le déformer dans un sens quelconque, à le séparer des tissus vivants. Cette résistance est donc proportionnelle à la masse, c'est-à-dire à l'épaisseur de la muraille. La muraille étant arciforme, tous les efforts dilatateurs ou constricteurs agissant sur des points quelconques de cet arc, se concentrent sur le sommet de l'arc qui est la pince. C'était donc cette pince qu'il fallait rendre le plus résistant par le maximum d'épaisseur.

La résistance de l'arc mural dépend aussi de la dureté et de la contexture de la plaque pariétale : une muraille bien homogène, bien liée, bien dure, est plus résistante, sous une épaisseur donnée, qu'une muraille mal liée, hétérogène ou tendre. C'est à sa résistance que la muraille doit son rôle suspenseur.

La **consistance** de la muraille se mesure par l'effort qu'il faut faire pour l'entamer, la couper, l'éclater, la diviser. Elle est proportionnelle à l'état de siccité de la corne. La muraille détachée du pied et séchée, jouit d'une consistance énorme ; la scie, le burin, le couteau, ne l'entament qu'avec difficulté. Après quelques heures d'immersion la consistance diminue et cela d'autant plus que l'immersion est plus prolongée. Cela explique pourquoi sur le pied vivant les couches de la muraille diminuent de consistance à mesure qu'elles se rapprochent des tissus vifs et qu'on les opère dans une zone plus haute ou plus rapprochée du bourrelet. En haut, en effet, les couches sont pénétrées de l'humidité émanant du bourrelet et du podophylle, en bas elles ne sont humectées que par le podophylle.

La consistance de la paroi est proportionnelle à sa dureté et à sa densité ; elle dépend comme l'épaisseur d'une conformation particulière du bourrelet. Plus le bourrelet est large ou étendu de haut en bas, plus la muraille qui en provient est dense ou consistante. En voici la démonstration (fig. 18) : Soit B un bourrelet dont la hauteur s'arrête au point h ; toute la corne qu'il sécrète est condensée entre le périople pp et le podophylle P pour former une muraille dont l'épaisseur est E P ; supposons maintenant que ce même bourrelet B, sans changer de saillie, s'élève jusqu'au point h' ; dans ces nouvelles conditions il se condensera entre pp et P, en plus de la corne sécrétée jusqu'en h, toute la corne sécrétée entre h et h' ; l'épaisseur E P restant la même il est évident que dans le même espace il s'est condensé une plus grande quantité de corne ; par conséquent la corne du bourrelet B h' est plus dense ou consistante que la corne du bourrelet B*h* (fig. 18).

C'est à sa consistance principalement que la muraille doit son rôle protecteur.

La **couleur** de la muraille varie suivant la profondeur des couches et suivant la couleur de la cutidure. Elle est due au pigment qui se trouve dans le tissu matriciel. Quand le pigment n'existe pas dans la cutidure, la corne de la muraille est d'un gris très clair tirant sur le jaune. Je n'ai jamais vu de corne réellement blanche, comme certains poils sont blancs. Quand le pigment existe dans la cutidure, la corne de la muraille est plus ou moins foncée, mais jamais je ne l'ai vue d'un noir parfait, comme certains poils qui règnent autour de la couronne.

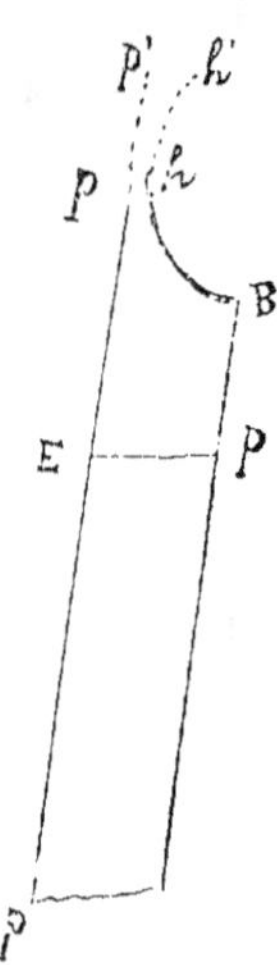

Fig. 18.

La cutidure a, d'ordinaire, la couleur propre au derme qui la précède immédiatement; quand il y a des balzanes coronaires, la cutidure est blanche au niveau de ces balzanes. Cependant il n'est pas rare de trouver la cutidure autrement colorée que la peau qui la précède, car rien n'est fixe dans la distribution du pigment, et, de même que la balzane naît subitement au-dessous d'un poil noir, elle peut cesser subitement au niveau du bourrelet, en sorte que celui-ci est coloré, quoique précédé d'une balzane incolore. De même, aussi, la balzane peut s'étendre jusque sur une partie du bourrelet, tandis que la partie d'à côté et d'au-dessous est colorée. Cela explique pourquoi certains chevaux bais sans balzanes ont la muraille blanche, et pourquoi certains chevaux à balzanes coronaires ont la muraille noire. Cela explique aussi pourquoi certaines murailles sont autrement colorées dans leurs couches superficielles que dans leurs couches profondes.

Cependant il faut reconnaître que la couleur est généralement concordante avec celle des poils coronaires.

Il est à remarquer que la muraille conserve toujours jusqu'en bas la couleur qu'elle a à sa naissance, quoique le podophylle puisse être pigmenté tout autrement que la cutidure. Bientôt nous nous appuierons sur ce fait pour démontrer l'origine exclusivement cutidurienne de la paroi (1).

Quelle que soit la couleur de la muraille, on voit toujours cette couleur se modifier au voisinage des tissus vifs. Même quand la corne superficielle est très noire, la corne profonde pâlit ou s'éclaircit sensiblement. Je crois que cette différence de nuances tient à l'état d'humidité relative des deux couches ; je crois que le pigment dissous dans l'humidité n'a pas la même couleur que lorsqu'il est, pour ainsi dire, précipité dans le tissu corné par l'évaporation de l'eau. Il en est de même pour les poils de la robe : le cheval qui vient d'être tondu n'a plus la couleur qu'il avait avant ; de noir foncé il passe au gris souris.

Il semble que la portion du poil ou de la corne exposée à la lumière se noircit plus que la portion restée à l'abri de la lumière.

Lorsqu'on pratique des rainures sur le pied vivant, le fond de ces rainures est toujours clair grisâtre ; peu de temps après, ce fond des rainures devient moins clair et prend la nuance extérieure du sabot. N'est-ce pas la dessiccation unie peut-être au refroidissement et à l'action de la lumière qui a produit ce changement de nuance ?

Quoi qu'il en soit, l'étude de la couleur de la corne présente un certain intérêt pratique, car cette couleur sert de guide pour juger de l'épaisseur de corne, soit quand on

(1) Voir ma communication à la Société centrale : *Conditions pigmentaires de l'ongle et des téguments sous-ongulés*, in *Bull.* du 30 juin 1896.

amincit ou qu'on rugine la paroi, soit dans le parage du pied pour la ferrure. C'est cette couleur qui permet à l'ouvrier de juger de l'épaisseur réelle de la muraille qu'il va brocher. Enfin j'ajouterai que la couleur du sabot devrait figurer dans le *signalement* du cheval au même titre que la balzane. Il me semble qu'un sabot blanc, sous couronne noire, ou un sabot noir sous balzane coronaire, peut être un bon signe d'identité.

2° **Face externe de la muraille** (fig. 2, E E). — La face externe de la muraille est convexe d'un côté à l'autre, parallèle au podophylle, par conséquent rectiligne de haut en bas (sauf quelques exceptions), et décrit, comme le corps, un plan irrégulièrement conique, évasé vers le bas. Elle n'est pas parallèle partout au tégument sous-jacent, car elle ne décrit pas la convexité du bourrelet. On peut la considérer comme libre dans la plus grande partie de son étendue. Ce n'est que dans sa zone supérieure qu'elle est recouverte, immédiatement, par le périople auquel elle adhère, et médiatement, par une couche de poils descendant de la couronne.

La partie recouverte de périople est très variable en étendue ; cette étendue varie entre le tiers et les trois quarts de la hauteur murale (fig. 2, P). La couche périoplique donne à cette face externe qu'elle recouvre un aspect particulier de vernis luisant et de texture fibreuse très marquée. Les fibres périopliques se superposent, en effet, aux fibres murales et en accentuent la saillie, et en outre, elles y accolent quelques-uns des derniers poils cutanés, agglutinés avec la corne périoplique. C'est ce qui faisait croire que la muraille était composée de poils.

La couche périoplique, en descendant, est obligée de recouvrir une surface de plus en plus grande, puisque la muraille va en s'évasant de haut en bas ; aussi elle se fendille, se dessèche, s'écaille, et enfin elle se détache ; ou

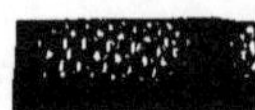

bien, les écailles restent adhérentes par places isolées et restreintes. Il est rare, même sur le pied non ouvré, que le périople persiste jusqu'au tiers inférieur de la muraille. Nous étudierons plus tard le rôle considérable que le périople joue dans la formation de la muraille et des inflexions.

Quant à la couverture fournie par les poils coronaires, elle varie d'étendue suivant les races. C'est surtout chez les chevaux lymphatiques des pays humides que les poils coronaires font une épaisse et longue couverture à la muraille. Il est des chevaux dont les poils coronaires descendent jusqu'au sol. Les chevaux nerveux, améliorés, ont la muraille simplement recouverte de poils dans la zone la plus élevée. Nous signalerons dans un autre chapitre, l'utilité trop méconnue de cette coiffure naturelle du pied. Assez souvent, les poils les plus voisins du périople s'accolent à la corne et s'y incorporent très intimement.

La face externe d'une bonne muraille est lisse, polie, presque reluisante. Quand elle est finement ondulée, ou quand elle est d'aspect fibrillaire, elle n'est pas moins bonne. Sa couleur est celle de la couche superficielle du corps, c'est-à-dire celle de la zone tout à fait supérieure de la cutidure. C'est la face externe qui reflète toutes les altérations de la corne et du tégument sous-jacent.

Les limites de cette face sont : en haut, le bord coronaire ; en bas, le bord plantaire ; à ses deux extrémités postérieures, les inflexions que nous étudierons bientôt.

3° **Face interne de la muraille** (fig. 10 et 16, K). — La face interne est concave d'un côté à l'autre, et parallèle aux tissus qu'elle recouvre. En haut elle est en rapport avec le bourrelet, au milieu avec le podophylle, en bas avec la sole. Quand elle dépasse la sole, elle devient libre, de tout rapport organique dans sa partie la plus inférieure, comme on le voit figure 12, K.

Cette face présente trois zones bien distinctes : une zone supérieure qui est en rapport avec la cutidure et qui porte le nom de *gouttière* ; une zone moyenne qui est en rapport avec le podophylle et qui porte le nom de *kéraphylle* ; une zone inférieure qui est en rapport avec le bord de la sole auquel elle se soude, et qui peut devenir libre tout à fait inférieurement en croissant au delà de la sole.

La face interne n'est parallèle à l'externe que dans ses deux zones inférieures. Dans la zone supérieure, elle se déprime en gouttière et monte obliquement se confondre avec le bord coronaire de la face externe.

Par cette limitation descriptive je m'éloigne notablement de la description classique qui a le tort, je pense, d'appeler *bord* la gouttière cutigérale. Cette gouttière est bien réellement la continuation de la face interne. Elle est si peu un bord que vous êtes obligé de lui reconnaître, en la décrivant, des bords et une surface. Il nous a paru logique de comprendre dans la face interne toute la partie qui est en rapport avec le tégument dont elle épouse toutes les flexuosités verticales et horizontales. De cette manière nous obtenons un véritable bord formé par l'angle de réunion des deux faces. — Détacher de la face interne la zone soudée à la sole pour en faire le bord plantaire, est encore plus singulier, puisque nous savons que la muraille peut s'allonger bien au delà du plan inférieur de la sole. D'ailleurs, puisque vous faites arriver la face externe jusqu'au sol, pourquoi n'y pas faire arriver la face interne?

La face interne n'ayant pas partout le même aspect ni le même mode de coaptation avec les tissus qu'elle recouvre, nous allons l'étudier dans chacune des trois zones que nous lui avons assignées.

a. Zone supérieure, cutigérale, ou gouttière (fig. 16, G). — Elle règne sur tout le pourtour de la muraille, et se trouve exclusivement en rapport avec la cutidure ou bourrelet principal dont elle épouse exactement la forme et les dimensions.

Commençant au bord coronaire, elle décrit une excavation oblique plus profonde en bas qu'en haut, dont la coupe verticale se trouve disposée en biseau, d'où son vieux nom de *biseau* de la muraille; son excavation arrondie lui a fait donner le nom de gouttière par les anatomistes. Elle est limitée inférieurement par la zone podophyllienne qui lui fait suite suivant un angle plus ou moins fermé.

En contournant le bourrelet elle se modèle exactement sur celui-ci et en épouse toutes les sinuosités et tous les contours, représentant en relief les sillons coronaire et sous-cutidural, et en creux, la convexité du bourrelet.

La gouttière n'a pas partout les mêmes dimensions. Sa profondeur diminue progressivement de la pince aux talons; nous savons que plus la muraille est épaisse plus sa gouttière doit être profonde. Sa hauteur varie également suivant les régions; généralement elle est proportionnelle à sa profondeur, et par conséquent elle diminue progressivement de la pince aux talons; mais sur le quartier interne qui est le moins épais, la gouttière est plus haute que sur l'externe, afin de compenser le manque d'épaisseur de la muraille par une plus grande densité, car nous savons que la consistance de la muraille est proportionnelle à la hauteur du bourrelet. La hauteur de la gouttière diminue considérablement aux inflexions, quoiqu'en cette région la profondeur soit beaucoup plus grande que partout ailleurs; c'est qu'aux inflexions, la consistance de la corne est sans importance; elle est toujours suffisante à cause de la juxtaposition des barres et de la muraille.

La couleur de la gouttière est celle de la cutidure. Elle varie à l'infini; tantôt elle est uniformément noire, tantôt uniformément blanche; elle peut être blanche en une région, noire dans l'autre ; mais le plus souvent elle est striée de blanc et de noir dans sa partie inférieure. Quand elle est colorée la gouttière est plus claire vers son bord inférieur que dans les parties hautes.

La surface de la gouttière est ponctuée par une myriade de petits pertuis laissés par la pénétration des papilles du bourrelet ; cependant vers sa bordure inférieure cette surface présente une suite de lamelles très peu profondes qui vont obliquement se confondre avec les lames du kéraphylle. Ces très petites lamelles de la bordure cutigérale correspondent à la structure papillo-lamelleuse du fond du sillon sous-cutidural.

L'adhérence de la gouttière avec le bourrelet est très intense, mais beaucoup moins forte que celle de la zone

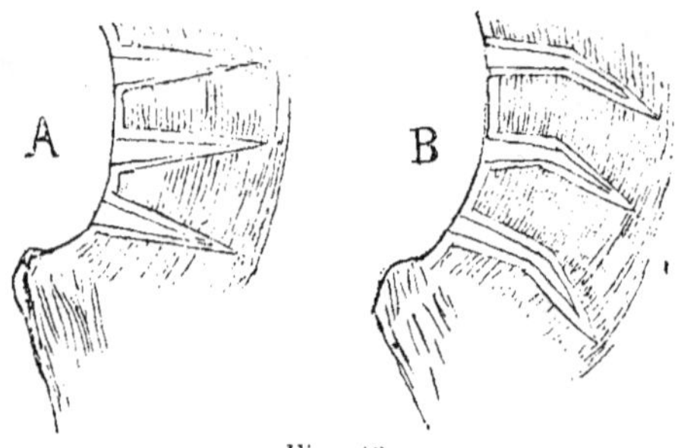

Fig. 19.

moyenne avec le podophylle. Cette adhérence de la gouttière avec le bourrelet est bien moins forte dans la partie haute que vers la partie finement lamellée de la bordure inférieure. Ici l'adhérence est analogue à celle du kéraphylle avec le podophylle ; plus haut, elle est tout à fait différente. Au-dessus de la bordure, il n'y a que juxtaposition de surface et, malgré la pénétration des villosités, l'adhérence serait très minime si ces villosités s'implantaient perpendiculairement dans la gouttière. Ces villosités étant coniques, elles ne pourraient faire adhésion qu'au moment

de leur turgescence sanguine (fig. 19, A). Mais nous verrons
bientôt que les papilles sont inclinées par le périople, de
manière que leur pointe forme une sorte de crochet
implanté dans la corne (fig. 19, B). C'est cette disposition
en crochet des papilles cutidurales implantées dans la
corne, qui procure l'adhérence de celle-ci avec la cutidure.

b. Zone moyenne ou kéraphylle (fig. 16, KK). — On
pourrait encore l'appeler zone feuilletée ou lamellaire.
Elle fait suite immédiatement à la gouttière par une inclinaison angulaire et excentrique. A l'examen de cette zone,
ce qui frappe vivement la vue, c'est la disposition feuilletée
de cette surface qui s'explique par le dispositif feuilleté du tégument que cette zone recouvre, et qui porte
le nom de tissu feuilleté ou podophylle. La face interne
de la muraille, pour se mettre en rapport avec ce podophylle, a dû se replier en autant de feuillets remplissant
les espaces interlamellaires de ce dernier. Ce dispositif
lamellaire de la zone moyenne a valu à celle-ci le nom
de kéraphylle.

Le kéraphylle présente environ 700 lames cornées,
longitudinales, parallèles entre elles et avec les fibres
murales, profondes de 1 à 2 millimètres et s'étendant,
toutes ou presque toutes, depuis la bordure inférieure de la
gouttière jusqu'au bord plantaire. Ces lames ont partout la
même épaisseur et partout elles sont également espacées
entre elles. Elles n'ont pas partout la même profondeur :
vers leur extrémité supérieure, elles sont taillées en biseau,
ce qui les rend moins flottantes. Ce biseau occupe environ
de 3 à 8 millimètres de leur longueur.

Les lames de corne sont en même nombre que les
lames du podophylle, avec lesquelles elles s'intercalent
de manière que chaque lame de corne réside entre
deux lames de chair ou *vice versa.* Cette intercalation des
lames porte le nom classique d'engrenage, par analogie,

sans doute, avec l'engrenage de deux roues dentées, ou bien par corruption du mot engrenure servant à désigner le mode d'union de certains os du crâne. Je crois devoir délaisser le mot engrenage, qui me paraît impropre sous bien des rapports, et j'adopterai le mot *accouplement*, qui exprime mieux le mode de contact réciproque, le mode d'intercalation par unités contraires, et la finalité de cette

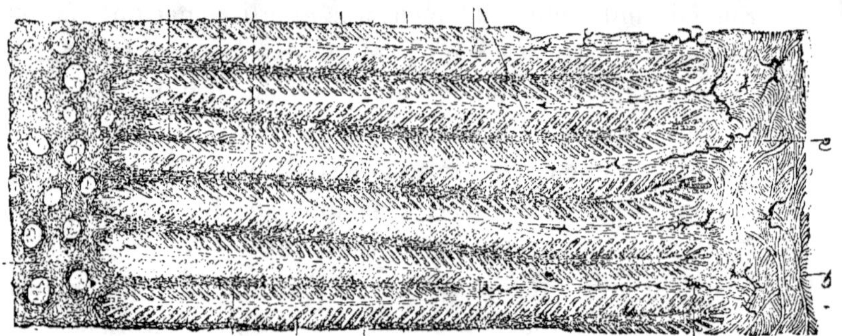

Fig. 20. — (Fogliata.)

coaptation singulière des deux sortes de lames. Nous verrons, en effet, que le but réel de l'intercalation podokéraphylleuse est la formation d'une puissante pile de frottement composée de couples lamellaires comme la pile de Volta est composée de couples métalliques. Le mot *accouplement* me semble donc convenir pour exprimer le mode de coaptation des deux tissus, et le mot *couple* convient pour exprimer le rapport qui existe entre une lame de chair et une lame de corne (fig. 20).

Les lames du kéraphylle sont parallèles aux fibres de la corne murale et aux lames du podophylle, mais elles ne sont pas rigoureusement parallèles entre elles, puisqu'en bas elles recouvrent une surface plus grande qu'en haut. L'évasement de la muraille exige, ou que les lames soient plus épaisses en bas qu'en haut, ou qu'elles y soient plus

nombreuses. Sachant que ces lames ont partout la même
épaisseur, il est donc nécessaire qu'elles soient plus nombreuses en bas. C'est ce qui a lieu. Avec un peu d'attention
on voit, de distance en distance, des lames partant du bas se
terminer à une distance plus ou moins grande de la gouttière.
Ce sont des lames *intercalaires* qui procurent le parallélisme général des lames, sans augmentation de l'épaisseur,
condition indispensable au bon fonctionnement du sabot
et du pied.

Les lames de corne ont la même épaisseur dans toute
leur étendue. Elles sont rectilignes presque toujours, mais
quelquefois on en découvre qui sont ondulées, en zigzag,
même à l'état frais. Cette dernière disposition doit être
attribuée à un surmenage subi pendant la vie.

La couleur des lames du kéraphylle est plus claire que
celle du corps de la muraille. La dessiccation ne les noircit
point, mais on a commis une grande inexactitude en disant
qu'elles sont toujours blanches. Comme tous les autres
points de la corne, elles ont la couleur que présente le
bourrelet au point où elles naissent. J'ai montré à la Société
centrale une série de sabots pris au hasard, sur lesquels
le kéraphylle était coloré sur une étendue plus ou moins
considérable (1).

Les lames de corne sont très flexibles, mais d'une consistance extrême par rapport à leur épaisseur qui ne dépasse
jamais celle d'une feuille de papier très mince.

Il y a continuité de tissu entre le corps de la lame et le
corps de la muraille. Quelquefois même on retrouve des
tubes cornés dans l'épaisseur des lames, mais ces tubes
sont toujours plus ou moins déformés. Quand nous parlerons de la formation du kéraphylle, ces deux faits seront
démontrés.

(1) Voir *Bulletin* du 30 juin 1896.

L'adhérence du kéraphylle au tissu sous-jacent est extrème ; je n'en parlerai pas ici, car nous aurons à nous en occuper, très longuement, dans un des chapitres qui vont suivre.

c. ZONE INFÉRIEURE OU SOLÉAIRE (fig. 16). — Dès que la face interne a recouvert toute la hauteur du podophylle, elle se met en rapport avec le bord périphérique de la sole ; les lames libérées du podophylle, passant entre des lames que présente le bord de la sole, s'unissent avec elles par une soudure très intime. Une très longue macération peut à peine désagréger cette soudure.

L'étendue en hauteur de la zone soléaire varie beaucoup sur un pied donné et suivant les individus. Cette étendue n'est pas fixe, puisque l'épaisseur de la sole s'accroît sans cesse, ainsi que la muraille. C'est l'usure, naturelle ou artificielle (parure), qui borne l'étendue en hauteur de cette zone soléaire. Quand l'usure est lente, cette zone peut acquérir une hauteur égale ou supérieure à celle de la zone moyenne. Une usure très active ou une parure profonde peut réduire la hauteur de la zone soléaire presque à rien. Sur un pied normal ou normalement paré, la zone de soudure avec la sole a une hauteur à peu près égale à l'épaisseur maxima de la muraille. Enfin, il faut ajouter que, quelquefois, la face interne de la muraille s'accroît au delà de la sole et devient libre de toute adhérence, et que, d'autres fois, la sole, s'amincissant par desquamation intense, laisse libre la partie inférieure de la face interne, qui apparaît alors avec son dispositif feuilleté (fig. 12, K).

L'accouplement lamellaire soléo-pariétal diffère essentiellement de l'accouplement podokéraphylleux : dans le premier, il n'y a plus glissement du kéraphylle entre les lames de la sole, les deux sortes de lames se soudent entre elles et descendent ensemble ; dans le second, le kéraphylle glisse d'une manière continue sur le podophylle.

La soudure des lames de sole avec les lames de muraille se fait par association des deux cornes, dont l'une, celle de la sole, est à l'état naissant et par conséquent molle, et l'autre, quoique concrète, est très humide par contact avec les parties vives. Mais cette association de deux cornes différentes par nature, et dont l'une est concrétée depuis longtemps, ne saurait produire une soudure suffisante. Il est nécessaire qu'une substance adhésive s'interpose entre les deux tissus, et, en effet, cette substance y existe et provient de la surface podophylleuse. C'est une substance épithéliale particulière qu'exhale le podophylle pour servir de synovie de glissement au kéraphylle, qui reste inconcrescible tant qu'elle est en rapport avec la membrane podophyllienne qui la produit, et qui se coagule dès qu'elle n'est plus en rapport avec la membrane vivante, c'est-à-dire dès qu'elle a glissé entre la muraille et le bord de la sole. En se coagulant, elle fait l'office de ciment adhésif aux deux cornes.

La soudure soléo-pariétale ne devient visible que par l'élimination nette et rapide des couches superficielles de la face plantaire. L'usure naturelle et lente ne la rend pas apparente, mais une parure plus ou moins profonde la fait apparaître sur la face plantaire, sous forme d'un raphé circulaire, qui, en maréchalerie, porte le nom de *ligne étoilée*, de *limbe*, de *cordon rouge*. L'apparition du cordon étoilé sous le couteau est le signe que la parure a réduit l'épaisseur de la sole à celle de la muraille. C'est un niveau qu'il ne faut guère dépasser si l'on veut éviter tout accident.

On doit se demander d'où provient le dispositif lamelleux du bord de la sole. Il provient du biseau de transition qui existe entre le podophylle et le velouté sur tout le pourtour du bord inférieur de l'os du pied (fig. 21 *c*). Sur ce biseau, le tégument jouit, à la fois, de la texture tomenteuse du velouté et de la texture lamelleuse du podophylle. Là on voit, en effet, que les villosités du velouté sont rangées sous forme de lames, dont le bord libre est hérissé de papilles, et qui aboutissent à l'extrémité terminale des lames podophylleuses. C'est à cause de ce biseau effectué par le velouté que l'on voit, dans les coupes verticales du sabot, la sole se réunir à la face interne de la muraille en décrivant une courbe plus ou moins accentuée.

Au niveau de la pince, sur la ligne médiane, le biseau de transition s'enfonce dans l'échancrure médiane de la phalange : là, il acquiert une plus grande largeur, et

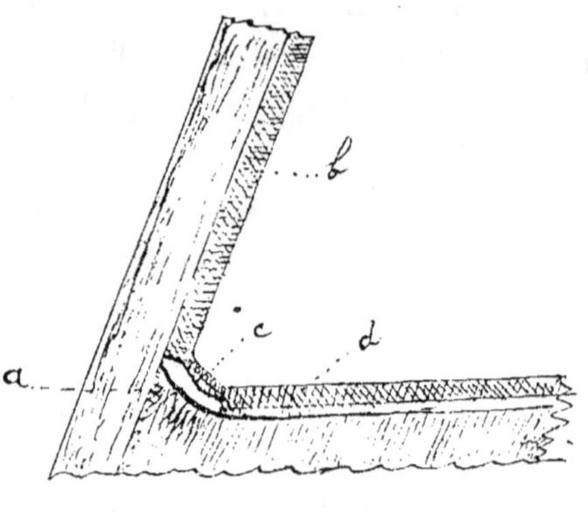

Fig. 21.

a, courbe décrite par la sole.
b, lame de chair.
c, biseau de transition sous forme de lamelle.
d, tissu velouté.

produit ce petit pilier de corne qui va obliquement de la sole à la face interne de la muraille. Cette petite tumeur cornée reste toujours adhérente à la sole, quand, par macération très prolongée, on arrive à séparer la sole de la paroi. Cela prouve que le biseau de transition entre le podophylle et le velouté est une dépendance de celui-ci, plutôt que du podophylle ; une autre preuve de ce fait, c'est que la corne du pilier médian et de tout le biseau soléo-pariétal est coloré comme la sole et non comme le kéraphylle.

Je terminerai en redisant que la zone inférieure de la face interne de la muraille peut se prolonger bien au delà du plan inférieur de la sole. Alors, cette surface émergente présente encore les traces des lames qui la constituent. Il n'est donc pas possible d'admettre la théorie consistant à dire que le kéraphylle reste immobile dans le podophylle, que le corps seul de la muraille effectue le mouvement d'avalure ; théorie séduisante qui simplifierait plusieurs propositions concernant la physiologie et la dynamique du pied.

4° **Bord supérieur ou coronaire** (fig. 2, *a*, ou fig. 16, B). — Le bord coronaire limite, en haut, toute l'étendue de la muraille ; il est très mince, tranchant. et il se loge dans le sillon coronaire qui sépare la cutidure du bourrelet périoplique et dont il épouse toutes les inflexions. Il est entièrement formé par la couche superficielle de la muraille, car les autres couches plus profondes n'aboutissent qu'à la surface interne de la gouttière au-dessous du bord supérieur. Quand on sépare la muraille des tissus vivants, le bord coronaire reste toujours surmonté d'une couche périoplique à laquelle il est intimement lié ; mais par la dessiccation on voit très bien le bord supérieur de la muraille se séparer du périople pour rentrer en dedans. Cette séparation des deux cornes ne se produit que sur une hauteur de 1 à 2 millimètres.

La corne qui forme ce bord de la muraille est très dure et cassante dès qu'elle est un peu desséchée. Sa couleur est celle des couches superficielles de la muraille, c'est-à-dire qu'elle est pigmentée comme le fond du sillon coronaire.

L'adhérence du bord coronaire au tégument est assez légère et moindre que l'adhérence qu'elle contracte avec le périople. C'est pour cela que lorsqu'il y a soufflure au poil, le bord coronaire est décollé avant la bande périoplique et que la matière ne peut s'échapper qu'après le décollement du périople.

5° **Bord inférieur ou plantaire de la muraille** (fig. 16, D). — On appelle ainsi le plan, mesurant l'épaisseur de la muraille, sur lequel toutes les fibres de la muraille viennent se mettre en contact avec le sol pendant l'appui pour y subir la détrition ou l'usure.

Ce bord n'est pas parallèle au bord coronaire, qui lui est convergent d'avant en arrière, et de haut en bas.

Le bord plantaire de la muraille est rarement sur le même plan que la sole. Le plus souvent il le dépasse ; quelquefois il est ramené par l'usure sur un plan au-dessus de la face plantaire. Il ne peut y avoir rien de fixe sur la direction du bord plantaire, à cause de l'usure qui est toujours plus ou moins irrégulière.

Souvent, le bord plantaire est écrasé, déchiré ou éclaté sur divers points par le contact du sol ; généralement, la ferrure le maintient dans son intégrité.

La corne du bord plantaire semble plus consistante que celle des régions supérieures ; sa couleur est foncée, probablement par dilution du pigment dans les urines et dans l'humidité du sol.

Le bord plantaire est limité en dedans par le cordon circulaire de soudure ou limbe.

B. — INFLEXIONS RÉTROBASILAIRES (fig. **22**, *ii*).

J'appelle ainsi les deux régions symétriques où la paroi s'infléchit en avant et en dedans, en contournant l'extrémité des apophyses basilaires et le bord postérieur des cartilages. Le nom *angles d'inflexions*, que les auteurs donnent à ces deux régions, manque de clarté.

L'inflexion rétrobasilaire comprend, en réalité, toute la portion de paroi située en arrière de la ligne AB passant par les deux pointes des branches de sole (fig. **22**). Elle est donc relativement très limitée sur le pied normal ; mais il est des pieds conformés de telle manière que cette partie de la paroi s'étend très en arrière et contourne la branche correspondante de la fourchette (fig. **23**, *j*).

L'inflexion est limitée, en avant par la pointe de la sole
et le podophylle qui recouvre l'extrémité des apophyses
basilaires et des cartilages ; en dehors par la terminaison
de la branche de muraille ; en dedans par le commencement des barres et en arrière par le sommet de l'angle
formé par l'inflexion *i*. Elle constitue donc une masse

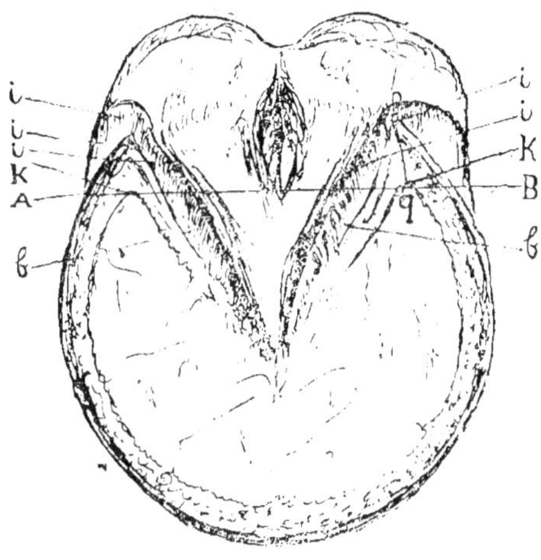

Fig. 22.

pleine, de forme triangulaire et à laquelle nous reconnaîtrons un corps, une face antérieure, une face postérieure et deux bords, l'un supérieur, l'autre inférieur.

1° **Corps de l'inflexion** (fig. 22, *pq*). — Il est constitué par
la masse cornée comprise entre la muraille d'un côté et la
barre de l'autre. Il a la forme d'un triangle dont le sommet
est en arrière et la base en avant. Sa contexture est
identique à celle du corps de la muraille.

La *hauteur* de l'inflexion est considérablement réduite ;
sur le pied normal, elle n'est guère que le tiers de la
hauteur de la pince ; souvent même elle est beaucoup
moindre. Cependant la *longueur* (qu'il ne faut pas confondre avec la hauteur) change généralement le rapport de

hauteur ci-dessus, et l'on peut dire que sur le pied paré
à la manière ordinaire, la longueur du corps de l'inflexion
est la moitié de celle de la pince. Nous verrons, plus tard,
que sur le pied normal, la longueur des talons ne doit pas
dépasser le tiers de celle de la pince.

L'épaisseur de l'inflexion est presque le double de celle
des quartiers de muraille, c'est-à-dire environ l'épaisseur
de la pince (fig. 22, $q. p.$).

La dureté, la consistance et la résistance des inflexions
sont très marquées. Cela se conçoit, car les talons effectuent
sur leur empreinte de nombreux mouvements détritifs
qui exagéreraient leur usure.

La direction des fibres du corps de l'inflexion est oblique
de haut en bas, et d'arrière en avant. Normalement elle
doit être parallèle à celle de la pince. Souvent elle est plus
oblique ; quelquefois, surtout sur les pieds postérieurs,
l'inflexion est moins oblique que la pince et peut même
devenir verticale.

2° **Face antérieure de l'inflexion** (fig. 22, h). — La face
antérieure qui fait la base du triangle, se confond, dans
presque toute son étendue, avec la barre et la muraille.
Elle ne présente de libre que la portion très réduite, formant
sinus, qui reçoit la pointe de la sole et le bord postérieur
de l'apophyse. Cette face est concave et présente les trois
zones supérieure, moyenne et inférieure.

a. Zone supérieure ou gouttière. — La gouttière de l'inflexion qui fait suite à la gouttière murale présente cette
particularité, qu'elle est très profonde, mais peu haute. Sa
profondeur est proportionnelle à l'épaisseur ou largeur $(p\,q)$
du corps de l'inflexion. Dans l'encastelure, on voit cette
gouttière s'approfondir de plus en plus, contourner les
glomes et s'accompagner d'un corps d'inflexion qui se
prolonge en dedans et en arrière jusqu'au point de chevaucher l'inflexion opposée (fig. 23, i).

b. Zone moyenne ou kéraphyllienne. — Cette zone, dont la hauteur sert à mesurer la hauteur réelle du corps, ne compte que quelques lames, de cinq à douze. Ces lames sont parallèles aux fibres du corps et leur longueur est à peine le quart de celle que mesurent les lames de pince.

c. Zone inférieure ou soléaire. — Sa hauteur est souvent supérieure à celle de la zone moyenne, et c'est alors que la longueur totale de l'inflexion égale la moitié de la longueur de la pince.

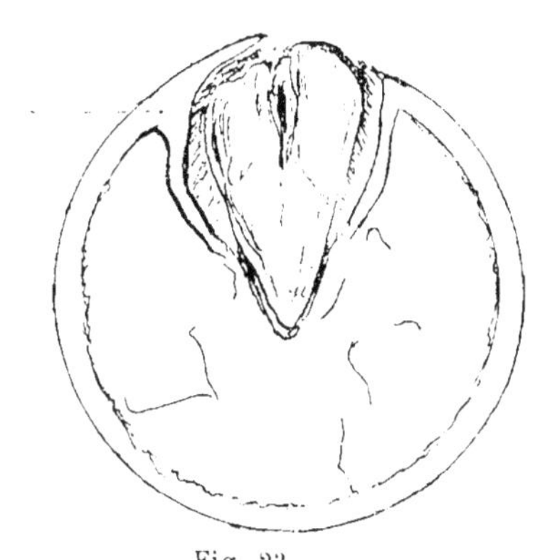

Fig. 23.

ij. inflexion se prolongeant en arrière.

3° **Face postérieure** de l'inflexion (fig. 22, *ii*). — Elle contourne extérieurement le corps depuis la muraille jusqu'à la barre, en passant sur le sommet du triangle. Elle est d'autant plus étendue que le sommet du triangle est plus reculé. Elle présente deux versants partant du sommet du triangle, l'un qui va se confondre avec la face externe de la muraille, l'autre qui va se confondre avec la face extérieure de la barre. Le premier est convexe, le second est ordinairement concave ou droit.

La face postérieure de l'inflexion présente cette particularité qu'elle est toujours recouverte d'une épaisse couche périoplique moins adhérente que celle de la muraille.

4° **Bords de l'inflexion.** — Le bord supérieur est la continuation du bord mural et ne présente aucune particularité.

Le bord inférieur est très large, et peut se prolonger en arrière comme le corps.

Remarque : H. Bouley a appelé les inflexions arcs-boutants ; rien, dans leur disposition anatomique et leurs fonctions physiologiques, n'implique l'idée que les inflexions font l'office d'arcs-boutants. Je pense que les anciens hippiatres et Lafosse font jouer le rôle d'arcs-boutants aux barres et appellent celles-ci tantôt barres, tantôt arcs-boutants, mais je ne crois pas qu'ils aient donné ce dernier nom aux inflexions.

C. — BARRES (fig. 22 et 24, *b b*).

C'est aux barres que les anciens auteurs donnaient le nom d'arcs-boutants, parce qu'ils leur attribuaient la fonction de soutenir la muraille, et de l'empêcher de se fermer ou de s'ouvrir. Le mot *barre* désigne très bien la fonction de l'organe : *barrer, arrêter* les talons, les empêcher de se fermer ou de s'ouvrir.

La nature, l'origine, le rôle des barres ont été longtemps méconnus. Encore aujourd'hui, beaucoup de maréchaux les considèrent comme une altération de la sole. En Luxembourg, en Suisse, en Bavière, en Belgique on appelle les barres, des cors ou durillons de la sole (Ries, com. in.).

Les barres sont les deux extrémités terminales de la paroi infléchie ; elles font suite au versant interne des inflexions et se dirigent vers le centre de l'arc pariétal. Elles se terminent presque en pointe, à une distance très variable de l'angle formé par les deux branches de sole, au bord interne desquelles elles sont soudées : tantôt elles s'arrêtent vers le milieu de ce bord, tantôt elles se prolongent un peu plus en avant, tantôt enfin, elles se prolongent jusqu'au fond de l'angle de sole où elles se réunissent entre elles.

La barre ne finit presque jamais au point où finit le

podophylle infléchi; elle finit toujours là où finit le
bourrelet infléchi, c'est-à-dire à une distance plus ou
moins grande de ce podophylle. Après avoir couvert le
podophylle infléchi, elle cesse d'avoir du kéraphylle, mais
elle continue à se distinguer de la sole jusqu'au point où
le bourrelet s'est confondu avec le velouté. Or, sur le jeune
pied normal, le bourrelet reste souvent distinct du velouté
jusqu'en avant de la pointe du corps pyramidal, par consé-

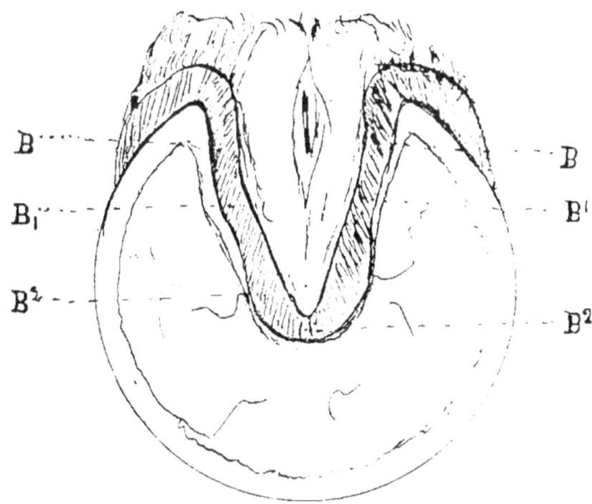

Fig. 24. — Pied présentant des barres contournant la pointe
de la fourchette.

quent les barres, dans ce cas, contournent la pointe de la
fourchette B″ B″ (fig. 24). Avec l'âge, et sous l'influence de
la ferrure qui rend les barres inutilisées, le bourrelet
s'atrophie plus ou moins dès que le podophylle cesse, et
alors la barre cesse d'être distincte de la sole au delà du
podophylle et se termine au point B'.

La barre commence donc au versant interne de l'inflexion et finit à une distance variable de la pointe de la
fourchette; elle présente un corps, deux faces et deux bords.

1° **Corps des barres.** — Il est sous forme de plaque
dont la hauteur diminue d'arrière en avant. Il est formé

de tubes ou fibres semblables à ceux de la muraille, parallèles entre eux et aux lames podophylleuses qu'ils recouvrent. Ces fibres se dirigent obliquement de haut en bas et de dedans en dehors. La plaque cornée constituant la barre n'est pas plane, elle est presque toujours incurvée pour suivre le contour de la branche de fourchette.

L'*épaisseur* de la barre est moindre que celle du quartier de muraille, et elle diminue progressivement d'arrière en avant, suivant le développement du bourrelet infléchi d'où elle émane.

La dureté, la ténacité, la densité sont moindres sur la barre que sur la muraille, lorsque le pied est soumis à la ferrure; mais sur le pied non ferré, elles sont au moins égales à celles de la muraille.

La couleur du corps des barres concorde avec celle du bourrelet infléchi.

2° **Face extérieure des barres** (fig. 24, B'). — C'est celle qu'on voit le pied étant levé, celle qui est en dehors de la boîte cornée. Il serait peu clair de l'appeler externe, puisqu'elle est la plus rapprochée de la ligne médiane du pied; il serait singulier de l'appeler inférieure, puisque à l'état normal elle est presque verticale.

Cette face, légèrement concave, est séparée de la fourchette par la lacune latérale. N'étant pas soumise à l'action du périople dont le bourrelet n'est pas infléchi comme la cutidure, elle est généralement rugueuse, fendillée de haut en bas. Comme on le voit sur la figure 25, les cercles de muraille se prolongent sur toute l'étendue des barres, même lorsque celles-ci sont complètes et se rejoignent en avant de la fourchette, ce qui prouve que les barres, quelle que soit leur étendue, proviennent toujours d'un bourrelet aussi prolongé que les barres.

3° **Face intérieure des barres.** — Elle est en rapport avec le bourrelet infléchi, en haut, plus bas avec le podophylle infléchi, plus bas encore avec le bord interne de la branche de sole. Elle a donc les trois zones que nous avons reconnues aux autres parties de la paroi.

a. Zone supérieure ou gouttière. — La gouttière des barres est loin d'être développée comme celle de la muraille. Ce n'est plus, ici, qu'une simple dépression, à peine appréciable, qui règne en dehors du bord supérieur de la branche de fourchette. Cette dépression sert à loger le bourrelet infléchi, et ne tarde pas à s'effacer pour se confondre avec la face supérieure de la sole.

b. Zone moyenne ou kéraphylle des barres. — Elle s'étend depuis la face antérieure de l'inflexion jusqu'à la terminaison des barres. Jusqu'au milieu de la branche de fourchette elle est disposée en lamelles kéraphylleuses, mais plus loin, alors que le podophylle a cessé d'exister, la face interne de la barre a tout à fait l'aspect de la face supérieure de sole dont on ne la distingue que par sa direction plus verticale. Le kéraphylle des barres lui-même diminue rapidement de hauteur et ne compte que quarante à cinquante lames bien distinctes.

c. Zone inférieure ou soléaire. — Sur la barre la zone soléaire possède plus de hauteur que la zone moyenne, parce que le bord interne de la branche de sole est très épais.

La soudure de cette zone avec la sole est identique à celle qui existe pour la muraille, dans toute la région où le kéraphylle existe. Là où ce kéraphylle n'existe pas, il n'y a plus soudure par intercalation lamellaire, mais par fusion intime des deux tissus. En faisant des coupes successives d'arrière en avant, on voit que la plaque descendant du bourrelet, quoique très distincte à l'extérieur, s'amincit de plus en plus, et finit par se confondre avec la sole. La macération la plus prolongée ne m'a jamais fourni la séparation nette des barres prolongées jusqu'à la pointe de la fourchette.

Ces barres se déchirent verticalement, un peu en arrière du kéraphylle, et restent adhérentes à la sole, tandis que la partie kéraphylleuse se sépare très bien du bord soléaire. Cela prouve qu'après le podophylle, le bourrelet se confond, en partie, avec le velouté et que sa partie libre fournit seule de la corne disposée en plaque verticale.

4° **Bords des barres.** — Le bord supérieur n'est plus le bord tranchant qui règne en muraille et aux inflexions ; il est ici très mousse. Le bord inférieur est semblable à celui de la muraille. Il est souvent couché sur la sole, découpé, échancré par la détrition. Il dépasse rarement la face plantaire de la sole.

L'étude des barres présente une très grande importance, parce qu'elles jouent un très grand rôle dans le fonctionnement du pied. Dans toute leur étendue kéraphylleuse, elles servent à immobiliser les apophyses de l'os qui se trouvent emboîtées dans les inflexions comme le corps de la phalange est emboîté dans la muraille. L'inflexion a pour but de fournir à l'apophyse de l'os un sabot complet. On pourrait dire que le pied des solipèdes présente réellement trois sabots : un pour le corps phalangien et un pour chaque prolongement de ce corps en arrière. Chaque apophyse rétrossale se trouve dans les mêmes conditions de soutien, de protection, d'immobilisation et de suspension que le corps de la phalange. Tant que la barre reste propre au sabot apophysien, elle est cannelée comme la muraille ; à partir du point où elle ne joue plus un rôle spécial à l'apophyse, elle perd son kéraphylle et se confond avec la sole.

Les barres que nous venons de décrire sont pour ainsi dire des barres atrophiées, altérées par la ferrure. Nous ne pouvons nous rendre compte de leur importance fonctionnelle qu'après les avoir considérées sur le pied n'ayant jamais subi l'action du maréchal. Si on considère le pied dessiné au n° 25, on reste convaincu de la grandeur de leur rôle, par la grandeur de leur développement naturel. On comprend aisément que de leur intégrité doit dépendre l'intégrité du pied ; on comprend aussi la nécessité de ne pas retarder leur développement.

Cependant la ferrure européenne, même la plus *soignée*, a pour effet presque direct de mettre ces organes dans une inertie fonctionnelle absolue, en supprimant rigoureusement l'appui sur les barres et sur les parties centrales de la face plantaire. Qu'arrive-t-il dans ces conditions ? Il arrive fatalement que les organes chargés de sécréter ces organes inutilisés, cessent peu à peu d'accomplir une fonction devenue inutile, qu'ils cessent de sécréter et former des barres que la vie n'utilise pas.

Nous verrons bientôt le rôle prépondérant des barres dans la neutralisation physiologique des propriétés rétractiles de la muraille, et nous verrons aussi que c'est à la débilité des barres qu'il faut attribuer les plus graves altérations du sabot et du pied.

J'ai fait dessiner exactement au n° 25, un sabot dont les barres sont complètes. Ce sabot provient d'un cheval de quatre ans qui arriva chez mon client à l'âge de trois ans, et ferré. Le cheval devint boiteux peu de temps après son arrivée, et sans avoir fait aucun service. A l'examen que je fis de ses pieds, je ne remarquai aucune particularité de structure sur la face plantaire ; la fourchette et les barres ne présentaient rien d'extraordinaire, celles-ci paraissaient limitées comme sur la majorité des pieds ferrés. La ferrure avait le cachet de la ferrure marchande : sole creusée par le boutoir, lacunes dégagées, ouvertes et bien polies et parées obliquement au détriment des barres ; fourchette bien taillée à pans coupés, bien symétriques ; fer étroit et ajusté à l'anglaise.

M'étant assuré que les talons de ce cheval étaient un

peu serrés, que la muraille des quartiers, sèche et chaude,
se rétractait de manière à faire saillir la couronne, je con-

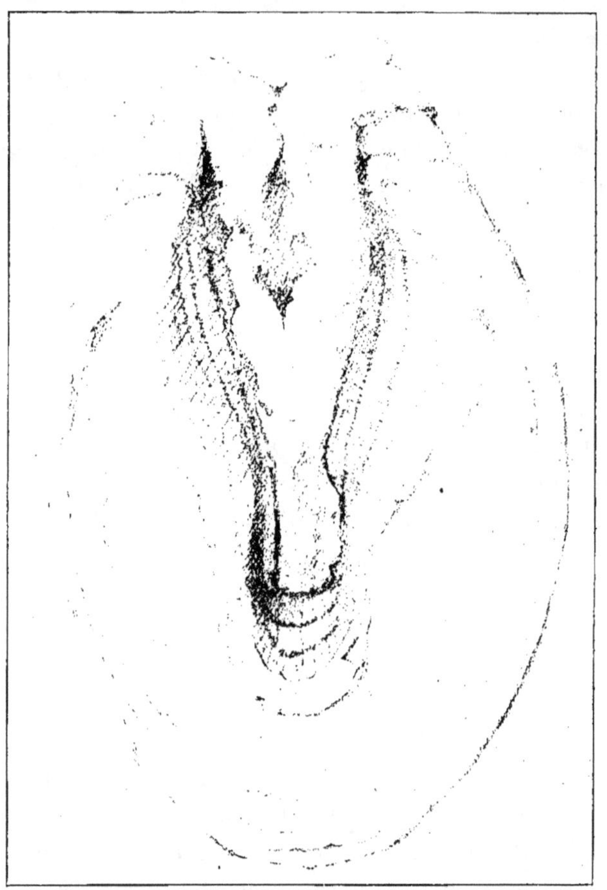

Fig. 25. — Pied à barres complètes dessiné d'après nature
par A. Kownacka.

seillai à mon client de mettre l'animal *déferré* à la prairie,
et de l'y laisser jusqu'à disparition de la boiterie. Outre
une assez longue persistance de la boiterie, diverses
circonstances empêchèrent l'utilisation de l'animal avant

un délai de dix à onze mois que l'animal passa dans la
prairie ou dans un paddock, sans avoir jamais ses pieds
ouvrés d'aucune manière. Au bout de ce temps, l'animal
mourut d'une éventration. Depuis longtemps, le resserrement des quartiers et des talons avait disparu ainsi que
toute boiterie. Je conservai le pied qui avait été souffrant, à
cause de sa beauté générale et du développement de ses
barres. Si le dessin le représente un peu étroit, c'est parce
que ce dessin n'a été fait que bien des années après la
dessiccation ; si on y voit les traces de brochage, c'est parce
que je l'avais fait ferrer après la mort pour enrayer le rétrécissement.

Les pieds à barres complètes ne sont pas rares. M. Thary
en a présenté deux beaux exemples à la Société centrale (1),
mais le cas que je viens d'exposer présente une particularité instructive : c'est qu'à son arrivée, le cheval avait
perdu ses barres, probablement par la parure ; qu'il a montré
dès lors les premiers signes de l'encastelure ; qu'il a récupéré ses barres complètes par un simple déferrage, et par
l'appui naturel ; enfin, qu'avec le retour des barres, coïncide
la disparition de toute trace d'encastelure et de boiterie.

L'étude différentielle de la paroi du pied antérieur et
du pied postérieur pourrait être faite ici ; mais, les différences qui existent étant commandées par les parties vives,
leur étude est mieux placée dans une étude spéciale des
parties vives du pied (2).

(1) In *Bulletin* du 30 mai 1895.
(2) L'étude des *parties vives du pied et de leurs fonctions* suivra la présente étude du sabot.

CHAPITRE II

GENÈSE DE LA PAROI

Les auteurs modernes se refusent à regarder la production de la corne comme une sécrétion. Nous ne les contredirons pas et nous reconnaîtrons que cette production est une *prolifération*. Nous continuerons, cependant, à nommer sécrétion, l'acte par lequel le tégument produit la corne, parce que ce mot exprime bien le résultat de cet acte qui est une *séparation*, quoiqu'il n'en exprime qu'imparfaitement le mode. Il suffira de dire, une fois pour toutes, que le mot sécrétion, appliqué à la corne, doit s'entendre pour *sécrétion par prolifération*.

La prolifération cornée, pour s'accomplir, exige l'existence dans le corps muqueux de Malpighi, d'une substance particulière composant le *stratum granulosum*. Celui-ci se kératinise à la surface et, à mesure que cette kératinisation s'effectue, la couche profonde du stratum granulosum prolifère. De cette manière, cette couche granuleuse n'est jamais épuisée.

Maintenant que nous connaissons la modalité de la sécrétion cornée, nous allons dire quelques mots des organes sécréteurs. Quoique notre étude ait pour objet unique le sabot, celui-ci est trop sous la dépendance de l'activité sécrétoire, de la forme, de la contexture des organes qui l'engendrent, pour que nous puissions nous dispenser de faire un examen sommaire de ces organes.

§ 1. — ORGANES SÉCRÉTEURS DE LA PAROI.

L'organe principal de la sécrétion pariétale s'appelle *cutidure* ou *bourrelet principal*. D'autres parties du tégument phalangien peuvent, soit accidentellement fournir de la corne pariétale, soit sécréter normalement une corne qui recouvre la paroi sans se confondre avec elle. Ce sont des organes de sécrétion secondaires, qui sont au nombre de deux : le podophylle et le bourrelet périoplique. Le premier ne sécrète qu'accidentellement, dans des conditions pathologiques ; le deuxième sécrète toujours une corne particulière qui se superpose à la muraille et aux inflexions sans s'y confondre.

A. — Bourrelet principal (fig. 26, *cc*).

On l'appelle encore matrice de l'ongle, bourrelet coronaire, cutidure ; on pourrait l'appeler, avec quelque avantage, *bourrelet onuxigène* ; on exprimerait ainsi la forme et la finalité de l'organe.

1° **Description sommaire.** — C'est un renflement du tégument phalangien, régnant tout autour de la dernière articulation. Ce renflement décrit une première circonflexion antérieure sur un plan oblique de haut en bas et d'avant en arrière, puis deux autres inflexions postérieures et symétriques *c c* (fig. 26, *o c*), sur un plan oblique d'arrière en avant, et en contournant les deux apophyses de l'os du pied. Il suit le contour du bord supérieur de la phalangette, passe à la face externe des cartilages dont il contourne le bord postérieur en s'infléchissant vers le centre du pied, passe à la face interne des apophyses et va se perdre, par

confusion avec le velouté, en un point plus ou moins éloigné
de la pointe du corps pyramidal. Sur les vieux pieds qui
ont subi longtemps la ferrure, le bourrelet cesse d'être distinct du velouté, vers le milieu du corps pyramidal (c') ;
sur les jeunes pieds non ferrés, il ne se confond avec le
velouté que vers la pointe du corps pyramidal (c'').

Il a la forme d'une bande demi-cylindrique, dont la convexité est libre, et dont le méplat est appliqué sur les
organes que nous avons énumérés.

Dans tout le contour qu'il décrit, sauf vers ses extrémités

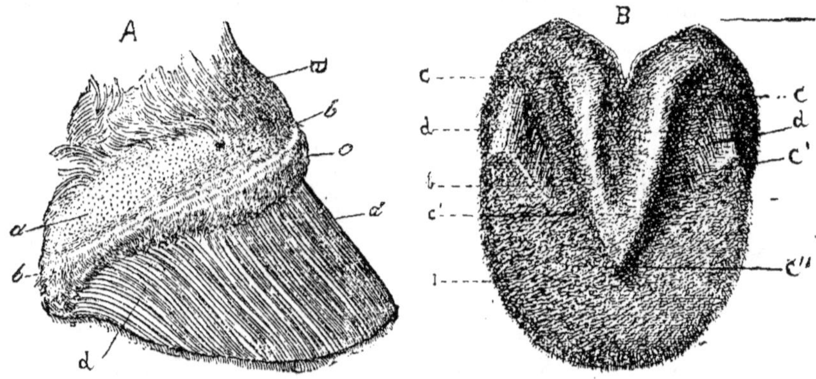

Fig. 26. — (Fogliata.)

terminales, il est suivi en bas par le podophylle, sur
lequel il fait une saillie plus ou moins vive suivant les
régions (fig. 26).

La saillie du bourrelet sur le podophylle va en diminuant
progressivement de la pince aux talons ; puis elle augmente
subitement aux inflexions, pour diminuer à nouveau, rapidement, jusqu'à la terminaison. Sur un pied moyen, la
saillie du bourrelet est de 8 à 16 millimètres en pince, elle se
réduit à 4 à 8 millimètres aux talons, reprend 8 à 20 millimètres en inflexions, et se réduit de nouveau à 1 ou 2 millimètres au niveau des extrémités terminales. Nous avons
démontré que c'est la saillie du bourrelet qui commande

l'épaisseur de la paroi. (Voir la fig. 17 et son explication.)

La hauteur ou largeur du bourrelet varie comme la saillie ; là où le bourrelet est saillant il est généralement large de haut en bas. Cependant aux inflexions, le bourrelet est quelquefois très saillant et peu large. Nous avons démontré que c'est la hauteur du bourrelet qui commande la consistance ou densité de la paroi. (Voir *Consistance de la muraille* et fig. 18.)

Il importe donc, dans la description du bourrelet, de tenir compte de sa hauteur et de la saillie qu'il fait sur le podophylle.

Dans la moitié interne du pied, ces deux dimensions de la cutidure sont moins prononcées que dans la moitié externe, probablement parce que le sabot a, du côté interne, de moindres efforts d'appui à faire et de moindres causes de contusions à surmonter, quand le pied est normal et non ferré. D'ailleurs quand on rencontre des parois épaisses, mais peu consistantes, on peut être certain que le bourrelet est saillant, mais peu large. Lorsque, sur une région du sabot, on rencontre un lambeau plus tendre, moins consistant que dans d'autres régions, en examinant le bourrelet on s'aperçoit qu'une altération quelconque en a diminué la hauteur sécrétante.

La configuration générale du bourrelet varie beaucoup suivant les individus. Les chevaux qui ont les articulations phalangiennes larges, ont un bourrelet à grand contour. Si les os sont étroits, le bourrelet décrit un petit contour. Des lésions, des maladies des os, peuvent modifier le contour du bourrelet : des formes peuvent le rendre plus large que long, ou plus long que large, le surbaisser ou le relever en certains points. Dans tous ces cas, la paroi reflète exactement toutes les modifications que subit le bourrelet dans son contour général ou régional, dans l'obliquité de son plan, dans son épaisseur, dans sa hauteur.

Le bourrelet principal est limité en haut par la rainure onguéale. Cette rainure très étroite et profonde sépare la cutidure du bourrelet périoplique. Elle cesse d'exister immédiatement après les inflexions où le bourrelet périoplique disparaît.

La limite inférieure du bourrelet principal est marquée par un léger sillon sous-cutidural qui règne entre le bourrelet et le podophylle, et qui sert de zone de transition entre la cutidure tomenteuse et le tissu feuilleté.

La composition du bourrelet est à signaler. « Le tissu dermique qui constitue le bourrelet, présente la texture

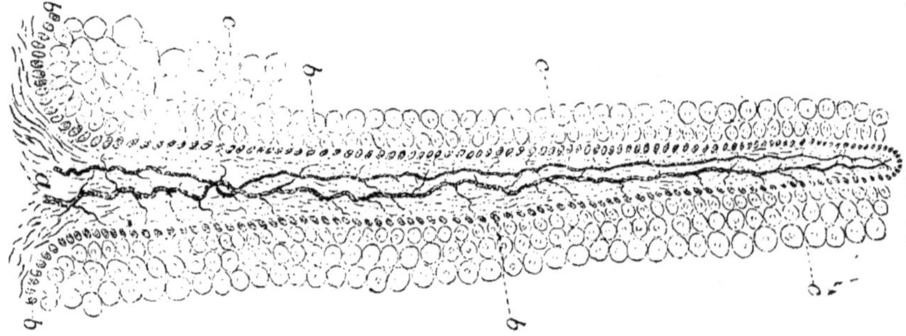

Fig. 27. — Papille cutidurale (Fogliata).

serrée et dense du tissu fibreux ; il s'en distingue toutefois par sa grande vascularité et par ses nombreuses fibres élastiques ». (Peuch et Lesbre.) Ces auteurs sont concis ; mais ils mettent bien en évidence les particularités importantes à relever et qui nous aideront beaucoup dans les démonstrations que nous ferons ultérieurement. Soulignons ces quelques mots : *grande vascularité* et *nombreuses fibres élastiques.*

La cutidure projette à sa surface une infinité de papilles coniques, plissées longitudinalement, longues de 1/4 à 5 millimètres, toutes inclinées en bas après la mort (fig. 27).

A la surface de la cutidure se trouve le corps muqueux de Malpighi, très abondant, qui se soulève pour engainer

les papilles. Ce corps muqueux se modifie extérieurement
pour fournir le *stratum granulosum* duquel provient la corne.
Voilà très sommairement la composition du bourrelet.

L'innervation du bourrelet est très développée, mais on
ne l'a encore étudiée que d'une manière incomplète.
H. Bouley l'a étudiée longuement au point de vue du sens
du toucher. Elle mériterait d'être étudiée au point de vue
de l'influence qu'elle exerce indubitablement sur l'activité
et la modalité sécrétoires : il serait très utile de savoir
comment la cutidure perçoit et transmet les sensations de
l'usure naturelle, de la parure, de l'allongement du sabot,
du contact et de la nature du sol, de l'amincissement de la
paroi, de l'ablation de la muraille. L'étude, ainsi faite, de
l'innervation de la cutidure, nous donnerait la clef d'un
grand nombre de détails encore mystérieux de la maréchalerie pratique.

La couleur de la cutidure varie suivant la quantité et la
distribution du pigment qu'elle contient, pigment qui fait
passer sa teinte naturelle rouge vif, en une teinte plus ou
moins foncée. C'est ce pigment qui pénètre la corne et la
colore.

2° **Rôle sécréteur de la cutidure.** — La cutidure fournit
toute la corne pariétale proprement dite, car il faut faire
abstraction de la couche périoplique.

H. Bouley attribue à la sécrétion du podophylle la partie
lamelleuse de la paroi. Plus récemment, Barrier, Chénier,
Thary, Peuch et Lesbre suivent l'opinion développée par
Bouley avec quelques modifications sur l'étendue sécrétante du podophylle. Je pense que le podophylle ne concourt en rien à la production de la paroi. Celle-ci est produite dans sa totalité, sans excepter le kéraphylle, par le
bourrelet. Cette démonstration sera faite bientôt.

Pour démontrer la contribution du podophylle, Bouley
a fait une expérience peu concluante, démontrant que la

cutidure seule, en l'absence du podophylle, peut fournir une
paroi aussi épaisse que la paroi normale, mais dépourvue
de kéraphylle. De ce fait que le kéraphylle manque, doit-
on conclure que celui-ci provient normalement du podophylle ? je pense que non. Car la paroi peut être complète,
sans pouvoir laminer sa face interne, puisque vous avez
détruit le moule. De ce que le podophylle est nécessaire
au laminage de la face interne, il ne s'ensuit pas que ce
podophylle engendre la portion de corne qu'il lamine. La
cutidure sécrète la paroi, et celle-ci épouse exactement
toutes les sinuosités, dépressions et saillies, creux et bosses
qu'elle doit recouvrir ; si le podophylle existe, la paroi
s'insinue entre ses feuillets et devient kéraphylleuse ; si à
la place d'un podophylle normal se trouvait un podophylle
à feuillets différents, la paroi se moulerait entre ces nouveaux feuillets. Si le podophylle est détruit jusqu'à l'os
vous verrez la paroi prendre l'empreinte de l'os.

Non, l'expérience faite par H. Bouley ne peut démontrer
que le podophylle fournit la corne kéraphylleuse, elle démontre seulement que la présence du podophylle est nécessaire au laminage de la corne descendant de la cutidure,
et ce fait n'avait guère besoin d'une démonstration expérimentale. H. Bouley ajoute :

« Que la paroi sécrétée en l'absence du podophylle est
sèche, rugueuse, mal liée. » Il ne pouvait en être autrement,
puisque cette paroi ne reçoit plus dans tout son parcours
l'abondante humidité qu'elle eût puisée dans les feuillets de
chair, et d'ailleurs, à chaque instant, pour empêcher le podophylle de se reformer, il faut raviver l'inflammation du pied ;

« Que le lambeau renouvelé ne se soude plus avec la
sole. » Pourrait-il en être autrement, puisque ce lambeau
n'a plus de lames à intercaler dans les lames que fournit
le bord soléaire et que le ciment adhésif de la soudure
ne peut plus être sécrété ?

B. — Tissu podophylleux (fig. 26, *dd*).

Synonymie. — Podophylle, tissu feuilleté, feuillets de chair, chair cannelée ; tissu lamelleux ou lamineux.

1° **Description sommaire.** — C'est cette portion du tégument sous-ongulé, qui contourne le corps et les apophyses de l'os du pied, qui est merveilleusement plissée de

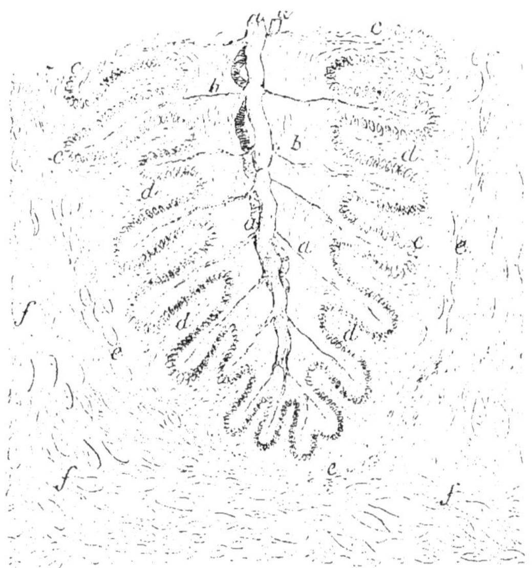

Fig. 28. — Coupe horizontale d'une lame de chair
(Lombardini).

haut en bas, en lames extrèmement minces et parallèles entre elles, et qui est entièrement recouverte par la zone moyenne de la paroi.

Ce qui caractérise ce tissu, c'est son plissement en lames ; sa composition et sa texture sont semblables à celles de la cutidure.

Les lames de ce tissu sont au nombre de sept cents environ, et c'est entre ces lames que s'intercalent les sept cents lames du kéraphylle.

Les lames de chair ne sont pas lisses à leur surface, du moins après la mort. Quand on les examine au microscope, elles sont finement plissées à leur surface et suivant leur longueur. Ces replis longitudinaux du feuillet de chair sont irréguliers, en épaisseur et en profondeur. On les a appelés *crêtes* à cause de leur aspect. Mais de ce qu'on les voit ainsi découpées en crêtes après la mort, il ne s'ensuit pas que les lames de chair soient toujours plissées pendant la vie. Il est probable que pendant la vie ces lames passent alternativement à l'état de turgescence pendant lequel elles sont gonflées et lisses, et à l'état de flaccidité pendant lequel elles sont plissées.

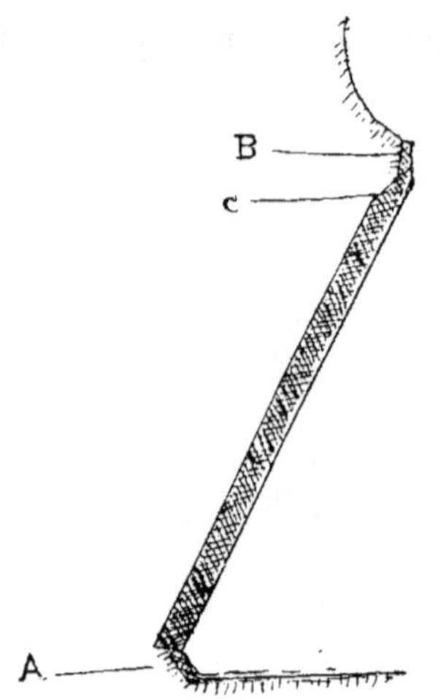

Fig. 29. — Coupe transversale du bord libre d'un feuillet.

L'épaisseur des lames est égale sur toute leur étendue. Leur largeur ou profondeur diminue à l'extrémité supérieure, où elles sont taillées en biseau (fig. 29, *c*) de haut en bas pour faire suite aux petites lamelles papillaires qui tapissent le fond du sillon sous-cutidural. A leur extrémité inférieure les lames podophylleuses sont encore suivies de lamelles papillaires qui tapissent une sorte de pan coupé (fig. 29, A) qui sert de transition entre le podophylle et le velouté. Nous avons vu que cette disposition lamello-papillaire de ce pan coupé permet au velouté de sécréter une corne lamellaire sur tout le pourtour de la sole et favorise ainsi la soudure de la sole avec le kéraphylle de la paroi. Le biseau qui sépare l'extrémité inférieure du podophylle de la périphérie du velouté doit être considéré comme appar-

tenant au velouté, car il sécrète normalement une corne
que la macération sépare de la paroi et laisse adhérente à
la sole. Le pan coupé qui sépare en haut le podophylle de la
cutidure, appartient à la cutidure, puisqu'il sécrète normalement la corne pariétale qui s'introduit entre les feuillets
du podophylle. Il semblerait d'après cela que la sécrétion
cornée exige le dispositif papillaire, car les lamelles B et
A qui sécrètent, sont hérissées de papilles sur leurs bords,
comme la cutidure et le velouté ; tandis que les lames podophylleuses qui sont dépourvues de papilles ne sécrètent
pas normalement.

J'appelle l'attention sur les deux pans coupés (fig. 29,
A et B) qui séparent le podophylle du velouté et de la cutidure, parce qu'ils n'ont pas été décrits par les auteurs, et
parce qu'ils serviront à certaines démonstrations physiologiques et pathologiques que nous aurons à faire plus tard.

Nous arrêtons ici la description du podophylle ; car, je
le répète, dans cette étude spéciale du sabot, je dois res-
treindre autant que possible les empiètements à faire sur
les autres appareils.

2° **Rôle sécréteur du podophylle.** — Pour expliquer un
grand nombre d'altérations de la paroi, il est très important de préciser la fonction kératogène du podophylle et
de dissiper tous les doutes qui subsistent encore sur la
participation de ce podophylle à la production de la corne
pariétale.

Il est certain que le podophylle est capable de sécréter
de la corne. Pour s'en convaincre, il suffit de le mettre à
nu sur un point quelconque de son étendue ; au bout de
très peu de temps, on le voit se couvrir d'une première
couche de corne qui s'épaissit progressivement et ne tarde
pas à se concréter et durcir.

Cette corne podophyllienne est sèche, cassante, fen
dillée ou mamelonnée, très dure, rugueuse. Elle ne

présente pas la structure tubuleuse ; mais étant sécrétée à la surface de lames, elle reste feuilletée bien au delà des lames génératrices.

Cette corne ne se confond jamais avec la corne cutidurienne, qui descend au-dessus, ni avec la paroi qui limite la brèche ; elle fuit devant la corne cutidurienne et glisse entre les deux bords de la brèche sans y adhérer.

Il faut remarquer que la corne podophyllienne qui s'amasse dans la brèche, est plus épaisse en bas qu'en haut ; que la brèche est comblée dans le bas bien avant de l'être dans sa partie supérieure. Il ne peut en être autrement, puisque la corne sécrétée par les lames glisse à leur surface, et que, par conséquent, à la corne sécrétée vers le bas vient s'ajouter une partie de la corne sécrétée par les points situés plus haut.

L'on voit donc que le podophylle sécrète de la corne dans certaines circonstances accidentelles, par exemple lorsqu'il est mis à nu. L'expérience journalière démontre qu'il en sécrète également lorsqu'il est lésé, congestionné ou enflammé ; ou même, quelquefois, lorsqu'on réduit à une très mince pellicule la paroi qui le recouvre.

Mais il ne s'ensuit pas que ce podophylle doive sécréter à l'état normal et qu'il doive participer *physiologiquement* à la production de la corne pariétale. Ne voit-on pas tous les jours le tissu dermique de toutes les régions du corps sécréter un épiderme corné dès qu'il est mis à nu par blessure, et altéré par compression ? Cependant le derme cutané n'a nullement pour fonction physiologique une telle sécrétion.

Le podophylle ne participe nullement à la genèse de la paroi normale, il ne participe pas même à celle des lames kéraphylleuses. L'observation des faits et le raisonnement le démontrent abondamment. Les expériences faites par H. Bouley, loin de démontrer cette sécrétion normale du podophylle, prouveraient plutôt le contraire. Les arguments fournis par les auteurs plus modernes, français et étrangers, ne tiennent pas devant le plus simple raisonnement.

Les expériences de H. Bouley, comme ce que nous avons dit plus haut, conduisent à ceci : que la corne sécrétée par un podophylle dénudé ou altéré, est toujours non tubuleuse, et inassociable à la corne cutidurienne. Par conséquent, elles démontrent qu'une paroi normale, que nous voyons si homogène dans toutes ses couches, ne peut provenir de l'association, de la fusion de deux cornes, élaborées l'une sur la cutidure et l'autre sur le podophylle ; de deux cornes qui forcément ne peuvent être d'une égale consistance lorsqu'elles se rencontrent, puisque celle qui descend de la cutidure est depuis long-temps concrète lorsqu'elle arrive au contact de celle du podophylle qui est à l'état naissant ; de deux cornes enfin qui se dirigent l'une dans le sens vertical et l'autre dans le sens horizontal. D'ailleurs, on voit tous les jours, quand une brèche est opérée sur la paroi, que cette fusion des deux cornes n'a jamais lieu (fourbure, bleime, kéra-phyllocèle, etc.).

H. Bouley, quoiqu'il se soit prononcé pour la contri-bution du podophylle à la genèse de la paroi, montre une médiocre conviction. Il limite cette contribution strictement à la couche kéraphylleuse. On sent bien à ses raisonnements que le seul motif qui l'a fait se prononcer, c'est la forme lamellaire de cette couche qui, suivant lui, ne saurait être engendrée que par un tissu lamelleux. Cependant, n'est-il pas plus simple et plus logique d'admettre que la corne naissant à la cutidure, encore liquide ou pâteuse, se lamine en pénétrant entre les lames de chair (nous verrons le mécanisme de ce laminage quand nous trai-terons de la *formation* de la paroi), que d'admettre que le kéraphylle, engendré sur le podophylle, puisse s'incorporer et s'unir avec la corne depuis si longtemps concrétée et durcie descendant de la cutidure? Cette hypothèse est inadmissible, tellement inadmissible que certains auteurs en l'adoptant ont été entraînés à prétendre que la couche corticale de la paroi effectuait seule l'avalure à la surface de la couche kéraphylleuse immobilisée sur le podophylle.

Peuch et Lesbre, dans leur *Précis du pied*, ont beaucoup atténué la portée de l'assertion émise par H. Bouley. Pour eux, le podophylle ne sécrète le kéraphylle qu'à l'extrémité supérieure des lames. Ils se laissent, aussi, dominer par la même idée préconçue et sans fondement, qu'une corne lamelleuse ne peut être sécrétée que par un tissu lamelleux. Loin de simplifier le problème ils le compliquent, car, ou le podophylle sécrète, et alors il doit sécréter dans toute son étendue, puisque partout il est semblable à lui-même ; ou il ne sécrète pas, et alors on se contredit (1).

D'ailleurs, l'assertion de Peuch et Lesbre est réduite à néant par l'observation de certains faits. Lorsqu'on fait l'opération classique du javart cartilagineux, on détruit souvent la zone sous-cutidurale et l'extrémité supérieure des lames podophylleuses, et malgré cette destruction la paroi se renouvelle et reprend son kéraphylle dès qu'elle arrive au niveau du podophylle non détruit. Donc le kéraphylle n'est pas engendré par l'extrémité supérieure des lames podophylleuses.

Il existe des preuves irréfutables de la non-participation du podophylle à la genèse pariétale.

1° Si le kéraphylle naissait à la surface du podophylle, les lames de corne seraient toujours pigmentées ou

---

(1) L'assertion de MM. Peuch et Lesbre est logique si l'on considère les lamelles papilleuses comme une dépendance du tissu podophylleux.

colorées comme les lames de chair qu'elles recouvrent.
Or, il arrive très souvent de voir celles-ci fortement
pigmentées, sans que celles-là soient nullement colorées.
Plus souvent encore, on voit des lames de corne fortement
colorées dans toute leur hauteur tandis que les lames de
chair correspondantes sont absolument non pigmentées.
Donc, puisque le kéraphylle et le podophylle peuvent
être normalement colorés en sens inverse, c'est que l'un
ne naît pas sur l'autre (1).

2° Si le podophylle sécrétait normalement à sa surface, les
lames kéraphylleuses présenteraient en creux les saillies
ou crêtes qu'on remarque à la surface des lames de chair.
Or l'examen microscopique montre les lames de corne
parfaitement lisses ; donc celles-ci ne naissent pas sur le
podophylle.

3° Lorsqu'on examine les coupes faites sur une corne
réellement sécrétée par le podophylle, par exemple sur
un faux quartier de fourbure, cette corne est lamelleuse,
mais on voit que les sillons qui séparent ses lames
s'étendent très loin dans la masse cornée ; quelquefois
ils s'étendent jusqu'à la surface corticale. Il n'y a
aucune analogie entre le laminage du faux quartier et
le kéraphylle du pied sain. On ne peut donc invoquer ce
laminage pour en déduire la genèse du kéraphylle
normal.

4° Certains auteurs prétendent que l'origine podophyllienne des lames de corne ne peut être niée, attendu que
l'examen microscopique montre une couche de cellules
épithéliales à la surface du podophylle, cellules qui, en se
concrétant, constituent le kéraphylle. Ces cellules épithéliales ne se concrètent pas, elles restent fluides tant qu'elles
sont en contact avec le podophylle ; elles servent au

(1) Voir ma communication à la Société centrale, *Bulletin* du 30 juin 1896 :
Conditions pigmentaires du tégument sous-ongulé et du sabot.

contraire à lubrifier les deux surfaces qui glissent l'une
sur l'autre par l'avalure ; elles font l'office de synovie de
glissement ; elles passent avec l'avalure dans l'engrenage
qui s'établit entre la paroi et le bord de la sole, et alors
seulement elles se concrètent et font soudure entre la sole et
la paroi. Voilà les deux finalités de cette couche de cellules
épithéliales : lubrification des surfaces qui doivent glisser
l'une sur l'autre, puis *cimentation* de la zone soléo-pariétale.
C'est à la production de cette substance que se réduit le
rôle sécréteur du podophylle, à l'état normal.

5° Toutes les preuves ci-dessus n'existeraient pas, que le
raisonnement suivant suffirait pour trancher la question.
La paroi, pour remplir les rôles contenteur et suspenseur
du pied, doit jouir dans sa zone moyenne de son maximum
d'adhérence aux parties vives et de résistance aux forces
souvent énormes tendant à la séparer du podophylle.
N'est-il pas évident que si le kéraphylle naissait à la
surface des lames de chair, il serait toujours d'une consistance pâteuse, presque liquide, puisqu'il serait toujours à
l'état naissant ? N'est-il pas évident que, dans cet état
d'extrême mollesse, les lames de corne sur lesquelles se
concentrent tous les efforts disjoncteurs à chaque appui,
ne pourraient plus contracter avec le podophylle qu'une
adhérence presque nulle et qu'elles ne pourraient résister,
sans se déchirer et se séparer de leur couche corticale, à
la moindre des forces qui s'exercent sur elles soit pour la
marche, soit pour le soutien du corps ? Non, certes le
kéraphylle naissant sur le podophylle ne saurait remplir
la plus minime partie des différents rôles que nous lui voyons
remplir physiologiquement. C'est pourquoi nous voyons
dans la fourbure, le pied se déjeter et faire tout son appui
en talon, parce que, précisément, le faux quartier de pince
né sur le podophylle, n'offre plus qu'un kéraphylle toujours trop peu consistant et incapable de contracter une

adhérence suffisante pour résister aux tractions du poids du corps et aux pressions de l'appui.

En faisant naître toute la corne pariétale au niveau de la cutidure, la nature a eu pour but de procurer le maximum d'intensité à l'adhérence podokéraphyllienne en n'intercalant, entre les lames de chair, que des lames de corne déjà assez vieilles, assez concrètes et assez consistantes pour résister à tous les efforts disjoncteurs qu'elles subissent.

D'ailleurs, pourquoi la corne podophyllienne s'associerait-elle mieux à la paroi que la corne périoplique dont le bourrelet et la prolifération sont, pour ainsi dire, identiques au bourrelet et à la prolifération de la paroi? Et pourquoi, lorsqu'on extirpe un lambeau de muraille ou qu'on énuclée un pied mort, ne trouve-t-on pas, à la surface du kéraphylle ou du podophylle, cette couche de corne encore pâteuse qu'on trouve à la surface du bourrelet ou de la gouttière?

En résumé, on peut dire que le podophylle est capable de sécréter de la corne, mais de la corne inassociable avec la corne cutidurale ; qu'il sécrète toujours quand il est blessé, mis à nu ou insuffisamment recouvert; que normalement, il ne sécrète pas même la couche laminée de la paroi.

Nous aurons bientôt à montrer les rôles vraiment importants qu'il joue dans l'avalure, dans l'immobilisation de la paroi, et dans la suspension du corps, rôles incompatibles avec la fonction sécrétoire, car ces mêmes rôles sont profondément troublés et même anéantis, dès que ce tissu est obligé de sécréter.

C. — Bourrelet périoplique (fig. 26, A, *bb*).

1° **Description sommaire**. — C'est un petit renflement du derme cutané, semblable au bourrelet principal par sa forme semi-cylindrique, par sa configuration circulaire, sa composition et sa sécrétion. Il en diffère par son volume beaucoup plus petit, et par les limites de son contour qui s'arrête vers les glomes de la fourchette.

Il est situé au-dessus du bourrelet principal ; il lui est parallèle dans toute son étendue, et il en est séparé par un sillon étroit et assez profond où se loge le bord supérieur de la muraille.

Ses villosités sont plus petites et plus serrées que celles de la cutidure (1) ; elles occupent le sommet de la convexité du renflement et sont toutes dirigées sur un plan tangent au circuit cutidural et parallèle au plan podophyllien.

2° **Rôle sécréteur du bourrelet périoplique.** — Ce petit bourrelet sécrète une corne qui s'étale en bande plus ou moins épaisse à la surface externe de la muraille et des inflexions, à laquelle elle adhère assez fortement, mais sans se confondre.

La corne périoplique est de même texture que la corne pariétale, c'est-à-dire qu'elle est tubulée ; mais elle est presque toujours transparente, très hygrométrique. Elle absorbe l'humidité bien plus rapidement que la paroi, et se gonfle proportionnellement à la quantité d'eau absorbée. En se gonflant par sudation, elle devient d'un blanc opaque et tranche fortement sur la muraille. Quand elle se dessèche, elle s'amincit, devient transparente, et ne se distingue qu'avec peine de la corne pariétale qu'elle recouvre.

L'épaisseur de la bande périoplique varie beaucoup suivant les régions. C'est aux inflexions qu'elle est le plus épaisse, puis en pince, puis en mamelles.

Sa largeur varie avec les individus ; tantôt elle s'étend jusqu'au tiers inférieur de la muraille, tantôt elle ne re-

____

(1) Peuch et Lesbre, *Précis du pied du cheval.*

couvre que la zone cutigérale. Plus le sabot est évasé, plus
la bande périoplique est étroite.

Nous aurons bientôt l'occasion de faire ressortir le véritable rôle physiologique du périople. Mais nous pouvons
dire tout de suite, qu'il ne fait pas partie intégrante de la
paroi. On peut en effet séparer par dissection la bande périoplique, la supprimer temporairement, sans modifier
d'une manière appréciable la paroi.

§ 2. — SÉCRÉTION DE LA PAROI.

Nous venons de démontrer que dans les conditions
normales, un seul organe, la cutidure, est physiologiquement chargé de sécréter la paroi. Nous allons étudier cette
sécrétion.

La corne existe en germe dans la couche superficielle du
corps de Malpighi où elle constitue le stratum granulosum.
Celui-ci, obéissant à une influence vitale, se kératinise à sa
surface externe pendant que sa couche profonde prolifère.

La kératinisation, c'est la transformation des granules en
cellules cornées. Ces cellules forment un premier strate de
consistance pâteuse, tendant virtuellement à se concréter et
s'étalant à la surface du tissu kératogène. Ce premier strate
corné se coordonne, cellule par cellule, autour des villosités dont il épouse tous les replis configuratifs (fig. 30, A).
Ces cellules cornées, coordonnées autour de la papille,
formeront dans leur ensemble le tube corné (fig. 27, *bb*).
Les cellules non coordonnées, restées en suspens entre les
papilles, constitueront le tissu corné intertubulaire
(fig. 11, D). Voilà donc une première couche de corne
constituée. Comment vont se former les couches suivantes?

Pour qu'une deuxième couche de corne puisse se former, il est nécessaire que la surface kératogène devienne
libre.

Sans cette libération, la formation de nouvelles couches serait impossible, car deux corps inertes ne peuvent occuper en même temps le même espace, et ne peuvent virtuellement ni se comprimer, ni se repousser. La surface de kératinisation devient libre par l'éloignement, le repoussement de la première couche formée. Ce repoussement ne peut être effectué par la deuxième couche encore à former et qui est inerte ; mais il est effectué par la turgescence du derme lui-même que nous savons abondamment vascularisé. Cette turgescence a lieu à chaque impulsion cordiale. La cutidure, remplie de sang, se gonfle, augmente de volume, sa surface externe se déplace

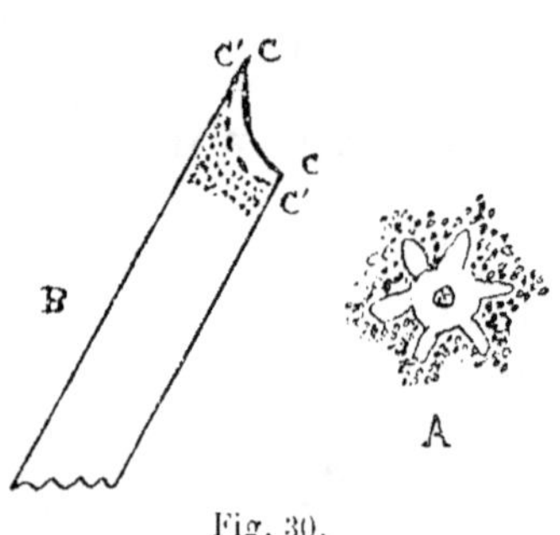

Fig. 30.

et transporte avec elle la première couche de corne ; dès que l'impulsion cordiale cesse, la cutidure se rétracte vivement par les fibres élastiques qui entrent dans sa composition, sa surface retourne en arrière et se sépare, dans ce retour, plus ou moins complètement de la couche de corne qui s'était déplacée avec elle. La surface kératogène se trouve ainsi libre sur une partie au moins de son étendue et redevient susceptible de kératiniser une nouvelle couche. Pour comprendre ce mécanisme, supposons une coupe cutidurale CC ; par la turgescence, la surface CC passe en C'C' et transporte avec elle la couche de corne. Après la turgescence, la surface cutidurale retourne à sa place première, abandonnant à une distance plus ou moins grande la corne qu'elle a déplacée (fig. 30).

La première couche déplacée par la cutidure ne peut rester sans soutien ; la poussée cutidurale l'a portée contre la plaque périoplique qui descend tout près de la cutidure et qui relient tout ou partie de la corne pariétale venue à son contact.

La papille se comporte comme le reste de la cutidure. Par la turgescence, elle se gonfle, ses plis s'effacent, et sa conicité permet aux cellules qui l'entourent de se déplacer vers la pointe. Dès que sa turgescence cesse, elle revient sur elle-même, laissant le tube corné éloigné de sa surface.

Les états de turgescence et de flaccidité se succédant alternativement et à courts intervalles, la deuxième couche cornée est portée au contact de la première, la troisième couche, au contact de la seconde et ainsi de suite.

Tel est le mécanisme de la génération pariétale dans les conditions normales ou physiologiques. On objectera, avec raison, que lorsqu'on découvre un lambeau de cutidure, et qu'on détruit le bourrelet périoplique, la sécrétion cutidurale s'effectue sans l'aide du périople, sans aucun soutien pour la couche déplacée. Mais dans ce cas, les choses se passent à l'air libre, la première couche formée se concrète très rapidement et tient lieu dans cet état de la plaque périoplique absente. On reconnaîtra, d'ailleurs, que la paroi ainsi sécrétée diffère très notablement de la paroi engendrée sous le périople.

Je n'ai pas besoin d'ajouter que ce que je viens de décrire et figurer très en gros, se passe réellement très en petit ; que le déplacement successif des couches est infiniment petit ; que chaque turgescence ne produit pas une couche bien finie de corne (il faut peut-être toutes les pulsations d'une journée pour produire une couche de corne mensurable) ; enfin que le repoussement de la couche formée ne se fait pas dans un seul mouvement turgide ; chaque pulsation déplace quelques atomes, il faut un grand nombre de pulsations pour déplacer la couche entière.

A mesure que les couches cornées se succèdent, la cavité cutigérale se forme, d'abord par son bord supérieur qui est le plus mince, puis par sa région moyenne, et enfin par sa région inférieure. Successivement, ces régions fournissent une surface d'appui au périople. Pendant que la cavité cutigérale se forme, la corne naissant sur la zone inférieure du bourrelet s'insinue dans les sillons podophylleux où elle se laminera. Nous verrons bientôt le mécanisme général de la formation pariétale.

Ici, je dois me borner à faire comprendre la sécrétion en elle-même, c'est-à-dire la séparation de la substance cornée d'avec le tissu kératogène ; à faire comprendre que la corne formée n'est pas mise en mouvement par une couche nouvelle qui est absolument inerte par elle-même ; ni par une propulsion matricielle, puisqu'il n'existe pour la corne aucun appareil sécréteur susceptible d'imprimer un mouvement expulsif à la corne naissante ; ni par une poussée *à tergo* effectuée par la corne naissante, telle que les auteurs l'invoquent. La force *à tergo* existe bien, mais elle provient de la turgescence rythmée de la cutidure, et nullement d'une corne nouvelle qui ne peut exister qu'après la libération de la surface cutidurale.

Je dois faire remarquer ici que la force qui donne le mouvement à la corne n'a pas la direction générale que prend l'ensemble de cette corne. On voit en effet que la zone supérieure de la cutidure repousse la corne obliquement, en haut, que la zone moyenne la renvoie horizontalement et que, seule, la zone inférieure peut la renvoyer dans la direction suivie par la paroi. On doit donc se demander par quel artifice toutes les molécules formées sur ces trois zones de cutidure prennent une même direction vers le bas.

J'ai déjà fait entrevoir cet artifice en parlant du rôle sécréteur du périople. Il consiste en effet à mettre obstacle à toute divergence par l'opposition d'une bande infranchissable de périople, et à faire converger la masse entière vers un plan parallèle au podophylle, par le mouvement

propre de cette bande qui descend parallèlement à ce podophylle. Le bourrelet périoplique est conformé de manière
à envoyer toute sa corne parallèlement à la paroi, et cette
corne en passant comme tangente sur la convexité de la
cutidure entraîne la corne pariétale et lui donne sa propre
direction.

Nous aurons bientôt à nous occuper de ce phénomène
qui met en évidence le rôle très sérieux joué par le périople
dans la formation de la paroi.

§ 3. — FINALITÉ DE L'ACTE SÉCRÉTOIRE.

Nous venons de voir s'accomplir l'acte de la sécrétion
cornée sur la cutidure, sur le bourrelet périoplique et sur
le podophylle. Il faut maintenant établir la finalité de cet
acte sur chacun de ces organes, car elle n'est pas la même
pour tous les trois.

L'acte sécrétoire de la cutidure a deux finalités bien distinctes :

1° Fournir à elle-même et au podophylle un revêtement
tenant lieu d'épiderme ; assez épais pour amortir les chocs
extérieurs ; assez résistant pour neutraliser toutes les
forces intérieures ou extérieures qui tendent à le déformer ;
pouvant suffire à la suspension de tout le corps à certains
moments ; pouvant servir d'appui à ce corps à d'autres
moments ; enfin pouvant tenir lieu d'arme offensive et
défensive.

2° Renouveler ce revêtement corné suivant les exigences
de l'usure normale et des détritions accidentelles.

Une finalité si complexe et si importante peut seule
expliquer toutes les singularités qu'on observe dans la
constitution anatomique et dans l'activité sécrétoire des
organes générateurs. L'épiderme pariétal diffère beaucoup
en effet des autres épidermes. Ceux-ci une fois formés,

restent en place sur le tégument générateur, ne subissent
que des déperditions très lentes et, par conséquent, n'exigent
qu'une sécrétion modérée. La paroi, au contraire, ne revêt
pas seulement le tégument qui l'a produite, elle va servir
de revêtement à un tégument tout à fait étranger à sa
production : subissant une détrition extrêmement intense
et ininterrompue, elle exige une sécrétion extrêmement active
et persistante. Un cheval muni d'un sabot de 10 centimètres de longueur. use environ 15 centimètres de paroi
en une année. La sécrétion cutidurale se mesure donc
par $1^m,50$ de paroi en dix ans, soit 3 mètres en
vingt ans. Sur le cheval non ferré, vivant en liberté, cette
quantité est peut-être du double.

L'acte sécrétoire du bourrelet périoplique a pour finalité
de produire une bande de corne qui en passant devant la
cutidure incline toutes les papilles de celle-ci vers la direction normale et imprime à la paroi naissante le mouvement
initial qu'elle doit continuer pendant toute sa descente.

L'acte sécrétoire du podophylle n'a lieu qu'accidentellement, et alors il a pour finalité, soit de constituer au podophylle le revêtement épidermique perdu, soit, quelquefois,
de suppléer à l'insuffisance du revêtement fourni par la
cutidure.

En définitive, le fait le plus extraordinaire qui se passe
dans la sécrétion pariétale, c'est de voir le podophylle se
recouvrir d'un épiderme qu'il n'a pas sécrété lui-même.
Avec un peu de réflexion on s'aperçoit que ce fait excep-
tionnel devait avoir lieu. En effet, c'est dans sa zone
moyenne et inférieure que la paroi doit subir les plus
grands efforts; il est évident que ces deux zones offrent
bien plus de résistance à tous ces efforts, étant sécrétées à
la cutidure, que si elles étaient sécrétées sur le podophylle.
Par sa provenance d'une région plus éloignée, la corne est
concrète dans toute son épaisseur, elle offre une résistance et

une consistance maximum là où son travail doit être à son maximum d'intensité. Si, au contraire, elle provenait directement du podophylle, elle n'aurait pour résister aux énormes efforts de son travail, qu'une consistance toujours pâteuse, du moins à sa face interne.

§ 4. — CARACTÈRES DE LA SÉCRÉTION.

A. — LA SÉCRÉTION EST INTERMITTENTE.

L'élaboration de la substance cornée a échappé à tous les observateurs, et la kératinisation n'est pas à proprement parler une fonction organique. La sécrétion cornée se réduit au déplacement des molécules kératinisées et c'est à ce déplacement que commence la fonction vitale qui se traduit par un travail organique.

Tout travail organique a une loi générale qui préside au fonctionnement de tous les organes, sans laquelle tout travail devient anormal et qu'on appelle *loi des intermittences*. Pour plus de clarté et de simplicité j'appellerai cette loi : *alternance repos-action*. Je ne veux pas m'étendre ici sur cette loi qui régit tout travail physiologique.

La sécrétion cornée est un travail organique qui, mieux que d'autres fonctions, est caractérisé par l'*alternance repos-action*. Elle s'accomplit, en effet, par un rythme frappant qui concorde avec les pulsations du cœur. Nous avons vu la cutidure, par ses turgescences sanguines et rythmées, déplacer les molécules kératinisées. L'alternance par laquelle passe la cutidure n'est donc qu'une alternance de turgescence et de flaccidité ; l'organe est en action pendant la turgescence, il est au repos pendant la flaccidité, et cette alternance correspond très exactement avec celle du travail du cœur qui peut être considéré comme type du travail normal.

C'est probablement à cette intermittence rythmée de la

sécrétion cutidurale que la paroi doit ces ondulations finement sériées qu'on remarque à sa surface. Cela ne veut
pas dire que chaque turgescence produit une ondulation
apparente ; il a fallu peut-être toutes les turgescences ou
toutes les pulsations cordiales effectuées en une ou deux
semaines pour produire une seule de ces ondulations à
peine visibles sur la corne. Néanmoins il est certain qu'une
série de turgescences impriment sur cette corne une série
d'empreintes qui dans leur ensemble forment une ondulation.

Le travail de la cutidure jouit d'une deuxième alternance
moins bien rythmée, il est vrai, mais qui concourt à lui
procurer la normalité fonctionnelle. Je veux parler de cette
alternance qu'on pourrait appeler activité-modération, et
qui se manifeste clairement dans certains cas. La cutidure
ne sécrète pas avec la même activité suivant que le cheval
est au repos ou en mouvement, suivant qu'il se livre à des
allures rapides ou modérées, suivant qu'il passe d'un
terrain sec et dur sur un terrain humide et meuble,
suivant les saisons, etc.

L'appui surtout est soumis à des intermittences plus ou
moins rythmées : pendant la locomotion chaque pied passe
alternativement par l'appui et le relevé ; pendant la station
debout l'animal se repose tantôt sur un pied, tantôt sur
l'autre.

Ce sont bien là des alternances d'activité et de modération pour le travail sécrétoire de la cutidure et comme,
dans certains cas, le temps de l'activité et le temps de
modération se succèdent à de longs intervalles, l'activité
se marque sur la paroi par une saillie de corne et la modération se marque par une dépression, d'où résultent les
ondulations.

Nous aurons à passer en revue toutes les conditions qui
peuvent activer ou modérer la sécrétion cutidurale ; j'ai

voulu ici établir que ce travail sécrétoire est soumis comme
tout travail organique à une alternance rythmique de repos
et d'action. Quand cette alternance sera isochrone le
travail sera normal; quand l'isochronisme sera rompu, le
travail sécrétoire deviendra anormal. Pour se convaincre
de l'influence que l'isochronisme d'alternance exerce sur
tout travail, on n'a qu'à considérer le travail du cœur ou
celui des muscles respiratoires : dès que le travail de ces
appareils se fait sans isochronisme d'alternance, il devient
anormal et il marque un grand trouble qui retentit gravement sur tout l'organisme. Il en est de même pour la
sécrétion cutidurale : soumettez ce travail à une trop
longue activité sans intermittence de repos, et vous verrez
un trouble grave se dessiner sur la paroi, et quelquefois
vous verrez surgir la fourbure aiguë.

B. — La sécrétion est sous la dépendance du sens du toucher.

Un second caractère de la sécrétion cutidurale, c'est sa
dépendance très marquée du sens du toucher.

H. Bouley a longuement établi les facultés tactiles de
l'ongle du cheval. Il a révélé la grande finesse de cet organe au point de vue du toucher ; c'est avec beaucoup de
justesse qu'il a paraphrasé Buffon en disant que le cheval
voit par son pied, comme le chien voit par son nez. Mais,
la faculté tactile du sabot a une autre finalité que celle de
servir à suppléer à la vision : elle a pour but de transmettre
à la cutidure la sensation des degrés de l'usure, de l'exagération de la longueur et de toutes les conditions actuelles
où se trouve la corne, de transmettre surtout la sensation
de l'état du sol que le pied foule dans son appui. Amincissez un lambeau de paroi et immédiatement la cutidure
active sa sécrétion en ce point pour combler la lacune.

Parez profondément le bord plantaire et la sécrétion s'active. Faites passer un cheval à paroi évasée et tendre, du terrain humide ou marécageux où il est né, sur un sol sec et pierreux, et vous verrez les sabots de ce cheval se modifier dans leur direction, dans leur dureté, dans leur épaisseur. Il serait aisé de multiplier les preuves que la sécrétion cutidurale est sous la dépendance des sensations tactiles que perçoit la paroi.

C'est principalement la sensation de l'usure et des conditions de l'appui qui se réfléchit sur la cutidure; quand le sabot est long, la sécrétion se modère; quand il est trop court, la sécrétion s'active. Toute déviation de l'aplomb modifiant l'appui normal, modifie la sécrétion cornée de manière à combattre la déviation du pied. Il n'est pas rare, sur les chevaux soumis à la stabulation prolongée sur un sol incliné en arrière, de voir les talons et les inflexions prendre une hauteur exagérée. L'usage prolongé des crampons en éponge a pour effet de retarder la croissance des talons. C'est ce qui fait dire que les crampons et les éponges nourries *écrasent* les talons. L'expression n'est pas juste, car un corps ne peut être écrasé par celui qui le supporte; mais elle exprime bien le raccourcissement des talons. La sécrétion se modifie donc suivant la sensation perçue de l'inclinaison du pied.

Dans les pays froids où l'on fait usage du cramponnage indiscontinu pendant plusieurs mois, il arrive assez souvent qu'un crampon se perd au début de l'hiver et que le cheval reste plusieurs mois sur un appui très incliné; quand la belle saison revient et qu'on referre les chevaux, « on trouve que ceux qui ont eu un appui incliné et prolongé présentent un sabot déformé en sens inverse de cet appui, la paroi est moins allongée dans la région surélevée par l'appui que dans la région surbaissée » (Miller, note inéd.). Cela se comprend très bien : la cutidure, pour

rétablir l'appui normal, active sa sécrétion du côté à relever
et la modère du côté à abaisser.

La maréchalerie s'inspire rarement de ce principe, elle
fait même tout le contraire : elle exhausse sur des crampons ou une épaisseur du fer la région qui est déjà trop
basse.

C. — LA SÉCRÉTION SE FAIT AVEC UNE ÉGALE INTENSITÉ SUR TOUS LES POINTS DE LA CUTIDURE.

Cette formule ne signifie pas que dans toutes les régions
la cutidure fournit une même épaisseur de corne; nous
savons que le contraire existe; mais elle signifie que pour
une même étendue de surface, la sécrétion fournit autant
de corne dans une région que dans l'autre; si en pince elle
fournit une plus grande quantité de corne qu'en quartier,
c'est parce que la surface sécrétante est plus étendue en
pince qu'en quartier.

Souvent, la sécrétion perd le caractère d'uniformité quan-
titative, mais dans ce cas, on constate toujours une lésion
ou une altération de la cutidure.

Cette égalité dans les sécrétions régionales était nécessaire à cause de l'égalité d'usure, à l'état normal.

L'activité sécrétoire n'est pas plus intense en pince qu'en
talons ou qu'en toute autre région ; l'observation et l'expérience le prouvent. Un pied normal de jeune cheval vivant
en liberté s'use ou s'accroît toujours suivant un plan horizontal. Si l'on remarque quelques biseautages ou quelques différences de niveau de la périphérie plantaire, il faut
les rapporter à quelque cause circonstancielle. — Si l'on
fait des marques en plusieurs régions de la muraille, on
voit toujours ces marques douées d'une égale vitesse d'avalure. Si on les place à égales distances du sol, elles arrivent
en même temps au bord plantaire : si on les place à égale

distance du bord coronaire, en un temps donné elles auront parcouru un même trajet. Donc, la cutidure jouit en tous ses points d'une égale activité.

Cependant toutes les régions du pied ne sont pas soumises à une égale détrition. Nous savons que la pince et la mamelle externe doivent s'user plus vite que les parties opposées, parce qu'elles sont soumises à un plus grand déplacement, à une plus forte pression, à un plus intense frottement sur le sol. Pour subvenir à cette dépense exagérée, la cutidure ne sécrète pas plus vite ou avec plus d'abondance, mais elle s'est conformée, en saillie et en étendue, de manière à augmenter en ces points l'épaisseur et la dureté de la muraille. On comprend que là où la muraille est épaisse et dure, elle doit être plus résistante à l'usure. On comprend aussi qu'il était mieux indiqué, pour subvenir à un excès d'usure locale, de recourir à un supplément d'épaisseur et de dureté que de recourir à un supplément de vitesse de sécrétion. En effet, tous les points de la paroi étant reliés et solidarisés entre eux, comment l'un de ces points pourrait-il descendre plus vite que les autres sans troubler l'harmonie générale?

Cette uniformité sécrétoire de la cutidure peut être surmontée dans quelques cas où l'on veut restaurer une région. On arrive, par exemple, à restaurer un quartier trop faible en activant localement la cutidure de ce quartier; mais on n'arrive à un résultat satisfaisant qu'en isolant le quartier à restaurer par deux rainures limitrophes. Sans cela, l'avalure du quartier à renouveler retenue par celle des parties voisines ne saurait devancer celle-ci; vous obtiendriez bien une hypersécrétion de la cutidure, mais sans augmentation d'avalure, et tout se réduirait alors à la formation de cercles sur le quartier à restaurer.

D. — Sur un pied normal la sécrétion est proportionnelle a l'usure normale.

Ce caractère est trop souvent observé pour qu'il soit bien utile de le mettre en évidence. C'est, en d'autres termes, une exacte concordance entre la sécrétion et l'usure, entre la production et la dépense. Dès que cette concordance est détruite, la paroi s'altère soit par un allongement, soit par un raccourcissement excessifs. Aussi, voyons-nous les chevaux des pays humides sécréter une paroi tendre et les chevaux des pays secs et détritifs sécréter une paroi dure et consistante. Les uns et les autres doivent se livrer à des marches et à des mouvements semblables, mais chez les premiers, la détrition étant lente, la cutidure fournit une paroi facile à user ; chez les derniers, la détrition étant rapide, la cutidure fournit une corne résistante à l'usure.

Si le cheval à corne tendre passe dans une région sèche et pierreuse, la cutidure active alors sa sécrétion pour subvenir à l'usure ; si le cheval à corne dure va vivre dans un pays marécageux ou tendre, sa cutidure modère sa sécrétion ; de sorte qu'en changeant de conditions ils conservent, quand même, un sabot de longueur normale. Je parle, bien entendu, de chevaux vivant en liberté.

E. — La sécrétion est proportionnelle a la vitesse de l'avalure.

Ce caractère est la conséquence forcée des deux précédents, car si l'avalure n'était pas proportionnelle à la sécrétion, celle-ci ne pourrait pas être proportionnelle à l'usure.

Lorsque la concordance entre la sécrétion et l'avalure vient à manquer, il survient un trouble fonctionnel qui se traduit par des cercles. Nous verrons, par la suite, qu'une foule d'altérations pariétales proviennent ou se compliquent d'une avalure insuffisante par rapport à la sécrétion.

Les cercles pariétaux sont presque toujours produits non par hypersécrétion, mais par insuffisance de la vitesse de transport de la corne sécrétée ; le convoi de corne fabriquée étant trop lent encombre le trajet.

§ 5. — INFLUENCES MODIFICATRICES DE LA SÉCRÉTION CORNÉE.

Un grand nombre de circonstances peuvent modifier la sécrétion cornée. Parmi ces circonstances, les unes sont naturelles et forcées, telles que l'âge et l'appui ; les autres éventuelles, telles que l'inflammation, la castration ; d'autres sont habituelles, mais non forcées, telles que la ferrure. Nous allons les passer en revue et tâcher de préciser leur mode d'action sur l'acte sécrétoire, car toutes n'agissent pas de la même manière et ne produisent pas des effets identiques. Les unes produisent l'hypersécrétion, les autres l'hyposécrétion, d'autres produisent une simple modification de texture.

A. — CIRCONSTANCES NATURELLES MODIFIANT LA SÉCRÉTION CUTIDURALE.

1. **Age.** — L'âge a une influence marquée sur la sécrétion cornée comme sur tous les actes vitaux ; mais, en raison de la dépendance qui existe entre la sécrétion cornée et la fonction du cœur, cette influence est particulièrement manifeste sur la kératogenèse. Nous savons que la turgescence de la cutidure est nécessaire à la production cornée et que cette turgescence dépend des pulsations cordiales. Quand celles-ci sont précipitées (jeunesse), la corne

se produit et descend rapidement. Quand elles sont dans leur plénitude et toute leur force (âge adulte), la corne se produit avec abondance et revêt une grande densité ; d'ailleurs dans l'âge adulte la cutidure est à son complet développement ; elle a acquis son maximum de saillie et de largeur ; sa sécrétion est donc au maximum d'intensité. Quand les pulsations cordiales se ralentissent (vieillesse), les turgescences cutidurales se succèdent lentement et la sécrétion se modère. De là, ce précepte de maréchalerie : *Ménagez le pied du vieux cheval.*

L'âge est un modificateur de l'alternance qui caractérise la sécrétion.

2. Aliments. — La nature, l'abondance, l'état des aliments peuvent modifier la sécrétion. Les aliments riches fournissent une corne dure parce qu'ils donnent de l'énergie à la turgescence qui comprime et densifie les couches naissantes de corne. Les aliments aqueux ou pauvres procurent un résultat contraire. Les aliments peu riches, mais secs, pailles, brindilles, etc., semblent agir sur la corne comme sur les poils ; ils la rendent abondante, probablement parce qu'ils contiennent en abondance les éléments chimiques de la corne. L'on sait que les chevaux qui mangent beaucoup de paille acquièrent des robes très abondantes, longues et rudes.

3. Appui. — C'est l'appui qui procure l'usure ou dépense de corne à laquelle doit subvenir la sécrétion cutidurale. Considéré sur le cheval non ferré, l'appui se modifie de bien des manières, dont les unes activent et les autres modèrent la sécrétion. Plus la surface d'appui est étendue, moins l'usure est rapide et par conséquent plus la sécrétion se modère. C'est ce qui se passe quand le pied porte sur tous les points de sa face plantaire. Si au contraire l'appui ne se fait que sur une partie de la face plantaire, l'usure s'exagère sur cette partie et la cutidure exagère sa sécrétion. L'hypersécrétion n'est pas locale, car nous savons que la sécrétion est égale partout. C'est pourquoi l'on voit chez le poulain qui limite en une région son appui et son usure, son pied s'incliner de plus en plus sur la partie usée.

La fixité de l'appui influence aussi la sécrétion. Quand le pied reste fixe sur son empreinte, l'usure est moins rapide que lorsque le pied est instable, qu'il glisse, qu'il tourne dans tous les sens, car c'est le frottement qui est le principal facteur de l'usure. Par conséquent, la sécrétion s'active ou se modère suivant la plus ou moins grande fixité de l'appui.

Lorsque l'appui se fait sur un sol incliné, il se trouve limité sur l'une ou l'autre région du pied, et nous savons ce qui se passe. Les sols pénétrables, mous, augmentent la fixité de l'appui, les sols durs, impénétrables, glissants, la diminuent. Les sols ou pâturages escarpés, montagneux, limitent la surface d'appui.

4. **Marche**. — La marche et tous les mouvements de déplacement activent la sécrétion cornée : 1° en activant et amplifiant les turgescences cutidurales ; 2° en augmentant l'usure. L'action de la marche sera d'autant plus marquée que l'allure sera plus vive.

5. **Race**. — La race, comme l'individu, influe sur la sécrétion, dans un sens ou dans un autre. Les races fines, nerveuses, à petits pieds et à corne dure, sécrètent moins de corne pour une surface cutidurale donnée que les races lymphatiques à grands pieds et à mouvements lourds.

6. **Régime**. — Quand le cheval passe du régime stabulaire au régime de prairie, l'on voit son sabot se former

et se corriger avec une grande rapidité. C'est surtout aux mouvements de déplacement presque continuels, au mode d'appui et à la gymnastique podale que ce régime procure, que ce résultat est dû.

7. **Repos.** — Le repos agit en sens inverse de la marche.

8. **Saisons.** — Les saisons ont une grande influence sur la sécrétion cornée. En hiver et en automne, la sécrétion se ralentit, parce que la circulation se ralentit et les turgescences de la cutidure s'atténuent; parce que les marches sont moins longues et le repos plus prolongé. Au printemps, la circulation s'active et la sécrétion cornée rentre en activité. En été, la sécrétion est plus intense, parce que le repos est moins prolongé, que les marches sont plus longues. Il faut tenir compte aussi que c'est en été que la cutidure prépare le sabot qui doit, par son développement, protéger les parties vives contre les froids de l'hiver, de même que c'est en automne que la sécrétion pileuse prépare la robe d'hiver.

9. **Sols.** — De tous les agents modificateurs de la sécrétion, c'est le sol qui exerce la plus grande influence. Le sol agit sur la cutidure surtout par sa pénétrabilité, par ses propriétés détritives et par la direction de sa surface. Le sol pénétrable procure à la cutidure une gymnastique fortifiante qui régularise la sécrétion cornée; il fixe l'appui et diminue l'usure; il doit par conséquent modérer l'avalure, et comme la cutidure sécrète également, le sabot prend une longueur et une ampleur considérables. Le sol impénétrable favorise les mouvements de frottement, il augmente l'usure, il doit par conséquent activer la sécrétion cornée, mais l'usure étant très active, le sabot peut devenir trop faible. Le sol incliné, escarpé, montagneux, limite la surface d'appui. Le sol pierreux, calcaire, dur, use beaucoup la corne, il doit par conséquent surexciter la cutidure.

Sur le cheval ferré, la cutidure perçoit les mêmes sensations et se comporte comme ci-dessus. Le sol pavé des villes, par son impénétrabilité et par les glissages du pied, donne à la cutidure la sensation trompeuse d'une usure exagérée et excite fortement sa sécrétion. Aussi, il est étonnant combien certains sabots fournissent de corne à élaguer à chaque renouvellement de ferrure. J'ai vu à Paris des sabots moyens fournir tous les vingt ou vingt-cinq jours plus de deux centimètres de corne à abattre. Les routes nouvellement chargées de cailloux non roulés excitent encore plus la sécrétion cornée, par la sensation de contusions, d'excorations que la sole et la fourchette transmettent. Je m'en suis rendu compte à l'époque où j'avais à ferrer les chevaux d'un entrepreneur d'empierrement des routes. Au début du service, les chevaux qui traînaient le rouleau ne marchaient pas sans douleur sur ces routes empierrées, mais au bout de quelques jours la sole s'épaississait d'une manière extrêmement remarquable et le sabot s'allongeait très vite. A chaque ferrure on abattait deux centimètres de corne tout en laissant une épaisseur suffisante pour que le cheval pût reprendre le rouleau sans souffrir.

Le sol des écuries peut avoir une grande influence sur la sécrétion cornée, par sa déclivité et son humidité. Quand la déclivité est un peu prononcée, l'appui du pied est défectueux et fatigant. A la longue la cutidure active sa sécrétion en talons, ce qui déforme le pied. On pourrait prévenir les effets de cette déclivité par l'apposition en éponges de crampons mobiles qu'on enlèverait à la sortie du cheval. L'humidité du sol de la stalle peut nuire à la sécrétion et surtout à l'intégrité de la paroi. Cette humidité contient toujours de l'urine plus ou moins alcaline qui finit par désagréger, altérer la corne, irriter la cutidure et compromettre sa sécrétion. Dans beaucoup de fermes, les poulains

et chevaux séjournent pendant la stabulation sur un amas
de fumier trop rarement enlevé, qui, par sa fermentation
acide, sa chaleur, son humidité, nuit considérablement à la
corne et à la sécrétion cutidurale. Dans bien des contrées
de l'Amérique et de l'Australie, on met les chevaux à l'abri
de ces influences pernicieuses, par un plancher horizontal
et toujours sec. Nous en donnerons la description dans un
un autre chapitre.

10. **Usure.** — L'usure commande pour ainsi dire la
sécrétion cutidurale, puisque nous savons qu'il y a toujours, à l'état normal, concordance rigoureuse entre l'usure
et la sécrétion. Un peu plus loin nous aurons à étudier
l'usure et nous relèverons son influence sur la sécrétion.

B. — Circonstances éventuelles susceptibles de modifier la
sécrétion cutidurale.

11. **Boiterie.** — La boiterie modifie profondément la
sécrétion cornée. Elle agit différemment sur le pied souffrant et sur le pied opposé. Elle abrège l'appui et modère
l'usure du pied malade, par conséquent elle modère la
sécrétion sur ce pied. Cette action est surtout très marquée
quand la cause de boiterie est éloignée du pied. Quand la
cause réside dans le pied, l'influence modératrice est con-
tre-balancée par l'état congestionnel ou inflammatoire
irradiant sur la cutidure qui active sa sécrétion (voir
plus loin, *Inflammation*). Sur le pied opposé il se produit
toujours une hypersécrétion, parce que ce pied fait un
appui plus prolongé, plus surchargé et plus détriteur. C'est
surtout lorsque la boiterie est chronique et permet d'utiliser le cheval, que son action se fait sentir inversement
sur les deux pieds. Le pied sain est ordinairement ferré
plus souvent que l'autre et cependant, lorsqu'on déferre

les deux pieds en même temps, on trouve toujours le pied sain plus long que l'autre.

12. Déviations articulaires. — Les déviations du membre et des phalanges exercent sur la cutidure une influence plus ou moins marquée en troublant l'uniformité de sa sécrétion. Elles ont pour effet de rendre la paroi de travers ou cambrée, c'est-à-dire telle, que quelques-unes de ses parties n'ont ni la force ni la direction normales ; exemple, les déviations panarde et cagneuse. Ce sont surtout les déviations de la troisième phalange qui produisent les troubles les plus accusés, parce que dans ce cas la cutidure se trouve déviée elle-même de son plan normal. Si elle est distendue en longueur, sa largeur et sa saillie diminuent ; de là, faiblesse et minceur de la paroi correspondante. Si elle est soulevée, surbaissée, exhaussée (par des exostoses ou formes), sa sécrétion se trouve modifiée de diverses manières.

13. Inflammation. — L'inflammation, la congestion, la simple irritation des parties vives du pied, abstraction faite de la boiterie, doivent produire une hypersécrétion, si elles s'étendent jusqu'à la cutidure. Si elles se localisent sur le podophylle elles peuvent enrayer l'avalure (fourbure) et produire une hyposécrétion ; mais ordinairement la cutidure participe à l'inflammation du podophylle et alors elle active sa sécrétion. Cette hypersécrétion d'un côté et l'arrêt de l'avalure de l'autre ont pour résultat immédiat la formation de cercles pariétaux.

Lorsque l'inflammation se localise sur la cutidure, il y a toujours hypersécrétion marquée ; mais il ne se formera de cercles que si le podophylle enraye l'avalure.

14. Maladies. — Les maladies du pied en général agissent sur la sécrétion de deux manières qui peuvent se balancer entre elles : elles produisent la boiterie dont nous

connaissons les effets, et elles peuvent enflammer la cutidure et le podophylle. C'est ainsi qu'agissent les seimes,
les blessures, les piqûres, les clous de rue et les eczémas.

Les maladies autres que celles du pied, et qui ont une
durée un peu longue, retentissent toujours sur la cutidure
et modèrent considérablement sa sécrétion. Les pneumonies,
les entérites, et en général toutes les maladies qui affaiblissent l'individu, modèrent sa circulation, appauvrissent
son sang, retardent la sécrétion cutidurale, par l'arrêt circulatoire et par le long repos qu'elles occasionnent. C'est ainsi
qu'on voit des chevaux qui, après être restés en traitement
pendant plusieurs mois, ne fournissent pas plus de corne
à abattre à la première ferrure de convalescence qu'ils
n'en auraient fourni au moment où ils sont tombés malades.

Les maladies infectieuses, particulièrement la pneumonie
infectieuse, ont sur la sécrétion cornée une influence très
marquée dont les auteurs ne font pas mention. Non seulement elles arrêtent la sécrétion cornée presque entièrement,
mais encore elles compromettent fortement l'adhérence
podokéraphylleuse. Voici un exemple récent : Le 10 juillet,
entre à mon infirmerie un superbe limonier pesant
mille kilos, âgé de six ans, qui venait d'être frappé d'une
pneumonie infectieuse. Après six jours de traitement, les
lésions pulmonaires, le pouls, la gaité, l'appétit, marchaient
vers une amélioration rapide et j'aurais assuré la guérison
si l'énorme animal n'eût pas souffert sur ses appuis. Il
piétinait sans cesse, mais avec précaution, comme s'il n'eût
pu se soutenir debout. On voyait qu'il se serait couché si
les lésions pulmonaires le lui avaient permis. Le septième
jour, la station devint plus pénible et douloureuse. Le
dixième jour, l'animal fléchissait sur ses quatre membres
comme pour se coucher, puis se redressait, n'osant pas
courir les chances de la dyspnée décubitale. Le onzième
jour, les lésions pulmonaires s'étaient aggravées, et

l'animal, ne voulant pas tomber, s'appuyait contre le mur de l'écurie. Ce jour-là, il tomba; on le remit sur pieds après une heure de décubitus; mais il ne put se maintenir debout que quelques heures, pendant lesquelles il mangea avidement un barbotage et du foin. Quand il fut repu, il se laissa tomber de nouveau; on ne put le relever, et il mourut au bout de plusieurs heures de dyspnée. Je fis détacher deux de ses pieds (antérieur et postérieur) par l'équarisseur et je les mis en macération le jour même, 23 juillet. Le 26 juillet, exactement après la cinquante-deuxième heure de macération, voulant examiner les tendons fléchisseurs, je pris un des deux pieds en le saisissant avec des tenailles par la peau coronaire, et à ma grande stupéfaction, le sabot resta dans l'eau, il s'était énucléé par son propre poids (le sabot avec son fer pèse 1800 grammes). Je pris ensuite l'autre pied de la même manière et il s'énucléa de même. L'examen à l'œil nu ne trouva rien d'anormal, ni dans le podophylle, ni dans le kéraphylle, si ce n'est une grande pâleur du premier. Je cite cet exemple qui me paraît intéressant au point de vue de la pathologie et qui montrerait que la pneumonie infec-tieuse altère profondément l'adhérence du sabot aux parties vives et provoque ainsi la débilité et la souffrance de l'appui.

Je ne connais pas d'exemple d'énucléation aussi précoce; et il est certain que par une traction plus ou moins forte, cette énucléation eût pu être effectuée vingt-quatre heures plus tôt, c'est-à-dire après quelques heures de macération. Il est probable que c'est le manque d'adhérence qui ren-dait l'appui si pénible pendant la maladie, puisque l'examen attentif des tendons et ligaments, des articulations et des os, ne révéla aucune lésion.

15. **Longueur du sabot.** — On a observé que plus le sabot prend de longueur, plus la sécrétion cutidurale se modère. Cela s'explique aisément. La sécrétion a pour fina-

lité de renouveler la corne dépensée par l'usure ; du moment que la dépense cesse, l'acte sécrétoire s'arrête ou se modère. Mais l'avalure se ralentit encore plus tôt, car on voit toujours des cercles se former sur tout sabot de longueur exagérée.

On observe, au contraire, que lorsque le sabot est trop écourté par usure ou par parure, la sécrétion cutidurale s'active ; ici encore, il peut se former des cercles, parce que la sole étant aussi écourtée que la paroi, ne peut prêter son concours normal à l'avalure pariétale : la zone de soudure étant trop restreinte et alors l'avalure ne pouvant transporter assez vite la corne hypersécrétée par le bourrelet, il survient un cercle. Ce cercle n'est généralement pas suivi d'autres cercles, parce que la sole en s'épaississant augmente bientôt sa traction sur la paroi et rend l'avalure proportionnelle à la sécrétion.

L'allongement exagéré du sabot produit en outre une incurvation générale de la paroi (voy. fig. 12 et 13), et une déviation de la cutidure qui peut influencer la sécrétion, comme nous l'avons vu.

C. — Circonstances domestiques susceptibles de modifier la sécrétion.

La domestication du cheval comporte un grand nombre d'usages dont quelques-uns ont une influence marquée sur la sécrétion cornée. Je ne parlerai ici ni des aliments, ni des marches, ni du repos, ni des routes qui agissent d'une manière analogue sur le cheval domestique et le cheval sauvage ; nous en avons parlé. Mais il est d'autres conditions domestiques qui doivent attirer l'attention.

16. **Ferrure.** — La ferrure a pour résultat manifeste de rendre la corne moins résistante à l'usure. Avec le

temps, elle a si profondément modifié la sécrétion cornée, que le sabot du cheval ne peut aujourd'hui fournir une marche d'une journée, sur une bonne route ; tandis qu'à l'époque où la ferrure était inconnue, ce cheval fournissait, pieds nus, des marches ininterrompues de plusieurs mois de durée. Tels étaient les chevaux d'Annibal pendant les guerres puniques.

Outre ce résultat devenu héréditaire, la ferrure actuelle a engendré une foule de maladies du pied, inconnues avant ; par conséquent la ferrure agit sur la sécrétion cornée, par l'inflammation et par la boiterie qu'elle occasionne.

La ferrure émousse le sens du toucher et par conséquent elle obscurcit les sensations perçues par la cutidure. Un cheval ferré qui marche sur un sol dur, glissant, détriteur, activera bien sa sécrétion cornée, quoique l'usure de la corne ne soit pas réellement effectuée, mais l'hypersécrétion sera moins intense, parce que les perceptions tactiles du pied sont moins claires.

La ferrure agit sur la sécrétion cutidurale, en limitant l'appui sur la zone périphérique de la plante du pied. Les parties centrales, sole et fourchette, n'exécutant plus aucun rôle dans l'appui, cessent d'être sécrétées et s'atrophient. L'atrophie de la sole a pour résultat de ralentir l'avalure pariétale, et, par conséquent, la sécrétion du bourrelet.

La ferrure agit sur la sécrétion cutidurale, par la *tournure* du fer qui modifie plus ou moins le contour et la fixité de l'appui ; par la *garniture* qui agrandit l'empreinte et fatigue le membre ; par l'*ajusture* qui réduit la surface d'appui réel au dixième de son étendue physiologique ; par le *brochage* qui diminue la consistance et la rétraction pariétales ; par la *parure* qui trouble ou rétablit l'aplomb suivant qu'elle est bien ou mal faite, mais qui toujours simule l'usure naturelle et active la sécrétion.

Lorsqu'on intercale entre le fer et la corne des corps

tendres, cuir, caoutchouc, on trouble profondément le sens du toucher; la cutidure perçoit la sensation d'un appui tendre et peu détritif et, par conséquent, modère sa sécrétion.

Il semblerait à première vue que le poids du fer devrait précipiter l'avalure de la paroi, et par conséquent la sécrétion. C'est pourtant le contraire qui a lieu. Maintes fois j'ai vu des pieds de chevaux dits *usuriers* (qui usent beaucoup), devenir cerclés à partir du moment où on leur appliquait des fers très lourds. En outre, ces pieds qu'on ferrait sans difficulté deux ou trois fois par mois avec des fers de poids ordinaire, devenaient plus faibles, fournissaient moins de corne, alors que, grâce à des fers très lourds, on ne les ferrait plus qu'une fois par mois. Ne comprenant rien à ce phénomène, je faisais alourdir encore les fers pour retarder la ferrure suivante, espérant que dans un laps de temps plus long la corne croîtrait davantage. C'est le contraire qui arrivait.

Aujourd'hui je m'explique le fait : le podophylle réagit contre la traction anormale du fer trop pesant ; il arrête l'avalure et des cercles se forment ; puis la fatigue que ce fer procure au membre retentit sur la cutidure qui, comme tout organe fatigué, travaille avec moins d'énergie. D'autre part, un fer lourd est toujours très épais, et se comporte vis-à-vis de la faculté tactile du bourrelet comme se comporterait un sabot trop long. Tout concourt donc, dans les ferrures lourdes, à ralentir la sécrétion et l'avalure de la corne.

17. Guêtres. — L'usage des guêtres est très répandu, surtout sur les chevaux à grandes allures. Ces accessoires peuvent nuire à la normalité sécrétoire : en comprimant ou déviant le bourrelet; en diminuant la flexion des phalanges et, par conséquent, en immobilisant la cuti-

dure ; en la soustrayant aux mouvements que la flexion
lui procure ; en entravant l'afflux et le reflux sanguin qui
l'alimentent.

18. Services. — La nature du service auquel le cheval
est soumis agit sur la sécrétion, suivant que ce service
active, abrège ou prolonge la marche ; abrège ou prolonge le repos, et suivant qu'il procure à l'animal une
nourriture riche ou pauvre.

J'ai vu des chevaux persister à avoir des parois faibles
et lentes à descendre, aussi longtemps qu'ils faisaient un
service au pas ; puis acquérir de meilleures murailles en
exécutant un service au trot. Les services exigeant des
marches très prolongées, camionnage sur routes, labours,
changements de garnison, activent considérablement la
sécrétion cornée, quoique ces marches soient faites à une
allure lente. Nous savons pourquoi ce résultat a lieu.

19. Toilette des pieds. — Il est d'usage, dans presque
toute l'Europe, de faire la toilette des pieds par le *rasement*
des poils de la couronne, du paturon et du fanon. Cette
opération, qui se répète assez souvent dans l'année, active
toujours la sécrétion du bourrelet par l'excitation qu'elle
y produit. Mais comme cette excitation légère n'atteint
pas le podophylle, l'avalure ne s'accélère pas et alors
surviennent des cercles.

La toilette des pieds agit encore d'une manière nuisible,
en supprimant des poils ou crins qui servent au sens du
toucher aussi bien que l'ongle lui-même. C'est, en effet,
par les poils du fanon et de la couronne que le pied perçoit la sensation des empreintes profondes.

Enfin, le rasement de la couronne détermine assez souvent sur la couronne et la cutidure des maladies qui
peuvent être très nocives à la sécrétion cornée.

20. Tondage général. — Le tondage du cheval augmente visiblement la sécrétion pileuse. Il est très probable que cette excitation de la sécrétion pileuse se porte plus ou moins sur la sécrétion cornée.

D. — CIRCONSTANCES CHIRURGICALES MODIFIANT

LA SÉCRÉTION CORNÉE.

Un assez grand nombre d'opérations chirurgicales peuvent activer, modérer ou troubler le travail cutidural, en modifiant l'innervation et la circulation du pied, en altérant partiellement le bourrelet. Je ne citerai que trois sortes d'opérations ayant une influence très marquée.

21. Castration. — Cette opération détermine au bout d'un temps relativement court une suractivité persistante de la cutidure. « La castration de la jument produit le même effet sur celle-ci » (Charlier, inédit).

Tel cheval entier qui a des parois minces, flexibles, friables, lentes à descendre, incapables, en un mot, de supporter tout brochage, commence à restaurer son sabot dès qu'il a subi la castration. Au bout d'un mois on voit un épaississement apparaître au bord coronaire : on le prendrait pour un cercle en formation. Au bout de deux mois, cet épaississement est descendu sans être suivi d'aucune dépression, et descendra ainsi avec une étonnante rapidité. L'avalure doit se précipiter en raison de l'hypersécrétion, car j'ai vu cet épaississement descendre, en moins de six mois, jusqu'à portée du brochage. J'ai eu recours, plusieurs fois et avec succès, à la castration pour rendre parfaitement ferrables des chevaux qui ne pouvaient retenir aucune ferrure. L'on sait que la castration active considérablement la sécrétion pileuse. Il y a certainement rapport sympathique entre les bulbes pileux et la cutidure. C'est à ce rapport que j'attribue les effets du tondage sur la sécrétion cornée.

22. Extirpation et amincissement de la paroi. — Toutes les opérations que l'on pratique sur le pied peuvent retentir sur la cutidure ; mais l'extirpation partielle de la paroi réveille singulièrement les vertus sécrétoires du podophylle, et excite au plus haut degré celle de la cutidure. Le fait est observé journellement.

L'amincissement de la paroi agit dans le même sens, avec cette différence que c'est surtout dans la partie inférieure du podophylle que la sécrétion est réveillée ; probablement parce que ce point inférieur étant plus éloigné du bourrelet réclame un revêtement suffisant, avant les points plus supérieurs qui seront bientôt recouverts par la corne cutidurale.

23. Névrotomie. — L'action que la névrotomie exerce sur le travail de la cutidure est extrêmement remarquable. Elle a donné lieu à plusieurs controverses, mais il est indéniable qu'elle est très marquée, et qu'elle prouve la dépendance existant entre l'innervation et la sécrétion de la cutidure J'ai pu voir un cheval névrotomisé des deux pieds antérieurs, ne plus sécréter de corne les deux premiers mois qui suivirent l'opération: puis, sans cause connue, en sécréter avec exagération pendant les mois suivants ; puis, cesser de nouveau de fournir de la corne à la parure, jusqu'au moment où l'animal perdit un de ses sabots névrotomisés, en allant à l'abreuvoir. Sur ces pieds je ne vis jamais une concordance réelle exister entre la sécrétion et l'avalure pariétale, ni entre les sécrétions du bourrelet et du velouté. Dans les deux premiers mois la fourchette se renouvela plusieurs fois en abondance pendant que la paroi restait stationnaire. La sole fut sécrétée

toujours en très grande abondance, et à certaines ferrures
je trouvais le fer comme noyé dans la sole.

Immédiatement après le dessabotage j'examinai le pied
et je trouvai le bourrelet, le podophylle et le velouté en
apparence dans un parfait état : aucune déchirure n'existait ni sur le kéraphylle, ni sur le podophylle.

Le cheval attendit trois jours l'équarrisseur, et pendant
ce temps le pied dessaboté avait sécrété de la corne, de-ci
de-là, sans la moindre uniformité. Le podophylle n'avait
guère sécrété que vers son bord plantaire. La cutidure,
parfaitement saine, avait sécrété en plusieurs points de sa
surface. Le pied paraissait sensible au toucher et à l'appui.
Il n'y avait aucune trace de gangrène, et cependant le dessabotage avait eu lieu en plein chemin, sans autre cause
qu'un buttage violent qui fit tomber le cavalier montant
l'animal pour le conduire à l'abreuvoir.

§ 6. — ANAGENÈSE DE LA PAROI.

Il n'est pas sans intérêt de parler de la *régénération* de la
paroi détruite par maladie ou par acte chirurgical.

Si vous arrachez un lambeau longitudinal de muraille,
depuis le bord plantaire jusqu'à son bord supérieur, de
manière à découvrir le podophylle, la cutidure et le bourrelet périoplique, dans une largeur de plusieurs centimètres, vous verrez au bout de quelques heures la corne
suinter à la surface du bourrelet ; sur le podophylle, vous
ne verrez de trace de corne naissante que le lendemain,
c'est-à-dire dix à quinze heures après l'apparition de la
corne cutidurale. Jamais je n'ai vu le podophylle se couvrir
de corne plus vite à sa partie supérieure qu'à sa partie inférieure. Souvent même, on voit dès le troisième jour que la
couche podophyllienne est plus épaisse en bas qu'en haut.

Dès le quatrième jour la cutidure est entièrement recou-

verte d'une couche de corne, bien liée, d'épaisseur uniforme partout. Sur le podophylle vous observez une
couche de corne revêtant totalement le tégument et voi-
lant tous les feuillets. Cette corne est mamelonnée, mal
liée ; elle est très sensiblement plus épaisse vers le bord
inférieur où elle forme une sorte de remous D' (fig. 31)
remplissant et débordant l'angle formé par le podophylle
et le bord de la sole.

Un peu plus tard on ne voit, même à la loupe, aucune
différence d'aspect entre la corne qui recouvre le bourrelet
et celle qui recouvre le po-
dophylle.

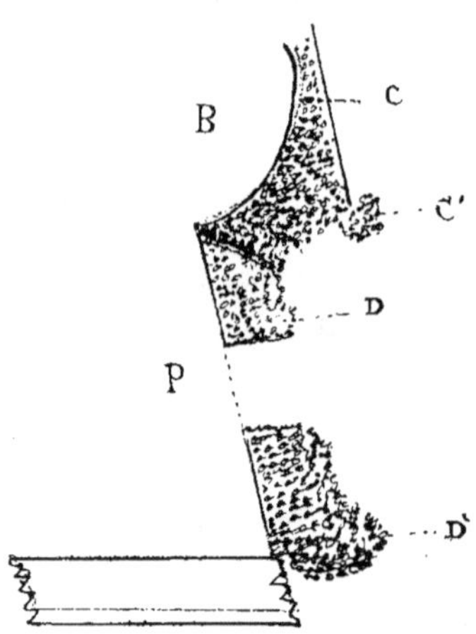

Fig. 31. — Schéma de l'anagenèse
de la paroi.

Plus tard, cet aspect
n'est plus le même dans les
deux régions. La cutidure
est recouverte, dans le haut,
d'une couche de corne unie,
luisante, comme de la géla-
tine concrétée ; dans le bas
du bourrelet, la corne est
plus épaisse, mais elle n'est
pas lisse ; elle est rugueuse,
mamelonnée, et elle forme
une lèvre saillante C' au-
dessous de la partie lisse C.

Cette différence entre les deux régions de la cutidure est
due évidemment à la pression que la bande périoplique
exerce sur la partie haute, tandis que la partie basse,
libre de toute compression, se développe et s'étend sans
direction fixe. Sur le podophylle, la corne nouvelle est aussi
épaisse que dans la région moyenne de la cutidure ; mais
elle est rugueuse, mamelonnée, mal liée et un peu sèche
à la surface ; cette corne podophyllienne est sensiblement
plus épaisse en bas qu'en haut et déborde le bord de la

sole. Cet épaississement de haut en bas indique que l'avalure de la corne podophyllienne est déjà commencée.

Au bout d'une quarantaine de jours, les choses revêtent un caractère nouveau ; toute la brèche a son fond recouvert d'une couche de corne déjà concrétée. La brèche de la gouttière est entièrement comblée par une corne aussi épaisse qu'avant l'extirpation. La lèvre C′ a diminué et est descendue plus bas. Cette corne cutidurale fait saillie très notable sur la corne podophyllienne située au-dessous. Celle-ci est loin de combler la brèche, elle est sèche, rugueuse, fendillée. Si par un courant d'eau froide, on lave bien toute la corne nouvelle, on voit que la corne cutidurale ne se confond pas avec la corne podophyllienne, qu'elle ne la chevauche pas ; on voit même qu'elles sont séparées par un vide très étroit, une sorte de fente transversale. On voit en outre que la corne podophyllienne n'est pas adhérente aux bords de la brèche, qu'elle recouvre une partie du bord soléaire auquel elle est très mal soudée ; avec l'ongle, on l'en détache facilement par éclats.

D'ailleurs depuis quelque temps cette corne podophyllienne n'augmente pas d'épaisseur et désormais elle n'augmentera plus.

Je dois faire remarquer que lorsqu'on dit que la nouvelle corne *comble la brèche* on s'exprime mal, car la brèche n'est pas comblée, mais effacée par l'avalure de ses deux bords ; et à mesure qu'elle s'efface ainsi de haut en bas, elle est remplacée par une paroi sécrétée sans brèche. Faites une marque sur chaque bord de la brèche, un peu au-dessous de la lèvre C′, et vous verrez que ces deux marques en descendant restent toujours à la même distance de la nouvelle corne. La corne podophyllienne seule entre dans la brèche et pourrait la combler, si elle ne restait toujours un peu au-dessous des deux bords.

Quoi qu'il en soit, le podophylle cesse de sécréter vers le

cinquantième jour, c'est-à-dire dès que l'épiderme qu'il
s'est élaboré est suffisant pour le protéger contre l'action
de l'air. Remarquons que déjà l'avalure de corne podophyllienne est manifeste, puisqu'elle recouvre en partie le
bord soléaire ; cependant elle n'a pu être poussée par la
corne cutidurale qui est encore trop molle et dont elle est
séparée par un vide, ni être entraînée par les bords de la
brèche auxquels elle n'adhère pas, ni être tirée par la sole à
laquelle elle n'est nullement soudée.

Vers le quatrième mois, la brèche pariétale se trouve
effacée dans toute sa moitié supérieure, et ce qui reste
apparent de cette brèche est surmonté d'une paroi non
ébréchée, ayant tous les caractères normaux. Dans la brèche
restante, on voit toujours la même épaisseur de corne podophyllienne de plus en plus rugueuse, sèche, fendillée. Cette
corne fuit, de concert avec l'ancienne paroi, devant la paroi
nouvelle. A mesure que celle-ci recouvre le podophylle,
ce podophylle cesse de sécréter de la corne.

Au bout de sept, huit ou neuf mois, suivant les individus et la hauteur du sabot, la brèche a disparu complètement par l'usure naturelle ou artificielle, et le sabot
nouveau ne garde aucune trace de l'extirpation, si le bourrelet périoplique a fourni le contingent normal de corne
périoplique ; si au contraire cette corne périoplique n'a
pas été fournie, la corne pariétale correspondant au
périople manquant est plus épaisse, mais moins dense,
moins dure, moins lisse.

De tout ce que je viens de dire, il ressort :

1° Que, en cas d'ablation d'un lambeau de muraille, le
podophylle se sécrète une couche épidermique, aussi
bien que la cutidure ; mais que cette sécrétion débute un
peu plus tard sur le podophylle que sur la cutidure ; il semble que pour sécréter, le podophylle doive au préalable se
modifier.

2° Que le podophylle arrête sa sécrétion au bout d'un certain temps, dès que sa couverture épidermale est suffisante pour le mettre à l'abri de l'air, et dès que la corne cutidurale est assez descendue pour le recouvrir, tandis que la sécrétion cutidurale est persistante.

3° Que le podophylle sécrète dans toute son étendue dénudée et, peut-être, plutôt en bas qu'en haut.

4° Que la corne podophyllienne s'épaissit de haut en bas, et qu'elle s'élimine par avalure entraînée par une force podophyllienne, puisqu'elle n'est entraînée ni par les bords de la brèche, ni par la sole, ni par la corne cutidurale qui descend au-dessus d'elle.

5° Que la corne podophyllienne diffère beaucoup de la corne cutidurale ; que ces deux cornes ne s'unissent jamais intimement.

6° Que la paroi ne devient tout à fait normale qu'après l'élimination de la corne podophyllienne.

7° Que la corne périoplique concourt très sérieusement à la réfection de la muraille, et que lorsque cette corne manque la paroi correspondante reste plus ou moins altérée.

§ 7. — FORMATION DE LA PAROI.

La morphose pariétale présente un grand intérêt et des singularités très frappantes : comme toutes les cornes ou tous les épidermes, la corne cutidurienne se condense d'abord en couches parallèles à la surface génératrice pour former la gouttière ; puis au lieu d'épaissir et de se diriger dans le sens de la projection initiale, elle se coude vers le bas et forme une plaque qui se dirige presque perpendiculairement à la direction de la sécrétion ; puis, singularité très remarquable, elle va servir d'épiderme à un organe qui ne l'a point sécrétée et sur lequel elle glisse d'une manière continue ; enfin elle arrive au contact du sol ou elle est détruite par la détrition de l'appui.

Rien de tout cela ne se passe, ni sur les autres parties du sabot, ni sur les autres productions cornées qui ont lieu dans les autres régions de la peau, ni sur aucun point de l'épiderme cutané. Le meilleur moyen d'expliquer toutes ces singularités, c'est de bien examiner toutes les phases de la morphose pariétale à l'état physiologique.

La cutidure sécrète par toute sa surface ; mais étant curviligne de haut en bas, elle doit projeter sa corne dans toutes les directions perpendiculaires à sa courbe, c'est-à-dire une partie vers le haut, une partie en avant et une partie vers le bas. La corne en s'épaississant devrait donc se diriger dans des sens divergents. Néanmoins on la voit se diriger toute vers le bas et suivre une direction presque perpendiculaire au sol. Quelle est donc la force qui lui imprime cette direction ?

Je n'ai pas besoin de dire que ce n'est pas la pesanteur, car cette force serait insuffisante ; et d'ailleurs, si c'était la pesanteur, celle-ci agirait de même sur toutes les cornes qui se forment sur un plan déclive, cornes frontales, châtaignes des membres, etc.

Or les châtaignes, par exemple, obéissent si peu à la pesanteur qu'elles ne cessent de s'allonger horizontalement sans s'infléchir vers le sol. Je citerai comme exemple un cheval entier appartenant à M. Gautier, maraîcher à Champigny. Ce cheval a, aux membres antérieurs, des châtaignes si longues qu'elles finiraient par s'entre-choquer si de temps à autre on ne les raccourcissait de plusieurs centimètres ; elles sont toujours horizontales, même dans leur extrême longueur.

Il faut donc une autre force que la pesanteur pour empêcher la corne cutidurale de s'étendre horizontalement et pour la forcer à se diriger parallèlement au podophylle.

Cette force réside dans la bande périoplique qui descend
sur un plan tangent à la courbe cutidurale. Cette bande
en descendant incline vers le bas toutes les papilles recouvertes de corne naissante. Cette corne naissante s'attache
à la face interne du périople et se trouve entraînée par celle-
ci dans la direction parallèle au podophylle. Aucune
molécule de corne cutidurale ne peut dépasser la bande

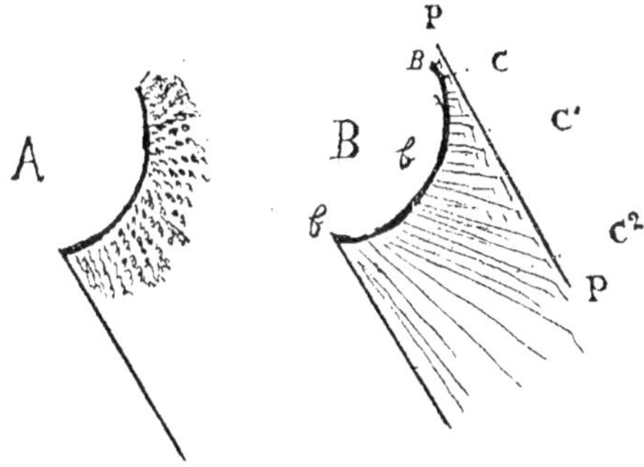

Fig. 32. — Schéma de la direction imprimée à la corne pariétale.

A, coupe d'un bourrelet dont la corne diverge en l'absence du périople.

B, coupe d'un bourrelet dont les papilles et les fibres cornées sont inclinées par la bande périoplique PP.

périoplique et le tégument sous-ongulé. Là, obéissant à
la fois à la poussée horizontale de la cutidure et à l'entraînement vertical du périople, elle est contrainte à descendre
parallèlement à celui-ci, en décrivant à l'origine une
courbe plus ou moins accentuée suivant le lieu d'émer-
gence (fig. 32).

Tel est le mécanisme du mouvement initial et de la
convergence des fibres pariétales; mais ce mouvement
d'avalure et cette direction ne sont pas les seuls phénomènes qui se passent à la naissance de la paroi.

L'espace compris entre la cutidure et le périople est
plus large en bas qu'en haut. C'est dans cette largeur que
presque toute la corne sécrétée doit s'amonceler, pour
constituer l'épaisseur de la paroi. Quelle que soit la quantité

de corne fournie par la courbe cutidurale *b b b*, la totalité de cette corne est forcée par le périople de se loger dans cet espace. Si la courbe du bourrelet est très étendue de haut en bas, elle fournira une plus grande quantité de corne, qui se condensera dans cet espace ; si cette courbe a peu de hauteur, elle fournira une moindre quantité de corne qui alors remplira l'espace sans être serrée. C'est ainsi que le périople agit sur la densité et la consistance de la paroi (voir figure 18 et l'explication).

L'épaisseur de la muraille est également déterminée par la saillie de la courbe cutidurale et par la présence du périople. Celui-ci étant toujours tangent à la convexité de la cutidure, plus cette convexité sera saillante, plus le périople passera loin du podophylle et par conséquent plus la muraille sera épaisse (voir fig. 17 et la théorie de l'épaisseur).

Un autre phénomène se passe sur la corne naissante de la cutidure. La masse naissante est toujours repoussée, comme nous venons de le voir, vers la zone inférieure du bourrelet. Cette masse pâteuse de corne, repoussée d'un côté par les turgescences de la cutidure, maintenue et comprimée d'un autre côté par la bande périoplique, s'insinue dans toutes les dépressions qu'elle rencontre, et se glisse dans les espaces interlamelleux du podophylle. C'est surtout la corne qui naît sur la zone tout à fait inférieure du bourrelet qui pénétrera d'abord entre les lames du podophylle, parce qu'elle est la plus voisine, ensuite parce qu'elle est plus liquide, plus fluente que la corne venant d'une zone supérieure. Les lames de chair sont d'ailleurs conformées à leur extrémité supérieure pour favoriser l'entrée de la pâte cornée : nous avons vu que cette extrémité est taillée en biseau, et qu'en outre les papilles du sillon sous-cutidural se groupent en lames (voir fig. 29, c). Une fois introduite dans les lames podophylleuses, la corne se trouve malaxée par les lames de chair qui sont organisées pour une forte turgescence. A chaque turgescence, les lames podophylleuses se gonflent, s'épaississent, compriment latéralement la corne qui s'est introduite entre elles et en opèrent un véritable laminage, sans cependant détacher les parties laminées de la masse d'où elles dérivent. Ce n'est qu'un étirage de la couche profonde de la paroi.

Tel est le mécanisme du laminage initial des couches profondes de la paroi. Ce phénomène est bien plus simple, ainsi interprété, que celui qui se passerait d'après les théories émises. Car il est bien plus simple de faire pénétrer entre les lames de chair une corne presque liquide provenant de la cutidure, que de faire sécréter cette corne par les lames podophylleuses, et puis de la faire se fusionner avec la corne déjà concrétée de la croûte pariétale. D'ailleurs nous avons démontré que le podophylle ne sécrète normalement dans aucune de ses parties.

Une fois introduite entre les lames podophylleuses et laminée par celles-ci, la corne cutidurale commence à former la zone moyenne de la paroi. Dès le moment où la masse cornée est saisie par les lames podophylleuses, elle ne peut plus leur échapper ; elle reste prise, ne pouvant s'éloigner du podophylle, mais elle peut glisser entre ces lames pour effectuer son avalure. C'est cette coaptation toute singulière que j'ai appelée accouplement podokéraphylleux. Les lames de corne sont mises à une épaisseur voulue par la compression du podophylle, et cette épaisseur reste la même depuis leur extrémité supérieure jusqu'à leur extrémité inférieure. Ce qui prouve que les lames de corne sont comprimées par le podophylle turgescent, c'est qu'elles restent lisses et qu'elles n'épousent nullement les sinuosités des crêtes podophylleuses (fig. 33).

Ici encore se présente une nouvelle preuve que les lames

de corne ne sont pas sécrétées par le podophylle; car si
elles naissaient à la surface de celui-ci, elles se mouleraient
sur toutes les sinuosités, et elles seraient hérissées de
crêtes ou plis longitudinaux comme les lames de chair.

Une fois l'accouplement fait, la paroi complète sa zone
moyenne, en descendant et recouvrant tout le podophylle.
Le périople, à partir du commencement du kéraphylle jusqu'en bas, n'a plus à intervenir, car désormais, la paroi a

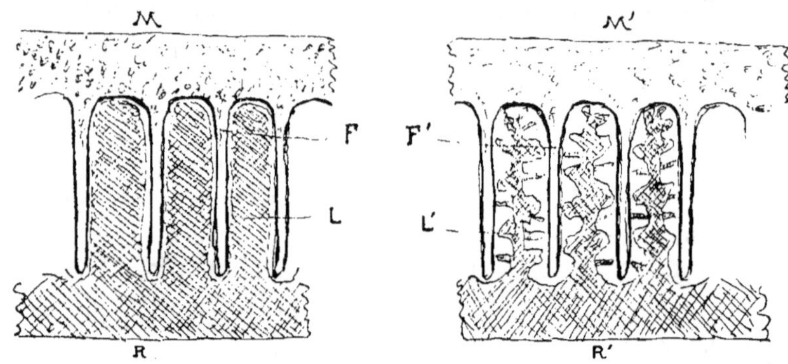

Fig. 33.

MR, accouplement turgide.
F, lames de corne.
L, lames de chair turgides.

M'R', accouplement pendant la flaccidité.
F', lames de corne.
L', lames de chair flasques.

sa densité et son épaisseur, et sa direction qu'elle ne peut
plus modifier. Devenu inutile, le périople se dessèche à
la surface de la paroi qu'il a formée et mise en mouvement, il se fendille et tombe; il est rare qu'il en reste quelques vestiges vers le bord plantaire.

Arrivée à l'extrémité inférieure du podophylle, la paroi,
toujours en mouvement d'avalure, passe sur le bord de la
sole. Là son kéraphylle, abandonnant les lames de chair,
s'introduit dans des lames de corne soléaires naissantes à
la périphérie du velouté (voir fig. 29, A.) avec lesquelles il
se soude par l'intermédiaire des débris de la substance
lubrifiante du podophylle. La paroi ne glisse plus à la sur-

face du bord soléaire ; celui-ci étant doué d'un même mouvement d'avalure, les deux cornes peuvent descendre en restant soudées ensemble.

Une fois soudée au pourtour de la sole, la paroi conserve ordinairement sa forme primitive ; cependant il arrive que la sole étant déformée par altération, la paroi peut perdre sa forme première et se conformer à la sole altérée.

Nous venons de voir comment se produit la masse cornée, comment elle se modèle autour de la cutidure et forme la gouttière, comment elle prend sa direction vers le bas, comment s'opèrent sa densité et son épaisseur, comment elle pénètre et se lamine dans le podophylle et enfin comment elle glisse sur le podophylle pour aller se souder à la sole et se mettre en contact avec le sol.

Dans la formation pariétale, depuis son bord supérieur jusqu'à l'origine du kéraphylle, le rôle principal est dévolu à la bande périoplique qui toujours recouvre abondamment la face externe de la muraille sur toute l'étendue de la gouttière et une partie de la zone kéraphyllienne. Ce périople agit sur la muraille par ses propriétés physiques : il est extensible à sa naissance, mais d'une extrême ténacité ; à mesure qu'il descend sur la muraille il est obligé de s'étendre sur un contour de plus en plus grand, et cette extension au niveau du fond de la gouttière augmente la compression qu'il exerce sur la masse pariétale, au moment où celle-ci doit s'introduire dans les espaces interlamelleux.

Plus bas, au-dessous de la gouttière, la paroi a acquis son épaisseur, sa consistance ; son kéraphylle est formé et accouplé au podophylle ; sa couche externe est durcie et *indéformable* ; dès lors, l'action du périople devient de moins en moins utile, aussi le voit-on s'éliminer par dessiccation et desquamation.

Au niveau de la gouttière le périople est d'autant plus épais et robuste que la masse de corne qu'il doit modeler est plus abondante ; aussi le trouve-t-on plus épais en pince et aux inflexions qu'en toute autre région.

Après ses deux inflexions rétro-basilaires, la paroi ne jouit plus de l'influence du périople ; les barres doivent se former et descendre sans son aide. Mais rien dans ce fait ne doit nous étonner, car la cutidure des barres n'a plus la convexité de la cutidure de muraille ; elle projette naturellement toute sa corne dans la direction verticale. D'ailleurs la fourchette agit à la face extérieure des barres comme le périople agit en muraille. Cette fourchette empêche la barre de s'écarter en dedans et la comprime pour la faire pénétrer dans le podophylle correspondant ; d'ailleurs encore, le trajet podophyllien des barres est extrêmement limité, tandis que leur zone de soudure avec la sole est très large. Toutes ces condititions empêchent les barres de diverger et d'abandonner la direction normale, et par conséquent rendent l'action du périople à peu près superflue.

Le contour général de la paroi, l'obliquité de ses fibres, sont commandés par le contour général de la cutidure et l'obliquité de la face externe de l'os du pied. Ce contour et cette obliqueté étant très variables, le contour de la muraille varie à l'infini.

L'esthétique du sabot des monodactyles doit moins se baser sur des projections et des rapports géométriques, rarement applicables en *extérieur*, que sur l'harmonie générale qui doit régner entre les aplombs du membre, le développement articulaire des phalanges, le contour coronaire et l'aspect général du sabot, entre la masse générale du corps et le volume du pied. Un sabot à fibres verticales jure sous un paturon long et oblique ; un sabot petit, si bien agencé qu'il puisse être, jurera toujours sous un cheval volumineux et lourd. Un sabot oblique jure sous un paturon droit, un sabot volumineux sous un membre grèle. Enfin, un sabot parfaitement d'aplomb, de forme et de direction parfaitement normales, jurerait sous un membre panard ou cagneux.

Dans l'étude que je viens de faire de la morphose pariétale, j'ai eu pour principal objectif de faire ressortir le rôle prépondérant joué par le périople.

Certains auteurs, entre autres H. Bouley, se sont demandé pourquoi la paroi affecte une forme aussi singulière, ni cylindrique, ni conique, ni complètement ouverte, pourquoi son bord supérieur suit un plan incliné d'avant en arrière. C'est bien ici le moment de répondre à ces questions.

1° Pourquoi la paroi, au lieu de se former en cylindre ou en cône simples, s'infléchit-elle en talons? — Il serait plus logique de demander pourquoi l'os du pied présente un corps et deux prolongements, car c'est bien la conformation de l'os qui exige les trois inflexions de la paroi. Celle-ci, en effet, a pour finalité de protéger et d'assujettir à leurs places respectives toutes les parties de l'extrémité digitale. Elle doit donc les contourner exactement. La phalange et ses annexes se groupent et se conforment en trois masses distinctes : un corps et deux prolongements en arrière. La sole elle-même s'est divisée en un corps et deux branches pour constituer une semelle à chacune des trois masses. La paroi devait donc s'infléchir autour du corps, puis autour des deux branches du pied vif, afin de constituer un sabot complet à chacune de ces parties. Comme toujours, la nature n'a fait ici que le strict nécessaire ; elle est arrivée à constituer trois sabots complets avec deux seules pièces, avec une seule sole divisée en deux branches et une paroi infléchie trois fois sur elle-même.

La question se réduit donc à savoir pourquoi la phalange a été conformée en trois lobes. Si elle eût été conformée en un seul corps, cylindre ou cône, la paroi eût été fermée en tube cylindrique ou conique. Que serait-il arrivé dans ce cas? C'est que la phalange aurait pu tourner, pivoter dans son tube corné comme un piston cylindrique tourne sur son axe dans son tube cylindrique.

Il faut que je dise ici qu'on ne s'est jamais occupé, dans l'étude du pied, des divers mouvements qui sollicitent la phalange à tourner sur son axe. Ces mouvements sont pourtant très variés et très fréquents. Tout cheval en marche qui détourne à droite ou à gauche, pivote sur le pied à l'appui, c'est-à-dire que tous les articles des membres et, comme résultante, la phalangette, tournent sur leur axe. Cette torsion du pied laisse sa trace sur le sol où l'on peut voir l'empreinte entièrement déformée par la torsion du pied sur son appui. Si le sabot obéit à l'effort de torsion, celle-ci n'est guère appréciable que par les traces de l'appui, mais s'il n'obéit pas, toutes les articulations sont tordues dans le sens du pivotement. Or nous savons que lorsque le pied est à l'appui, il faut une grande force pour faire tourner le sabot sur son empreinte ; si le sabot reste immobile, c'est nécessairement la phalange qui tourne dans son tube corné.

Supposons que le pied soit régulièrement cylindrique ou conique. Ce serait toujours le podophylle qui supporterait l'effort de torsion que la phalange veut transmettre au sabot, et alors, en mille circonstances, on verrait le podophylle lacéré ou distendu par l'effort de rotation.

C'est en prévision de ces cas maintes fois répétés, que le pied a revêtu sa forme trilobée et que la paroi s'est infléchie trois fois, car dans cette condition, ce n'est plus le podophylle seul qui supporte l'effort de torsion, c'est surtout la masse entière du pied qui par ses trois lobes force le sabot à tourner sur son empreinte. J'ai comparé l'os dans sa paroi, à un piston dans son tube. Si le piston et le tube sont cylindriques, le piston peut tourner sur son axe sans entraîner le tube ; mais supposez un piston triangulaire dans un tube triangulaire, tout effort sera vain pour faire tourner ce piston sans que le tube le suive dans le mouvement de rotation. Voilà ce qui explique la forme triangulaire de la phalange et la forme adéquate de la paroi, voilà pourquoi celle-ci au lieu de se fermer en talons, s'infléchit autour des apophyses.

Observons en passant que si le sabot non ferré résiste sur son appui au mouvement de torsion que lui demande la phalange, le sabot ferré résiste bien plus encore, ce qui explique la fréquence des podophyllites sur les chevaux ferrés, et surtout sur les chevaux de ville où les détours brusques sont si fréquents.

2° Pourquoi le plan circonscrit par le bord coronaire est-il oblique d'avant en arrière sur le plan de la face plantaire? — C'est demander en d'autres termes pourquoi le bord coronaire et le bord plantaire ne sont pas parallèles.

Ce qui fait que le plan coronaire ou cutidural est oblique d'avant en arrière, c'est la diminution progressive de la hauteur du podophylle. La hauteur du podophylle ne peut être plus considérable en talons, en vue des mouvements de bascule que les deux premières phalanges exécutent sur la troisième. A chaque foulée la première phalange descend au niveau du bourrelet des talons; en élevant le bourrelet des talons, on limiterait donc le mouvement de descente de la première phalange. Cela étant posé, on ne pourrait obtenir le parallélisme des deux bords supérieur et plantaire de la paroi qu'en diminuant la hauteur du podophylle de pince. Mais cette diminution eût affaibli les lames de pince qui doivent subir la plus grande somme d'efforts pour l'appui et le soutien du corps. Faire le podophylle de pince aussi court que celui des talons, c'eût été opposer à des forces inégales des organes égaux, ce qui serait absurde en bonne physiologie.

3° Pourquoi la paroi est-elle évasée vers le bas ? — La réponse est aisée. Plus la surface d'appui est grande, moins chaque point de cette surface se trouve fatigué. A ce point de vue, l'évasement ne devrait être limité que par le contact avec l'autre pied. C'est donc pour multiplier les unités de surface mises au contact du sol que l'évasement de la paroi a été donné.

En outre, le sabot évasé s'enfonce moins dans le sol qu'un sabot cylindrique ou en cône renversé. L'empreinte faite par un sabot évasé adhère moins fortement au

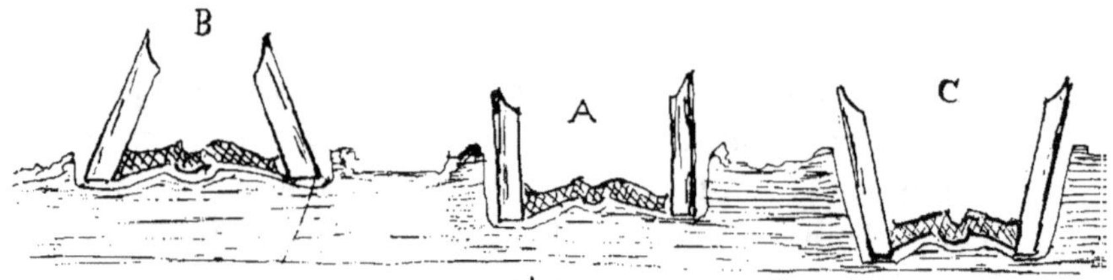

Fig. 34. — Schéma de la pénétration des divers sabots dans le sol.

pied du cheval que les empreintes faites par un pied cylindrique ou pointu : conditions qui favorisent la locomotion et la vitesse en diminuant la fatigue (fig. 34).

La morphose de la paroi m'a semblé comporter tous les détails que je viens d'exposer et qui ne sont pas dénués d'intérêt pratique.

Je m'abstiens de parler ici des différences morphologiques qui peuvent exister entre le pied antérieur et le postérieur. C'est un sujet appartenant plutôt à l'étude anatomique des parties vives du pied qu'à l'étude spéciale du sabot. Ces différences sont d'ailleurs plus apparentes que réelles. La parité absolue n'existe pas entre les pieds antérieurs et postérieurs, ni entre les deux pieds d'un bipède, ni peut-être entre les deux moitiés d'un même pied. Mais il faut reconnaître que les manœuvres de la domestication servent bien à rendre ces différences plus apparentes qu'elles ne le seraient à l'état sauvage. Pour fixer les esprits sur ce point, je renvoie à l'article SABOT du *Dictionnaire vétérinaire*, rédigé par Sanson avec la dialectique qui distingue cet auteur.

§ 8. — AVALURE DE LA PAROI.

Sommaire. — A, Forces qui produisent l'avalure. — 1º Force propulsive de la cutidure. — 2º Force impulsive du périople. — 3º Force impulsive du podophylle. — 4º Force de traction de la sole. — B, Vitesse de l'avalure. — C, Démonstration de la force turgide. — D, Lubrifaction des lames podokéraphylleuses. — E, Avalure particulière des barres.

On appelle *avalure* le mouvement vers l'*aval* du pied que la paroi exécute pendant la vie de l'animal. Ce mouvement a pour but et pour résultat de porter successivement toutes les parties de corne produites au bourrelet, à la région en contact avec le sol pour y remplacer les quantités détruites par l'usure naturelle. C'est le transport de la matière cornée depuis le lieu de la fabrication jusqu'au lieu de la consommation ou dépense.

Les auteurs ne se sont pas arrêtés jusqu'ici sur l'origine des forces spéciales déterminant l'avalure de la paroi. Ils ont répété ce que, le premier, H. Bouley avait dit sur l'avalure générale du sabot. L'avalure spéciale de la paroi mérite cependant bien d'être étudiée à part, car elle seule exécute réellement un mouvement véritable de déplacement, tandis que la sole et la fourchette n'exécutent, en définitive, qu'un mouvement de croissance en épaisseur, comme toutes les autres productions épidermiques. La paroi, au contraire, naît d'une surface qui la projette en tous sens ; elle n'augmente jamais l'épaisseur qu'elle se fait sur sa matrice ; ses fibres, changeant leur direction primitive, convergent toutes et se transportent sur le plan d'usure. C'est un transport véritable qui se fait sur une voie toute singulière, le podophylle.

A. — Forces qui produisent l'avalure.

Ces forces sont multiples et d'origine différente : l'une est produite par les turgescences de la cutidure, la deuxième par la bande périoplique, la troisième par le podophylle, la quatrième par la sole.

1° Force propulsive de la cutidure. — Nous avons déjà dit, au chapitre de la sécrétion, comment la cutidure se débarrasse de chaque couche de corne exhalée à sa surface, en la repoussant hors de son contact. Nous avons vu qu'à chaque turgescence de son tissu elle déplace la couche naissante et l'abandonne à chaque flaccidité. Les couches se repoussent ainsi successivement sur la cutidure comme elles se repoussent sur le velouté. La première couche, repoussée par la turgescence, se concrète et sert de support à la deuxième qui est portée à son contact et qui adhère avec elle. Ce ne peut pas être la force *a tergo* dépeinte par H. Bouley. La molécule naissante ne peut pas repousser celle qui la précède, sans recevoir elle-même de la surface cuticidurale le mouvement qu'elle transmet à l'autre. L'eau jaillit ou s'écoule d'une source, poussée par les eaux situées sur un plan plus élevé ; on ne peut lui comparer la kératinisation cutidurienne. La force qui repousse la corne naissante procède de la force circulatoire qui gonfle à chaque pulsation le tissu cutidural.

Cette propulsion cutidurienne n'imprime par elle-même aucune direction déterminée à la corne ; seule la zone inférieure du bourrelet pousse sa corne dans la direction à peu près voulue (fig. 32, A). Ce n'est que lorsque le périople arrive au contact de cette corne repoussée par la cutidure, que la direction de l'avalure est définitivement imprimée à la masse cornée, soit que cette corne repoussée d'un côté et maintenue de l'autre par le périople, ne trou-

vant d'autre issue, s'échappe par le bas, soit que le
périople l'entraîne avec lui dans son propre mouvement.

Nous voyons donc que le mouvement initial est donné
par la cutidure, et que cette propulsion est rectifiée par le
périople. Nous étudierons, un peu plus loin, la force motrice
des turgescences cutidurales.

2° **Force impulsive du périople.** — Le bourrelet périoplique est disposé de manière à envoyer la totalité de sa
corne sur un plan unique, tangent
à la courbe cutidurale et parallèle
au podophylle (fig. 35).

La corne périoplique, en croissant de haut en bas et formant
une bande circulaire, ne peut
jamais s'écarter du plan tangent
à la cutidure. Cette bande, en
passant devant le bourrelet principal, en incline toutes les papilles
et tubes cornés, qui en sortant de
la cutidure sont divergents, et les
entraîne tous dans son mouvement
de descente. C'est le périople qui,
à proprement parler, rectifie le
mouvement imprimé à la paroi par
la force turgide de la cutidure.

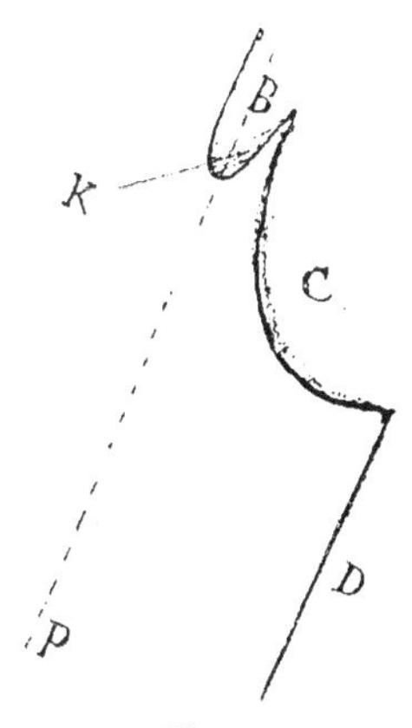

Fig. 35.

C, cutidure. — D, podophylle. —
B, bourrelet périoplique. — K,
stratum granulosum ; la direction suivie par la corne périoplique est BP, parallèle au podophylle.

Cette force impulsive du périople ne doit pas être très considérable, vu l'exiguïté du bourrelet périoplique, mais serait-
elle nulle, qu'il suffirait qu'elle mette obstacle à la poussée
de la paroi naissante pour que celle-ci descende vers le bas
et prenne la direction voulue. D'ailleurs, il est certain que
l'avalure du périople est d'égale vitesse à celle de l'avalure
pariétale et de la sole ; puisque le périople est soudé à la
face externe de la paroi et que la sole est soudée à la face
interne de cette paroi, il est évident que les trois cornes

sont douées d'une vitesse égale, sans quoi elles se dessouderaient l'une de l'autre à un moment donné. Quoi qu'il en soit, il est certain que le périople rectifie l'avalure pariétale, et lui imprime le mouvement qui lui est transmis par son bourrelet.

On objectera peut-être que la bande périoplique est trop mince et trop faible pour pouvoir réagir ainsi contre une masse de corne pariétale bien plus épaisse et forte qu'elle. Mais je ferai remarquer que cette bande est circulaire et très tenace et qu'elle agit surtout sur la paroi peu consistante à sa naissance. D'ailleurs, pour s'assurer de l'action d'une bande circulaire, prenez un lien de caoutchouc, si mince qu'il soit, passez-le autour d'une paroi sur le pied vivant, et si minime que soit la force rétractile de ce lien, vous verrez bientôt qu'il aura imprimé sa trace sur la paroi concrète et dure.

3° **Force impulsive du podophylle.** — L'impulsion produite par le podophylle sur l'avalure de la paroi est indéniable. Sur un pied sain, isolez un lambeau de paroi de toutes les parties voisines, d'abord par deux rainures verticales allant du bord coronaire au bord plantaire, puis par une rainure horizontale allant d'une rainure verticale à l'autre et pratiquée un peu au-dessous de la gouttière, et enfin par une quatrième rainure parallèle à la précédente et pratiquée au-dessus de la soudure soléo-pariétale. Le lambeau de muraille ainsi isolé ne pourra être entraîné ni par la muraille voisine en avant et en arrière, $d\,c$, ni par la partie supérieure b, ni par la partie inférieure e soudée à la sole. Le lambeau A ainsi isolé du restant de la muraille, accomplira son avalure aussi vite et aussi régulièrement que les parties situées au delà des rainures. La force qui entraîne ce lambeau A ne peut être produite que par le podophylle sous-jacent. Aucun doute ne peut exister sur ce point (fig. 36).

De quelle manière le podophylle agit-il? Je n'ai pu m'en rendre compte. Serait-ce par un mode de turgescence s'effectuant successivement d'une extrémité à l'autre des feuillets? Je ne puis en trouver la démonstration. Quoi qu'il en soit, l'expérience ci-dessus démontre que le podophylle n'est pas seulement *kératophore*, mais qu'il est bien réellement *pariétiducte*.

Bien des faits pathologiques démontrent, à leur tour, l'action impulsive du podophylle sain sur la paroi. Il est une foule de cas où le podophylle congestionné ou enflammé, reste en turgescence continue , comprime sans intermittence le kéraphylle et l'immobilise entre ses feuillets. Là où ce phénomène se passe,

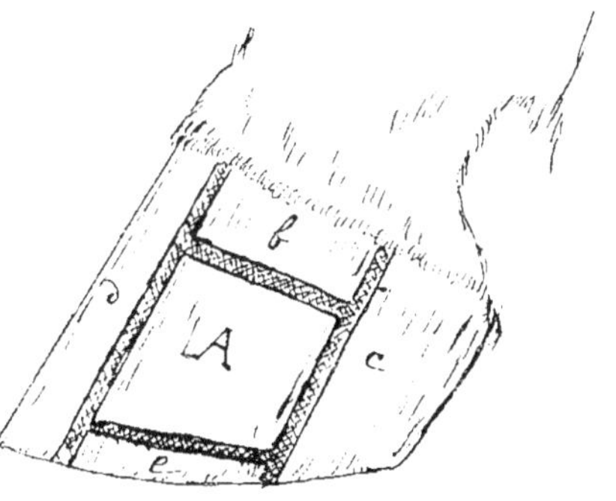

Fig. 36. — Schéma de la force impulsive du podophylle.

la paroi reste sans mouvement, et ne fournit plus rien à la parure (seimes, bleimes, fourbure).

Dans quelques-uns de ces cas, l'immobilisation du kéraphylle par les lames de chair est telle, que l'on voit les couches corticales, obéissant à l'avalure des parties voisines, se séparer de leur kéraphylle immobilisé et venir seules au contact du sol. Il s'opère une véritable scission entre le kéraphylle et les couches corticales. Il se forme un vide entre les deux couches de la paroi, et ce vide constitue la fourmilière ou muraille creuse, que nous aurons à étudier dans le dernier chapitre.

Ces cas très nombreux d'immobilisation de la paroi par le podophylle congestionné ou enflammé, montrent bien qu'à l'état normal le podophylle doit agir pour procurer l'avalure de la paroi, quoique son mode d'action n'ait pu être encore démontré.

4° Force de traction de la sole. — La quatrième force qui concourt à produire l'avalure pariétale, réside dans la croissance naturelle de la sole. Celle-ci étant soudée à la face interne de la paroi, et effectuant sa croissance ou son épaississement dans le sens vertical, entraîne avec elle la paroi, et favorise ainsi l'avalure.

L'action que la sole exerce sur l'avalure pariétale est très énergique et c'est celle qui se prête le mieux aux manœuvres régulatrices du praticien. Généralement quand l'avalure pariétale est trop lente, c'est parce que la traction exercée par la sole est elle-même trop faible, et c'est ce qui arrive presque toujours sur nos chevaux ferrés. Sur ces chevaux, la sole se trouvant dans l'appui soustraite au contact du sol et à l'usure, cesse bientôt de s'accroître. N'étant pas utilisée, elle cesse de se produire ; elle s'atrophie et alors, n'exerçant plus une traction suffisante sur la paroi, celle-ci effectue plus lentement son avalure. En présence de ce fait le praticien doit recourir tout de suite aux moyens propres à activer la croissance de la sole. Nous ferons connaître ces moyens un peu plus tard.

Telles sont les forces qui se combinent pour conduire la corne pariétale du lieu de sa production à celui de sa consommation. On voit maintenant combien cette avalure est loin d'être produite pour la force *a tergo* dont parlent les auteurs. Une seule de ces forces semble s'effectuer *a tergo* : c'est la turgescence cutidurale ; les trois autres agissent sur la face externe, sur la face interne et sur l'extrémité terminale de la paroi. Ces trois dernières, loin de pousser la paroi *a tergo*, l'entraînent parallèlement à elles-mêmes (périople, podophylle) ou la tirent par son bord inférieur sole).

B. — Vitesse de l'avalure.

Si les auteurs se sont peu préoccupés d'établir le nombre
et la nature des forces qui procurent l'avalure, ils ont, par
contre, beaucoup discuté sur la vitesse de cette avalure.

J'ai longtemps partagé l'opinion toute spécieuse qui
consiste à dire que là où la paroi est plus courte l'avalure
doit être plus lente, puisque la corne a un trajet plus court
à parcourir. Mais avec un peu de réflexion on abandonne
cette opinion. L'expérience et l'observation démontrent
que partout l'avalure jouit d'une même vitesse. Faites en
pince et en talon une marque à égale distance du bord
plantaire, et vous verrez les deux marques arriver en
même temps au contact du sol. Faites ces marques équidistantes du bord coronaire, et vous les verrez descendre
d'une égale vitesse, c'est-à-dire rester toujours équidistantes
du bord coronaire; seulement celle de pince ayant un trajet
plus long à parcourir pour arriver jusqu'au sol restera
plus longtemps en route que celle du talon; celle-ci, quoique
douée d'une même vitesse, arrivera à son but avant
celle-là.

D'ailleurs il n'en pourrait être autrement, puisque nous
savons qu'un des caractères essentiels de la sécrétion c'est
d'être également active en tous les points de la cutidure. Si
l'avalure n'avait pas la même vitesse dans toutes les régions
la corne s'amoncellerait forcément sur l'un ou l'autre point
de la cutidure.

La vitesse de l'avalure, sur un pied normal, doit être proportionnelle à l'activité sécrétoire; sans cela l'on verrait
encore se produire des amoncellements ou des dépressions.
C'est en effet ce qui arrive lorsque la cutidure se trouve
suractivée en une région où elle produit en surabondance,
tandis que l'avalure enrayée par les parties voisines ne

peut acquérir une plus grande vitesse locale ; nécessairement il se produira des cercles.

La sécrétion peut bien être localement activée par des artifices inflammatoires, mais l'avalure ne peut être localement activée, parce que la paroi formant un seul tout solide, un lambeau ne peut descendre plus vite que la corne qui le borde des deux côtés. Pour obtenir une augmentation locale de vitesse il est indispensable d'isoler la région à activer par deux rainures limitrophes.

Toutefois, on observe assez souvent que la sécrétion et l'avalure se précipitent en certaines régions. Ainsi, l'on voit des talons courts et faibles s'allonger et se fortifier en un temps donné. Mais ces changements ne s'effectuent que très lentement et non sans rompre l'harmonie générale du sabot.

La vitesse d'avalure est, sur le pied normal, proportionnelle à l'intensité d'usure, pourvu que la cutidure perçoive la sensation de celle-ci.

Le podophylle peut modifier à l'infini la vitesse d'avalure, depuis le ralentissement simple jusqu'à l'arrêt complet. Le podophylle dans ce cas agit par ses turgescences. A l'état turgide les feuillets de chair compriment le kéraphylle et l'empêchent de glisser.

C'est la première fois, je pense, que le mouvement d'avalure de la paroi est attribué aux intermittences turgides des tissus kératogènes et kératophores ; il est donc nécessaire de démontrer l'existence de cette *force turgide*.

C. — DÉMONSTRATION ET APPRÉCIATION DE LA FORCE TURGIDE ou *turgescence*.

J'appellerai force turgide, le pouvoir qu'ont certains organes vascularisés, de se gonfler, d'augmenter de volume et de déplacer les corps qui se trouvent à leur contact.

Je parlerai d'abord de quelques manifestations de cette
force, pour mieux en faire comprendre la nature.

Quand vous appuyez la pulpe de vos doigts sur une surface plane et inerte, sur une table par exemple, vous sentez
comme une sorte de pulsation dans la table ; c'est évidemment le pouls de vos doigts qui se manifeste par la résistance de la table. Mais si vous laissez bien en équilibre
tous les muscles du bras et de la main, si vous avez soin
de laisser *reposer* sur la table la pulpe des doigts, sans faire
aucun effort de soutien ni de pression, vous verrez, avec
un peu d'attention, les doigts et même la main tout entière
se soulever à chaque pulsation de votre cœur. Ce mouvement ne peut être imprimé à la main que par la turgescence rythmée que chaque ondée sanguine produit sur la
pulpe des doigts reposant sur la table.

Voici un autre exemple où la force turgide est plus
intense et plus manifeste. Quand vous êtes commodément
assis dans un fauteuil, une jambe passée sur l'autre de manière que la jambe de dessus soit flottante à partir du
genou jusqu'à l'extrémité du pied, si vous examinez
attentivement votre pied flottant, vous le voyez se soulever,
osciller de bas en haut ; vous le voyez monter et descendre
soixante à soixante-cinq fois par minute, c'est-à-dire à
chaque pulsation de votre cœur. Ici la force turgide des
tissus de votre pied jouit d'une énergie considérable, puisqu'elle peut déplacer et soulever très visiblement tout le
poids représenté par la masse flottante de votre jambe.
Cette motilité du pied pourrait sembler produite par une
contraction musculaire : mais si on considère le rythme de
cette motilité, le repos absolu de tout le système musculaire, la coïncidence existant entre les soulèvements du pied
et les battements du cœur, on reste convaincu que le mouvement de la jambe est bien dû à la turgescence des tissus
à chaque ondée sanguine.

Je pourrais multiplier les exemples qu'on peut observer sur soi-même, mais je termine par un exemple qu'on peut observer sur le cheval.

Lorsque vous surprenez un cheval endormi sur sa litière en décubitus latéral, et qu'un de ses membres antérieurs est tendu et appuyé par son bras sur le membre opposé et infléchi, vous voyez le membre de dessus exécuter des soubresauts rythmés et très accentués. Vous voyez le sabot se soulever et retomber à chaque pulsation cordiale. Lorsque le cheval dort, ses deux membres postérieurs allongés parallèlement et celui de dessus ne touchant à l'autre que par la face interne des sabots, vous voyez le jarret de dessus s'éloigner de l'autre à chaque pulsation sanguine. Il est bien certain que tous ces soulèvements rythmés des membres endormis sont effectués par la force turgide des tissus, et l'on voit que cette force est assez puissante pour déplacer visiblement, de plusieurs centimètres, un appareil très lourd.

Une fois fixé sur l'existence réelle et la nature de cette force sur tous les tissus vascularisés, on reconnaîtra sans peine que cette force doit exister, doit être très énergique dans les tissus si abondamment vascularisés qui composent le tégument sous-ongulé. Sur ceux-ci, la turgescence est d'autant plus effective qu'ils sont pourvus d'un appareil très complet de rétractilité. A quoi serviraient les nombreuses fibres élastiques de ces téguments, si elles ne devaient ramener à l'état de flaccidité le tissu ayant accompli son déplacement turgide?

Certes il ne sera jamais aisé de mesurer exactement l'énergie de la force turgide, mais ce que nous venons d'observer doit nous convaincre que cette énergie est suffisante pour effectuer le déplacement initial de la corne naissante. Quand on songe à l'infinité numérale des papilles du bourrelet, papilles si bien disposées par leur conicité à propulser l'enveloppe cornée qui la recouvre, quand on songe aux sept cents lames de chair, aux myriades de papilles périopliques et veloutées, on acquiert la certitude qu'une telle multiplicité d'agents travaillant de concert doit produire un résultat très suffisant, si minime que soit l'effort individuel.

D. — Lubrifaction des lames podokéraphylleuses.

Le contact continuel de deux surfaces glissant par frottement l'une sur l'autre, produirait à la longue l'altération de ces surfaces, comme l'arbre de couche et le coussinet qui l'enveloppe s'altèrent mutuellemedt par le travail de rotation. Pendant l'avalure, les lames podophylleuses qui ne se renouvellent pas, finiraient par être altérées. Pour empêcher cette altération par frottement, les lames podophylleuses exhalent une substance particulière, qui les lubrifie et lubrifie également le kéraphylle. Celui-ci entraîne avec lui une partie de cette synovie particulière qui vient se dessécher et se perdre daus la soudure soléo-pariétale. Il est même probable que cette matière après avoir servi à la lubrifaction du podophylle change d'état en abandonnant le tissu vivant, et vient servir de ciment agglutinatif pour souder la paroi avec la sole.

Cette matière lubrifiante est constituée par les cellules épithéliales (fig. 28, *cc*) que certains auteurs considèrent comme faisant épiderme au feuillet de chair, que d'autres regardent comme un véritable ciment adhésif et que l'on trouve répandu en fine poussière blanche entre les lames kéraphylleuses après l'énucléation du sabot. Elle semble plus ou moins de nature cornée, mais elle en diffère par son *inconcrescibilité* durant son séjour sur les lames accouplées, à l'abri de l'air. Dès qu'elle abandonne la surface podophylleuse, ou qu'elle est soumise à l'action de l'air, elle se con-

crête pour former cette poussière blanchâtre que nous
avons signalée, ou pour former le ciment adhésif de la soudure soléo-pariétale. Quoi qu'il en soit, tant que cette substance reste sur le podophylle vivant, elle remplit exactement l'office de synovie pour favoriser le glissement, et non
celui de ciment adhésif qui est inadmissible entre deux
surfaces en mouvement l'une sur l'autre.

E. — AVALURE PARTICULIÈRE DES BARRES.

Les barres sont dépourvues de périople, mais leur formation et leur avalure ne souffrent guère de cette circonstance. Les barres ont un agent d'avalure en moins, voilà
tout. Leur hauteur étant bien moins considérable que celle
de la muraille, leur avalure exige moins de force pour une
vitesse donnée. L'adhérence podokéraphylleuse est beaucoup moins intense en barres que dans les parties curvilignes
de la paroi, parce que la pression exercée par la rétraction
murale ne se fait plus sentir sur les barres. D'ailleurs, la
zone de soudure avec la sole est très étendue, et par conséquent la traction exercée par la sole compense largement
l'absence du périople. Toutes ces circonstances particulières
à la barre, expliquent très bien pourquoi son avalure se
fait aussi vite que l'avalure de toute autre partie de la paroi
malgré l'absence d'une des quatre forces concourant à
l'avalure générale.

J'ai dit que la barre jouissait d'une traction par la sole
relativement plus forte que partout ailleurs, à cause de
l'étendue relative de la soudure soléo-pariétale. Cela expliquerait pourquoi le développement de la barre est plutôt proportionné au développement de la sole qu'à celui de
la muraille ; il n'est pas rare en effet de rencontrer des pieds
qui avec une muraille faible présentent des barres très fortes
si la sole est très forte, et des pieds qui avec une muraille

forte, présentent des barres très faibles si la sole est faible.

Tels sont les développements que comporte l'avalure de
la paroi. Comme on vient de le voir, notre interprétation
des faits s'éloigne beaucoup de l'interprétation classique qui
consiste à ne voir dans l'avalure qu'une simple superposition de couches cornées, sans intervention d'aucune force
vitale. Il n'existe aucun appareil sécréteur ou excréteur de
la corne, donc la corne naissante est inerte et incapable
de déplacer la corne née avant elle. Il fallait une force
étrangère à la sécrétion, pour ramener en bonne direction,
repousser et tirer en bas la plaque pariétale, et il fallait
une force assez puissante pour vaincre l'adhérence de la
corne naissante aux papilles cutidurales, et surtout pour
vaincre l'adhérence énorme de la corne concrétée avec le
podophylle. Cette force, nous l'avons vu fournir par quatre
organes distincts, la cutidure, le bourrelet périoplique, le
podophylle et le velouté; et nous l'avons vue produite sur
ces quatre organes par un même phénomène physiologique,
la turgescence rythmée.

Depuis le savant *Traité du pied* de H. Bouley on s'est
demandé pourquoi dans le pied se trouve cette abondance
extrême, cette profusion de vaisseaux sanguins, ce mer-
veilleux appareil circulatoire, qui ont fait dire que le pied
devait fonctionner comme un véritable *cœur secondaire*.
On a dit récemment que cette richesse circulatoire avait
pour but « d'entretenir un haut degré de chaleur dans
le pied organe du toucher ». J'ai la ferme conviction que
le but principal, sinon unique, est d'assurer la *force
turgide* dont nous connaissons maintenant la finalité.

Certains auteurs prétendent que la corne ne descend pas,
que c'est au contraire le pied vif qui s'exhausse sur les
strates successives de corne qu'il sécrète. Cette nouvelle
formule n'est, à bien prendre, qu'une subtilité de langage

non justifiée. Lorsque, pour fracture phalangienne, vous immobilisez le paturon à une hauteur donnée du sol en faisant appuyer le boulet sur des appareils *ad hoc*, la couronne de ce pied reste, pendant des mois, à la même distance du sol, et cependant la corne n'a jamais cessé de descendre. D'ailleurs que ce soit une *amonture* du pied vif ou une *avalure* de la corne, le mouvement est le même et rien n'est à changer dans l'interprétation des faits. C'est toujours un mouvement de glissement effectué par l'un des deux ordres de lames sur l'autre.

CHAPITRE III

PROPRIÉTÉS PHYSIQUES DE LA PAROI

Plan. — 1, Élasticité. — 2, Rétractilité. — 3, Flexibilité. — 4, Coloration. — 5, Sonorité. — 6, Caloricité. — 7, Udoricité. — 8, Composition et propriétés chimiques.

La paroi jouit de toutes les propriétés générales des corps solides ; nous devons passer en revue celles de ces propriétés que le fonctionnement physiologique du pied met à contribution.

L'étude des propriétés physiques de la corne pariétale ne manque pas d'intérêt : elle peut fournir de nombreuses données servant de guide dans la pratique journalière de la maréchalerie ; elle servira aussi à faire comprendre l'inanité d'une foule de pratiques exercées sur le sabot ; elle servira enfin à rectifier le jugement du praticien dans l'interprétation de certains faits pathologiques et dans l'application au sabot des règles de l'hygiène.

Nous n'avons pas voulu nous borner à l'étude des propriétés qu'on trouve dans tous les auteurs ; nous signalerons à l'attention du praticien plusieurs propriétés dont jusqu'ici on n'a fait aucune mention, et qui cependant ont une importance beaucoup plus grande que celles dont l'étude a été faite par les auteurs classiques.

§ 1. — ÉLASTICITÉ DE LA PAROI ET DU SABOT.

Sommaire. — A, Élasticité physique. — 1, Corne informe. — 2, Corne sous forme organique. — *a*, Sole. — *b*, Paroi. — *c*, Fourchette. — *d*, Corne périoplique. — *e*, Sabot agencé, mais vide. — B, Élasticité fonctionnelle.

Il nous serait impossible d'isoler la paroi du reste du

sabot pour étudier cette propriété qui résulte du mode d'agencement des diverses parties du sabot entre elles.

Nous considérerons l'élasticité du sabot sous deux points de vue : comme élasticité physique abstraction faite de toute finalité, et comme élasticité fonctionnelle, c'est-à-dire au point de vue de ses effets sur le fonctionnement du pied.

A. — ÉLASTICITÉ PHYSIQUE DE LA CORNE.

L'élasticité physique de la corne doit être considérée d'abord sur la corne informe, abstraction faite de toute conformation organique. Nous l'étudierons ensuite sur l'organe.

1° **Élasticité de la corne informe.** — J'entends par là, l'élasticité moléculaire de la corne non conformée en organe.

Lorsqu'on prend une boule de corne et qu'on la laisse tomber sur une surface résistante et plane, cette boule rebondit très près du point de départ. — Lorsqu'on prend un cube de corne découpé dans la muraille, et qu'on percute au marteau ce cube reposant sur une table, ce marteau est repoussé avec force, quelle que soit la face percutée. La percussion faite en travers des fibres cornées ne diffère guère de celle faite sur l'extrémité ; la réaction élastique est à peu près la même sur toutes les faces du cube.

Lorsqu'on découpe dans la paroi un lambeau mesurant toute la hauteur de cette paroi, et qu'on réduit ce lambeau en plusieurs lames de différente épaisseur, ces lames résisteront à la flexion proportionnellement à leur épaisseur, mais elles reprendront leur forme première dès que l'effort cessera. Toutefois il faut remarquer que la réaction élastique de ces lames sera beaucoup plus intense quand la flexion est faite en travers des fibres que quand elle est faite parallèlement à ces fibres. '

Dans tous les cas, l'élasticité moléculaire d'une boule, d'un cube ou d'une lame de corne est profondément modifiée par l'état hygrométrique de cette corne. *Plus la corne est humide, moins elle est élastique.* Nous verrons que c'est le contraire pour la flexibilité.

La matière cornée de la paroi est donc éminemment élastique ; il y a peu de corps qui le soient plus qu'elle et la plupart des corps le sont beaucoup moins. Parmi les tissus de l'organisme animal, il en est peu qui soient aussi élastiques que la corne pariétale.

2° **Élasticité de la corne sous forme organique.** — Nous l'étudierons d'abord isolément sur chaque partie du sabot, puis sur le sabot normalement agencé.

a. Sole isolée. — Si par macération prolongée, et mieux par rugination de la zone inférieure de la paroi, on isole la sole d'un sabot et qu'on la pose par sa face inférieure sur une table, cette plaque cornée réagira fortement contre la percussion au marteau. Si la face inférieure qui repose sur la table est creuse, la réaction élastique contre la percussion sera plus intense dans les parties centrales qu'à la périphérie ; si cette face est pleine et porte par tous ses points, la réaction est égale partout. — Si, prenant cette sole entre les mains, on cherche à écarter les deux branches l'une de l'autre, ces branches se tordent et la voûte semble s'affaisser. Si on exagère l'effort d'écartement au moyen d'une pince puissante, la sole se fend à son angle de bifurcation. — Si on cherche à rapprocher l'une de l'autre les deux branches, celles-ci se tordent en sens inverse du cas précédent, et la voûte semble s'exhausser. — Si on assujettit dans un étau la pince de cette sole et si on tire sur les deux branches pour ployer la sole sur son plat, on voit les branches se rapprocher quand l'effort tend à ployer la sole sur sa face inférieure ; on les voit s'écarter quand l'effort est fait en sens contraire du précédent.

Dans tous ces cas, l'organe reprend toujours sa forme primitive lorsque l'effort qui le déforme cesse d'agir avant de produire rupture.

Tous ces faits démontrent que la sole est élastique et fait ressort, mais ils montrent aussi que tout effort tendant à produire cet effet de ressort, provoque la torsion et le déplacement des branches.

b. Paroi isolée. — Lorsque par macération prolongée ou par rugination de la soudure soléo-pariétale, on isole une paroi et qu'on la soumet aux efforts révélateurs de son élasticité, cette paroi manifeste une grande élasticité, que nous allons observer sur l'inflexion antérieure et sur les deux inflexions postérieures.

Si on rapproche les deux branches de l'inflexion antérieure, on provoque une forte réaction élastique ; dès que l'effort cesse, les deux branches reprennent leur position en exécutant plusieurs oscillations ou vibrations ; mais on observe que ce rapprochement des deux branches abaisse très sensiblement leur extrémité postérieure. — Pour écarter les deux branches de l'arc mural, il faut faire un effort bien plus considérable que pour leur rapprochement et le retour élastique se fait avec plus d'énergie. — Quand la paroi est un peu desséchée et qu'on rapproche les talons jusqu'à les faire se toucher, il arrive souvent que la muraille se rompt longitudinalement sur la ligne médiane de pince, avant que les deux talons se soient mis au contact l'un de l'autre. L'effort à faire pour obtenir ce résultat est considérable, et proportionnel à l'épaisseur de la pince ; après la rupture, qui s'arrête d'ordinaire à la couche kéraphylleuse, l'arc pariétal ne reprend plus sa forme primitive. — L'effort à faire pour écarter les branches de la muraille jusqu'à rupture longitudinale du corps est infiniment plus considérable que le précédent ; et c'est ordinairement sur l'un des quartiers que la rupture a lieu.

La rupture par écartement est toujours complète. L'écartement ou l'ouverture de l'arc mural produit toujours un exhaussement des talons.

Les deux inflexions postérieures de la paroi, traitées comme nous venons de traiter la grande inflexion, se comportent d'une manière analogue. Mais leur ouverture ou leur fermeture produisent une sorte de torsion en sens contraire des barres; ce mouvement des barres se traduit par leur redressement ou leur inclinaison.

En résumé, on peut dire que la paroi est extrèmement élastique dans le sens de son contour; qu'elle résiste et réagit plus énergiquement contre l'effort tendant à l'ouvrir que, contre l'effort tendant à la fermer.

c. Fourchette isolée. — La fourchette est sans contredit la plus élastique de toutes les parties constitutives du sabot. A l'état humide, elle se comporte comme une masse de caoutchouc. L'arrète-fourchette est d'une élasticité remarquable; lorsque à l'état frais, on la comprime de haut en bas, en pesant sur sa pointe, on la voit s'affaisser en se ridant circulairement et en prenant l'aspect d'un ressort à boudin. A l'état sec la fourchette est très dure et semble perdre toute son élasticité.

d. Corne périoplique. — La corne périoplique se comporte absolument comme la fourchette. A l'état frais elle est très élastique, à l'état sec elle est extrèmement cassante.

e. Sabot agencé, mais vide. — Prenons maintenant un sabot entier, mais vide, et soumettons-le à des efforts similaires aux efforts qu'il supporte dans l'appui.

Si nous le plaçons sur une table plane, et que nous percutions au marteau le sommet de sa voûte soléaire, la réaction élastique sera beaucoup moins énergique qu'elle ne s'est montrée sur la sole isolée. L'affaissement de la voûte sera pourtant appréciable et l'écartement des talons sera de plus d'un centimètre quand la sole est creuse et ne porte sur la table que par son périmètre. Cet affaissement de la voûte soléaire et l'écartement des talons seront presque nuls quand la sole sera pleine et portera par tous ses points sur la table.

Si au lieu de frapper le sommet de la voûte soléaire avec la bouche du marteau, on le frappe en interposant un mandrin en bois dur, creusé à sa face de contact de manière qu'il puisse porter à la fois sur le sommet de la convexité et sur tout le pourtour de la sole comme porte l'os du pied, la percussion la plus violente ne produit dans ce cas aucune réaction élastique appréciable, aucun affaissement de la voûte, aucun écartement des talons, quand la sole est pleine et porte bien par tous ses points sur la table. Quand elle est creuse, il se produit une légère réaction élastique, un léger affaissement de la voûte et un léger écartement des talons.

Agissons maintenant sur la paroi comme nous l'avons fait quand elle était isolée. L'effort qui est maintenat nécessaire pour produire un très léger rapprochement des talons devient énorme, et celui nécessaire pour les écarter l'est encore bien plus. On arrive bien, avec les deux mains, à produire un écartement et surtout un rapprochement, mais ces deux mouvements sont bien plus limités que sur la paroi isolée, quoique l'effort soit infiniment plus énergique. Quoi qu'il en soit, dès que l'effort cesse, la paroi reprend sa position primitive.

Il faut tenir compte dans ces expériences de l'état humide de la corne. Ce que je viens de dire se rapporte à un sabot sorti depuis plusieurs jours du bain de macération, lorsqu'il a repris à peu près l'état hygrométrique qu'il a sur le pied vivant. On juge de cet état très approximativement par l'aspect et l'épaisseur de la bande périoplique. Dès que cette bande, après la sortie du bain, a cessé de trancher par sa couleur, et de faire saillie par son épaisseur, sur la muraille, la paroi est revenue à l'état hygrométrique de la vie.

Remarquons bien que, dans l'expérience qui vient d'être faite, le rapprochement des talons est toujours plus facile que leur écartement. Cela s'explique, car le sabot a été construit pour résister à des forces ; or, les forces qui agissent sur lui pendant la vie sont presque toujours des forces dirigées de dedans en dehors. Les forces tendant à rapprocher les talons pendant la vie sont tout à fait accidentelles et exceptionnelles.

De ce qui précède il résulte donc que, par leur simple agencement anatomique, les diverses pièces du sabot (je fais abstraction de la fourchette) ont déjà perdu la plus grande partie de leur élasticité, de leur ressort.

Quant à la fourchette, rien n'est changé dans sa propriété élastique. Sous une pression relativement minime, elle s'affaisse, descend vers la table. Si elle prend contact avec la table, toute pression de haut en bas l'aplatit, ouvre sa lacune médiane, écarte les deux branches, leur fait remplir les lacunes latérales ; et dès que la pression cesse, tout reprend la forme primitive. Cependant, il faut bien observer que, quel que soit l'aplatissement de la fourchette entre la pression et la table, l'écartement de ses deux branches n'arrive jamais à produire le moindre écartement des deux inflexions pariétales.

Telle est, dans ses grandes lignes, l'élasticité physique du sabot. Rien n'est plus frappant que le jeu élastique de chacune de ses parties prises isolément. Mais aussi rien n'est plus surprenant que la neutralisation de ce jeu élastique par le simple agencement anatomique de la sole avec la paroi. Il est bien évident que chez les monodactyles, le sabot est agencé de manière à combattre et neutraliser l'élasticité physique, réellement trop accentuée, qui caractérise la sole et la paroi, et qui eût rendu les mouvements

locomoteurs du cheval semblables à ceux du dromadaire
ou de l'éléphant ou des didactyles.

Du moins, ce qui précède démontre bien l'erreur où
sont tombés les auteurs en croyant que, parce que toutes
les parties constituantes du sabot sont très élastiques, le
sabot est nécessairement élastique. Voyez la voiture la
mieux suspendue sur ressorts, il suffira d'agencer à ceux-ci
une entretoise élastique elle-même, mais *réagissant en sens
inverse* des ressorts, pour que toute élasticité disparaisse
dans la suspension de cette voiture.

B. — ÉLASTICITÉ FONCTIONNELLE DU SABOT.

J'entends par élasticité fonctionnelle, cette propriété
qu'on attribue au sabot, de se dilater à chaque temps
d'appui et de revenir à sa forme primitive dès que l'appui
cesse. Le but de ce jeu élastique serait, suivant les uns,
d'adoucir le choc de l'appui, de favoriser la réaction du
sol pour le lancement du corps dans l'espace, et, suivant
les autres, de se prêter, en outre, à la circulation sanguine
du pied.

De nombreuses expériences ont été faites depuis bientôt un siècle, pour rendre manifestes les divers mouvements élastiques que le sabot était réputé exécuter sous
l'influence de l'appui. Aujourd'hui, les partisans de cette
élasticité du sabot ont bien restreint le nombre et les
variétés des jeux élastiques du sabot, et ne retiennent en
définitive que le jeu d'écartement et de retour des talons
du pied.

Je crois qu'il serait superflu aujourd'hui de faire l'examen
critique des diverses expériences et des nombreuses
théories faites sur l'élasticité générale du sabot. Nous
allons chercher à nous rendre compte de ce qui doit se
passer sur le sabot, en soumettant le pied mort à une pres-

sion aussi semblable que possible à la pression que le pied vivant supporte dans l'appui.

Prenons un pied récemment amputé au niveau de la dernière articulation. Dans la muraille de ce pied, pratiquons une brèche CEDB qui découvre en quartier, la sole, le podophylle et la cutidure (1); plaçons ce pied par sa face plantaire sur un établi de menuisier et soumettons-le à la pression du *valet* de menuisier appuyant sur la face articulaire de la phalange. Portons cette pression au plus haut degré possible, en frappant à coups redoublés sur l'angle du valet. Quand cette pression est arrivée à son maximum, enfonçons dans la table des pointes assez fortes, de manière que leur tige prenne bien contact avec le bord plantaire de la muraille ; une en pince, une sur chaque mamelle, une sur le quartier opposé à la brèche, une sur chaque angle d'inflexion, une un peu en avant de la brèche, et enfin la dernière un peu en arrière de la brèche. Cela fait, marquons sur l'établi, en regard du milieu de la brèche, et à égale distance des points C et B, un point A fait avec une pointe ; marquons, en outre, deux points LL entamant à la fois le bord de la brèche et le podophylle. Toutes ces dispositions prises, prenons avec un compas les longueurs AC, AB, AD, AE, AK, AS, et portons ces longueurs sur le papier. Nous avons ainsi bien établi les conditions du sabot et des parties vives d'un pied subissant une pression presque semblable à celle de l'appui, et équivalant à plusieurs centaines de kilogrammes (fig. 37).

Maintenant, supprimons toute pression en retirant le valet par des percussions exercées sur l'extrémité u et examinons les changements qui peuvent être survenus. Nous trouvons que toutes les pointes pp qui contournent le bord plantaire sont restées en contact avec ce bord. Donc

(1) Dans la figure 37, la brèche est représentée avec beaucoup trop de largeur.

la pression n'avait produit aucune dilatation du bord plantaire, pas plus en talons qu'en toute autre région; nous
trouvons que les longueurs AC, AB, sont restées les mêmes ;
que AK n'a pas varié, chose qui prouve que le bourrelet ne

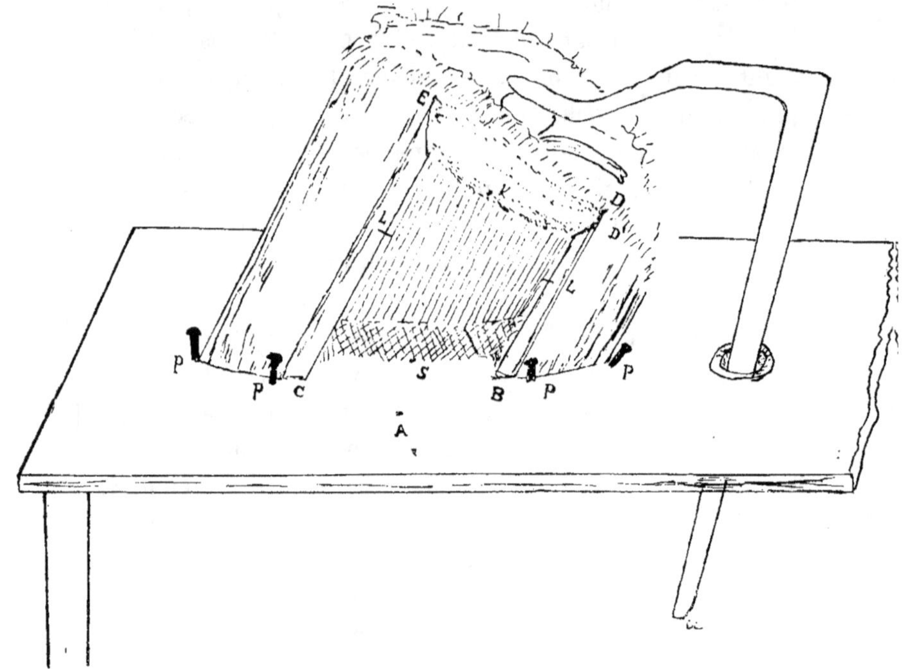

Fig. 37.

sert pas à l'appui ; mais nous trouvons que AE est devenu
AE′, et que AD est devenu AD′; les deux points E et D
ont baissé et reculé environ de 1 millimètre ; observons, en
passant, que ce petit déplacement se fait très aisément
par la simple pression des doigts; les lignes LL n'ont pas
varié, et enfin AS est restée ce qu'elle était pendant la
pression.

Ainsi donc cette énorme pression exercée sur la surface
articulaire n'a produit d'autre mouvement dans la boîte
cornée qu'un très léger déplacement des extrémités supé-

rieures des bords de la brèche, déplacement qui s'obtient par la simple pression des doigts sur ces extrémités. Il est bien certain que si la brèche n'existait pas, il ne se serait produit aucun déplacement sur aucun point de la muraille.

Notons que le pied soumis à l'expérience précédente portait sur toute la surface plantaire, excepté sur la fourchette qui se trouve au-dessus du plan de cette surface.

Prenons maintenant un pied qui, naturellement ou par parure, présente une fourchette bien nourrie, descendant au niveau de la surface plantaire et se mettant en contact avec la table. En répétant sur ce pied ce que nous avons fait sur le précédent, rien ne sera changé dans le résultat. Mais si, au lieu de faire porter la bouche du valet sur la face articulaire de l'os, nous la faisons porter en arrière de cet os, sur le lambeau de tendon fléchisseur rabattu sur les talons, on voit que sous une pression relativement faible, la fourchette vient s'appuyer sur la table, s'y aplatit et s'élargit; que la fente médiane des talons s'élargit, que les glomes s'écartent, que les cartilages se dévient en dehors et que la peau de la couronne obéit à cette dilatation. Si l'on augmente la pression, tout cela s'accentue et les deux inflexions pariétales s'écartent sensiblement l'une de l'autre. Dès que la pression cesse, tout reprend la forme primitive.

Cette dernière expérience démontre bien que, sous un appui anormal, s'exerçant en arrière de l'os du pied, et qui peut se produire assez fréquemment dans la marche par l'inclinaison en arrière des deux premières phalanges, il doit se produire forcément un écartement, d'abord des parties supérieures des cartilages, puis des inflexions pariétales. Mais cela n'a lieu que si la fourchette porte sur le sol. Lorsque la fourchette est éloignée du sol, de 5 à 10 millimètres, elle peut bien descendre sous le poids des deux premières phalanges jusqu'au sol, mais elle ne s'élargit pas assez pour produire l'écartement des deux inflexions pariétales. Or nous savons que sur le pied normal, la fourchette ne vient presque jamais jusqu'au plan de la face plantaire ; ce n'est donc qu'exceptionnellement que l'appui peut faire dilater les talons.

Reprenons maintenant l'un quelconque des pieds précédents, et au lieu de le placer sur son appui naturel, plaçons-le sur un appui défectueux. En premier lieu, glissons sous la fourchette une épaisseur quelconque, qui soulève la partie postérieure du pied et empêche les deux inflexions de porter sur la table ; dans ce cas, il ne faudra pas une pression extrême pour montrer que les deux inflexions s'écartent très visiblement. En second lieu, dévions l'appui du pied dans un sens ou dans l'autre, en interposant une planchette sous l'une ou l'autre région ; alors on voit, sous une pression plus ou moins forte, le sabot se déformer, l'un de ses talons descendre et s'écarter, l'un de ses quartiers se dévier, et si le pied est ébréché, nous voyons la sole s'affaisser, le podophylle descendre avec l'os, le point E reculer ou se porter en avant, le point D se déplacer également, les bords de la brèche tirer sur le podophylle et s'en éloigner. Dans tous ces cas de dislocation, dès que la pression cesse, les parties déviées reprennent leur position primitive.

Voilà ce qu'on observe sur le pied mort, soumis à une forte pression, et il est certain que chaque fois que le pied vivant supportera un effort semblable à ceux que nous venons de produire, le pied et le sabot seront sollicités à se déformer d'une manière analogue et que l'élasticité du sabot est capable de tout remettre en place dès que l'effort cesse.

De tout ce que nous venons de dire de l'élasticité du sabot, il ressort clairement :

1° Que la corne est très élastique ; 2° que les diverses

parties du sabot, prises isolément, jouissent d'une extrême élasticité ; 3° que le mode d'union de ces parties entre elles a pour résultat de diminuer leur jeu élastique ; 4° que sur le pied mort, l'union du sabot avec les parties internes neutralise presque complètement le jeu élastique du sabot, excepté celui de la fourchette ; 5° que toute force simulant la force d'appui normal reste sans effet pour mettre en jeu l'élasticité du sabot ; 6° enfin, que certains efforts, différant de la force d'appui normal, peuvent produire sur le pied mort et sur son sabot de nombreuses déviations qui sont corrigées, dès que ces efforts cessent, par la propriété élastique du sabot.

Mais il ne faudrait pas se presser de conclure que tout ce que nous avons vu se passer sur le pied mort, doit nécessairement se produire sur le pied vivant.

Nous avons vu, en effet, que l'agencement des diverses parties du sabot, sauf la fourchette, diminue leur élasticité ; que l'agencement du sabot avec le pied la détruit presque entièrement sur le pied mort. Il est probable que ce dernier agencement sur le pied vivant supprime complètement tout jeu élastique du sabot, parce que l'adhérence podo-kéraphylleuse est infiniment plus puissante sur le pied vivant que sur le pied mort. Ce fait sera démontré plus tard ; mais déjà nous pouvons constater que sur le pied mort et ébréché, les points E et D, que nous trouvons d'une mobilité très frappante, puisque avec une simple pression des doigts on peut les déplacer, sont beaucoup moins mobiles sur le pied vivant qu'on ébrèche pour l'opération du javart par exemple. On peut constater encore que l'écartement des glomes et des branches de la fourchette, que nous avons vu se produire sous une petite pression simulant la descente des deux premières phalanges, n'est presque jamais visible sur le pied vivant, malgré la descente du bras phalangien, et que l'écartement des inflexions pariétales, qui était si manifeste sur le pied mort, traité d'une certaine manière, n'est jamais visible sur le pied vivant subissant un effort similaire dans l'appui. Quand nous connaîtrons le mode d'union du sabot avec le pied, nous serons bien convaincus que les déplacements cornés, relativement faciles sur le pied mort, sont impossibles à produire sur le pied vivant, du moins par l'appui normal.

Il découle de là que toute expérience ne relevant sur le pied mort que 1 à 2 millimètres de jeu élastique est sans signification par rapport au pied vivant.

Il arrive assez souvent que, sur le cheval en marche, l'observateur attentif peut voir la fente postérieure des talons s'ouvrir à chaque poser et se refermer à chaque relever du pied. Cela se voit surtout sur les pieds mal d'aplomb ou vieux ferrés. Il ne faudrait pas conclure de là que ce mouvement de la fente calcienne doit s'accompagner d'un écartement et d'un retour des inflexions pariétales Ce mouvement de la fente calcienne reste rigoureusement limité à la fourchette qui, sous la pression des phalanges, écarte ses deux branches et les deux glomes. Ce jeu d'écartement se fait en diminuant l'espace vide des lacunes latérales sans qu'il y ait nul repoussement des inflexions ou des talons. Il est facile de se rendre compte de l'immobilité des inflexions en y collant transversalement une bande de papier allant d'un quartier de la muraille à l'autre et passant sur les inflexions et sur la fente calcienne. Si on a soin que la bande n'adhère pas à la corne au niveau de la fourchette, on verra, pendant la marche, la fente calcienne s'élargir à chaque poser, sans que la bande de papier soit déchirée. Il est évident que le moindre écartement des inflexions produirait la rupture de ce papier (fig. 38).

Toutes les expériences faites sur le pied vivant, et qui d'ailleurs se contredisent bien souvent, n'ont aucune valeur probante, parce que les appareils enregistreurs n'ont pas assez de sensibilité, et, en outre, parce que les effets enregistrés n'indiquent pas rigoureusement la nature des forces qui les ont produits. Ceux qu'on a attribués à la descente de la sole peuvent très bien être dus à des déviations de l'appareil. Ceux qu'on attribue à une dilatation des talons peuvent très bien être dus à un déplacement en bloc de la région postérieure du pied sur le fer, tantôt en dedans, tantôt en dehors. Nous savons, par exemple, que le pied exécute sur son fer de nombreux

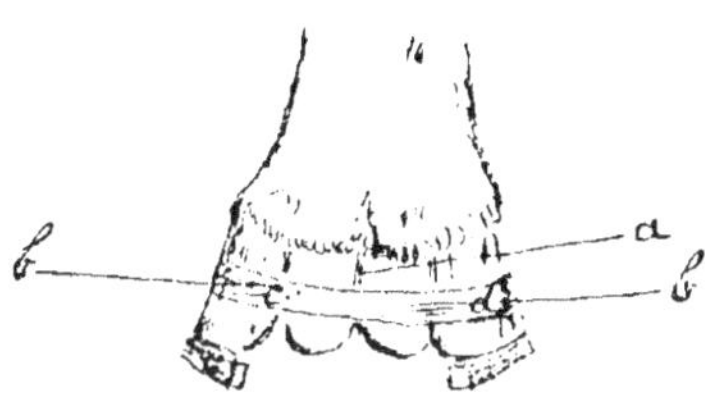

Fig. 38.

mouvements de pivotement qui portent la partie postérieure du pied, tantôt en dedans, tantôt en dehors. Ces mouvements sont manifestes. On peut les voir s'effectuer sur le cheval en marche, quand il se détourne à droite et à gauche, et d'ailleurs, on s'en rend compte aisément par l'examen des empreintes sur le sol, et par l'état du brochage du fer. Après quelque temps de marche, le brochage est *relâché*. Les postes sont agrandis, en un mot le fer joue sur le sabot. Dans certains cas, on voit que les lames des clous sont tordues par la rotation du pied sur le fer. Eh bien, les expérimentateurs n'ont tenu aucun compte de cette rotation du pied sur le fer, et quand le talon est venu toucher les pointes rivées sur la rive externe du fer, ils ont dit que c'est une dilatation des talons qui a produit ce contact. Il pourrait bien se faire pourtant que le contact fût produit par un pivotement du pied sur le fer. Il pourrait se faire, en tous cas, que le contact fût produit par une dislocation accidentelle, effectuée sous un appui anormal.

Je ne veux ici que citer cet exemple relatif à la dilatation des talons.

Si les expériences sont équivoques, les raisonnements faits en faveur de l'élasticité du pied vivant manquent de logique et de fondement. Leur réfutation est facile et je dirai :

L'élasticité fonctionnelle du sabot, dans l'appui normal, n'est pas nécessaire, car, certainement, elle n'existe pas chez l'âne et le mulet.

Cette élasticité n'est pas utile à la locomotion, car que pourrait faire un jeu élastique de 2 millimètres pour enlever le poids d'un cheval? Que peut faire surtout un jeu élastique s'effectuant d'un côté à l'autre ? Quelle est l'utilité d'un jeu élastique de la sole, puisque cette sole ne supporte pas l'os du pied dans la marche? S'il fallait de l'élasticité pour amortir le choc de l'appui, elle ne pouvait être placée que sur ces sortes de cordages qui suspendent l'os du pied et qu'on appelle podophylle.

L'élasticité fonctionnelle du sabot, dans l'appui normal, est aussi invraisemblable qu'inutile ; car il est certain qu'elle ne peut se produire que par une pression ou une déviation de l'os du pied. Or une pression de l'os du pied sur la sole, capable de produire l'affaissement de celle-ci, aurait pour premier résultat de broyer le tissu velouté ; toute poussée effectuée horizontalement par l'os du pied sur la paroi, poussée capable d'ouvrir l'arc pariétal, aurait pour premier résultat de broyer le tissu podophylleux, et d'enrayer la circulation sanguine.

Dira-t-on que l'écartement des talons peut être produit par l'affaissement et la compression du coussinet entre le sol et le bras phalangien descendu pour l'appui ? Nous avons vu, sur le pied mort, cette dilatation se produire, mais à la condition que la fourchette dépassât le plan de la face plantaire, ou à la condition qu'un corps fût interposé entre la fourchette et la table. Or il est d'observation journalière, que même sur le pied non ferré, la fourchette

est toujours maintenue par l'usure, au-dessus du plan de
la face plantaire, et nous savons que dans ce cas les pressions supportées par le coussinet ont pour unique effet de
faire descendre la fourchette, et de dilater les parties élastiques supérieures à la paroi, cartilages et peau. Les angles
d'inflexion restent immuables.

Tout porte donc à croire que dans l'appui normal du
pied vivant, le sabot proprement dit, c'est-à-dire la paroi
et la sole, ne sont sollicitées par aucune force tendant à
mettre en jeu leur propriété élastique. Le raisonnement
conduit toujours à la même croyance, si l'on veut bien
considérer que la paroi est l'organe suspenseur de tout le
poids du corps et que, par conséquent, sa première condition physiologique est l'immuabilité.

Un vétérinaire du grand-duché de Luxembourg, le savant
professeur de l'école d'Ettelbruck, M. Ries, a bien voulu
me faire connaître le procédé expérimental qu'il emploie
pour montrer à ses élèves la dilatation des talons. Il prend
un pied muni, par parure ou par nature, d'une fourchette
faisant saillie sur la face plantaire; il perce ce pied verticalement de la face articulaire de l'os à la plante, d'un
trajet fait au vilebrequin et dans lequel passe un fort fil
de fer arrêté supérieurement par une clavette; il place ce
pied sur une forte table 4, munie d'un trou 3, et portant à
sa face inférieure un grand levier 5; il relie à ce levier
l'extrémité inférieure du fil de fer 3. Le tout étant ainsi
disposé, si l'on exerce sur le long bras du levier de fortes
pressions saccadées, « imitant les réactions du pied projeté sur le sol, on voit les talons s'écarter et cet écartement
mesuré est de 1 millimètre à 1 millimètre et demi ». Observons que le pied ainsi traité doit présenter une forte fourchette arrivant jusqu'au niveau du bord plantaire (fig. 39).

Les résultats obtenus ainsi par M. Ries ne diffèrent
guère de ceux que nous avons obtenus avec le valet de

menuisier sur un pied semblable. Par conséquent la démonstration n'échappe pas au principe que nous venons d'établir, savoir que, sur le pied vivant et à fourchette normale, l'appui normal ne peut produire cet écartement des talons. Un sabot dont la fourchette atteint le niveau du bord

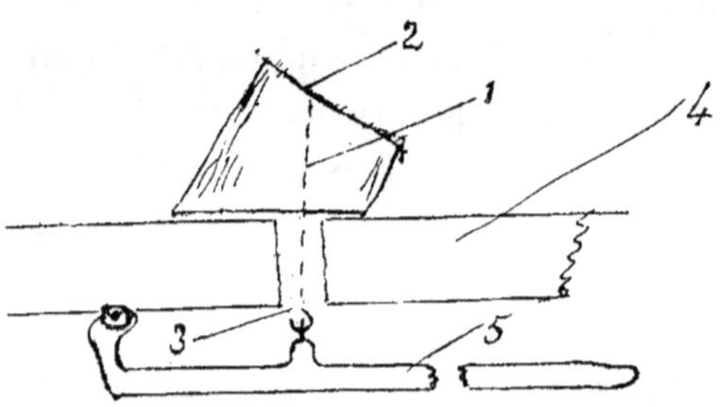

Fig. 39. — Procédé de M. Ries.

plantaire n'est pas un sabot normal. Et de plus, la dilatation obtenue par ce procédé est si minime sur le pied mort qu'on peut en déduire qu'elle serait nulle sur le pied vivant.

La plupart des partisans de l'élasticité rattachent à cette élasticité l'intégrité du pied. Suivant eux, nombre d'altérations podales n'ont d'autre cause que la cessation de cette propriété dans l'appui. Ils disent, par exemple, que l'encastelure a pour cause l'immobilisation du sabot, la neutralisation de son jeu élastique par la ferrure. C'est là une assertion sans fondement. D'abord, il faut remarquer que dans les expériences que nous avons faites sur le pied mort, l'élasticité est tout aussi apparente sur les pieds encastelés que sur les pieds sains. Ce n'est donc pas parce qu'ils ont perdu leur élasticité que les pieds sont encastelés. Remarquons ensuite que la ferrure immobilise bien plus la paroi sur les pieds postérieurs que sur les antérieurs, et pourtant les pieds postérieurs restent, le plus souvent, à l'abri de l'encastelure. Nous aurons plus tard l'occasion de démontrer, en parlant de cette altération, que loin d'être causée par une immobilisation de la paroi, elle est toujours occasionnée par une rétraction de la muraille. C'est ainsi qu'on attribue souvent à la ferrure des méfaits dont elle est parfaitement innocente.

Cependant le sabot est doué d'une réelle élasticité fonctionnelle qui ne peut faire doute pour personne. Mais cette élasticité n'est pas mise en jeu dans l'appui normal; elle n'est mise en jeu qu'accidentellement, chaque fois que, l'appui étant faussé, l'une ou l'autre partie du sabot subit une déviation, un déplacement. En opérant sur le pied mort, nous avons vu, par exemple, qu'en interposant un corps entre la fourchette et la table et en empêchant ainsi un ou les deux talons de porter sur la table, une pression relativement légère produirait un grand écartement des talons; nous avons vu qu'en faussant l'appui, en l'inclinant d'un côté ou de l'autre, non seulement les talons peuvent s'écarter ou *se rapprocher*, mais que la sole et la muraille peuvent être déformées par une pression exercée sur l'os du pied; nous avons vu enfin, dans tous ces cas, les parties reprendre leur place dès que la pression cessait. Eh bien, tout cela peut avoir lieu sur le pied vivant pendant la marche; l'appui peut être faussé de mille manières et donner lieu à des déviations, à des déplacements de la boîte cornée, et dans tous ces cas l'élasticité est mise en jeu pour ramener à leur place physiologique les parties déplacées. Voilà en quoi consiste l'élasticité fonctionnelle du sabot, on peut la comparer à celle des os du crâne chez l'homme. Ces os sont bien élastiques par eux-mêmes, mais leur élasticité n'est mise en jeu qu'accidentellement par des contusions, des pressions, des tractions, des ruptures. Dès que l'effort déformateur cesse, les os du crâne se remettent en place avec une admirable facilité.

Sur le pied du cheval, il n'y a qu'une région dont l'élasticité est mise en jeu dans l'appui normal. C'est la région qui contient le coussinet plantaire et la fourchette. Là, cette élasticité était utile pour soutenir la descente du paturon dans l'appui. Là, l'élasticité est manifeste, elle frappe les yeux ; ce n'est pas 1 ou 2 millimètres qu'elle mesure, c'est plusieurs centimètres de déplacement qu'elle effectue sur les organes.

Ce n'est pas seulement au moment de l'appui que l'élasticité de la fourchette est utile. C'est encore pendant le relever du pied, lorsque le pied dans l'extrême flexion sur le paturon vient frapper celui-ci avec ses glomes. A ce moment, il se produit un véritable choc entre le paturon et les talons du pied. C'est à ce moment que le sommet de l'arrète-fourchette vient heurter la face inférieure du paturon et que l'élasticité si remarquable de cette arête a pour effet de renvoyer mécaniquement le talon vers le bas et de favoriser ainsi l'action de l'extenseur qui ne pourrait, sans fatigue et douleur, commencer l'extension pendant l'extrème flexion du pied. Pour comprendre l'impuissance de l'extenseur sur le pied fortement fléchi sur le paturon, on n'a qu'à observer un cheval indocile qui ne peut échapper à la main d'un homme qui lui tient le pied fortement fléchi sur le paturon. L'animal s'écarte, va, vient, se cabre, et pourtant il ne peut redresser son pied.

Le rôle de l'arrète-fourchette serait donc de réagir élastiquement contre le paturon, pour remettre le pied en position moins *fléchie*, afin de favoriser l'extension de ce pied. Quelquefois la réaction élastique de l'arrète-fourchette et du coussinet est si vive que le pied est renvoyé sur le sol avant que l'extension commence. C'est alors que se produit le *défaut de raboter*.

L'élasticité fonctionnelle de la fourchette n'est mise en

doute par personne, parce que tout le monde en reconnait
l'utilité, parce que tout le monde est convaincu qu'un
organe élastique comme du caoutchouc, qui est surmonté
d'un coussinet encore plus élastique, doit avoir pour
fonction, soit un jeu de ressort, soit l'amortissement des
réactions subies par le paturon. Il n'en est pas de même pour
la sole et la paroi. Entre elles et l'os qu'elles soutiennent
nul coussinet n'est interposé, parce que nul mouvement de
l'os n'est possible.

Pour résumer tout ce qui vient d'être exposé sur l'élasticité du sabot, je dirai : Le sabot est élastique dans chacune de ses parties et dans son ensemble, puisqu'il revient
à sa forme primitive chaque fois qu'une force quelconque
et passagère le déforme dans un sens ou dans l'autre ; une
seule partie du sabot met normalement à contribution le
jeu élastique qui lui est propre dans l'appui normal ; cette
partie, c'est la fourchette ; le sabot proprement dit, c'est-
à-dire la sole et la paroi, reste immuable dans l'appui
normal ; il ne met à contribution sa propriété élastique que
pour remettre en place celle de ces parties accidentellement déplacée ou déformée par un appui anormal.

§ 2. — RÉTRACTILITÉ DE LA MURAILLE.

Sommaire. — Nature et modalité. — Force de la rétraction. — Finalité. —
Neutralisation physiologique de cette rétraction. — Effets de la rétraction.
— Conséquences pratiques.

A. Nature et modalité. — La muraille jouit d'une propriété rétractile très marquée, qui jusqu'ici a été négligée.
Cette propriété consiste en une tendance continuelle à
fermer l'arc représenté par la muraille.

Cette tendance dépend peut-être de la configuration générale de l'arc mural ; peut-être dépend-elle aussi de la composition et de la disposition réciproques des tubes cornés et

des cellules intertubulaires. En tout cas, c'est une force continue, toujours active, dont la finalité n'est pas encore bien établie, mais dont l'existence est indéniable. Bien des maladies ou altérations l'attestent pendant la vie ; après l'amputation du pied, et surtout après le *vidage* de ce pied, cette propriété rétractile devient frappante : au moment même où le pied est énucléé, on voit manifestement la muraille se fermer, se rétracter en luttant contre la résistance matérielle de la fourchette et de la sole.

Les auteurs disent bien qu'un sabot vide et exposé à l'air se rétracte par dessiccation de sa face interne, mais ce n'est là qu'une des phases, la phase pour ainsi dire banale du phénomène que nous étudions. La propriété rétractile se manifeste sous l'eau de macération presque aussi bien, sinon aussi vite, qu'à l'air libre. Elle se manifeste dès le moment de l'énucléation, avant qu'aucune dessiccation de la corne ait pu se produire. Il est donc très vraisemblable et probable qu'elle existe pendant la vie ; car la corne, étant une matière morte, jouit en tout temps des propriétés qui la caractérisent. Pendant la vie, ces propriétés peuvent être neutralisées comme nous l'avons vu au sujet de l'élasticité, mais elles ne peuvent être détruites.

Prenez un pied fraîchement amputé, mesurez bien son contour plantaire et son contour coronaire, puis mettez-le dans l'eau. Au bout de quelques jours, reprenez la mesure des deux contours, et vous constaterez une diminution sensible du contour plantaire et une diminution très sensible du contour coronaire. Dès que vous aurez énucléé le sabot, après vingt ou vingt-cinq jours de macération, la rétraction sera bien plus accusée, et à partir du moment de l'énucléation elle s'accentuera pour ainsi dire d'heure en heure.

Si, sur le pied mis en macération, vous avez préalablement pratiqué une rainure à quelques centimètres en avant des inflexions, la rétraction s'accusera en avant des rainures, la muraille rentrera vers le centre du pied, tandis que les inflexions restent en place (fig. 40).

La rétraction murale est moins rapide et moins forte sur un sabot muni d'une forte fourchette ; elle est plus rapide et plus forte lorsqu'on pare profondément la fourchette avant l'expérience.

Le brochage de la ferrure modifie beaucoup la rétraction murale. De deux pieds dont l'un est ferré et l'autre non ferré, et qu'on met en même temps en macération, celui qui est ferré se rétracte beaucoup moins vite et peut être énucléé beaucoup plus tôt. Le brochage du fer, empêchant la muraille de se fermer, diminue l'adhérence podokéraphylleuse en supprimant la pression du kéraphylle sur le podophylle dont les lames se rétrécissent en entrant en flaccidité (fig. 42 [1-4-6]).

La conformation de la muraille modifie la rétraction. Il semblerait que la muraille circulaire se rétracte moins que la muraille oblongue.

La rétraction murale est en raison inverse de l'épaisseur de la muraille ; une muraille mince se rétracte bien plus et plus vite qu'une muraille épaisse. Elle est encore en raison inverse de l'épaisseur de la sole, car, si on pare fortement un des côtés de celle-ci, le côté correspondant se rétracte bien plus que le côté opposé.

La dessiccation précipite beaucoup la rétraction de la muraille. Un sabot énucléé et exposé à l'air se rétracte en deux ou trois jours beaucoup plus qu'il ne se rétracterait en vingt ou trente jours, sous l'eau.

Un sabot exposé à l'air se rétracte dans toute l'étendue de sa muraille, mais cette rétraction est bien plus accusée dans les parties postérieures que dans les parties antérieures (fig. 42 [8-9]).

Si par un trait de scie transversal passant à 3 centi-

mètres des inflexions on sépare celles-ci du reste de la
paroi, on voit la rétraction s'accentuer en avant de la scissure, tandis que les inflexions conservent à peu près leur
forme (fig. 40 et 41).

Si on pratique le trait de scie en avant des quartiers, on
voit la rétraction s'accentuer en arrière du trait de scie.

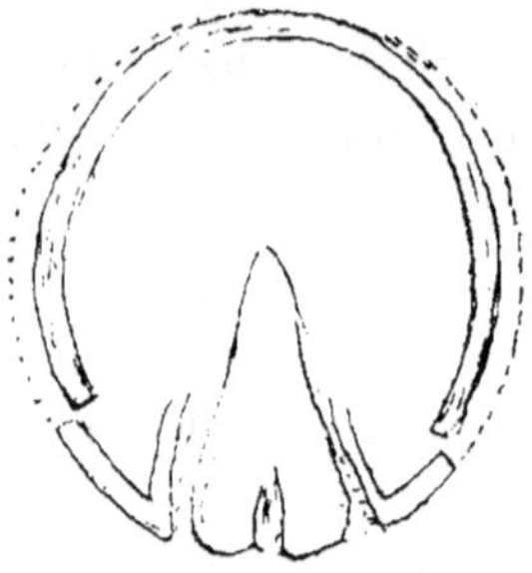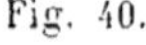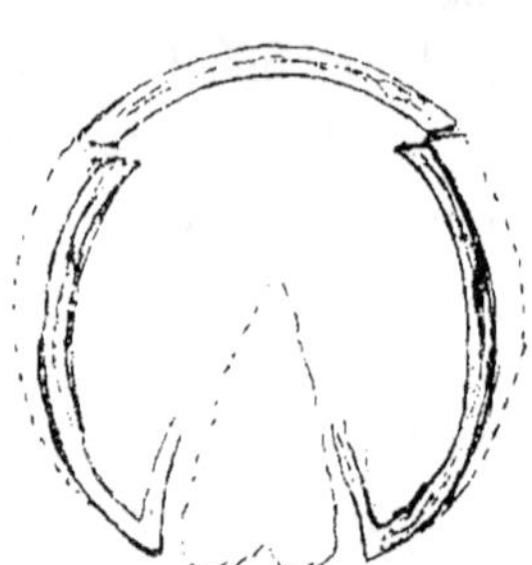

Fig. 40.   Fig. 41.

Il découle de ces deux expériences que les trois inflexions
de la paroi sont plus réfractaires à la rétraction que les
parties latérales (fig. 41 et 42[5-7]).

Sur tout sabot rétracté par dessiccation, les branches de
sole se rapprochent fortement, mais souvent l'une des
branches se trouve soulevée et tend à passer par-dessus
l'autre. Ce fait doit se produire chaque fois que par la
parure, l'une des branches de la sole est plus affaiblie que
l'autre. C'est peut-être aussi à ce soulèvement d'une des
branches de sole qu'on peut attribuer en partie le chevauchement des talons encastelés (fig. 42[9]).

Les barres s'opposent considérablement à la rétraction
murale : un sabot à fortes barres se rétracte toujours moins
et moins vite qu'un sabot à barres faibles; un sabot dont
on a détruit une barre par rugination, se rétracte beaucoup
plus vite du côté de cette barre détruite que de l'autre.
Cette réaction des barres contre la rétractilité de la
muraille est toujours si manifeste qu'il est rationnel de

regarder ces barres comme préposées à la neutralisation physiologique de la rétraction murale.

Le périople a pour effet, au moins sur le pied mort exposé à l'air, de retarder la rétraction de la muraille coronaire. Ce phénomène doit résulter de l'hygrométricité particulière à la corne périoplique. Celle-ci, en effet, absorbe une grande quantité d'humidité, la transmet à la corne pariétale et en retarde ainsi la dessiccation et par suite la rétraction.

Une muraille fortement rétractée par dessiccation s'ouvre très sensiblement lorsqu'on la maintient quelques heures sous l'eau, d'où il faut conclure que la rétraction est due, en partie, à la perte de l'humidité que contient la corne.

Lorsque, sur une muraille fraîche, on pratique une rainure vers le milieu de chaque quartier, on retarde et on limite considérablement sa rétraction par dessiccation, et c'est surtout en avant des rainures que la muraille accentue son resserrement (fig. 42 ³).

Le brochage de la ferrure a une grande influence sur la rétraction murale. Mettez les deux sabots congénères d'un même cheval à la dessiccation en plein air : si l'un des deux a conservé son fer, il se rétractera moins vite que l'autre, et en outre sa rétraction sera beaucoup plus marquée en arrière du brochage que sur la région portant des clous, tandis que l'autre sabot, s'il n'est pas ferré, se rétractera beaucoup plus vite et uniformément sur tout son contour. De deux sabots ferrés, celui qui est broché plus en talon se rétractera moins que l'autre. C'est probablement à cause de leur brochage plus en arrière que les pieds postérieurs sont moins exposés à l'encastelure que les pieds antérieurs (fig. 42 ¹⁻⁴).

La rétraction murale est toujours plus accentuée vers le bord coronaire que vers les parties inférieures, ce qui produit une inclinaison très prononcée des fibres pariétales, inclinaison qui porte leur extrémité supérieure vers le centre du pied (fig. 42 ¹¹). Le brochage du fer a pour effet non seulement d'enrayer la fermeture du contour mural, mais encore d'empêcher les fibres cornées de s'incliner vers le centre du pied. C'est pourquoi un brochage haut est plus efficace contre la rétraction murale qu'un brochage bas.

J'ai tenu à signaler toutes ces particularités relatives à la rétraction de la muraille et que j'ai constatées maintes fois en manipulant un grand nombre de sabots énucléés ou non.

Je terminerai ce qui concerne la modalité de cette rétraction en disant que tout sabot vide, en se desséchant à l'air, se rétracte de manière à revêtir la forme et l'aspect qui caractérisent l'encastelure. Il est vraiment bien étonnant que personne jusqu'ici n'ait jamais relevé cette similitude de forme et d'aspect qui certainement peut et doit modifier l'étiologie restée si obscure de l'encastelure du pied vivant. Nous verrons en effet qu'il est bien plus simple et rationnel de faire dériver l'encastelure de l'exagération de la force rétractile de la muraille, que de la faire dériver de l'*absence* prétendue d'une propriété qui n'existe qu'accidentellement et qui d'ailleurs, quand elle se manifeste, se manifeste aussi bien sur le pied encastelé que sur le pied sain.

Pour se convaincre de l'exactitude de cette assertion, il suffit de jeter un coup d'œil sur la figure 42 où j'ai fait photographier une série de sabots énucléés le même jour et exposés à l'air durant trois mois.

Le n° 1 est un pied de derrière n'ayant pas été déferré. Il n'a subi pour ainsi dire aucune rétraction (influence du brochage).

Le n° 4 est un pied de devant du même cheval. Le brochage étant moins porté en arrière, le retrait s'est manifesté légèrement en talon interne.

Le n° 6 est un sabot que j'ai broché avant la macération sur une traverse par deux clous seulement, en talons. On

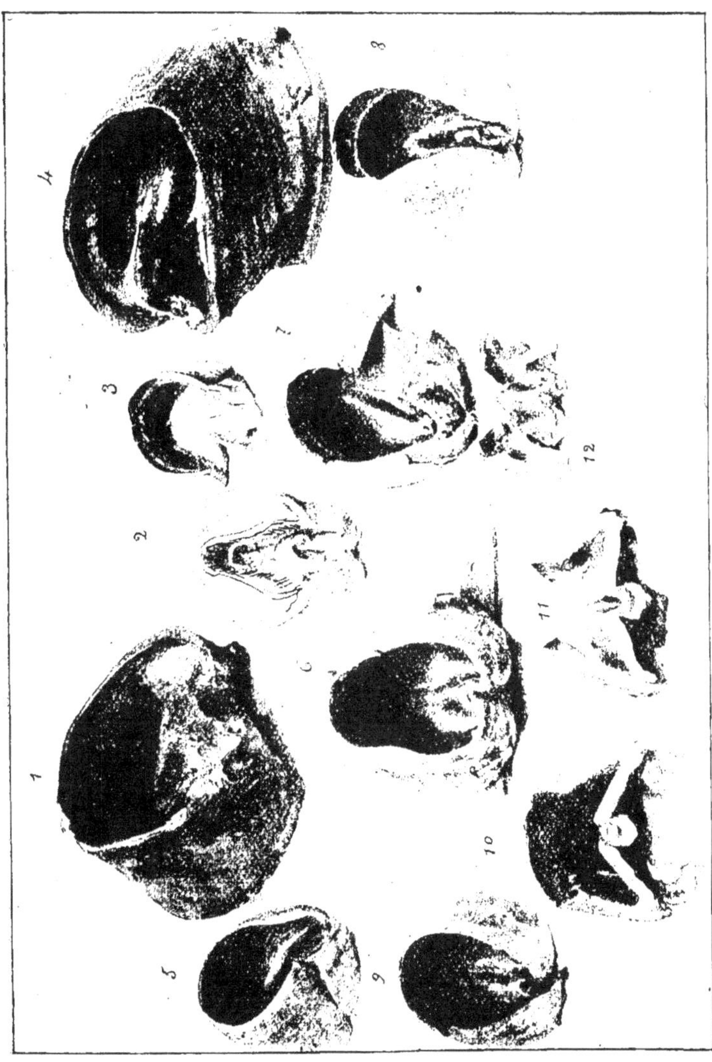

Fig. 42.

voit que le sabot s'est moins rétracté en talons que dans les parties antérieures.

Les n°s 8 et 9 sont deux sabots déferrés avant la macération. On voit combien leur retrait est accentué, surtout en quartiers et talons. Sur le n° 9, on voit bien le chevauchement effectué en talon; sur le n° 8, le chevauchement est moindre parce que la bande périoplique a été extirpée au moment de l'énucléation.

Le n° 5 montre qu'une scissure faite en arrière des quartiers diminue le retrait du talon et augmente le retrait du quartier qui ici est tourné en hélice.

Le n° 7 montre qu'une brèche faite en quartier a diminué le retrait du talon correspondant.

Le n° 3 montre qu'une rainure faite en arrière du quartier a également empêché le talon de se rétracter.

Les n°s 10, 11 et 12 montrent la différence de retrait des talons, des quartiers, des mamelles et pince, lorsqu'on les a isolés par deux coupes. Le n° 10 montre que la muraille s'est plutôt rétractée en bas en soulevant la voûte soléaire ; le n° 11 montre au contraire que les quartiers se sont très inclinés en haut en effaçant la voûte soléaire; le n° 12 montre que les talons isolés ont à peine subi de déformation.

Les n°s 4, 5, 7, 8 et 9 montrent combien la rétraction murale du sabot vide est identique à la déformation des pieds encastelés.

Le n° 2 montre combien le grand développement des barres et leur prolongement en avant de la fourchette neutralise le retrait de la paroi. Ce pied, qui avait été énucléé sept ans avant les autres numéros, n'a subi qu'une déformation insignifiante.

B. **Force de la rétraction murale.** — J'ai cherché à mesurer la force de cette rétractilité. Sur le sabot fraîchement énucléé, elle est d'environ 2 kilogrammes. Je veux dire par là qu'il suffit de fixer un poids d'un kilo à chaque inflexion et de les faire tirer en sens inverse pour neutraliser la rétraction. Chose remarquable, sur des sabots à muraille mince, la rétraction exigerait, pour être neutralisée, un poids plus fort.

Quant à la rétraction produite par la dessiccation, elle est énorme, et il ne faut pas moins d'une traction de 10 à 15 kilos sur les inflexions pour les empêcher de se rapprocher, sur un sabot moyen. Je n'ai pas besoin d'ajouter que toutes les conditions qui augmentent ou diminuent la rétractilité de la muraille, augmentent ou diminuent la traction neutralisante.

C. **Finalité de la rétraction.** — Il est bien difficile de se prononcer sur la finalité de cette propriété qui, jusqu'ici, n'a pas été prise en considération par les auteurs. Cependant il est rationnel d'admettre qu'un phénomène toujours constaté pendant la vie, aussi bien qu'après la mort, doit avoir un but fonctionnel. Cette finalité serait-elle de rapprocher entre elles les lames cornées pour leur faire faire pression sur les lames de chair qui leur sont accouplées et d'assurer par là l'adhérence podokéraphylleuse, chaque fois que cette adhérence est compromise par la flaccidité des lames de chair? Ce qui donnerait à cette interprétation un caractère d'exactitude, c'est que les circonstances qui mettent obstacle à la rétraction coïncident avec une diminution de l'adhérence podokéraphylleuse. Ainsi, par exemple, si vous mettez en macération un pied ferré et un pied non ferré, le premier, dont la rétraction murale est en partie neutralisée par le brochage du fer, pourra être énucléé sans ruptures des lames, bien plus tôt que l'autre qui se rétracte à mesure que les lame de chair s'amincissent par la flaccidité et la macération Si vous mettez en macération les quatre pieds du même cheval et tous ferrés, les pieds postérieurs, dont le brochage est plus reculé et par conséquent plus neutralisant de la rétraction, s'énucléeront plusieurs jours avant les anté-

rieurs, dont le brochage est plus circonscrit vers la pince.
Si, par contre, vous mettez en macération deux pieds non
ferrés du même cheval après avoir passé autour de l'un
des deux un fort lien de caoutchouc, vous verrez que le
pied non muni de caoutchouc s'énucléera plus tôt que
l'autre, et quelquefois il m'est arrivé de constater que le
pied muni du caoutchouc constricteur ne pouvait s'énucléer
que plusieurs semaines après l'énucléation du pied resté
libre. Ce sont là des faits bien probants en faveur de la
finalité que je suis porté à attribuer à la rétraction
murale.

D. **Neutralisation physiologique de la rétraction.** —
La force rétractile de la muraille ne peut exister pendant
la vie, sans produire une compression sur tous les tissus
vivants. Cette compression compromettrait toujours l'intégrité des tissus, si elle n'était retenue dans des limites
physiologiques, si elle n'était neutralisée par intermittences.

Pour lutter contre l'exagération et la continuité de sa
rétraction, la paroi s'est conformée de manière à se fournir
un obstacle contre sa propre rétraction. Ce sont les barres
qui constituent le principal antagoniste de la rétraction
murale. Elles font l'office d'arcs-boutants contre la fermeture
de l'arc mural. Pour se convaincre de cette réaction des
barres, on peut faire l'expérience suivante : Qu'on prenne
un sabot fraîchement énucléé, qu'on détruise l'une de ses
barres par rugination et qu'on le laisse séjourner à l'air
libre ; au bout de vingt-quatre heures on constatera que la
muraille s'est très visiblement rétractée du côté de la barre
détruite, tandis qu'elle ne s'est encore nullement déformée
de l'autre côté. Au bout de quelques jours de dessiccation,
les deux côtés sont bien rétractés, mais le côté dépourvu
de barre s'est déformé infiniment plus que l'autre ; quelquefois ce côté est contourné en colimaçon, pendant que

l'autre reste tout simplement rétracté. D'ailleurs il suffit d'avoir manié un certain nombre de sabots vides pour être convaincu que ceux munis de fortes barres se rétractent beaucoup moins et moins vite que ceux munis de barres faibles ou altérées.

Les barres doivent donc être considérées comme les antagonistes physiologiques de la rétraction. Ce sont elles qui sont préposées à lutter contre l'exagération de cette propriété.

De là il découle que l'appauvrissement des barres et de la fourchette rend impossibles la neutralisation et l'intermittence de la rétraction, et qu'alors celle-ci, ne trouvant plus d'obstacle ni de régulateur, s'exagère, comprime les tissus d'une manière continue et produit tous ces désordres dont l'étude sera faite plus tard.

C'est encore à la ferrure qu'on croit devoir attribuer l'appauvrissement de la fourchette et des barres. La ferrure n'est pour rien dans cette altération des barres et de la fourchette. Ce sont les manœuvres vicieuses de la parure et la *mauvaise ferrure* qui sont nocives. La ferrure par elle-même n'entraîne l'appauvrissement ni des barres ni de la fourchette, témoin la ferrure orientale et la ferrure actuelle des Omnibus.

Mais c'est surtout sur les zones supérieures de la muraille que l'antagonisme de la fourchette et des barres se fait sentir. Sur la zone inférieure, ce sont les branches de sole qui luttent contre la rétraction de la muraille. L'action de la sole est d'autant plus puissante que cette sole est plus épaisse. Pour en faire la démonstration, il suffira d'affaiblir par la parure l'une des branches de sole, sur un sabot énucléé ou non, pour constater que sur le côté correspondant, la muraille se rétracte plus vite que sur le côté opposé.

De tout ce qui précède découlent quelques enseignements pratiques d'une grande importance. Je vais en signaler deux.

1° Il ne faut jamais affaiblir par la parure ni la fourchette, ni les barres, ni les branches de sole;

2° Il ne faut pas craindre de brocher le fer aussi en talons qu'il est possible de le faire sans danger de piqûre. Le brochage reculé ne nuit en rien à l'intégrité du pied, et il permet de mieux disséminer les étampures sur une plus grande partie du contour plantaire; par conséquent, pour un nombre donné d'étampures, il augmente la solidité de la ferrure, il éloigne les postes des uns des autres et il altère moins par cela même le corps de la muraille; enfin, et surtout, il neutralise mieux la rétraction murale. C'est ainsi que par le raisonnement on peut rendre souvent la ferrure plus salutaire que nuisible.

Dans la parure du pied de poulain ou du pied non ferré, il faut se garder de soustraire à l'appui, les barres et la fourchette, car soustraire un organe à son travail physiologique, c'est l'atrophier. Dans la ferrure, il faut toujours se pénétrer de ce même principe et faire appuyer sur le sol ou sur le fer toutes les parties de la face plantaire. En observant bien ce principe, on aura toujours une forte et souple fourchette, des barres et des branches de sole robustes, et l'on n'aura plus à redouter les exagérations de la rétractilité murale.

Nous ne nous étendrons pas plus sur la rétractilité de la paroi, et nous dirons pour résumer tout ce que nous avons dit sur cette propriété: C'est une propriété inhérente à la muraille; elle est manifeste pendant la vie et après la mort; elle est bien plus importante à étudier que l'*élasticité*, qui n'est mise en jeu que dans certains cas accidentels; elle servira, quand elle sera bien connue, à régler certains points encore indécis de la ferrure normale et de certaines ferrures pathologiques; elle peut être considérée comme le facteur initial de l'encastelure.

§ 3. — FLEXIBILITÉ DE LA PAROI.

La flexibilité est une propriété bien distincte de l'élasticité. Une lame de plomb est très flexible et nullement élastique.

La flexibilité est cette propriété qu'a la corne de céder à la pression et de se déformer sans se rompre. C'est surtout lorsqu'elle est conformée en lame ou en plaque que la corne manifeste se flexibilité.

La paroi est flexible d'une manière plus ou moins accusée suivant les régions. Ses lames kéraphylleuses et sa gouttière sont les parties les plus flexibles de la paroi. En tout cas, la flexibilité est en raison inverse de l'épaisseur. La gouttière est plus flexible vers son bord supérieur; les talons et les barres sont plus flexibles que les quartiers, les mamelles et la pince.

La flexibilité de la paroi est proportionnelle à l'état hygrométrique de sa corne. Une paroi qui a séjourné quelque temps dans l'eau est bien plus flexible qu'une paroi plus ou moins sèche.

Nous venons de voir qu'il existe entre les barres et la muraille un véritable antagonisme, créé par la rétractilité de la dernière que les barres doivent neutraliser. Tant que les barres restent rigides, la muraille ne peut se rétracter au delà d'une certaine mesure; dès qu'elles fléchissent, la muraille se rétracte et maintient les barres dans cet état anormal de flexion. C'est ce qu'on voit chaque fois que l'encastelure s'établit; les barres, au lieu d'être droites, sont ployées sur le milieu de leur face extérieure. Cette flexion des barres est le premier signe de l'encastelure (fig. 43, A).

Une fois incurvées ou fléchies, les barres perdent une grande partie de leur puissance de réaction contre la rétractilité de la muraille. L'humidité propre aux lacunes et à la fourchette pénètre plus ou moins les barres et diminue leur rigidité. Pour égaliser la lutte existant entre la muraille et les barres, il est indiqué d'humecter la muraille trop rétractile et de sécher les barres trop flexibles. On favorisera la réaction des barres en amincissant le talon de muraille ou en rainant le quartier. On peut augmenter la rigidité des barres en passant rapidement à leur surface le cautère rouge, ou l'éponge rougie du fer qu'on vient de faire porter.

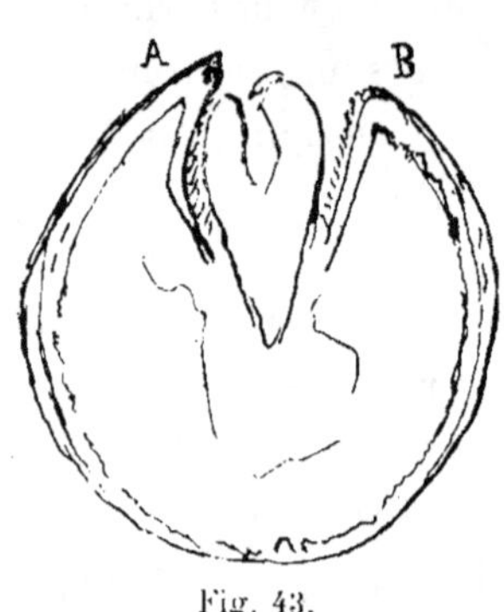

Fig. 43.

A, barre fléchie. — B. barre droite.

Le fer rouge a pour effet d'abord de ramollir la corne superficielle, mais bientôt après, la corne ainsi chauffée devient plus dure et plus sèche qu'avant la cautérisation. L'on se rend bien compte de cet effet lorsque, voulant pratiquer un amincissement ou une rainure, on appuie le cautère rougi sur la corne à ruginer : si l'on diffère de quelques instants la rugination, on trouve une corne plus dure qu'avant. La cautérisation superficielle des barres a, en outre, pour effet, de les rendre moins poreuses, moins pénétrables par l'humidité exhalée par les lacunes.

Si l'eau qui pénètre la corne la rend plus flexible, il n'en est pas de même des corps gras que l'on peut appliquer à sa surface : ils ne ramollissent pas sensiblement les couches sous-jacentes.

La connaissance de la flexibilité n'est pas sans importance pratique. C'est elle qui guide le maréchal et lui permet de juger de l'épaisseur des régions à parer; c'est elle qui permet au chirurgien de juger de la proximité des parties vives, quand il veut finir un amincissement sans entamer les tissus immédiatement sous-jacents; c'est elle qui permet de libérer les tissus sous-cornés des pressions douloureuses sans les mettre tout à fait à nu.

La flexibilité de la paroi amincie est extrême : si vous amincissez un lambeau de muraille en regard d'un podophylle enflammé, avant d'atteindre la couche pénultième vous voyez la corne amincie se bomber, se soulever par la poussée du tissu congestionné. Quand il y a abcès, la fluctuation est plus clairement perçue sous la pellicule de corne que sous la peau.

§ 4. — COLORATION DE LA PAROI.

La couleur naturelle de la corne pariétale est le jaune clair. Jamais je n'ai vu de paroi blanche. La couleur jaune clair, qui caractérise assez souvent le kéraphylle fraîchement mis au jour, existe très rarement sur le corps de la paroi, dont la couleur est toujours grisâtre, même lorsque cette paroi provient d'un bourrelet incolore. La corne pariétale n'a donc jamais le ton parfaitement blanc qui distingue le poil de certaines balzanes.

La couleur naturelle de la paroi est modifiée d'une infinité de manières par le pigment du bourrelet. La face interne de la gouttière reflète exactement toutes les nuances du bourrelet. Sur certains pieds, en effet, on voit la gouttière noire sur toute sa surface; sur d'autres, elle présente une zone toute noire et des zones plus claires; sur d'autres, elle présente des places bien noires et des places diversement rayées de blanc et de noir.

La couleur d'un point quelconque de la gouttière règne toujours depuis ce point jusqu'au bord plantaire. Si la gouttière est noire à son bord supérieur et blanche dans ses autres zones, la paroi est noire dans sa couche superficielle et blanche dans les couches correspondantes aux zones blanches de la gouttière. En d'autres termes, tous les

points de la paroi sont colorés comme les points de la
gouttière auxquels ils font suite.

Le plus généralement, la zone tout à fait inférieure du
bourrelet est incolore, et par conséquent la couche profonde
et le kéraphylle sont généralement incolores. Mais il n'est
pas rare de voir des bourrelets pigmentés par places sur
cette zone inférieure, et leur gouttière également colorée
par places jusqu'à la naissance des lames kéraphylleuses,
et alors celles-ci sont colorées jusqu'à leur extrémité inférieure. Les lames cornées, comme les autres couches de
la paroi, présentent donc la coloration de la zone du
bourrelet dont elles émanent.

J'ai sous les yeux un fort sabot que je viens d'énucléer
après quinze jours de macération. Sur ce sabot la gouttière
est uniformément noire, sauf dans la zone inférieure où commencent les lames cornées. Tout le kéraphylle de ce sabot
est parfaitement incolore, c'est-à-dire jaune très clair. En
examinant le tégument que je viens d'extraire de ce sabot
et après l'avoir lavé sous un courant d'eau froide, je trouve
que le bourrelet est exactement nuancé comme la gouttière ;
il est pigmenté partout, excepté sur sa zone tout à fait
inférieure ; mais je trouve le podophylle fortement pigmenté
en plusieurs places plus ou moins étendues et situées les
unes en haut, les autres en bas, les autres dans les régions
moyennes. Cependant le kéraphylle correspondant à ces
places pigmentées du podophylle est aussi incolore que
celui correspondant aux places non pigmentées.

Ce fait est une preuve bien convaincante de la non
participation du podophylle à la sécrétion des lames
pariétales, car si le podophylle sécrétait ces lames, il leur
donnerait sa propre coloration.

D'ailleurs, chaque fois qu'on examine un sabot dont le
kéraphylle est coloré, on remarque que cette coloration se
fait par tranches bien délimitées du kéraphylle s'étendant

depuis la gouttière jusqu'au bord plantaire, et que toutes les lames remplissant la tranche colorée, proviennent d'un point du bourrelet exactement coloré comme elles.

La paroi colorée présente cette particularité qu'elle ne conserve pas la même nuance dans toutes les couches de son épaisseur. Une gouttière dont la face interne est uniformément noire foncée, est suivie d'un corps de paroi beaucoup plus foncé dans ses couches superficielles que dans ses couches profondes. La couleur de la paroi va en se dégradant de dehors en dedans.

Il ne faut pas confondre cette dégradation de ton, d'une muraille entièrement pigmentée, avec les changements brusques du noir au blanc qu'on observe assez souvent lorsqu'on amincit une paroi. Ce passage brusque du noir au blanc est dû à ce que le bourrelet générateur de cette corne présente lui-même ce passage brusque d'une pigmentation intense à une pigmentation nulle.

Le fait inverse se présente très rarement; mais enfin il m'est arrivé de trouver des murailles incolores à la superficie devenir colorées dans les couches profondes.

Il semblerait, d'après les faits habituels, que la matière colorante délavée, diluée dans l'humidité des couches profondes, passe par infiltration dans les couches superficielles où elle se dépose en abondance par l'évaporation de l'humidité.

La coloration de la corne présente un certain intérêt pratique, car c'est d'après les nuances variées qu'elle présente de l'extérieur à l'intérieur qu'on peut juger du voisinage des parties vives : c'est pourquoi il est bon de relever quelques erreurs commises par certains auteurs.

C'est bien à tort qu'on a dit que les lames du kéraphylle sont toujours incolores. Comme toutes les autres couches de la paroi, elles ont la couleur du point cutidural d'où elles partent. Sur cinq sabots que j'ai en ce moment sous les yeux et que j'ai présentés à la Société centrale, quatre présentent un kéraphylle plus ou moins coloré par tranches nettes depuis le haut jusqu'en bas. Mais pour juger de l'état pigmentaire du tégument et du podophylle, il faut énucléer le pied après une macération aussi courte que possible (vingt-cinq jours pour les pieds non ferrés, quatorze jours pour les pieds ferrés). Une macération trop prolongée altère le tégument et délave le kéraphylle.

On a eu tort de dire que la paroi est toujours de la couleur de la peau qui surmonte le bourrelet. Il est des sabots dont la couleur est noire quoique surmontés de balzane ; les chevaux blancs ou blanchis par vieillesse, ou pommelés jusqu'aux extrémités, ont très souvent des sabots noirs. Il est, par contre, des sabots blancs surmontés d'une couronne parfaitement noire.

C'est, qu'en effet, la distribution du pigment dans le tégument coronaire et sous-ongulé n'a rien de fixe ni de régulier ; une balzane phalangienne peut s'arrêter brusquement au niveau d'un bourrelet pigmenté ; un bourrelet non pigmenté peut faire suite, et sans transition, à une peau parfaitement noire. Comme la couronne, un bourrelet peut être incolore en un point et pigmenté sur un autre point ; nous avons vu que le podophylle est lui-même pigmenté par places en sens contraire du bourrelet.

Quand on a manié, même en petit nombre, des sabots fraîchement énucléés, on ne conçoit pas qu'on ait pu dire, que « la couleur de la sole reflète exactement celle de la paroi, qu'elle est blanche ou noire suivant la coloration de cette dernière ». Sur dix sabots, vous n'en trouverez pas deux, peut-être pas un seul qui justifie ce dire. La sole, comme la fourchette, comme la paroi, se colore comme le tégument qui l'engendre. Or le tissu velouté est pigmenté de mille manières sans qu'on puisse trouver la moindre corrélation avec la pigmentation du bourrelet ; à un bourrelet incolore, vous voyez coïncider un velouté coloré et *vice versa*. Le pigment peut être disséminé au hasard sur l'étendue du velouté et produire une sole pigmentée également au hasard.

REMARQUE : Dans le signalement des chevaux, on ne tient pas compte de la différence qui peut exister entre la couleur du sabot et celle de la couronne. Je pense que les particularités suivantes pourraient être un bon signe d'identité, lorsqu'on indiquerait au signalement : *sabot noir sous balzane*, ou *sabot blanc sous couronne noire*, ou *sabot blanc en dedans, noir en dehors*, ou enfin *sabot rayé de blanc et noir*.

§ 5. — SONORITÉ DE LA PAROI.

C'est la propriété qu'a la paroi de résonner sous le choc d'un corps dur, ou sous le choc de la foulée.

Lorsqu'on percute la paroi d'un sabot vide, elle résonne comme une boîte en bois de chêne très dur ; mais la résonance varie suivant les points que l'on percute. La percussion est d'autant plus grave que les fibres sont plus longues. C'est pourquoi la sonorité est plus grave en pince qu'en talons. La sonorité est plus aiguë vers la soudure soléaire que vers la gouttière.

Quand le sabot est plein, la résonance est plus aiguë.

Quand on percute une muraille sur le pied vivant, la résonance est à peu près égale à celle du sabot mort ; quand on percute un pied vivant à l'appui, la résonance est plus aiguë que dans le pied soutenu au lever.

La sonorité du pied vivant percuté en muraille varie suivant les conditions de l'appui. Si l'appui est franc et normal, la sonorité est à peu près la même sur tout le contour. Si l'appui est douloureux ou dévié, la sonorité de la partie malade ou moins comprimée est plus grave que celle des autres régions. C'est ainsi que la sonorité peut quelquefois révéler le point malade. La sonorité peut aussi révéler certaines altérations locales non visibles, telles que bleimes, fourmilières, seimes non apparentes au dehors; il est facile de distinguer les parties creuses de la paroi par le son tout particulier qu'elles rendent.

La sonorité de la muraille n'est guère modifiée par l'état hygrométrique de la corne, un pied sortant du bain résonne comme il résonnait avant le bain. La sonorité d'une muraille à l'appui n'est guère modifiée par l'état et la nature du sol. Le même pied percuté successivement sur une dalle, sur du pavé, sur la terre durcie, résonne à peu près de même dans les trois cas.

Le sabot du cheval non ferré produit une foulée si sonore relativement à celle des autres animaux, que cette sonorité a probablement contribué à donner aux équidés le nom de solipèdes (*solidus pes*). Cette sonorité est telle, qu'à une époque où la ferrure n'était pas en usage, Virgile a cherché à l'imiter par le fameux vers si souvent cité comme modèle d'harmonie imitative.

La foulée du cheval ferré est encore plus sonore, car à la sonorité de la corne vient s'ajouter celle du fer. D'ailleurs, le brochage rend les fibres pariétales plus rigides et leur sonorité plus aiguë. La sonorité de la foulée varie avec la nature et la dureté du sol; elle varie aussi avec l'allure, et avec la modalité de l'appui. La foulée du pas est peut-être la plus sonore, et c'est à sa grande résonance qu'on peut quelquefois juger si un cheval qu'on ne voit pas marche au trot ou au pas. Car il est des cas où les battues de l'allure au pas simulent à s'y méprendre les battues du trot rapide. C'est à la sonorité qu'on distingue une allure lourde d'une allure agile; un appui hésitant d'un appui franc; un cheval fatigué d'un cheval frais et vigoureux. La différence de sonorité entre les battues peut révéler l'existence et même le degré d'une boiterie. Un cheval en marche qui foule en même temps deux sols différents, par exemple, lorsque l'un de ses pieds foule le macadam et l'autre le pavé d'une même route, les foulées résonnent d'une manière si différente qu'elles simulent la boiterie.

Dans les grandes allures, le pied du cheval ferré fait entendre à chaque foulée sur un sol légèrement pénétrable un bruit sec, strident, que je crois produit par l'air intercepté entre le pied et le fond de l'empreinte. C'est un bruit analogue au soufflet que la main de l'homme produit en frappant une surface dépressible. Le sabot *soufflette* le sol d'une manière très frappante quand l'animal se prépare par une vitesse extrême à franchir un obstacle. Je n'ai observé ce phénomène que dans certains manèges à longue piste couverte de sciure ou de sable. J'ignore si le sabot déferré produit le même bruit.

Je ne dirai pas autre chose sur la sonorité de la paroi. J'ai voulu seulement attirer l'attention des observateurs sur cette propriété, jusqu'ici négligée, de la paroi et du sabot.

La sonorité sert souvent de guide pour juger de l'épaisseur de la corne dans la parure du pied.

§ 6. — CALORICITÉ DE LA PAROI.

J'entends par caloricité l'action que la corne pariétale peut avoir sur le calorique en général et sur la chaleur du pied.

La corne pariétale conduit mal la chaleur. Les expériences faites par Reynal et Delafond sont un peu équivoques. Sans doute une plaque de corne brûlée à l'une de ses surfaces conduit lentement le calorique à la main placée sur l'autre surface; mais en est-il de même pour la corne du pied vivant? Sur le pied vivant, la corne est déjà à la température de 35° C. environ; elle est pénétrée d'une grande quantité d'eau; ce sont là deux conditions qui peuvent modifier sa conductibilité. En outre, la corne est en coaptation avec les tissus vifs d'une manière bien plus intime que ne peut l'être la main qui soutient une plaque cornée. Enfin les tissus tégumentaires du pied pénètrent la corne à une profondeur souvent considérable par des papilles ou des lamelles. Ce sont là des différences qui peuvent et doivent singulièrement modifier la transmission du calorique.

La corne ayant une température de 35° C. sera bien plus vite brûlante pour les tissus, quand on la brûlera à sa face externe, qu'une corne froide.

Son humidité interstitielle étant plus conductrice que la corne, accélérera la transmission du calorique du dehors au dedans.

Les papilles et les lames qui pénètrent la paroi, et qui sont si sensibles par leur innervation spéciale, reçoivent avec une promptitude relative la sensation de brûlure.

Si on prenait à la lettre les expériences de Reynal et Delafond, et qu'on fît porter un fer rouge pendant quatre minutes, il est certain que les tissus vivants seraient brûlés. Il suffit souvent de faire porter le fer chaud pendant quinze ou vingt secondes pour que le cheval manifeste l'échauffement douloureux de son pied; il suffit de le faire porter pendant trente ou quarante secondes pour déterminer une brûlure grave des tissus vivants.

Il va sans dire que la transmission de la chaleur d'une face à l'autre de la plaque cornée est d'autant plus rapide que la plaque est plus mince.

La corne conserve longtemps la chaleur qu'elle a acquise. Posez la main sur la surface brûlée par le fer qu'on a fait porter et vous la trouverez *brûlante* pour vos doigts plusieurs minutes après la soustraction du fer chaud. Cela indique qu'il est prudent sur une corne mince d'enlever rapidement au couteau la couche superficielle brûlée, afin d'éviter la transmission aux parties sous-jacentes de la chaleur concentrée en cette couche superficielle.

Il est souvent impossible de juger l'épaisseur de la corne plantaire. Telle corne qui résiste à la pression du doigt, qui résonne à la percussion comme une corne épaisse, peut être très mince, et si vous faites porter le fer même pendant une durée moyenne, vous pouvez échauffer ou brûler les parties vives. Un bon moyen préventif de ces accidents consiste à refroidir subitement la corne brûlante en y passant une éponge imbibée d'eau froide. Il serait donc indiqué d'ajouter à l'outillage du ferreur, un récipient rempli d'eau froide et une éponge. Dans mon atelier de maréchalerie, je me suis bien trouvé dans plusieurs cas d'avoir exigé ce supplément d'outillage.

Soumise à l'action du fer rouge blanc, la corne s'enflamme et répand des flammes rouges striées de blanc qui se confondent à leur périphérie avec une abondante fumée jaunâtre. Sous l'action du fer porté au rouge sombre, la corne se ramollit en se boursouflant et jette une fumée très odorante et jaune foncée. Les boursouflures, après s'être vidées de leur fumée, se cassent, se carbonisent ou se réduisent en cendres grises.

La partie de corne mise au contact du fer rouge, après avoir été ramollie et fondue, se coagule rapidement et forme une croûte très dure inattaquable au tranchant du bistouri, mais qui ne se ressoude qu'imparfaitement avec la corne sous-jacente. Celle-ci devient sèche, sonore, très peu flexible après le refroidissement. Si l'on veut juger de l'épaisseur de la corne plantaire par la pression des doigts, il faut faire cette pression immédiatement après la soustraction du fer chaud qui a porté, c'est-à-dire pendant que la corne est encore très chaude. Si on attend le refroidissement, la corne qui a été chauffée devient inflexible.

La chaleur atmosphérique précipite la dessiccation de la corne, le froid la ralentit à la condition que l'état hygrométrique de l'air soit le même.

La non-conductibilité de la corne a pour effet de conserver au pied intérieur sa chaleur physiologique, de retarder la pénétration du froid que dégage le sol gelé ou couvert de neige, la pénétration de la chaleur des sols couverts de sables brûlants. Si le sabot du cheval n'était pas mauvais conducteur du calorique, jamais le cheval syrien ne pourrait vivre dans les pays où les neiges sont persistantes, jamais le cheval des régions tempérées ou froides ne pourrait fouler les sables brûlants du Sahara ou de l'Arabie. C'est grâce à son sabot épais et non conducteur du calorique que le cheval est pour ainsi dire cosmopolite.

C'est à cause de la non-conductibilité de la corne que rien n'est plus trompeur que la caloricité du sabot au point de vue du diagnostic. Tantôt c'est le pied malade qui paraîtra chaud à la main de l'explorateur, tantôt c'est le pied sain. Sur un même pied malade, les mêmes contradictions existent entre la région malade et la région saine. Cela tient probablement à ce que le pied ou la région saine augmentent leur température par un travail plus considérable de l'appui, en sorte que si la partie malade est surchauffée par l'inflammation, la partie saine l'est également par un travail plus énergique de soutien et d'appui. Quoi qu'il en soit, le vulgaire attache une valeur considérable à la caloricité du sabot.

§ 7. — UDORICITÉ DE LA PAROI.

J'appelle ainsi la propriété qu'a la paroi de se modifier sous l'influence de l'humidité qui la pénètre.

La paroi est très hygrométrique ; elle sert à confectionner certains hygromètres enregistreurs. D'après Clément, un sabot plein immergé dans l'eau absorberait 14 grammes d'eau au maximum. Mais on ne dit pas combien pesait le sabot immergé, en sorte qu'on ne sait pas le quantum pour cent d'eau absorbée. J'ai cherché à combler cette lacune. Une paroi bien sèche plongée dans l'eau à la température ordinaire absorbe 3 p. 100 de son poids d'eau en deux heures ; au bout de six heures elle en a absorbé 6 p. 100 ; au bout de deux jours d'immersion elle en aura absorbé 7 p. 100. En prolongeant l'immersion pendant vingt jours, la quantité d'eau absorbée est en moyenne de 10 p. 100 environ du poids de la paroi sèche. Autre procédé : un sabot entier bien sec et pesant 460 grammes, maintenu plein d'eau et restant exposé à l'air par sa face externe, absorbe par sa surface interne :

En 12 heures 15 grammes d'eau. — Son poids est devenu 475 grammes.
En 24   —   20   —   —   480   —
En 48   —   30   —   —   —   490   —
En 96   —   55   —   —   —   510   —
En 192   —   63   —   —   —   518   —
En 8 jours 65   —   —   —   520   —

C'est donc environ le septième de son poids que la corne sèche peut absorber d'humidité par sa face interne,

Le même sabot revenu à son poids primitif par dessiccation et plongé dans l'eau récupère les 65 grammes d'eau en deux jours, mais en prolongeant l'immersion on n'obtient pas une plus grande absorption.

De ces essais il résulte que la corne pariétale n'absorbe d'humidité que le dixième de son poids, tandis que le sabot entier en absorbe le septième de son poids ; d'où il faut conclure que la corne pariétale est moins hygrométrique que la corne plantaire (sole et fourchette).

L'udation d'un arc pariétal a pour effet physique d'ouvrir cet arc.

L'eau chaude pénètre la corne pariétale bien plus rapidement que l'eau froide : on peut faire absorber 12 à 13 p. 100 d'eau chaude (à 40° C.).

La potasse active et régularise l'udation de la paroi. Une paroi préalablement traitée par la potasse est plus hygrométrique que la paroi ordinaire.

L'udation ramollit la corne, augmente sa flexibilité et diminue sa rétractilité.

L'udation par cataplasmes chauds est plus prompte que par cataplasmes froids. Elle est à peu près indépendante de la nature des cataplasmes. Les cataplasmes de farine de lin, de sciure de bois, de son, de terre glaise, de sable, m'ont toujours donné des résultats identiques sur les sabots morts, pourvu que ces cataplasmes soient sursaturés d'eau. Les corps qui cèdent au sabot l'humidité dont ils sont saturés ont tous la propriété, quand leur saturation cesse, de reprendre à la corne partie de l'humidité qu'ils avaient cédée. Cette reprise est plus ou moins rapide suivant la nature des corps. Voici la série des corps que j'ai essayés et rangés d'après la rapidité avec laquelle ils reprennent au sabot l'eau qu'ils lui avaient cédée :

1 son, — 2 sciure de bois, — 3 sable, — 4 crottin de cheval, — 5 bouse de vache, — 6 terre végétale, — 7 farine de lin et autres poudres mucilagineuses, — 8 terre à four, — 9 terre glaise.

L'humectation de la paroi est toujours de même rapidité et de même intensité avec tous ces cataplasmes.

Une paroi à corne blanche, saturée d'humidité et exposée à l'air, se dessèche plus rapidement qu'une paroi noire ou grise.

Les corps gras associés à l'eau des cataplasmes modifient à peine la rapidité d'absorption, mais ils ralentissent la dessiccation après l'enlèvement des cataplasmes.

Les cataplasmes faits avec la pulpe de pomme de terre,

et mieux avec la fécule, agissent d'une manière particulière. Ils reprennent rapidement l'eau cédée à la corne, mais lorsque celle-ci est desséchée après son udation par ces cataplasmes, elle est plus dure, plus sonore. D'après quelques essais que j'ai faits, le cataplasme de fécule de pomme de terre semblerait améliorer les parois à corne tendre, faible, mal liée, friable.

Les embrocations avec onguents de pied ou goudron n'ont d'action que sur la couche tout à fait superficielle. Elles retardent la dessiccation de la paroi, et par cela même elles me semblent plus nuisibles qu'utiles au bon entretien d'un pied normal. L'évaporation des humeurs qui traversent la paroi est salutaire à la corne. Pourquoi l'enrayer? Cet arrêt d'évaporation doit produire de fâcheux effets sur les couches profondes en y déposant des éléments qui devraient se déposer à la surface par l'évaporation de l'eau, ou s'y évaporer eux-mêmes et se perdre dans l'air.

On a fait jouer au périople un rôle bien hypothétique en le considérant comme un vernis qui empêche l'évaporation de l'eau interstitielle de la paroi. Le périople, étant beaucoup plus hygrométrique que la paroi, doit agir tout différemment. Quoi qu'il en soit, il vaut mieux respecter le périople que le détruire à la râpe pour avoir à le remplacer par des corps gras, à composition bien équivoque, qui se rancissent au contact de l'air, des urines et des fumiers, et qui altèrent plus ou moins la corne qu'ils touchent.

Laissez à la paroi son revêtement périoplique dont la finalité, quelle qu'elle soit, doit être respectée, et n'empêchez pas une évaporation dépurative pour la corne et salutaire au pied. N'employez les onctions que lorsqu'elles sont utiles, c'est-à-dire en cas d'amincissement chirurgical ou accidentel : lavez au contraire, à l'eau claire et périodiquement, les sédiments plus ou moins putrescibles que les excrétions du pied déposent à la surface de la muraille et des barres, de la sole et de la fourchette.

Le cheval sauvage ou libre nettoie son sabot de toutes les impuretés concrétées à sa surface par l'usure plantaire, et par le frottement de sa muraille contre les herbes de la prairie et contre les bords de ses empreintes sur le sol ; il le nettoie par son passage dans les eaux stagnantes ou courantes ; il le nettoie en battant l'eau de l'abreuvoir avec ses pieds. Le cheval domestique en service n'a plus ces moyens de toilette hygiénique ; il faut que l'homme lui nettoie les sabots, mais on les nettoie par des lavages et non en les souillant de mille compositions hétérogènes et baroques dont le moindre inconvénient est de voiler toute l'élégance du pied et d'obscurcir sa faculté tactile.

Gardez-vous surtout d'appliquer des onguents à la surface de parois qu'une altération des parties vives du pied a rendues rugueuses, fendillées, cerclées. Ces parois, encore plus que les parois normales, ont besoin d'une évaporation rapide, parce que l'excrétion est plus intense. Tous les corps gras que vous mettrez sur ces sabots, loin de fermer les vides, ne peuvent que les encombrer en y introduisant mille matières étrangères qui, pénétrant jusqu'aux parties vives, exaspèrent leur état morbide. Ces parois, il faut les laver chaque jour à la brosse, et les soumettre à des udations intensives d'eau tiède ou d'eau courante. Cette corne n'est altérée que parce que le pied vif est malade. Guérissez celui-ci, et bientôt vous verrez la paroi naître et descendre sans aucun vice.

Ainsi raisonnent les Américains.

Jusqu'à un point assez précis, on peut juger du degré d'humidité de la muraille par l'état apparent de la bande périoplique. Plus le sabot est humide, plus le périople se gonfle, blanchit et devient visible lorsqu'on soulève les poils coronaires. Quand le sabot est sec, le périople est à peine distinct de la muraille.

§ 8. — COMPOSITION ET PROPRIÉTÉS CHIMIQUES DE LA CORNE.

Voici, d'après Clément, la composition chimique de la corne pariétale :

Eau	16,12
Matières grasses	0,95
Matières solubles dans l'eau	1,04
Sels insolubles	0,25
Matière animale	81,63

D'après MM. Peuch et Lesbre, la composition élémentaire de la corne est la suivante :

Carbone	51	p. 100.
Hydrogène	6,94	—
Azote	17,51	—
Oxygène	21,75	—
Soufre	2,80	—

On regarde la corne comme un dérivé sulfo-azoté de l'albumine.

La corne brûle au contact du feu ; après s'être ramollie, fondue et boursouflée, elle se réduit en fumée épaisse, brunâtre, odorante, et projette une flamme blanche striée de rouge.

Les acides la désorganisent et la réduisent en une substance terreuse comme ils réduisent les os.

La potasse caustique la ramollit et la transforme en une gelée albuminoïde. L'acide chlorhydrique, la soude et l'ammoniaque agissent comme la potasse.

L'eau, par un contact prolongé, s'empare d'une partie de son pigment colorant et la décolore en partie. Un sabot immergé dans 5 litres d'eau se décolore moins que lorsqu'il est immergé dans 50 litres d'eau.

La densité de la corne pariétale est plus grande que celle des autres parties du sabot. Si dans l'eau d'un récipient vous jetez une paroi, une sole et une fourchette isolées d'un même sabot, la paroi se submerge la première.

Un sabot fraîchement vidé s'immerge, mais ne gagne que lentement le fond de l'eau. La densité de la corne se rapprocherait donc de celle de l'eau.

CHAPITRE IV

ROLES DE LA PAROI

Plan. — 1, Rôle protecteur. — 2, Rôle contenteur. — 3, Rôle suspenseur.
— 4, Rôle dans l'appui. — 5, Rôle tactile. — 6, Rôle dans l'attaque et la
défense.

Nous connaissons la genèse, la morphose, l'avalure, les
propriétés de la paroi; nous allons étudier maintenant son
rôle physiologique.

Le rôle de la paroi est multiple : protéger les parties
vives qu'elle recouvre; assujettir tous les articles phalangiens à leurs places respectives ; suspendre le poids du
corps; concourir à l'appui; servir d'organe du toucher;
servir d'arme offensive et défensive.

C'est parce qu'on n'a pas voulu envisager la paroi sous
le rapport de tous ses rôles qu'on a méconnu ou mal
interprété une foule de détails de son organisation fonctionnelle.

§ 1. — ROLE PROTECTEUR.

Considérée comme épiderme, la paroi est la partie la
plus singulière du sabot et de tous les épidermes de l'économie.

Elle est de nature tubuleuse, d'une épaisseur dépassant
quelquefois 3 centimètres, d'une dureté presque métallique.
Elle s'accroît d'une manière continue ; au lieu de rester
en repos sur le derme qui l'a engendrée, elle se déplace,
glisse à la surface de celui-ci, et va servir d'épiderme à

un tégument tout à fait étranger à sa production et avec
lequel elle se met en rapport par une coaptation mer-
veilleuse, qui a pour singulier résultat de produire à la
fois le glissement et l'inséparabilité des deux surfaces.

La protection exercée par la paroi est parfaite : le pied
du cheval sauvage peut fouler les sols les plus détriteurs
et les plus escarpés sans souffrir ; supporter les compressions et les chocs les plus violents, sans dommage : maintes fois, à Paris, j'ai vu des sabots passer sous les roues
de voitures, sans que le cheval parut en souffrir. J'ai vu,
dans les chantiers de maçons, des chevaux engager leur
pied entre des blocs énormes de pierre et se dégager, en
déplaçant ces blocs de plusieurs centaines de kilos ou en
les faisant voler en éclats, et cela sans dommage sérieux
pour leur pied.

Mais le rôle protecteur de la paroi ne se borne pas à
conjurer les lésions par chocs ou par détrition ; il s'étend
à maintenir les parties vives à l'abri du froid excessif des
sols gelés ou couverts de neige ; à l'abri de la chaleur brûlante des sables qu'il foule. Grâce à son sabot doué d'une
conductibilité particulière du calorique, le cheval peut
passer impunément du service sibérien ou polaire au
service syrien ou équatorial.

Cependant le rôle protecteur de la paroi ne peut
expliquer à lui seul, et si parfait qu'il soit, les singularités
remarquées sur cet épiderme, et l'on prévoit que cet organe
doit jouer d'autres rôles importants.

Il faut remarquer que le rôle protecteur joué par la paroi
est bien moins puissant sur les chevaux des pays où la
ferrure existe depuis longtemps, qu'il ne l'est sur les
chevaux des pays où la ferrure est inappliquée ou temporaire. Aujourd'hui les chevaux d'Europe ne peuvent plus
marcher sans ferrure. Autrefois les mêmes races fournissaient à pieds nus des marches indiscontinues de plusieurs

mois. La ferrure a considérablement modifié la dureté et l'épaisseur de la corne et a provoqué l'appauvrissement du bourrelet. D'après les bas-reliefs qui nous restent, on voit que les chevaux de l'antiquité possédaient une couronne et par conséquent une cutidure beaucoup plus saillantes et amples que celles des chevaux modernes (1). La ferrure, en supprimant les effets de l'usure, a fini par affaiblir la fonction sécrétoire de la cutidure, et cet affaiblissement s'est transmis par hérédité.

§ 2. — **ROLE CONTENTEUR**.

Sommaire. — A, Accouplement lamellaire. — B, Pile de frottement podokéraphyllienne. — C, Effets de la pile sur l'adhérence. — D, Modalité de la contention. — 1, Neutralisation des mouvements diamétraux. — 2, Neutralisation des mouvements de rotation. — 3, Neutralisation des mouvements de bascule. — 4, Neutralisation des mouvements verticaux.

Un des principaux rôles de la paroi consiste à maintenir dans leurs rapports physiologiques de contiguïté toutes les parties vives qu'elle recouvre. Cette finalité va nous expliquer certaines particularités qui distinguent la corne pariétale.

Il était nécessaire, en effet, d'opposer une barrière inébranlable aux déplacements de toute sorte que les derniers articles du membre pourraient exécuter, sous l'impulsion des forces toujours considérables, souvent énormes, auxquelles donnent lieu la marche lente ou rapide, les sauts, les ruades, les cabrades, etc.

Pour remplir ce rôle, la paroi devait être dure, épaisse, consistante, résistante, comme un mur de soutènement ; d'où son nom bien justifié de muraille. Ce mur devait contourner les organes à assujettir ; d'où ses trois circonflexions autour du corps phalangien et des deux prolon-

(1) Mathieu, Comm. verbale.

gements de cet os. Malgré ses circonflexions, ce mur devait être d'un seul tènement, afin que sa solidité ne fut jamais compromise par des soudures plus ou moins imparfaites.

La troisième phalange exigeait une contention spéciale. Elle ne peut se relier à la corne par des ligaments semblables aux ligaments articulaires s'incorporant aux deux articles à réunir ; la corne toujours en mouvement d'avalure et de rénovation ne peut servir d'attache à des ligaments ordinaires, et de là cet admirable accouplement podokéraphylleux qui, tout en permettant le glissement vertical de la corne, assure l'union de l'os avec cette corne. Le premier regard jeté dans l'intérieur d'un sabot fait reconnaître que la phalange emprisonnée dans cette enceinte murée ne peut exécuter aucun mouvement de déplacement.

Toutefois, il faut considérer que si solide, si robuste que soit le mur pariétal, il serait souvent impuissant à résister aux poussées quelquefois énormes de dedans en dehors, qui ont lieu sur un de ses points, si tous les points de ce mur n'étaient solidarisés entre eux. Ces poussées sont quelquefois si fortes sur un point donné qu'elles parviennent à fendre la muraille de haut en bas.

La solidarité de tous les points de la paroi contre ces poussées éventuelles, et contre tous les efforts qu'elle supporte habituellement, est procurée par l'adhérence de la corne au podophylle, et cette adhérence est engendrée par l'accouplement podokéraphylleux.

A. — ACCOUPLEMENT PODOKÉRAPHYLLEUX (fig. 44).

Nous avons déjà défini le mode de coaptation de la paroi avec le podophylle. C'est une intercalation de toutes les lames de chair et de corne. C'est ce qu'on a appelé jusqu'ici *engrenage*. L'intercalation lamellaire consiste dans le pla-

cement de chaque lame de corne entre deux lames de chair
et *vice versa*, de manière que chaque lame de corne forme
couple avec une lame de chair. Ces couples sont juxtaposés
parallèlement entre eux, et dans leur ensemble ils forment
une véritable pile circulaire composée d'environ 700 couples
ou de 1400 lames (fig. 44).

L'accouplement de deux lames a pour but de développer

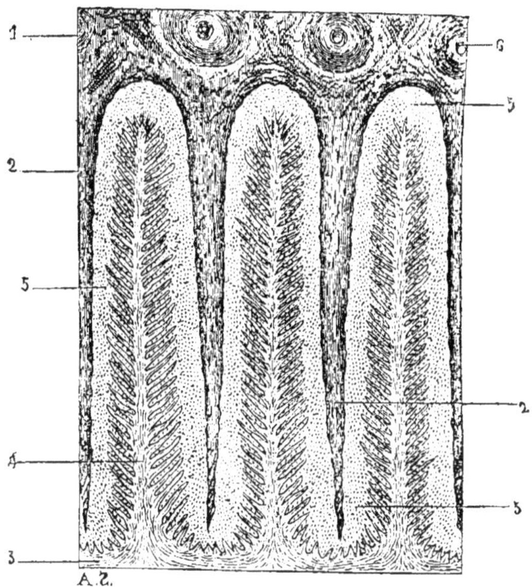

Fig. 44. — (Chauveau et Arloing.)

1, paroi.	4, lame de chair.
2, lame de corne.	5, cellules épithéliales.
3, tissu réticulaire.	6, tube corné de la paroi.

entre elles une force de frottement qui constitue leur adhérence. Le frottement est proportionnel à la pression exercée
sur les surfaces juxtaposées ; l'adhérence des deux lames
sera donc proportionnelle à la pression qu'elles supportent.

L'empilage ou disposition en pile circulaire de 700 couples
du pied a pour but de faire jouir chaque couple en particulier de la pression unique exercée sur une des extrémités

de la pile, ou de répéter cette pression sur tous les couples.
Il résulte de là que l'adhérence totale de la pile sera égale à
la pression P multipliée par le nombre total des lames accouplées. En représentant par U l'adhérence, par N le nombre
de lames et par P la pression, l'adhérence peut être représentée par la formule :

$$U = P\,N$$

La pile podale contenant 1400 lames, son adhérence sera
$U = P \times 1400$, et si nous admettons que la pression subie par
les couples, pression que nous ferons bientôt connaître, est
de 1 kilo, l'adhérence podokéraphylleuse sera représentée
par :

$$U = 1 \times 1400 = 1400 \ \text{kilos.}$$

Voici la démonstration expérimentale de ce fait ; prenez
deux jeux de cartes, l'un rouge, l'autre blanc ; superposez
ces cartes une à une par une de leurs extrémités, en empi-
lant alternativement une carte rouge et une carte blanche.
Quand les deux jeux sont ainsi intercalés, chaque jeu présente une partie en contact avec l'autre et une partie libre.
Placez cette pile sur un bloc résistant de manière que la
partie pleine de la pile porte bien sur ce bloc ; posez un poids
de 1 kilo sur la partie accouplée de la pile et vous verrez
qu'il faudra faire un effort de 30 kilos sur chaque extrémité
de la pile pour séparer les soixante cartes accouplées.

Pour séparer les deux jeux ainsi accouplés, il faudra
donc un effort de 1 kilo multiplié par le nombre de cartes
accouplées.

Dans une communication faite à la Société centrale (Voir
Bulletin du 10 novembre 1892), j'ai comparé la force d'union
des lames accouplées à la force de frottement, parce qu'elle
suit toutes les lois du frottement, et j'ai appelé *pile de frottement* l'assemblage de plusieurs couples soumis à une même
pression.

L'accouplement podokéraphylleux, représenterait donc une pile circulaire, composée de 700 couples ou de 1400 lames ; si ces lames supportent une pression de 1 kilo,

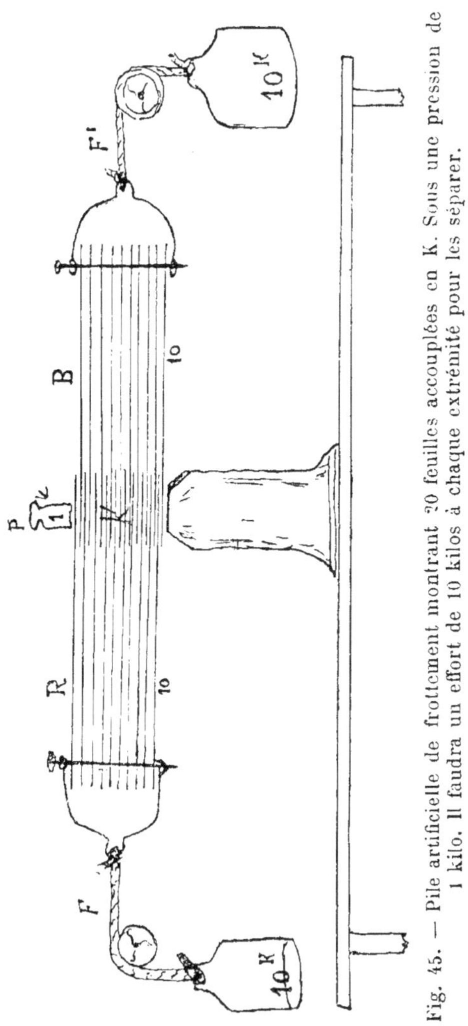

Fig. 45. — Pile artificielle de frottement montrant 20 feuilles accouplées en K. Sous une pression de 1 kilo. Il faudra un effort de 10 kilos à chaque extrémité pour les séparer.

il faudrait une force de 1400 kilos pour désunir les deux tissus feuilletés.

La pile de frottement présente une particularité à signa-

ler, c'est que, quel que soit le nombre de couples, l'effort
nécessaire pour séparer un seul couple sera toujours
égal à la pression exercée sur la pile. Ainsi, dans une
pile de 1400 lames soumise à une pression de 1 kilo, il
suffira d'un effort de 1 kilo pour séparer une lame quelconque (1).

Si l'on veut bien maintenant examiner sans parti pris,
mais avec un peu d'attention, le dispositif que revêt l'accouplement podokéraphylleux dans son ensemble, on sera
frappé tout d'abord par l'idée que ce dispositif représente
très exactement une pile de frottement, élémentairement
semblable au dispositif k de la pile artificielle que nous
avons construite (fig. 45). La pile podokéraphylleuse
contourne tout l'os du pied et s'infléchit en talons vers le
centre, comme la paroi. Cette pile peut donc être considérée
comme circulaire bbb, comme il est montré dans la coupe
horizontale d'un pied (fig. 46). Pour rendre plus frappante
cette similitude de l'accouplement podokéraphyllien avec
une pile de frottement circulaire, j'ai, dans la figure 46,
agrandi une portion de la coupe horizontale du pied.

L'accouplement podokéraphylleux représentant une pile
circulaire de frottement, il est certain, d'après ce que
nous venons de dire, que l'adhérence entre les deux surfaces serait à peu près nulle s'il n'existait pas une force
de pression s'exerçant sur l'ensemble des couples. On
aurait beau décupler, centupler le nombre des couples,
l'adhérence des deux tissus serait nulle.

La formule U $=$ P N indique bien que le dispositif
lamellaire des deux tissus, que l'accouplement des lames
et la juxtaposition des couples en pile circulaire, n'avaient
d'autre but que de procurer aux deux tissus unis une
adhérence telle que toute séparation fût impossible et que

(1) Voir, pour plus de détails, le *Bulletin de la Société centrale*. Séance
du 10 novembre 1892.

la solidarité de tous les points en contact fut assurée.

H. Bouley a donné au dispositif de la pile podale, qu'il appelait engrenage, une interprétation tout à fait différente

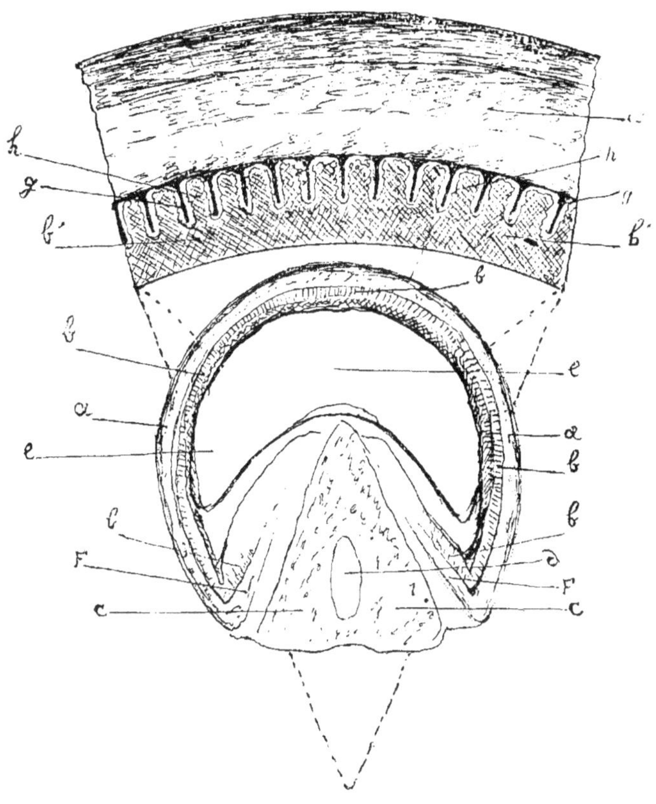

Fig. 46.

a, corps de la paroi.
b, accouplement podokéraphylleux.
c, coupe du corps pyramidal.
d, arrête-fourchette.
e, os du pied.

f, barres.
a', corps de paroi grandi.
b', tissu réticulaire.
g', lame de corne.
h', lame de chair.

de la précédente, quoiqu'il eût bien compris que l'adhérence podokéraphylleuse dépendait de ce dispositif singulier. L'idée de Bouley ayant prévalu jusqu'ici, il importe de la réfuter, malgré tout le respect que mérite cet éminent

auteur qui, quoi qu'on puisse dire, a établi sur des bases
indestructibles la vraie physiologie du pied monodactyle.
La majeure partie des matériaux de son édifice lui appartient en propre, et s'il a fait ressortir, trop ressortir,
ceux qu'il a puisés chez Bracyclark, on ne peut lui imputer
à crime d'avoir glorifié à son propre détriment l'auteur
anglais. La conduite de Bouley envers Bracyclark et envers
bien des auteurs français de son temps est trop magnanime
et rare pour ne pas servir à la glorification de mon vénéré
maître.

II. Bouley dit que le dispositif lamellaire a pour but de procurer l'adhérence nécessaire, *par l'augmentation de l'étendue
des surfaces en contact*. D'après lui, si le plissement du podophylle et du kéraphylle double, triple ou décuple l'étendue
des deux surfaces, il double, triple, décuple leur adhérence.
Cette assertion serait vraie, si la coaptation des deux
tissus se faisait par adhérence anatomique, par l'interposition d'un tissu celluleux s'incorporant aux deux surfaces,
et dans ce cas le dispositif lamellaire était bien inutile,
puisque nous voyons le tissu réticulaire adhérer à l'os aussi
fortement que le tissu lamelleux au kéraphylle, quoique la
surface de coaptation avec l'os soit moins étendue, puisqu'elle est plus rapprochée du centre, puisqu'elle est inscrite
dans l'autre. L'assertion serait encore vraie, si la coaptation
podokéraphylleuse se faisait par une substance agglutinative interposée entre les deux tissus lamelleux ; mais ce
mode adhésif est impossible sur deux surfaces dont l'une
glisse constamment sur l'autre et doit disparaître. La substance molle et celluleuse qu'on trouve entre ces deux tissus
est une substance lubrifiante et non une substance adhésive.

Il est certain que les deux surfaces lamelleuses sont en
simple contact de juxtaposition, et alors leur adhérence ne
peut dépendre que d'une adhésion toute physique, comme
celle de deux lames de verre qu'on superpose, ou d'une

résistance de frottement. L'adhésion physique exigeant le repos absolu de deux surfaces juxtaposées, ne peut être admise ici, puisque nous savons que le kéraphylle glisse continuellement sur le podophylle. Cette adhésion étant exclue, il est donc certain que l'adhérence des deux tissus résulte exclusivement de la résistance de frottement.

Cela étant reconnu, il est bien certain que le dispositif lamellaire n'a pas pour but une augmentation d'étendue des surfaces, car le frottement est indépendant de l'étendue du contact. Faites glisser l'une sur l'autre deux feuilles de papier in-32 et deux feuilles in-folio, celles-ci ne montrent pas plus d'adhérence que celles-là.

Le dispositif lamellaire a pour but de multiplier le *nombre* des surfaces en contact par des plans parallèles, parce que l'adhérence par frottement est proportionnelle au nombre des couples soumis à une pression, comme nous l'avons démontré plus haut. Nous démontrerons bientôt l'existence de cette pression. L'expérience suivante démontre bien que l'adhérence podokéraphylleuse est bien due au nombre de couples et à une pression ; elle démontre en outre l'erreur de ceux qui attribuent cette adhérence à une augmentation de surface.

Prenez deux feuilles de papier, repliez-les séparément, en M continue, comme sont pliées les feuilles d'éventail, puis accouplez ces deux feuilles entre elles en introduisant les replis de l'une entre les replis de l'autre. La coupe de ces deux feuilles ainsi accouplées est représentée dans la figure 47, où l'on voit que c'est à peu près de cette manière que les tissus podokéraphylleux sont accouplés. — En l'absence de toute pression, ces deux feuilles glissent aisément l'une dans l'autre avec la même facilité qu'elles glissaient l'une sur l'autre avant d'être pliées. Prenez maintenant deux feuilles, deux, quatre, douze fois plus grandes ; repliez-les de même en plis deux, quatre, douze fois plus nombreux, et en l'absence de toute pression, elles glisseront aussi aisément que les premières. Cela prouve bien que leur adhérence ne dépend pas de l'étendue des surfaces en contact.

Maintenant, reprenez deux de ces feuilles accouplées et soumettez-les à une pression quelconque, et vous verrez immédiatement que leur adhérence est proportionnelle à

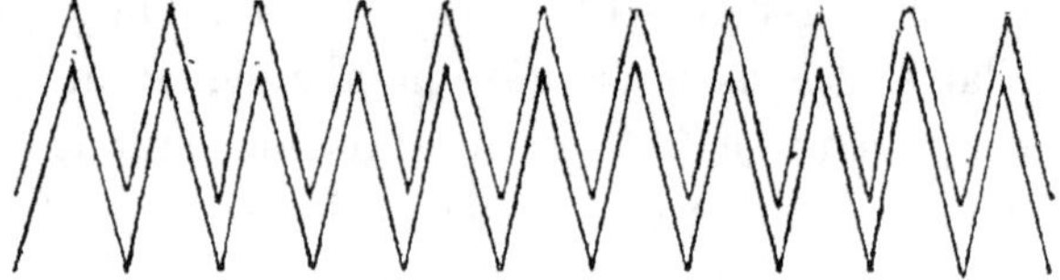

Fig. 47.

cette pression ; exercez la même pression sur des feuilles repliées en deux, quatre, douze fois plus de plis, et vous constaterez que sous une pression donnée, l'adhérence est proportionnelle au nombre de plis.

De tout ce qui précède il découle bien, ce me semble, que le dispositif lamellaire a pour but de procurer l'adhérence des deux tissus, et que cette adhérence résulte non de l'étendue des surfaces en contact, mais du nombre des feuillets accouplés et d'une pression répétée sur chaque feuillet.

Lorsque j'ai présenté à la Société centrale ma théorie sur l'adhérence podokéraphylleuse, on m'a fait un certain nombre d'objections. On m'a répondu :

1° Que les feuillets podophylleux n'étant pas lisses, mais hérissés de crêtes, celles-ci peuvent pénétrer les feuillets de corne, et procurer ainsi l'adhérence. Cette objection ne peut tenir, car, vues au microscope, les feuilles de papier servant à ma démonstration sont aussi hérissées que les feuillets de chair, et cependant on ne constate aucune différence quand mes expériences sont faites avec du papier rugueux ou du papier glacé ; — car les feuillets de corne étant reconnus lisses, on ne peut admettre leur pénétration par les crêtes podophylliennes. Nous verrons bientôt que ces crêtes servent précisément à procurer la pression nécessaire à l'adhérence :

2° Qu'entre le podophylle et le kéraphylle il existe une substance agglutinative (fig. 44, 5-5-5 ; fig. 26, *dd*). Rien ne prouve que pendant la vie cette substance est agglutinative, et le raisonnement se refuse à admettre une colle ou ciment s'attachant à deux surfaces dont l'une est immobile et l'autre glisse et disparaît d'une manière continue. Ce ciment, serait-il élastique, ne peut se concevoir, car il serait forcé d'abandonner, à un moment donné, l'un des deux points d'attache qui s'éloignent incessamment l'un de l'autre. On colle entre elles deux lames ne changeant pas de rapports, mais on ne peut coller deux lames destinées à glisser l'une sur l'autre. Ou le glissement s'arrêterait ou le ciment romprait. Il est bien plus simple de reconnaître que les cellules 5 (fig. 44) ou la substance *dd* (fig. 26) constituent la synovie lubrifiante des deux surfaces qui doivent glisser l'une sur l'autre ;

3° Que le mouvement d'avalure est si lent qu'il n'y a pas lieu d'en tenir compte dans l'adhésion des deux surfaces. — Ce mouvement existe, il est lent, mais il est continu, et en réalité il se mesure par quinze fois l'étendue des surfaces en contact, en dix années. Il est donc bien suffisant pour empêcher l'adhésion purement physique ;

4° Que l'adhérence podokéraphylleuse n'était rigoureusement qu'une adhésion physique des deux corps. Cette objection ne peut tenir, elle est contraire à la loi bien établie en physique, disant que deux corps en mouvement l'un sur l'autre ne peuvent adhérer entre eux. L'adhésion ne peut exister qu'entre deux corps en repos.

5° Que l'avalure est plus fictive que réelle. Cette objection n'en est pas une, car, que l'avalure soit due à l'élasticité du pied ou à toute autre cause, elle n'en existe pas moins; nous savons trop ce qui se passe dès qu'elle s'arrête ou se ralentit.

Tant que les propriétés de la pile de frottement sont restées inconnues, on comprend qu'on ait cherché à expliquer de mille manières plus ou moins heureuses l'adhérence extraordinaire qui existe entre le podophylle et la paroi; mais aujourd'hui que la pile de frottement est connue, n'est-il pas plus logique de l'invoquer pour expliquer d'une manière simple et complète un phénomène physiologique qu'on n'explique autrement qu'en transgressant les lois de la physique, ou en faisant intervenir des complications superflues ou insuffisantes, en contradiction avec la loi naturelle des organisations, loi qui consiste à faire *simplement* le *strict nécessaire*.

Or la pile de frottement que j'ai décrite dans le pied ne transgresse aucune des lois ci-dessus, et suffit à tout expliquer de la manière la plus simple, pourvu qu'elle renferme les deux facteurs de l'adhérence P et N, c'est-à-dire une pression et un nombre suffisant de couples. L'un des facteurs, N, existe, il éclate aux yeux et fait l'admiration des anatomistes; c'est cette série de 700 couples, formant pile circulaire autour de la troisième phalange, concentrant en un tout petit espace les éléments d'une puissance presque incroyable. Si nous démontrons l'existence dans cette pile de l'autre facteur P, c'est-à-dire d'une pression, si minime que soit ce facteur, son effet nous paraîtra toujours suffisant, puisqu'il se multipliera par le nombre, 1400, des lames accouplées.

B. — LA PILE PODOKÉRAPHYLLIENNE JOUIT-ELLE D'UNE PRESSION NORMALE?

C'est à cette question que se réduit le problème.

Cette pression existe; elle provient de deux sources dis-

tinctes, l'une inhérente à la paroi, l'autre inhérente au podophylle.

La pression fournie par la paroi est produite précisément par cette propriété rétractile que nous avons étudiée.
La rétraction de la paroi, ayant pour effet direct de rapprocher entre elles les lames du kéraphylle, a aussi pour résultat de comprimer tous les couples lamellaires.

Cette première pression d'origine pariétale est continue
comme la rétraction qui la produit; il est donc nécessaire
qu'elle soit minime, car une pression un peu forte et continuelle n'est pas compatible avec l'intégrité des lames de
chair. Il sera toujours difficile de mesurer cette pression,
mais en la supposant seulement de 10 grammes, elle pro-
curerait une adhérence de 10 gr. × 1400, soit 14 kilogrammes. N'oublions pas que pour une adhérence générale de
14 kilos, chaque lame ne subit en réalité qu'une pression de
10 grammes, bien compatible avec l'intégrité du podophylle. Cette pression continue est trop faible pour produire une adhérence assurant l'*inséparabilité* du sabot et
du pied, dans la plupart des circonstances habituelles de
la marche. Une adhérence qu'une force de 14 kilos pourrait
rompre serait compromise dans une foule de cas où le
pied est en activité. Cette adhérence de 14 kilos n'est efficace que pendant le repos du pied et pendant son relever
dans la marche. Il est certain que pendant l'appui locomoteur cette adhérence ne résisterait ni à un butage un peu
violent, ni à une déviation accusée de l'appui.

Quoi qu'il en soit, cette pression ne pouvant subvenir
qu'aux besoins d'un pied au repos ou au relever, agit
principalement sur le podophylle lorsque celui-ci passe
par l'alternance de flaccidité, c'est-à-dire lorsque la lame
de chair ne se met en contact avec les lames de corne que
par l'extrémité de ses crêtes (fig. 32, L' F', et fig. 10 et
40). Cette exiguïté de contact ne diminue pas l'adhé-

rence : nous savons que celle-ci est indépendante de l'étendue des surfaces en contact. Un contact de 1 millimètre
d'étendue est aussi adhérent qu'un contact de 10 mètres
d'étendue, sous une même pression (Voir les lois du frottement).

Il faut considérer aussi que cette adhérence de 14 kilos
n'existe seule que pendant le temps très court de la flaccidité du podophylle; nous allons voir que pendant le temps
de turgescence, à la pression exercée par la paroi vient
s'ajouter celle exercée par le podophylle à l'état turgide.

Pour subvenir à l'insuffisance de la pression pariétale, il
existe une deuxième pression produite par la turgescence
rythmée des lames podophylleuses.

Cette turgescence a pour effet direct de doubler ou tripler
l'épaisseur des lames de chair, que nous ne voyons d'ordinaire qu'à l'état de flaccidité. Néanmoins, lorsqu'on fait
une extirpation partielle de la muraille, il est facile de
constater que les lames podophylleuses mises à nu sont
bien plus épaisses et rigides qu'elles ne le sont lorsqu'il y
a eu hémorragie, ou lorsqu'on énuclée un pied après la
mort. Lorsqu'on examine à la loupe le podophylle qui
vient d'être mis à nu sur le pied vivant, et qui est encore
gorgé de sang par la constriction du garrot passé autour du
paturon, on le voit presque lisse et sans plis longitudinaux.
Si on taillade les lames d'un coup de bistouri, le sang
qu'elles contiennent s'écoule au dehors et les lames s'amincissent et deviennent flasques.

Quoi qu'il en soit, l'épaississement turgide des lames a
pour résultat de leur faire faire pression sur les lames de
corne. Cette pression doit être considérable et proportionnelle à la pulsation cordiale. Dans tous les cas elle est
proportionnelle à l'effet à obtenir, car la turgescence
s'accentue proportionnellement à la vitesse de l'allure, à

l'énergie de l'appui locomoteur et, par conséquent, proportionnellement aux efforts de désunion qui peuvent survenir.
C'est bien la pression turgide des lames de chair qui seule
peut répondre à toutes les nécessités prévues ou extempo-
ranées.

La turgescence s'accomplit par le gonflement des lames
de chair aux dépens de leurs replis longitudinaux ou crêtes
qui s'effacent à mesure que le sang afflue à leur intérieur.
Ces crêtes ou replis lamellaires n'ont probablement pas
d'autre finalité que de permettre un fort gonflement de la
lame sous la pulsation cordiale, c'est-à-dire un épaississement produisant la pression nécessaire à l'union des tissus
accouplés (fig. 32, L F).

La pression turgide du podophylle doit être bien plus
forte que la pression par rétraction pariétale : mais elle est
intermittente comme la pulsation cordiale, de sorte qu'elle
ne peut compromettre l'intégrité des lames de chair quelle
que soit son énergie. Nous avons démontré et apprécié
l'existence et l'intensité de la turgescence en parlant de
l'avalure (Voir *Avalure*, *c*, p. 112).

La turgescence étant connue, et sachant qu'elle est
d'autant plus énergique que le travail du pied est plus
violent, il est aisé de prévoir que son effet sur la pile
podale de frottement peut devenir immense en quelques
cas, et toujours suffisant pour conjurer toute cause de
désunion des deux tissus accouplés. Abstraction faite de la
pression pariétale, on peut admettre que suivant les nécessités, la turgescence peut produire sur la pile une pression
de 1, 2 et même 3 kilos. Avec une pression de 1 kilo,
l'adhérence podokéraphylleuse serait de 1400 kilos ; avec
3 kilos de pression, l'adhérence serait de 4200 kilos.

Mais la combinaison de la pression turgide avec la pression de rétraction pariétale peut produire une adhérence
de 1400 kilos sans nécessiter une pression turgide de 1 kilo.

Lorsque les lames de chair s'épaississent, elles tendent à ouvrir l'arc pariétal, et alors celui-ci, qui normalement produisait 10 grammes (chiffre adopté précédemment), peut, au moment de la turgescence, décupler sa pression, et alors, au lieu de produire une adhérence de 14 kilos, produire une adhérence de 140 kilos.

Il va sans dire que les chiffres que je donne dans toutes les démonstrations qui précèdent sont hypothétiques, car je ne sais ni mesurer la force turgide, ni la force pariétale, pas plus qu'on n'a su mesurer la force adhésive du ciment que les auteurs placent entre les deux tissus. Toutefois, remarquons qu'en adoptant le chiffre 1400 kilos pour l'adhérence extrême, on ne dépasse pas la signification de certains faits d'observation. Quand un cheval, sous son cavalier, franchit un obstacle et tombe sur un seul pied, celui-ci éprouve un effort disjoncteur de deux ou trois fois le poids du corps ; par conséquent, dans ce cas, l'adhérence doit être approximativement de 1500 kilos pour peu que cheval et cavalier pèsent ensemble 500 kilos. Jugez de l'adhérence nécessaire pour qu'un cheval puisse d'une ruade ployer un barreau de grille en fer ayant 5 centimètres de diamètre. Jugez encore de cette adhérence quand un cheval arrache du fond d'une sablière un tombereau chargé de 2000 kilos, ou que, sur route ordinaire, il démarre et traîne ce tombereau ainsi chargé, mais les deux roues enrayées. Dans ce dernier cas, vous le voyez se lancer sur ses traits, et la charge se met en mouvement ordinairement au moment où le cheval, arc-bouté sur ses deux pieds postérieurs et *pendu* au collier, ne touche plus le sol avec les pieds antérieurs. L'adhérence podokéraphyllienne des deux pieds postérieurs équivaut alors à : tombereau 1200 kilos + charge de sable 2000 kilos + harnais 80 kilos + poids de l'animal 900 kilos ; ensemble 5180 kilos, soit pour chaque pied 2590 kilos.

Le fait suivant fera encore mieux juger l'énorme adhérence du sabot du cheval : Quatre forts chevaux de halage
remontent péniblement un bateau sous le pont de Joinville ;
à un moment donné, la corde tirée par les deux chevaux de
devant se rompt et, sous la secousse, l'un des deux chevaux
de derrière roule sur la berge ; le quatrième cheval résiste
seul pendant quelques minutes à l'entraînement en arrière
du bateau et à la traction du cheval suspendu sur la berge.
On amarre le bateau, on coupe la corde, et ce cheval, qui
avait reculé d'environ 20 mètres, avait tordu l'un de ses
fers postérieurs de manière à faire chevaucher les deux
éponges ; tous les clous de brochage
étaient tordus ou arrachés, le crampon
étiré sur l'éponge interne était cassé.
Une fois débarrassé de ce fer tenant
encore par un clou ballottant, le cheval
ne boitait pas, sa corne était fortement
dérobée, mais on put le referrer et le
remettre immédiatement en service. Le
fer que portait l'animal, et que je représente (fig. 48) après l'accident, était

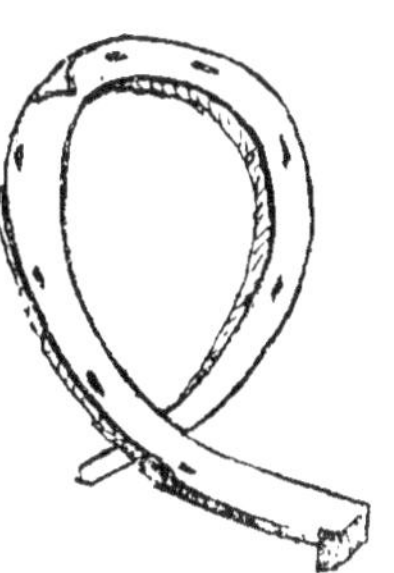

Fig. 48.

presque neuf, il avait été posé deux ou trois jours aupa-
ravant. La déformation du fer montre bien l'énorme effort
de torsion subi par les tissus lamelleux pour transmettre
au sabot le mouvement de rotation capable de tordre ainsi
le fer assujetti dans le sol par l'appui et par les deux
crampons.

J'ai cité ces exemples pour faire comprendre combien,
en certains cas, l'adhérence podokéraphylleuse doit être
grande, et pour montrer qu'une telle résistance aux efforts
disjoncteurs survenant tout à coup, ne peut être effectuée
que par une réaction vitale et proportionnée. La turgescence seule peut produire la pression nécessaire.

C. — SOLIDARITÉ DE TOUS LES POINTS DE LA PAROI.

Nous avons dit que la résistance de la paroi à toutes les poussées qu'elle peut subir dépend de la solidarité qui existe entre tous ses points. Maintenant que nous connaissons l'origine et la puissance de l'adhérence du pied à la corne, nous allons comprendre facilement cette solidarité des diverses régions de la paroi.

Pour procéder avec méthode, nous allons construire une pile composée, qu'on pourrait appeler *pile à double effet*.

Prenons trois jeux de lames de nature quelconque. Accouplons par une de ses extrémités le jeu O avec le

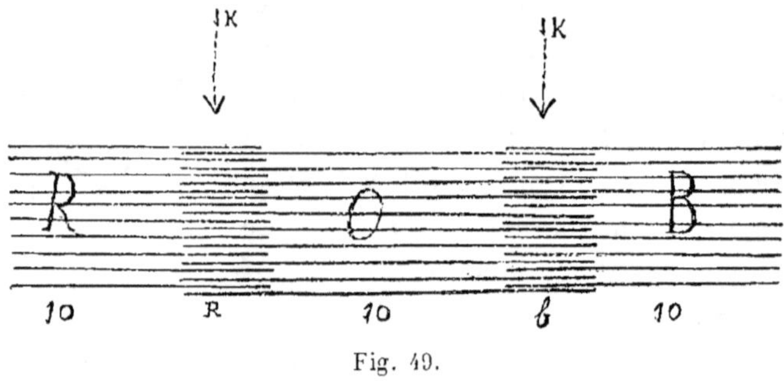

Fig. 49.

jeu B, accouplons-le ensuite par son autre extrémité avec le jeu R. Nous avons ainsi deux piles de frottement b et r. Supposons que chaque pile est de dix couples, et qu'elle subit une pression de 1 kilo. L'adhérence de la pile b sera donc de 20 kilos, et par conséquent pour séparer B de O il faudra un effort de 20 kilos. L'adhérence de la pile r étant la même, pour séparer R de O il faudra également un effort de 20 kilos. Mais si nous voulons séparer O de R et de B, il faudra un effort double, c'est-à-dire un effort de 40 kilos, puisqu'il faut surmonter à la fois l'adhérence r et l'adhérence b. Quelle que soit la direction de la force agissant sur O pour le séparer de R ou de B, cette force se trouve forcément décomposée par la résistance de *b* ou de *r*. Il résulte de là que le corps O se trouve doublement immobilisé (fig. 49).

La pile à double effet étant connue, nous allons voir que la solidarité des régions pariétales est assurée dans le pied par la forme circulaire de la pile podokéraphylleuse. Il est facile de voir, en effet, que l'os du pied, environné de toutes parts par les lames accouplées, se trouve exactement dans la même situation que le corps O de la pile composée que nous venons de construire. Divisez le pied par coupes verticales, faites d'un côté à l'autre ou d'avant en arrière ; toujours l'os du pied se trouve immobilisé à ces deux extrémités par deux segments opposés de la pile circulaire, en sorte que toute force agissant sur cet os se trouve décomposée par une double résistance. Exemple : Un faux appui sollicite l'os du pied à se déplacer de dedans en dehors ; l'os résistera à cette poussée, par la résistance du quartier externe et par celle du quartier interne. La force de déplacement se décompose en une poussée sur le quartier externe et en une traction sur le quartier interne. C'est ainsi que tout point de la muraille subissant une poussée se trouve aidé dans sa résistance, par le point opposé (fig. 50).

L'adhérence podokéraphylleuse solidarise ainsi tous les points du pied, corne et tissus vivants, qui sont sous l'action de la pile podale.

D. — MODALITÉ DE LA CONTENTION EFFECTUÉE PAR LA PAROI.

Il sera facile maintenant de comprendre le mécanisme du rôle contenteur que remplit la paroi ; car c'est toujours l'adhérence des couples lamellaires et la solidarité existant entre les régions du pied qui sont mises en œuvre pour la neutralisation de toutes les forces tendant à déplacer l'os du pied.

1° Neutralisation des mouvements de l'os dans le sens diamétral. — Supposons que la troisième phalange soit sollicitée par une force quelconque à se déplacer suivant la direction du diamètre MO (fig. 50).

Pour que ce déplacement puisse avoir lieu, il faudra que l'effort de poussée exécuté par l'os déforme le corps de la paroi suivant la courbe O'OO''. Mais nous savons que cette déformation de la région O ne peut se faire sans une déformation parallèle *m'mm''* de la région M, à cause de la solidarité procurée par l'adhérence des couples de la pile circulaire. La force qui sollicite l'os à se déplacer ainsi se trouve donc neutralisée par la résistance des couples compris entre O' et O'' et la résistance des couples compris entre *m'* et *m''*. Supposons que les couples sollicités par l'effort de poussée O'O'' soient au nombre de 200. En admettant que la pression d'adhérence soit de 1 kilo, leur résistance serait de 400 kilos. Souvent cette résistance serait surmontée par l'effort de poussée, si celui-ci n'avait à vaincre en même temps la résistance égale des 200 couples *m'm''*, ce qui porte le total de la résistance à 800 kilos, résistance bien suffisante à neutraliser la plupart des forces agissant sur l'os du pied. Dans le cas où la poussée de l'os serait supérieure à 800 kilos, on verrait un plus grand nombre de couples entrer en activité, et alors leur nombre devenant par exemple 300 de chaque côté du pied, leur résistance s'élèverait à 1200 kilos. Si le nombre de couples ne pouvait suffire à produire l'adhérence nécessaire, immédiatement on verrait le facteur P de cette adhérence, c'est-à-dire la pression turgide, augmenter, passer à 2 kilos par exemple, et alors la résistance totale des 600 couples serait doublée et portée à 2400 kilos. Quand vous examinez un cheval démarrant

une très forte charge, vous le voyez ordinairement se
rendre compte, par quelques coups de collier, de la traction
qu'il doit effectuer, vous le voyez piétiner avant de faire
l'effort énorme qui doit mettre la charge en mouvement;

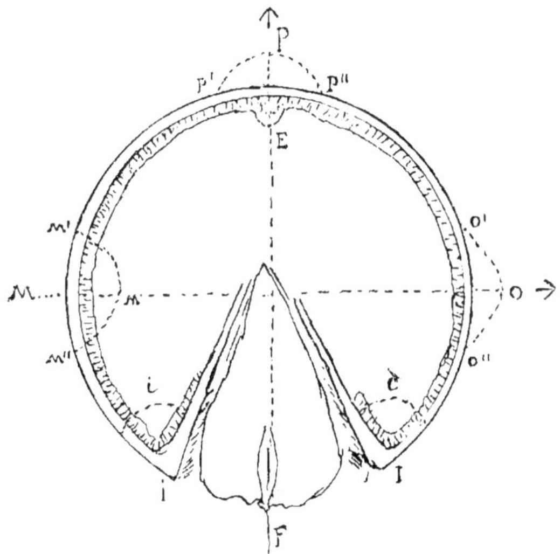

Fig. 50. — Schéma de la solidarisation de tous les points de la paroi.

c'est pendant ces piétinements qu'il prépare la force turgide du podophylle qui doit fournir la pression nécessaire
à l'adhérence de l'accouplement lamellaire.

Examinons le cas, maintenant, où l'os est sollicité à se
déplacer suivant le diamètre FP. C'est le cas le plus fréquent, car dans les allures un peu rapides, le poids du corps
doit toujours, au moment de l'appui, entraîner la phalange
en avant. Aussi les moyens pour neutraliser cette force
sont plus puissants que dans le cas de déplacement transversal. La poussée d'arrière en avant tend à déformer la
pince suivant la courbe $p'Pp''$. Cette déformation ne peut
se faire qu'après une déformation parallèle et en sens
inverse des deux inflexions suivant les deux courbes ii.
Cette neutralisation de l'effort FP se fait suivant les

mêmes données que celle de l'effort MO, mais à cause de la fréquence de l'effort FP, on constate, en outre, que la déformation $p'p''$ est plus difficile à cause de l'épaisseur toujours accusée de la pince ; les déformations ii agissant directement sur les inflexions trouvent en celles-ci une résistance matérielle très considérable.

Si vous considérez maintenant tout autre mouvement dans le sens diamétral intermédiaire à MO et FP, vous reconnaîtrez toujours qu'il est neutralisé d'une manière semblable, c'est-à-dire par les deux points opposés de la paroi et de la pile circulaire.

2° **Neutralisation des mouvements de rotation de l'os sur son axe.** — Ces mouvements sont très fréquents et le pied s'est conformé tout particulièrement en vue de les neutraliser. Il est vraiment surprenant que les auteurs qui se sont occupés des conditions mécaniques du pied n'aient jamais parlé de ces mouvements de rotation que l'os du pied est si souvent sollicité à exécuter sur son axe vertical.

Dans les conditions ordinaires de la marche, même sur route, ce mouvement tendant à faire tourner le pied dans son empreinte est extrêmement fréquent. Pour s'en convaincre, il suffit d'examiner les empreintes laissées par le cheval ; trois empreintes au moins sur dix sont déformées par le pivotement du pied. Dans les marches en liberté dans la prairie, ce pivotement est beaucoup plus fréquent ; on ne suivra pas une série d'empreintes, sans en trouver six à huit sur dix de déformées par le pivotement du pied. Le pied tourne sur son empreinte presque à chaque pas quand le cheval tire une forte charge ; à chaque pas dans le service de halage. Quand le cheval rue un peu haut, soit par gaieté, soit pour frapper, ses deux pieds antérieurs tournent sur leur empreinte. De même, tournent les pieds postérieurs quand le cheval se cabre. Au détour d'une route, toutes les empreintes sont déformées par le pivotement du pied. Quand le cheval tourne entièrement d'avant en arrière, sur lui-même, vous voyez toujours un de ses pieds, postérieurs ou antérieurs, faire un tour presque complet sur son appui.

Le déplacement, par pivotement ou rotation, de l'os du pied dans son tube pariétal, est peut-être après celui d'arrière en avant le plus fréquent de tous les déplacements qu'il est sollicité à faire; c'est ce qui explique la conformation de la phalange en trois lobes, la conformation adéquate de la paroi, et l'existence du pilier corné logé dans l'échancrure antérieure de cette phalange.

Voici comment s'effectue la rotation du pied sur son axe vertical : Les rayons supérieurs du membre à l'appui transmettent leur torsion à l'os du pied par les muscles et les ligaments articulaires; l'os du pied transmet le même mouvement à la paroi par les lames podophylleuses. Si le sabot obéit, tout reste normal; mais si le sabot n'obéit pas, soit parce qu'il est trop engagé dans une empreinte profonde, soit que, par la ferrure, il soit trop assujetti sur le sol, le tissu podophylleux, tiré dans un sens par la phalange et retenu en sens inverse par le kéraphylle, finit par subir la distension ou la déchirure.

Dans les conditions ordinaires de la marche, surtout sur le pied non ferré, la conformation trilobée de l'os suffit pour permettre le pivotement du sabot, sans que le podophylle soit mis à contribution; mais quand l'appui est trop surchargé ou que le sabot est retenu dans son empreinte par le fer, alors seulement le podophylle est mis à contribution et supporte l'effort de torsion.

Pour neutraliser cet effort, l'adhérence podokéraphylleuse est toujours suffisante, parce que tous les couples de la pile circulaire agissent de concert. Cependant il faut reconnaître que ce travail imposé à l'accouplement podokéra-

phylleux est assez anormal et doit être douloureux,
comme il l'est pour les articulations du membre. Le cheval
qui pivote sur un membre pousse une plainte, ou lance
le coup de tête indiquant l'appui douloureux.

Le cheval pivote toujours de dedans en dehors sur le
pied à l'appui ; le centre de cet appui se trouve reporté
vers la mamelle ou le quartier externe. C'est pourquoi le
podophylle du quartier et du talon internes se trouve plus
distendu par la torsion de pivotement que celui des autres
régions ; c'est pourquoi aussi, la bleime se localise plus

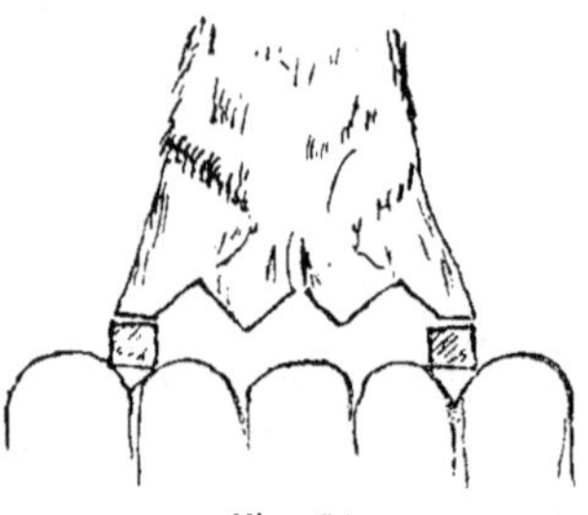

Fig. 51.

fréquemment en talon in-
terne (1).

La neutralisation du mou-
vement de rotation par le podophylle est si anormale que
la nature a tout fait pour
obtenir cette neutralisation
sans faire intervenir le podophylle. Et cependant, sur le
cheval ferré et soumis à un service actif, il n'est que trop
fréquent de voir des déchirures podophylliennes, par torsion
du pied sur son axe vertical. L'exagération du poids du
cheval domestique et de sa force musculaire, les efforts trop
énergiques qu'on lui demande, l'affaiblissement des barres
par la parure, la fixité trop grande du pied ferré sur son
empreinte, sont autant de conditions qui font que le tissu
podophylleux est souvent mis à contribution pour neutraliser le mouvement de rotation de l'os du pied et que
souvent il est endommagé par ce travail.

Sur les voies pavées des grandes villes, le cheval ferré
est quelquefois tellement fixé sur son appui, au moment
où le membre doit pivoter pour effectuer un détour brus-

____

(1) J.-B. Delperier, *La bleime du cheval*, p. 66 et suiv.

que, qu'on voit le sabot tourner sur son fer immobilisé par l'appui, tordre ou arracher tous les clous du brochage et déformer le fer. Après un tel effort, le cheval tombe immédiatement boiteux et le cocher ou charretier vous disent que l'animal a eu *le pied pris entre deux pavés*. Cet accident est assez fréquent, et j'ai cherché par la figure 51 à montrer de quelle manière les deux éponges du fer *peuvent se prendre entre deux pavés* et immobiliser le pied.

On comprend ce qui se passe en pareil cas sur l'accouplement podokéraphylleux.

Les crampons ont pour effet d'immobiliser le fer sur son empreinte et par conséquent ils peuvent produire, sur une route ordinaire, ce que nous venons de voir se produire sur le pavé.

Mais si une trop grande fixité du sabot sur l'appui est pernicieuse pour le podophylle, une trop grande mobilité, soit sur le pavé glissant, soit sur routes gelées, l'est encore bien plus à cause des mouvements de bascule que l'os est sollicité à faire dans sa boîte.

3° Neutralisation des mouvements de bascule. — Dans les glissades ou dans les conditions similaires, l'os du pied est sollicité à s'incliner sur un côté ou sur l'autre ; son immobilisation dans ce cas est encore procurée par l'accouplement podokéraphylleux. Pour montrer le mode d'action de cet accouplement, construisons la figure 52 représentant l'os PK sollicité à prendre la position déclive P'K'. Pour faciliter la démonstration, nous supposons l'os plus éloigné de la face interne de la paroi. Dans la position normale PK, l'os est soutenu des deux côtés par les deux couples AP et BK. Pour que l'os passât dans la position inclinée P'K', le couple AP deviendrait AP', ce couple serait donc distendu de bas en haut ; tandis que le couple BK deviendrait BK', c'est-à-dire qu'il serait distendu de haut en bas. Nous voyons encore, dans ce cas comme dans les cas précédents, la paroi déformée aux deux extrémités de la ligne du mouvement, en deux sens tout à fait contraires, et l'os avoir à surmonter pour se déplacer deux forces parallèles, mais contraires.

Dans ce mouvement de bascule, comme dans les autres mouvements, presque toute la pile circulaire est mise en jeu et offre pour la contention la résistance de cinq

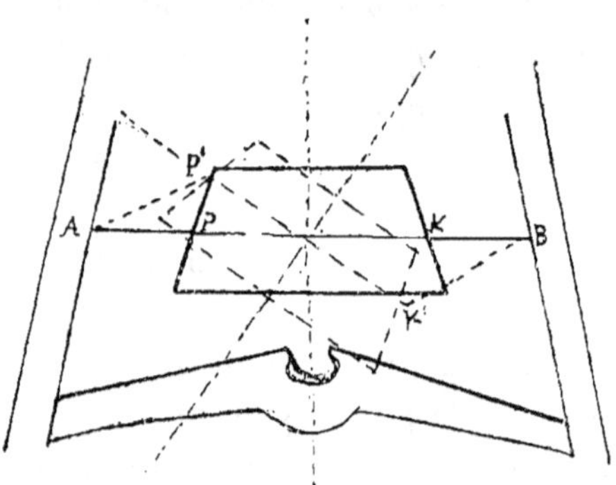

Fig. 52. — Schéma de la neutralisation des efforts en bascule.

ou six cents couples dont l'adhérence est d'autant plus forte que, dans ces cas de bascule de l'os, la turgescence du podophylle doit être très grande. Le cheval qui glisse, soit sur un pavé impénétrable, soit sur une couche de verglas ou de neige, concentre sur son pied toute son énergie et, par conséquent, y fait affluer le sang en abondance.

4° **Neutralisation des mouvements verticaux.** — L'os du pied est toujours sollicité à descendre sous la pression du corps. J'ai longtemps partagé l'opinion que la sole devait soutenir le poids du corps ; aujourd'hui je suis convaincu que la sole ne soutient le corps qu'en cas de débilité des couples podokéraphylleux. A l'état normal, ceux-ci doivent facilement subvenir à neutraliser tout mouvement de descente. Contre ce mouvement, la pile réagit dans toute son étendue et son adhérence est toujours plus que suffisante.

Considérons en effet que les lames sont au nombre de 1400, et que si le cheval pèse en moyenne 500 kilogrammes, chaque lame n'a à supporter en définitive que 500 kilos divisés par 1500, soit environ 360 grammes. Quand nous parlerons du rôle sustenteur, nous verrons que ces lames sont d'une résistance bien supérieure à ce poids.

L'os ne vient donc s'appuyer sur la sole que lorsque le poids du corps, soit par vitesse, soit par surcharge, dépasse la résistance du podophylle, et ce cas doit être extrèmement rare.

Il arrive quelquefois que, le pied étant engagé et retenu dans un obstacle, la phalange[3], tirée de bas en haut par la phalange[2] et les autres articles du membre, est sollicitée à sortir de sa boîte, par l'ouverture coronaire de celle-ci. Dans ce cas, la pile podale neutralise ce mouvement absolument comme elle neutralise le mouvement de descente. Chaque lame n'a qu'à résister à l'effort x divisé par 1500. Mais il faut remarquer que, dans ce cas, la boîte cornée étant plus étroite en haut qu'en bas, tout effort d'énucléation tendra à élargir, à ouvrir l'axe pariétal, et alors les lames de corne s'écartent les unes des autres et la pression par rétraction murale est détruite ; en outre, par cet écartement des lames de corne, la turgescence du podophylle n'exerce plus une pression aussi forte, en sorte que l'adhérence podokéraphylleuse est compromise. C'est ainsi qu'on s'explique certains *dessabotages* par traction de bas en haut, sans qu'il y ait rupture ni effort tendineux ; tandis que dans les poussées énormes de haut en bas que subit si fréquemment l'os du pied, soit dans le saut d'obstacle, soit dans la traction d'une charge trop lourde, on voit souvent se produire des ruptures tendineuses, sans qu'il y ait la moindre lésion podophyllienne. C'est que contre le mouvement de descente tout a été combiné pour le neutraliser, tandis que le mouvement d'énucléation est trop rare chez le cheval libre, pour que sa neutralisation ait été prévue.

Chez les solipèdes, il fallait pourtant neutraliser le mouvement d'énucléation qui se produit lorsque l'animal lance une ruade frappant dans le vide. Cet effort est quelquefois extrêmement violent, puisqu'on a vu des chevaux lancer dans l'espace le fer solidement attaché au sabot, et l'on peut juger ainsi de l'épreuve subie par le podophylle, puisqu'il résiste à une force qui casse ou dérive tous les clous de brochage, et qui souvent produit des lésions tendineuses ou ligamenteuses.

On voit donc que, malgré les conditions peu favorables à la pression que procure l'adhérence des couples, ceux-ci sont capables de neutraliser une très grande force d'énucléation, et il est certain que le dessabotage d'un pied sain exige un effort de plus de 1500 kilos. J'ai vu, un jour, un fort limonier paralysé, encore vivant, tiré avec peine hors de l'écurie par deux vigoureux chevaux attelés à une corde passant par mégarde autour du fer d'un pied postérieur du malade. J'ai vu, une autre fois, un fort cheval de trait, tombé sur le dos au fond d'une tranchée étroite et profonde, saisi par deux nœuds coulants lancés du haut de la tranchée sur un membre antérieur et sur un membre postérieur. Le cheval, ainsi pendu par deux membres, fut hissé avec une grue sur le bord de la tranchée. Le nœud coulant du membre antérieur passait autour du paturon, mais celui du membre postérieur passait autour du sabot et n'était retenu que par le fer. Le cheval, mis sur pied, souffrait du membre antérieur, il ne souffrait pas du postérieur.

Tout ce que je viens d'exposer sur le rôle contenteur de la paroi a pour but de démontrer que l'adhérence de la corne au tégument sous-unguéal est due exclusivement à une force de frottement, et non à une agglutination par interposition d'une substance adhésive quelconque. Les auteurs qui croient à l'existence de cette substance adhésive sont obligés de reconnaître qu'elle doit être élastique pour se prêter à l'avalure ; mais s'il en était ainsi, comment cette substance, qui peut s'étendre pour suivre la paroi dans sa descente, assurerait-elle l'immobilisation de l'os contre les forces si énormes qui le sollicitent quelquefois à se déplacer ? Si l'avalure, dont la force motrice n'est peut-être pas supérieure à quelques kilos, peut distendre, étirer cette substance adhésive, les forces mesurant plusieurs centaines de kilos et qui tendent à éloigner l'os de la paroi n'auraient donc pour antagoniste qu'une force de 2 ou 3 kilos? C'est inadmissible. Il faut, de toute nécessité, que la force qui assure l'immobilité de l'os dans la paroi soit toujours proportionnelle à la force qui tend à l'en séparer.

§ 3. — **ROLE SUSPENSEUR DE LA PAROI.**

Le rôle que joue la paroi dans la suspension du corps consiste à servir de scellement à l'appareil sacciforme qui soutient la phalange[3] sur laquelle s'appuie tout le poids du corps.

Ce rôle n'est ni moins important, ni moins singulier, ni moins complexe que le rôle contenteur. Ces deux rôles sont intimement associés et solidaires entre eux ; ils ont tous deux pour agent principal la pile circulaire de couples lamellaires.

Pour se rendre bien compte de la manière dont le corps est suspendu par de véritables liens scellés dans la paroi, représentons-nous la coupe verticale, d'un quartier à l'autre, d'un pied dont nous supposerons la paroi plus éloignée de l'os qu'elle ne l'est réellement. Cet éloignement fictif a pour but d'augmenter le graphique de la lame podophyllienne.

Par cette coupe, on voit que l'os du pied est situé dans

un véritable hamac, suspendu par des liens fixés à la muraille. Ces liens sont les couples podokéraphylleux. Les lignes ponctuées **AD** et **FG** représentent les deux résultantes des tractions effectuées sur les couples par le poids du corps. La paroi **MM** représente les deux étais où se fixent les cordages soutenant le sac tégumentaire (fig. 53).

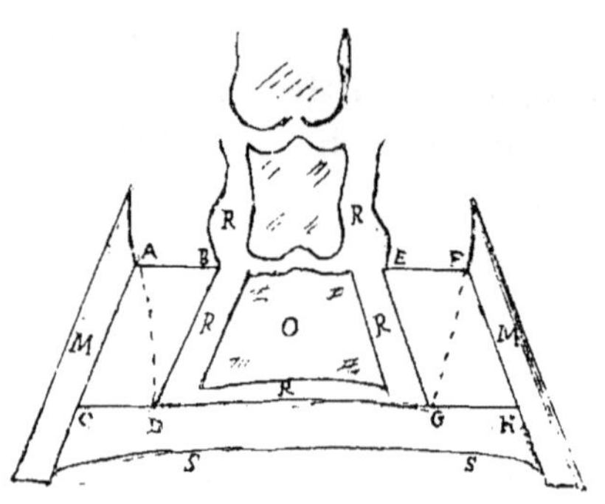

Fig. 53. — Schéma de la suspension du corps.

On se demande tout de suite s'il est bien admissible que la pile circulaire de couples puisse supporter ainsi, non seulement le poids ordinaire du corps, mais encore le poids doublé et triplé par les exigences de l'appui. Avec un peu de réflexion, rien n'est plus admissible que ce fait. Nous savons que les lames accouplées sont au nombre de 1400 environ; toutes ces lames se partageant également le travail de suspension, il s'ensuit que chacune d'elles n'a en définitive à supporter que la 1/1400 partie du poids du corps. Pendant la station quadrupédale, si le poids réel du corps est de 500 kilos, chaque lame n'a à supporter que la 1/1400 partie du quart de 500 kilos, soit $\dfrac{125^k}{1400} = 90$ grammes.

Pendant la marche, chaque pied a à soutenir la moitié du corps, le travail de chaque lame sera donc de 180 grammes. Supposez que dans les allures rapides et dans les divers incidents de la locomotion, le poids supporté par chaque pied soit doublé ou triplé : vous aurez en définitive, pour le travail suspenseur de chaque lame, un effort de 360 ou de 540 grammes. Supposons qu'en certaines circonstances

ce dernier travail puisse être doublé, il sera représenté par
1080 grammes. Même dans ce dernier cas, le travail podophyllien est loin d'atteindre la résistance matérielle de la
lame de chair, car l'expérience montre qu'après la mort,
une lame de chair saisie en un point par une pince peut
supporter sans se rompre plus de 600 grammes. Il n'est pas
douteux que pendant la vie, et lorsqu'elle résiste par
toute l'étendue de sa surface, cette lame puisse sans rupture
résister à une traction triple, c'est-à-dire à un effort de
1800 grammes. Il faudrait donc que le poids du corps sur
un seul appui montât au-dessus de 2520 kilos pour rupturer
les lames accouplées. Cette exagération du poids de l'appui
doit être fort rare, car on voit se produire des ruptures
tendineuses sous un appui beaucoup moins pesant.

La pile circulaire des couples podokéraphylleux suffit
donc toujours à la suspension du corps ; mais comme ces
couples sont scellés dans la paroi, c'est celle-ci qui, en
dernière analyse, supporte tout le poids du corps.

D'après la figure 53, le poids du corps solliciterait les
deux étais M, c'est-à-dire la paroi, à rapprocher leur extrémité supérieure, et il en serait ainsi si la pression du corps
n'agissait que sur les points A et F, mais la pression
s'exerce sur toute la longueur de l'étai depuis A jusqu'à
C et depuis F jusqu'à H. D'ailleurs, l'extrémité supérieure
de l'étai ne peut s'incliner en dedans qu'en écartant en
dehors son extrémité inférieure, et pour empêcher cet écartement nous savons qu'il existe une traverse *ss* représentée
par la sole soudée à l'extrémité inférieure des deux étais.

Quel que soit le travail des lames podophylleuses, ces
lames doivent jouir de l'intermittence *repos* qui caractérise
le travail de tout organe vivant. Les lames de chair dans
leur travail de suspension doivent passer par l'alternance
repos-action. Cette alternance est si physiologique, si

nécessaire, que toute théorie sur le soutien du corps serait erronée si elle ne respectait pas cette alternance. Or, avec la théorie que je viens de développer, le travail podophyllien jouit parfaitement de cette alternance. Pendant la locomotion, cette alternance repos-action existe d'une manière très évidente, par la succession des appuis et des relevés ; mais pendant le repos en station debout elle est moins évidente. Il y a des chevaux qui ne se couchent jamais ; il y a des maladies qui empêchent le cheval de se coucher pendant un grand nombre de jours ; il y a enfin des lésions qui empêchent un ou plusieurs membres de participer à l'appui pendant une ou plusieurs semaines. Dans tous ces cas, il est certain que le podophylle ne peut effectuer la suspension du corps sans l'alternance repos-action et que, par conséquent, l'os du pied doit se soutenir alternativement sur le podophylle et sur un autre organe.

Cet autre organe est la sole. Celle-ci a pour rôle de soutenir l'os du pied chaque fois que le podophylle entre en flaccidité, c'est-à-dire chaque fois que la pression turgide manque à la pile de suspension. Pendant la station debout, l'os du pied est en équilibre entre la sole et la paroi. Au moment de la turgescence du podophylle, tout le poids est soutenu par la paroi ; au moment de la flaccidité du podophylle, c'est la sole qui soutient le corps.

Le passage de la suspension podophyllienne à la sustentation soléaire se fait, bien entendu, sans le moindre déplacement de l'os, sans la moindre chute, sans la moindre secousse. Les deux organes, sole et paroi, sont dans un tel rapport de contiguïté avec l'os, que celui-ci ne ressent ni l'abandon ni la reprise faits par le podophylle.

Il va sans dire que la participation de la sole au soutien du corps doit jouir de l'alternance repos-action. Cette alternance est encore plus indispensable au velouté qu'au podophylle, car la pression de l'os ne tarderait pas à l'écraser entre l'os et la sole. Cette pression, quoique intermittente, ne pourrait dépasser une certaine limite, sans mortifier par trituration le velouté. Aussi est-il inadmissible que pendant la marche, où le poids de l'appui est souvent supérieur à 1000 kilos, la sole puisse servir à soutenir ce poids. D'ailleurs, cette participation au soutien pendant la marche serait inutile, car le podophylle trouve son alternance repos-action dans l'appui et le relevé du pied.

Quelques auteurs prétendent qu'une partie du poids du corps se répartit sur le bourrelet et sur la gouttière au moment de l'appui. Les apparences militent en faveur de cette pression du bourrelet sur la gouttière ; mais si on réfléchit que le bourrelet ne peut faire pression sur la gouttière que si une descente de l'os s'effectue, on reconnaîtra que cet appui du bourrelet est impossible. En tous cas, il est bien hypothétique ; s'il existait, on le constaterait aisément à la vue et au toucher sur un pied qu'on soumettrait alternativement à l'appui et au relever ; la gouttière, qui est si mince à son bord supérieur, subirait un mouvement appréciable ; on le constaterait surtout en faisant brèche à la muraille. D'ailleurs cet appui est trop en contradiction avec la normalité de la sécrétion cutidurale pour qu'on puisse l'admettre. L'utilité de cet appui n'est pas démontrée, tandis que l'on prévoit certains inconvénients. La cutidure est un organe exclusivement de sécrétion spéciale : s'il faisait appui sur la corne qu'il sécrète, cette corne serait autrement disposée à sa surface.

Tout ce qui vient d'être exposé démontre que la réaction du sol contre l'appui se transmet du bord plantaire au kéraphylle et de celui-ci au podophylle. La conséquence de cette transmission éloigne l'idée qu'on puisse, par la soustraction à l'appui sur le fer d'une partie du bord plantaire, soulager les couples lamelleux qui se trouvent au-dessus de cette partie. Si sur le pied 54 nous ruginons le bord plantaire entre M et M, nous ne pouvons soulager

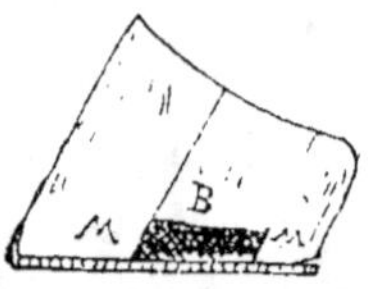

Fig. 54.

les lames situées en B, parce que le poids qu'elles supportent n'est pas diminué ; mais, par contre, il est évident que nous fatiguons davantage les parties MM du bord plantaire restées au contact du fer, parce que toutes les réactions du sol avant de se transmettre au podophylle devront passer par les parties restées à l'appui (fig. 54).

Pour soulager les couples situés en B, il serait nécessaire d'isoler, par deux rainures limitrophes, la portion B de la muraille.

§ 4. — ROLE DE LA PAROI DANS L'APPUI.

A. — Définition et considérations générales.

L'appui, c'est l'acte physiologique qui place et maintient le pied sur le point du sol où doit se fixer le membre servant tantôt de levier pour le déplacement de l'animal, tantôt de colonne de soutien du corps. Cette définition peut suffire par rapport à notre sujet ; elle serait insuffisante, comme toutes celles que l'on a données, si notre travail embrassait la physiologie générale du pied et du membre.

Nous ne nous occuperons ici que de l'appui sur le sol.

L'appui du pied sur le sol est un acte extrêmement complexe et, disons-le, encore assez mal étudié. La participation du sabot à cet acte présente un grand nombre de détails intéressants.

Dans la locomotion du cheval, tantôt le sabot est partie intégrante du levier agissant sur le sol, tantôt il s'isole pour constituer une sorte de crapaudine sur laquelle joue le levier. (Pader.)

Dans le soutien du corps au repos, le sabot et les parties qu'il renferme servent presque exclusivement de crapaudine sur laquelle on voit lentement osciller la colonne de soutien.

Dans tous les cas l'appui du sabot a pour but et pour résultat de transmettre au sol la résultante de toutes les forces locomotrices et de soutien du corps. Pour la transmettre au sol, il faut préalablement que le sabot ait reçu cette résultante.

Le sabot perçoit et transmet au sol les forces locomotrices et de soutien par toutes ses parties constituantes, c'est-à-dire par la paroi, la sole et souvent la fourchette.

Par l'étude que nous venons de faire du rôle contenteur et suspenseur de la paroi, nous reconnaissons que celle-ci est le principal agent de l'appui.

L'appui normal se fait également par tous les points de la surface plantaire (sole et paroi); mais les choses ne se passent pas toujours ainsi, parce que la résultante des forces à transmettre au sol ne passe pas toujours par le centre de cette surface. Suivant la direction de cette résultante, l'appui s'accuse plus en certains points que dans d'autres. Cependant, si par artifice on peut arriver à égaliser l'appui sur tous les points de la surface plantaire, on remet par cela même la résultante dans la direction normale ou centrale.

Lorsque le pied se transforme en crapaudine, l'appui réel se fait sur la surface articulaire de la phalange 3 qui alors représente le sol. Même dans ce cas, le sabot transmet au sol sur lequel il se trouve immobilisé, toutes les impulsions et tous les efforts que subit la surface articulaire. L'on voit donc que *toujours* les forces locomotrices et de soutien sont transmises au sol par la surface plantaire. Tout l'intérêt pratique se trouve par conséquent concentré sur les phénomènes que l'appui provoque sur le plan de contact du sol avec la surface plantaire du pied. Ce sont ces phénomènes que nous avons à étudier, en nous bornant, autant que possible, aux détails qui concernent la paroi.

B. — CARACTÈRES DE L'APPUI.

L'appui se caractérise : 1° par sa manifestation qui laisse des traces appréciables et durables; 2° par une normalité bien définie.

1. **Manifestations de l'appui**.

Nous commencerons la caractéristique de l'appui par sa manifestation, parce que ce sont les phénomènes de cette manifestation qui serviront à établir les règles de la normalité.

L'appui se manifeste par plusieurs phénomènes très apparents : le déplacement du corps ou son immobilité complète; l'usure de la corne ; l'empreinte laissée sur le sol ; la sonorité et autres phénomènes de la foulée. Nous ne parlerons pas des deux premiers, qui sont du ressort de la physiologie générale. Nous nous occuperons des trois derniers, à cause de leur importance pratique et à cause du silence que les auteurs ont gardé sur certains détails.

A. — *Usure de la paroi par l'appui.*

Plusieurs auteurs considèrent l'usure comme un acte physiologique ayant pour finalité de maintenir le sabot à une longueur convenable. Ce n'est que très exceptionnellement que l'usure peut être considérée comme *acte physiologique*; c'est par exemple lorsque le cheval exécute certains mouvements du pied sur le sol, qui n'ont d'autre but que d'user la corne trop allongée par un long repos ou par le régime continu de la prairie.

Dans les conditions habituelles, l'usure n'est que le résultat de quelques-uns des actes de l'organisme et principalement de l'appui locomoteur. Il serait donc peu correct de l'étudier comme une fonction modificatrice de la sécrétion cutidurale ou de l'avalure; on doit la considérer comme un des phénomènes consécutifs de l'appui, dont la perception est transmise aux centres nerveux et réfléchie sur la cutidure qu'elle peut activer ou modérer.

On pourrait définir l'usure naturelle : la détrition de la face plantaire du sabot par le contact, avec frottement, de la corne avec le sol. Ce n'est pas seulement par l'appui que l'usure se produit; c'est aussi par tous ces mouvements ordonnés ou désordonnés, tous ces mouvements d'impatience, de douleur, de colère que le cheval exécute en frottant sa corne sur le sol. L'appui sans frottement ne produirait pas d'usure, à proprement parler. C'est parce que l'appui se fait toujours avec des mouvements plus ou moins intenses de frottement qu'il produit à chaque foulée une détrition de la face plantaire. Voyez les chevaux dits *usuriers* parce qu'ils usent trois ou quatre lourdes ferrures par mois : leur pied dans la marche est toujours animé d'un mouvement vicieux, soit de pivotement, soit de glissement; voyez le cheval à la fin d'une longue marche, quand la fatigue rend son appui moins franc et moins fixe : il use plus de fer dans les deux ou trois derniers kilomètres, qu'il n'en a usé dans les quinze ou vingt premiers ; voyez, par contre, le cheval à allures franches et bien cadencées : il fera huit, dix, douze kilomètres, sans même user la tête des clous de sa ferrure.

Sur le cheval domestique, l'usure est naturelle ou artificielle. Elle est naturelle quand elle est effectuée par l'appui ou les mouvements de l'animal; elle est artificielle quand elle est effectuée par la main de l'homme. L'usure naturelle est lente, mais continue ; l'usure artificielle se fait à de longs intervalles par la suppression de plusieurs couches plus ou moins épaisses de corne ; cette dernière prend le nom de *parure*.

a. **Usure naturelle**. — Nous l'avons définie plus haut. Nous allons la considérer sur le pied non ferré, puis sur le pied ferré.

1° Usure naturelle du pied non ferré. — Sur le pied non ferré et normal l'usure d'appui est uniforme sur tout le pourtour plantaire de la paroi. C'est avec intention que j'ai dit *usure d'appui*, car sur la plupart des chevaux vivant en liberté, outre l'usure d'appui qui se fait à la surface plantaire, il se produit en bas de la face externe de pince et de mamelles une autre usure qui taille le bord plantaire en biseau aux dépens du corps et de la face externe de la muraille. C'est exactement ce qui se produit chez le cheval qui *rabote*. C'est surtout sur le poulain

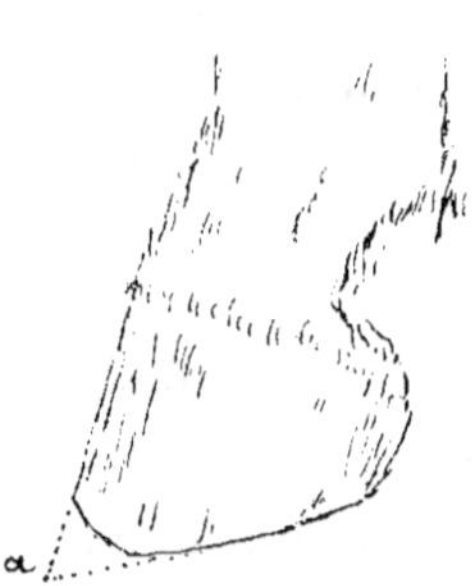
Fig. 55. — Usure de pâturage.

sevré ou le jeune cheval soumis exclusivement au régime de pâture que ce rabotage de la paroi s'observe. Ce cheval, pendant qu'il broute, porte un pied très en avant, et pour relever le pied opposé sans relever la tête, il traîne celui-ci sur le sol par la pince. Il suffit de regarder pendant quelques instants un cheval qui pâture, pour comprendre cette usure en biseau de la pince et de la mamelle, quoique le pied et les aptoncles soient très normaux (fig. 55 et 78, *a*).

L'usure d'appui arrondit bien le bord plantaire dans tout le pourtour mural par la détrition effectuée par le bord de l'empreinte, mais le biseautage est peu sensible et règne sur tout le pourtour de la face plantaire. Les traducteurs de Xénophon font dire à cet auteur que *pour arrondir le pied* il faut faire stationner le cheval sur un lit de cailloux ;

je pense que Xénophon par le mot *arrondir le pied* entendait
donner la forme circulaire au pourtour du pied, et non
arrondir l'angle du bord plantaire qui est toujours assez
biseauté sur le pied non ferré. Nous verrons, en parlant des
talons serrés, qu'il n'est pas de meilleur moyen de les
élargir que celui préconisé par Xénophon.

L'usure normale d'un pied normal s'effectue sur tous les
points de la face plantaire, ce qui prouve que l'appui
normal doit se faire sur tous les points de cette surface
plantaire. Que le pied soit creux ou plein, l'appui se fait
sur tous les points : quand la sole est creuse, le creux

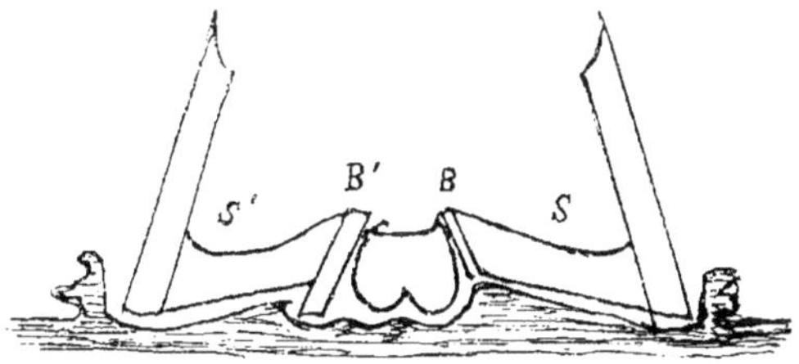

Fig. 56. — Schéma de l'appui.

disparaît par la terre et les boues qui s'introduisent et se
durcissent dans les lacunes, ou bien l'empreinte fournit
vers son centre un monticule qui sert d'appui aux parties
surélevées de la sole et à la fourchette remontée entre les
barres.

L'usure porte sur les barres comme sur le bord mural,
soit qu'elles descendent au niveau du bord de la muraille,
soit qu'elles restent sur un plan plus élevé comme dans les
pieds creux. Les barres se confondant avec la sole, du moins
en partie, s'exfolient quelquefois avec la sole, et c'est alors
qu'elles se trouvent sur un plan plus élevé que le bord de
la muraille. Mais dans ce cas, comme nous l'avons dit,
l'empreinte fournit une élévation de son plancher qui sert
d'appui aux barres, comme le montre la figure 56.

L'usure est proportionnelle au poids du corps. — Cela se

conçoit, puisque l'usure n'est que le résultat d'un frottement. Un cheval pesant 1000 kilos userait plus vite qu'un
cheval ne pesant que 500 kilos, si les deux chevaux avaient
le pied de même grandeur. Toutefois la grandeur du
sabot étant proportionnelle à la taille et au poids du
cheval, il s'ensuit qu'on voit peu de différence entre l'usure
d'un lourd et d'un léger cheval. Cependant un cheval étant
donné, il usera d'autant plus vite que sa charge sera plus
lourde. En maréchalerie il est bon de tenir compte de cette
règle.

Le fardeau que porte un cheval agit sur l'usure de la
même manière que le poids de l'animal lui-même.

Si le poids du corps ou le fardeau sont mal distribués
sur l'appui d'un pied, l'usure sur ce pied s'accentuera sur
la région surchargée ; si le fardeau est mal distribué sur
les quatre pieds, on verra toujours le bipède ou le pied
surchargé user plus rapidement leur corne.

*L'usure sous un poids donné, dépend de l'étendue de la
surface plantaire.* — Un cheval de 500 kilos usera plus vite
s'il a un petit pied que s'il a un grand pied, car dans le
premier cas le poids de son corps se répartit sur des unités
de surface moins nombreuses, et par conséquent chaque
unité de surface est plus chargée, et dans le second cas le
poids se répartissant sur un plus grand nombre d'unités
de surfaces, celles-ci sont moins surchargées et usent moins
vite.

Il découle de ce principe que le pied creux, sur un sol
impénétrable, use plus vite qu'un pied plein, parce qu'il
porte sur une moindre surface. Il faut tenir compte de ce
fait quand on pare le pied d'un poulain vivant en liberté.
Si le sol qu'il foule d'habitude est pénétrable, peu importe
qu'on creuse ou non la sole ; mais si le sol est impénétrable, il est indiqué de ne pas creuser la sole, afin de
ne pas exagérer son usure.

Il découle aussi du même principe, que le pied ferré muni d'un fer couvert use moins vite que celui muni d'un fer dégagé. De même, le fer garni usera moins vite que le fer juste. Je cite ce fait ici pour n'avoir pas à y revenir en parlant de l'usure du pied ferré.

L'usure est en raison inverse de la dureté de la corne ou de l'épaisseur de la muraille. — Cela n'a pas besoin de démonstration. C'est pourquoi le pied de poulain s'use plus vite pendant les temps humides que pendant les temps secs. L'humidité de l'air et surtout celle du sol, attendrissant la corne, la rend plus attaquable par le frottement du sol. C'est pourquoi on voit le pied non ferré présenter en saillie la muraille sur la sole, et la sole sur la fourchette. Sur le pied non ferré la fourchette est presque toujours usée plus profondément que le reste de la face plantaire, de même que sur le pied ferré à la Charlier la sole reste très peu de temps au même niveau que le fer.

Cela donne l'explication d'un phénomène assez embarrassant : Pourquoi sur le pied normal non ferré, l'usure est-elle uniforme, puisque nous savons que les pressions sont plus fortes en certaines régions que dans d'autres, et puisque nous savons que l'usure est proportionnelle à la pression? Si, malgré la concentration des pressions vers une région, l'usure reste uniforme, c'est que la muraille est plus dure et plus épaisse là où les pressions sont plus fortes. C'est pourquoi nous voyons la muraille plus épaisse en pince et en mamelles qu'en quartiers et en talons, parce que les pressions de l'appui se concentrent vers la pince.

L'usure est proportionnelle aux mouvements que le pied exécute sur son empreinte. — Nous savons que l'appui immobile ne produirait pas l'usure; qu'il faut toujours un mouvement de frottement du pied sur le sol, c'est-à-dire un glissement de la face plantaire sur son empreinte. Ces mouvements de glissement ont lieu à chaque foulée. Ils se produisent de diverses manières : tantôt d'arrière en avant comme dans le poser du pied, tantôt d'avant en arrière comme dans le relever ; enfin souvent il se produit une sorte de pivotement du pied sur l'axe vertical. Outre ces mouvements inhérents à l'appui normal, il se produit une foule de mouvements de glissement occasionnés par la nature même du sol. Quelle que soit la cause déterminante des glissements du pied sur le sol, il est évident que sous un poids donné, ils provoquent une usure proportionnée à leur étendue ; il est évident aussi que dans un mouvement quelconque, la partie du sabot qui subit le plus grand déplacement subira aussi la plus grande détrition. Aussi voyons-nous que les parties périphériques de la face plantaire qui, dans tout mouvement de rotation, subissent le plus grand déplacement, sont les plus dures. Tout est combiné de façon à rendre l'usure uniforme sur tous les points, parce que la sécrétion et l'avalure sont elles-mêmes uniformes.

L'usure dépend de la forme générale du sabot. — C'est

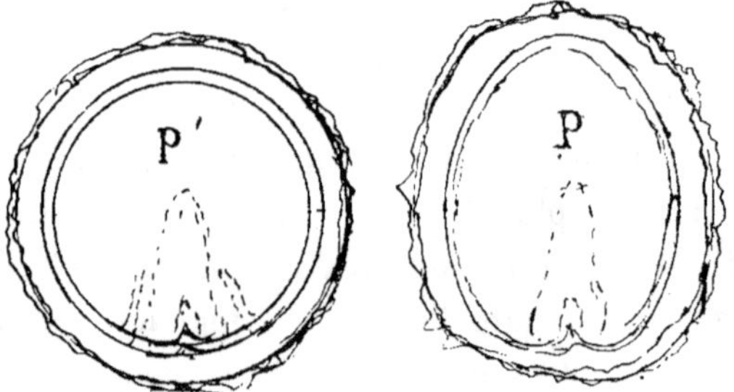

Fig. 57. — Influence de la forme du pied sur l'usure.

la conséquence de ce que nous venons de constater. Suivant sa forme, le sabot est en effet plus ou moins fixe dans son empreinte. Il suffit de regarder le sabot oblong P

dans son empreinte (fig. 57) pour reconnaître qu'il doit
être moins mobile, qu'il doit moins obéir aux forces qui
le sollicitent à pivoter, que le sabot circulaire P''. L'on voit
que le premier est retenu par les bords de l'empreinte,
tandis que le second peut tourner librement. De même en
regardant la figure 34, on reconnaîtra qu'un pied creux
est moins mobile qu'un pied plein, un pied évasé, qu'un
pied cylindrique.

L'usure dépend des allures. — D'une manière générale
la vitesse active l'usure, d'abord parce qu'en un temps
donné elle multiplie le nombre d'appuis, ensuite parce
qu'elle surcharge de poids chaque appui. Le pas est
l'allure qui produit le moins d'usure, parce que c'est la
plus lente, celle qui produit le moins de déplacement
du pied et celle qui réduit au minimum la pression de
l'appui. Le trot produit plus d'usure que le pas, parce qu'il
est plus accéléré, parce qu'il augmente le poids de l'appui
et l'étendue des mouvements de glissement, et parce qu'il
déplace le centre de pression. Le galop exagère l'usure,
parce qu'il exagère toutes les particularités que nous
venons de signaler.

La *nature du service* modifie profondément l'usure de
la paroi. — Les chevaux de trait usent plus en pince et en
mamelle externe qu'en tout autre point, à cause du déplacement en avant du centre de l'appui, et du pivotement
transmis au membre et au pied par le trait et le collier.
Les pieds de derrière s'arc-boutent sur la pince et pivotent
comme ceux de devant sur la mamelle externe. — Le service de halage a une action toute spéciale sur l'appui; il
accentue particulièrement le pivotement des quatre pieds
par l'obliquité de la traction effectuée par la corde de
halage. Le cheval et le bateau marchent parallèlement,
la corde représentant le trait est oblique sur le trajet du
cheval et sur le trajet du bateau.

L'*enrènement* du cheval ou la tenue naturelle de la tête modifient très sensiblement l'usure.

La *nature du sol* foulé par le cheval influe, comme on le pense bien, sur l'usure ; mais il ne faudrait pas croire que le sol le plus détriteur de la corne est également le plus détriteur du fer. Le sol le plus détriteur de la corne est celui des routes empierrées, le sol le plus détriteur du fer est le pavé de grès. L'humidité du sol peut doubler ou tripler l'usure de la corne. Cela n'a pas besoin d'explication.

2° USURE NATURELLE DU PIED FERRÉ. — Sur le pied ferré, l'usure s'effectue presque entièrement sur le fer ; ce n'est que rarement que la fourchette se met en contact avec le sol. Je fais abstraction, bien entendu, des ferrures encastrées dans la paroi et des ferrures à branches tronquées ou amincies.

Tout ce que nous venons de dire sur l'usure de la corne quand le pied n'est pas ferré, se répète sur le fer du pied ferré d'une manière analogue, mais non identique.

Sur les sols pénétrables, l'usure du pied ferré est moins intense que celle du pied non ferré, parce que le pied ferré découpe mieux l'empreinte, pénètre plus profondément dans le sol et reste plus immobile sur son assiette. Sur les sols impénétrables, au contraire, l'usure du pied ferré doit être plus intense que celle du pied non ferré, parce que les mouvements de glissement sont alors plus fréquents, parce que le contact avec le sol est limité à une zone moins large. Sur le pied ferré aucune des parties centrales ne porte sur le sol quand celui-ci est impénétrable.

En outre, sur le pied ferré, l'uniformité d'usure est plus ou moins troublée, parce que la ferrure déplace souvent le centre de pression et ne respecte pas la normalité de l'appui. C'est pourquoi il est aussi rare de trouver un fer de pied normal régulièrement usé sur tout son pourtour, que de trouver un pied non ferré et normal dépourvu de cette uniformité d'usure.

L'usure du fer ne peut être uniforme, même lorsque la ferrure conserve au pied sa normalité et sa condition physiologique. Aussi voyons-nous les pieds ferrés suivant la méthode Lavalard-Poret user leur fer beaucoup plus en pince qu'en éponges. C'est que le fer présentant la même dureté dans toute son étendue, il est évident que les régions surchargées de pression doivent s'user plus vite que les autres régions. Pour que l'usure du fer pût suivre la loi qui préside à l'usure du sabot non ferré, il faudrait que le fer fût plus dur en pince qu'en éponge. Ce serait un perfectionnement, car l'irrégularité de l'usure modifie plus ou moins l'assiette physiologique du pied, détruit le parallélisme qui devrait exister entre le plan de la face inférieure du fer et le plan de la face inférieure de l'os.

b. **Usure artificielle ou parure**. — La parure consiste à compléter ou rectifier l'usure naturelle sur le pied non ferré, ou bien à effectuer périodiquement sur le pied ferré l'usure du sabot qui n'a pu se faire à cause de la ferrure.

1° Parure du pied non ferré. — Lorsque, par un séjour prolongé dans une prairie ou dans une écurie, un poulain ou un cheval non ferré n'ont pu par la marche user convenablement leur sabot et que celui-ci a pris un allongement trop considérable, on le soumet à la parure ou taille. On l'y soumet encore lorsque l'usure naturelle, mais vicieuse, a détruit l'aplomb du pied en inclinant la surface plantaire dans un sens ou dans l'autre.

La parure du pied de poulain présente une très grande importance, car c'est par une parure raisonnée qu'on peut guérir bien des difformités du pied et des vices d'aplomb ; car on peut aussi par une parure irraisonnée, ou intempestive, compromettre pour toujours la normalité et l'aplomb du membre. Cette parure du jeune pied exige d'autant plus de tact et d'habileté qu'après l'opération l'animal

reste très longtemps sans revenir à la forge et que l'évolution des désordres consécutifs à une parure vicieuse étant
toujours lente, ne frappe l'attention du maître que trop
tard pour qu'on puisse y remédier. Le nombre est bien
grand de poulains qui, nés irréprochables et promettant
beaucoup, sont estropiés en une minute par un ouvrier
ignorant, et perdent toute leur valeur. Quand on visite un
pays d'élevage et qu'on examine les pieds des poulains, on
acquiert vite la conviction que faute de maréchaux ins-
truits dans leur art, on perd infiniment plus de chevaux
par la parure des jeunes pieds qu'on n'en détruit par la
ferrure vicieuse.

Nous établirons dans un autre chapitre (voir chap. VI)
la règle fondamentale de la parure du pied sain. Mais
nous dirons ici quelques mots sur la parure du pied non
ferré, qui présente certaines défectuosités.

Si, sur le poulain, l'usure naturelle a mis le pied dans
une inclinaison vicieuse, il faudra d'abord rechercher la
cause de cette déviation. La déviation du pied peut être
due à un excès de détrition, ou bien à un ralentissement
de l'avalure sur un point, ou bien à un vice d'aplomb ou
de conformation du membre entraînant la déséquilibration
des forces agissant sur le pied.

L'excès de détrition sur un point peut être dû soit à un
excès de pression sur ce point, soit à une exagération des
mouvements de frottement. Dans le premier cas il est
indiqué de rejeter la majeure pression sur le point diamé-
tralement opposé, en maintenant celui-ci plus élevé que
l'autre. On procédera de la manière suivante : Tailler le
pied, d'abord, suivant la ligne PP pour détruire l'inclinaison SS' que l'usure avait produite par excès de pression sur le côté S' ; cette ligne PP doit donc être parallèle
à HH représentant l'horizontale ; après cette première
taille, on parera le pied suivant la ligne P'P' qui incline le

pied sur le côté S' et qui reporte, par conséquent, la majeure pression de l'appui vers le côté S (fig. 58).

Dans le cas où l'inclinaison SS' est due à une exagération des mouvements de frottement sur la région S', il sera indiqué, au contraire, d'incliner le pied sur la région opposée S, c'est-à-dire que la parure doit tendre à exhausser

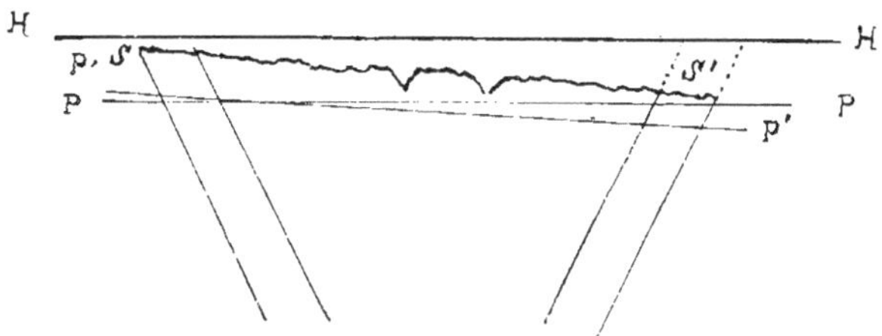

Fig. 58. — Schéma de la parure d'un pied incliné par excès de pression.

le point S' afin d'y reporter le centre de pression, car il est évident que ce déplacement du centre de pression diminue l'étendue des mouvements du point S' et augmente l'étendue des mouvements du point S. On procédera de la manière suivante : Mettre la face plantaire sur

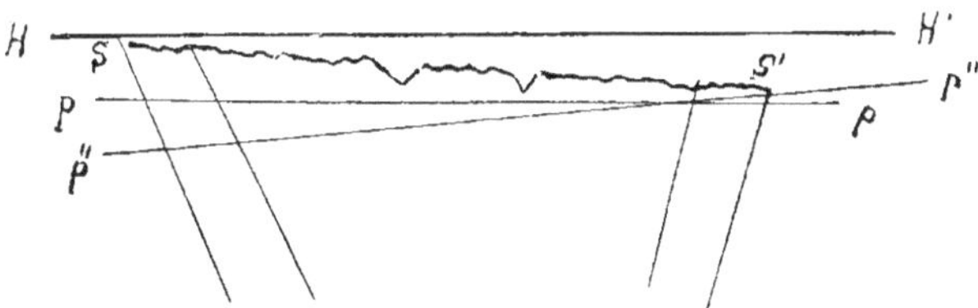

Fig. 59. — Schéma de la parure d'un pied incliné par excès de frottement.

le plan PP parallèle à l'horizontale, puis effectuer l'inclinaison P"P" surbaissant la région S de manière que S' devienne le centre des pivotements du pied (fig. 59). Il va sans dire qu'en procédant ainsi, on fait subir au point S' un excès de pression et qu'on remet le pied dans l'irrégularité du premier cas ; mais il faut remarquer que la détrition est plus activée par l'étendue des mouvements de frotte-

ment que par la pression, et que par conséquent on arrive
quand même, par cette parure, à régulariser l'usure générale
du pied.

Dans le cas où l'inclinaison du pied est due à un arrêt
de l'avalure sur ce point S, la parure devra tendre à soulager le podophylle de la région S' en mettant le pied sur

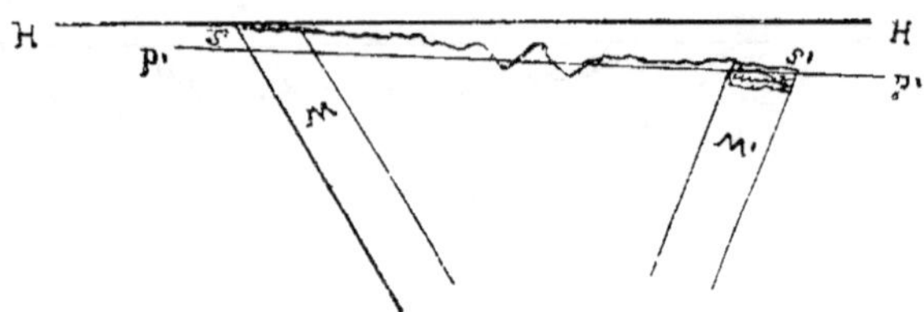

Fig. 60. — Schéma de la parure d'un pied incliné par retard d'avalure.

l'inclinaison P'P', puis en ruginant le bord plantaire en S'
au-dessous du plan de la soie, afin de rejeter la majeure
pression sur la région S et supprimer toute pression d'appui
sur la paroi M' (fig. 60) ; puis en pratiquant deux scissures
verticales qui isolent la portion à accélérer.

Dans le cas où l'inclinaison vicieuse du pied est provoquée par un vice d'aplomb qui entraîne la déséquilibration
des forces agissant sur le pied, la parure peut procurer
d'excellents résultats sur le jeune poulain, et même rectifier
l'aplomb du pied et du membre. Nous verrons dans la
deuxième partie de ce livre, qu'il suffit en effet de porter
sur tel ou tel point de la face plantaire du pied le centre
des pressions, pour favoriser tel ou tel groupe de forces
musculaires, pour neutraliser une force devenue excessive
par une autre force, et pour ramener ainsi l'équilibre parfait de toutes les forces qui agissent sur l'os du pied.

La parure du pied non ferré doit se répéter plusieurs
fois dans l'année, aussi souvent que l'indique l'excès de
longueur du sabot ou l'inclinaison de l'usure naturelle.
L'excès de longueur fatigue le membre, l'inclinaison de
l'usure détruit l'aplomb. En principe, il est rigoureusement

indiqué de ne pas laisser le pied de poulain s'asseoir sur un appui défectueux.

2° PARURE DU PIED FERRÉ. — Sur le pied ferré la parure comporte la plupart des détails que nous venons d'exposer sur la parure du pied non ferré. Il faut, en effet, parer le pied ferré en considérant que ce pied doit porter sur le fer comme il porterait sur le sol.

Cependant la ferrure occasionne certaines différences dans la manière de procéder. Le fer permet de fournir au pied les inclinaisons qui peuvent être utiles à la rectification de l'appui sans qu'on soit obligé d'affaiblir la corne. En donnant à la branche du fer certaine épaisseur, en la surélevant par des crampons ou des bosses, on obtient l'inclinaison P'P' sans avoir à modifier l'horizontalité de la face plantaire du pied.

Sur le pied ferré la parure peut être plus intense que sur le pied non ferré, parce que la corne ne subit plus la détrition naturelle.

La répétition de la parure se fait à chaque renouvellement de ferrure, c'est-à-dire tous les mois.

Considérée au point de vue de l'appui, la ferrure ne doit être que le remplacement aussi intégral que possible de la couche de corne enlevée, par une plaque de fer présentant le même contour, la même épaisseur, la même direction et le même contact avec la corne et avec le sol. Si sur un pied normal vous enlevez d'un seul tenant ou par sections multiples une plaque de corne ayant la configuration de la face plantaire (fig. 61, A), la ferrure doit remplacer cette plaque de corne par une plaque de fer ayant toutes les dimensions et une configuration semblables ; si la plaque de corne est bombée en dessus et creuse en dessous, si elle est plus épaisse en un point que dans d'autres, la plaque de fer doit présenter exactement les mêmes détails. C'est ainsi que malgré la ferrure rien ne sera changé dans

l'assiette du pied, qui repose sur le fer comme il reposait
sur la couche de corne enlevée, et qui repose sur le sol
comme avant la ferrure. Il n'y a de changé que la dureté
de la couche enlevée, le mode de coaptation, et quelquefois
le poids. La plus grande dureté de la plaque de remplacement est loin d'être un défaut; le mode d'attache doit
se rapprocher autant
que possible de celui
qui reliait la plaque
de corne, en évitant
tous les vides, en
disposant bien le bro-
chage sur tout le
pourtour du pied, et
en le rendant aussi
inébranlable que pos-
sible. Quant à la
différence de poids,
on la rendra aussi

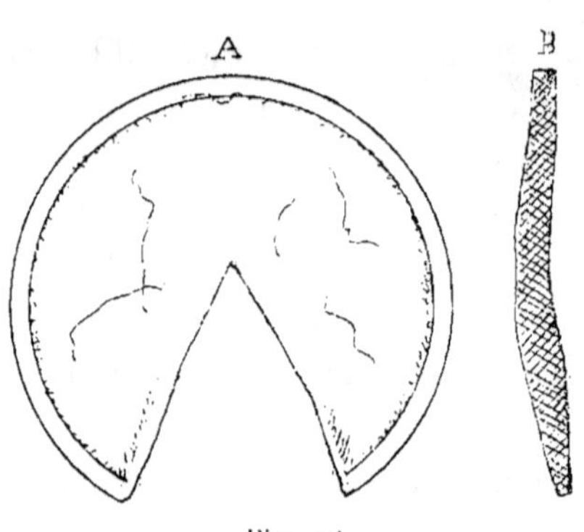

Fig. 61.

A, plaque de corne enlevée pour la parure.
B, coupe de cette plaque.

légère qu'on voudra, en choisissant le métal. C'est à tort
qu'on objecterait qu'une plaque métallique ainsi disposée
serait trop lourde ou trop vite usée, car les moyens ne
manquent pas pour rendre cette plaque de fer aussi légère
et aussi résistante à l'usure que le fer ordinaire. Nous aurons l'occasion de revenir sur ce sujet ; je veux seulement
dire ici que la ferrure ne devrait *en rien* modifier l'appui
normal du pied normal, car c'est le travail que l'appui
normal impose à chacun des points de la corne plantaire
qui entretient ces points et les parties vivantes qui leur
correspondent dans un bon état d'intégrité et de santé. La
ferrure ainsi comprise, loin d'être un mal, ne produirait
que des bienfaits.

Règle générale, la parure du pied à ferrer doit être
parallèle à la face plantaire de la phalange, abstraction

faite de la concavité de celle-ci. Cela revient à dire que la
parure doit être semblable à l'usure naturelle. Il n'est donc
pas rationnel de parer le pied en biseau sur la pince et les
mamelles, sous prétexte que quelquefois les pieds sont ainsi
usés. Ce biseau, nous l'avons dit, n'est pas le résultat d'une
usure normale de l'appui, c'est le résultat d'un rabotage
inhérent au régime de pâture ; c'est un accident de
pâturage qu'il ne faut pas imiter dans la parure. Nous
verrons que raboter artificiellement la pince et la mamelle
c'est vouloir apprendre au cheval à raser le tapis et à
raboter.

La parure, comme l'usure, a une action réflexe sur la
cutidure qu'elle incite à sécréter activement la corne de
remplacement. On pourra faire servir cet acte physiologique
à la restauration des régions faibles de la paroi. Les anciens
hippiatres conseillaient avec raison de parer jusqu'à la rosée
et même jusqu'au sang les parties trop faibles ou trop
lentes à descendre. Sur le pied ferré cet artifice est facile,
parce qu'on peut soustraire à l'appui la partie ainsi
amincie. Lorsqu'on voudra parer à fond une région quelconque de la muraille ou des barres pour lui donner plus
de force et de vitesse d'avalure, il faudra agir avec précaution pour ne pas provoquer une déviation de l'aplomb ;
il faudra limiter la partie à surbaisser de manière à pouvoir
soutenir le pied sur son appui normal en faisant porter sur
le fer les parties limitrophes. On fera même bien d'isoler
la région qu'on veut fortifier, en pratiquant deux rainures
ou scissures limitrophes qui ont pour effet d'empêcher les
parties voisines MM d'enrayer l'avalure de la partie B
(voir fig. 54).

Tels sont les développements que comportent l'usure
et la parure de la paroi. J'aurais pu entrer dans des détails
encore plus nombreux, mais nous aurons l'occasion de
revenir sur cette question au chapitre VI.

B. — *Empreinte de l'appui.*

L'empreinte (τὸ ἴχνος de Xénophon), c'est la trace que l'appui du pied laisse sur le sol. Une étude complète de l'empreinte serait moins banale qu'on ne pense, et fournirait de nombreuses données très utiles à l'application. Nous allons voir que cette étude présente de l'intérêt et qu'elle peut servir à préciser les variations que présente l'appui.

L'empreinte est une manifestation de l'appui, manifestation durable et très appréciable, qui se produit toujours instantanément, tandis que l'usure n'est qu'une manifestation un peu abstraite, peu appréciable et souvent très lente à se produire.

L'empreinte est produite par le refoulement du sol comprimé par le pied ; elle sera donc d'autant plus visible que le sol sera plus pénétrable. Il est des sols qui ne produisent jamais d'empreinte (sols dallés ou pavés), il en est d'autres qui n'en produisent que dans certaines circonstances de température (asphalte, bitume). Nous ne nous occuperons ici que des empreintes bien formées sur un sol pénétrable, susceptible de conserver assez longtemps la forme imprimée ; car l'empreinte faite sur les sols friables ou sableux se déforme dès que l'appui cesse. Sur les routes dures, macadamisées, devenues poussiéreuses par séche-resse et par détrition, l'appui fait des empreintes bien caractérisées, mais peu durables. C'est surtout sur les chemins battus, mais non empierrés, de nature plus ou moins glaiseuse, que l'on observe les empreintes les plus parfaites, reflétant tous les détails de l'appui qui les a produites.

L'empreinte présente à considérer un fond ou plancher et un rebord. Le fond présente en relief ou en bosse toutes les cavités de la face plantaire et en creux toutes les saillies de cette face plantaire. Le rebord est la bordure plus ou moins haute qui contourne et limite le fond. Le fond n'a pas exactement les dimensions de la face plantaire, ses diamètres sont toujours un peu plus grands, parce que l'appui ne se fait jamais sans un mouvement d'arrière en avant, ou d'un côté à l'autre, ou de pivotement, et non parce que le sabot se dilate.

Sur un terrain en pente, l'empreinte est incomplète, parce que l'appui est toujours moins chargé sur le côté de la déclivité. Suivant la déclivité du sol, l'empreinte est incomplète en avant, en arrière, en dedans ou en dehors. L'empreinte, en un mot, dénonce toutes les imperfections ou limi-
tations de l'appui.

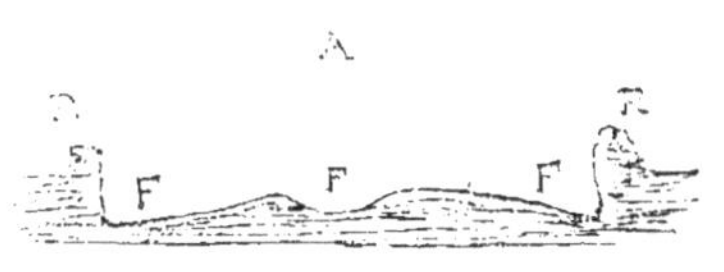

La profondeur de l'em-
preinte est proportionnelle au poids du corps, à la vitesse de l'allure et à la pénétrabilité du sol.

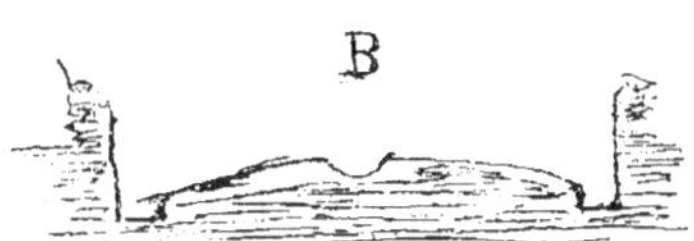

Fig. 62. — Coupe de l'empreinte.

A, empreinte du pied non ferré.
B, empreinte du pied ferré.

Son diamètre antéro-
postérieur est toujours plus grand que celui du pied, et cette différence est proportionnelle à la vitesse de l'allure.

Le centre de l'empreinte ne coïncide pas toujours avec celui du pied, à cause du pivotement de celui-ci qui élargit l'empreinte d'un côté à l'autre. Lorsque, sur un chemin, on suit les empreintes d'un même cheval, on voit les empreintes s'élargir en talon chaque fois que l'animal détourne à droite ou à gauche. Quelquefois le pivotement du pied est si étendu et les empreintes tellement élargies en arrière qu'on ne les croirait pas faites par le même pied. Il est à remarquer que l'empreinte ferrée (fig. 62, B) est moins déformée par le pivotement du pied que l'empreinte non ferrée. La ferrure du pied a pour effet de découper l'empreinte plus nettement et de la rendre plus profonde, et en outre le fond de l'empreinte ferrée présente le creux du fer; tout cela a pour résultat d'immobiliser le pied sur son appui et de neutraliser le mouvement de rotation du pied. Ce fait est à prendre en considération, car le pied trop immobilisé sur son appui fatigue le podophylle, qui ne peut plus faire obéir le sabot. C'est ainsi que le cramponnage du fer est pernicieux.

L'empreinte est toujours plus ou moins adhérente au sabot, soit par son rebord, soit par son fond. L'adhérence du fond augmente avec la profondeur et le nombre des creux qu'il présente. C'est pourquoi l'empreinte ferrée est plus adhérente que l'autre. Il faut tenir compte dans la pratique de cette adhérence, car elle augmente la fatigue du cheval. Aussi a-t-on cherché à pallier ce défaut de la ferrure, chez les chevaux de course, en donnant à la face inférieure une ajusture renversée, qui applique la rive interne contre la sole, de manière à faire décrire à la face inférieure du fer le même creux qui existe sur la sole. Cette ferrure retient moins la terre et adhère moins au fond de l'empreinte. Ce simple artifice a fait gagner bien des prix par des chevaux qui, sans cela, n'avaient aucune chance d'être classés. Nous aurons à revenir sur ce point.

C'est précisément par le travail d'arrachement qu'elle occasionne que nous nous servirons de l'empreinte pour soumettre certains chevaux à une gymnastique restauratrice du pied.

Les empreintes successives laissées par un cheval permettent de constater les variations que subit l'appui de ce cheval pendant la marche, et par conséquent elles peuvent révéler la boiterie, par la comparaison qu'on peut faire entre les empreintes des deux bipèdes et des deux pieds d'un même bipède. L'empreinte de boiterie examinée avec attention peut révéler le siège du mal : Quand l'empreinte, quoique moins profonde pour cause de boiterie, reste régulière dans toutes ses parties, on peut affirmer que la cause de la boiterie n'est pas dans le pied ; quand elle est irrégulière, moins profonde dans une région que dans l'autre, elle signifie que le mal est localisé sur la région du pied correspondant au point le moins profond ou le moins comprimé de l'empreinte.

Quand le sol est incliné dans un sens quelconque, c'est-à-dire quand l'appui est lui-même incliné, on peut voir presque toujours que l'empreinte de cet appui est plus comprimée sur la partie surélevée que sur la partie surbaissée. Cela démontre bien que chaque fois que, par la parure ou par la ferrure, on incline le pied sur l'une ou l'autre de ses régions, on reporte la majeure pression de l'appui sur la région surélevée.

Cependant il arrive quelquefois que l'empreinte faite sur sol déclive est aussi comprimée sur le côté bas que sur le côté haut. Il ne faut pas déduire de quelques faits exceptionnels que la signification des empreintes est

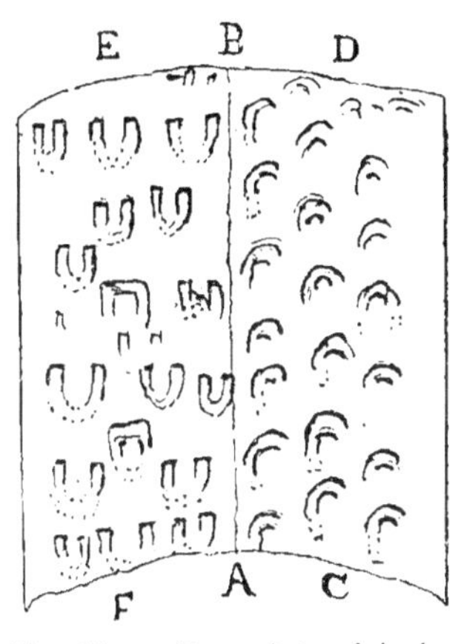

Fig. 63. — Empreintes laissées sur une côte de route.

CD, empreintes montantes.
EF, empreintes descendantes.

équivoque au point de vue de la distribution du poids sur l'appui incliné. Avec un peu d'attention, on constatera presque toujours que si l'empreinte est aussi profonde sur la partie basse que sur la partie surélevée, c'est parce que le sol se trouve plus mou, plus pénétrable dans la partie basse que dans l'autre. D'ailleurs, il peut se faire que l'empreinte ainsi faite provienne d'un appui douloureux ou irrégulier.

Lorsque vous suivez une route à pente rapide, assez poussiéreuse pour fixer l'empreinte, vous constaterez aisément que les empreintes montantes sont plus comprimées en pince qu'en talons, et que les empreintes descendantes sont plus comprimées en branches qu'en pince. Les premières ne présentent que le contour de la pince. Souvent les empreintes descendantes ne présentent que les branches. Presque toujours l'empreinte est plus comprimée sur la branche située vers l'axe de la route, à cause de la déclivité transversale (fig. 63).

L'empreinte fournit d'ailleurs d'autres significations, dont nous parlerons au paragraphe sur la boiterie.

Je ne m'étendrai pas davantage sur les empreintes ; c'est un sujet tout neuf, qui mérite d'être traité d'une manière très complète. C'est à un jeune écrivain, qui serait homme de cheval et cavalier, qu'appartient la tâche de faire un véritable traité d'*ichniologie*.

C. — *Résonance de l'appui.*

C'est encore un des phénomènes révélateurs de l'appui, dont il faut dire quelques mots ici, quoique nous en ayons parlé dans les propriétés physiques de la corne. (Voir *Sonorité de la paroi*, chap. III, § 5.)

La résonance de l'appui, c'est le bruit que produit la rencontre du sabot avec le sol. Cette résonance varie avec chaque espèce animale. Celle des monodactyles est si particulière qu'elle les a fait nommer solipèdes (*solidus pes*), parce que leur pied résonne comme un bloc solide lancé sur le sol. La résonance de l'appui du cheval n'est pas la même que celle de l'âne et du mulet.

Chez le cheval, cette résonance varie avec le volume et la forme du sabot. Un sabot épais et dense ne résonne pas comme un sabot mince ou tendre ; un sabot creux ne résonne pas comme un sabot plein ou comble ; un sabot évasé ne sonne pas comme le sabot droit.

L'appui d'un sabot altéré, fendu, cerclé, ne résonne pas comme celui d'un sabot sain et normal. Un appui souffrant se distingue très bien à l'oreille, et l'on a vu des praticiens privés de la vue, être fins connaisseurs en claudication, reconnaître une boiterie latente pour tout vétérinaire, et préciser le pied malade. Cette sonorité de l'appui souffrant est tellement caractéristique et différente de l'appui sain, que lorsqu'un cheval marche d'un pied sur un sol pavé et de l'autre sur un sol macadamisé, la différence de son rendu par les deux appuis simule, à s'y méprendre, la boiterie.

L'appui en pince ne sonne pas comme l'appui en talons et l'appui en quartier sonne différemment des deux premiers. L'oreille d'un cavalier excercé perçoit facilement toutes ces nuances.

L'appui franc ne sonne pas comme l'appui hésité, et par là on peut reconnaître la *fraîcheur* ou la fatigue de l'animal. Souvent des escadrons passent devant chez moi pour aller aux manœuvres ou pour en revenir. Rien n'est plus frappant que la différence de sonorité entre des battues faites au départ et celles du retour.

Dans la marche faite pendant la nuit obscure, l'appui est plus sonore que pendant le jour. Il semblerait que le sabot du cheval prend contact avec le sol de manière à suppléer à la vision pour reconnaître le terrain. L'appui du cheval aveugle résonne d'une manière toute particulière.

Il est bien superflu de dire que la résonance de l'appui varie comme la nature du sol foulé.

L'on voit donc que la résonance doit être placée parmi les phénomènes qui caractérisent l'appui.

2. Normalité de l'appui.

Nous connaissons maintenant les manifestations de l'appui, nous allons faire connaître sa normalité.

La normalité de l'appui réside dans l'alternance des foulées, et dans la distribution du poids du corps sur les diverses régions de la face plantaire.

A. — *Alternance des foulées.*

L'appui étant une fonction organique, est réellement un travail. Comme tout travail, il doit jouir de l'alternance repos-action, et pour être normal, il est nécessaire que son alternance soit isochrone.

L'alternance repos-action se réalise dans l'appui par le passage de cet appui d'un pied sur l'autre; un pied travaille jusqu'au moment où l'appui passe sur l'autre pied, et il reste au repos aussi longtemps que l'autre travaille. Chaque pied retenant l'appui pendant un temps égal, il s'ensuit que chaque pied jouit de l'alternance isochrone repos-action. Dès que l'alternance vient à manquer, le travail de l'appui devient un surmenage, il devient anormal; dès que l'isochronisme de cette alternance est troublé, il y a boiterie. Donc, sans alternance repos-action, ou sans isochronisme de cette alternance, la normalité ne peut exister pour l'appui.

Cette alternance repos-action existe aussi bien pendant le repos que pendant la marche. Pendant le repos en station debout, le cheval repose alternativement et durant un même temps sur chacun de ses appuis. Si ce repos dure plus longtemps sur un pied que sur l'autre, c'est le signe d'une maladie du pied mis hors l'appui. Le travail de l'appui de repos, étant beaucoup moins intense que celui de l'appui locomoteur, n'a pas besoin d'une alternance très souvent répétée dans l'unité de temps. Aussi voit-on des chevaux rester des heures sur le même appui. Lorsque le cheval reste longtemps sur ses quatre appuis, l'alternance trouve son terme *repos* dans un décubitus également long.

Une autre alternance existe pour l'appui : c'est le passage successif du poids d'une région sur l'autre, en sorte que le terme *action* de l'alternance se trouve subdivisé en plusieurs temps de travail et de repos. L'appui en effet peut commencer en talons et finir en pince ou *vice versa* suivant l'allure et la vitesse, en sorte que quand les talons travaillent, la pince est au repos, et quand la pince travaille, les talons entrent en repos.

Nous aurons l'occasion de revenir sur cette question d'alternance propre à l'appui, en traitant de la boiterie.

B. — *Distribution du poids sur l'appui.*

Le second caractère de la normalité de l'appui réside dans la distribution physiologique du poids du corps sur cet appui. Dans un appui normal, le poids du corps se trouve distribué sur toutes les parties du pied proportionnellement à la puissance ou à la résistance de ces parties. Le podophylle et la paroi étant plus puissants et plus résistants en pince que partout ailleurs, la pince du pied reçoit plus de poids que toute autre région. C'est une nécessité mécanique et physiologique. Aussi voit-on presque toujours l'empreinte du pied plus profonde en pince qu'en quartiers et qu'en talons, sur un terrain horizontal.

Toutes les fois que l'appui ne présente pas cette concordance entre la pression et la puissance de la région, il doit être considéré comme anormal. Toute empreinte qui ne présente par le maximum de pression vers la pince indique un défaut d'aplomb ou d'allure, ou une déclivité du sol.

Ainsi donc, dans l'appui normal, la région antérieure du pied supporte une pression plus forte que la région postérieure, parce que la puissance du podophylle et la résistance de la paroi vont en diminuant d'avant eu arrière. Nous savons que la muraille a son maximum de hauteur, d'épaisseur et de consistance en pince et en mamelles ; nous savons aussi que les lames podophylleuses étant plus étendues en longueur dans ces régions, leur travail se répartit sur un plus grand nombre d'unités de surface et les fatigue moins.

Cela fait conjecturer que le centre des pressions de l'appui doit se trouver un peu en avant du centre de la face plantaire. Les expériences de Pader ont fait de cette conjecture une certitude absolue (1).

De nombreuses circonstances peuvent modifier la distribution normale du poids sur l'appui, et rejeter le centre de pression trop en avant ou trop en arrière, trop en dedans ou trop en dehors. C'est généralement la déclivité du sol ou de la ferrure qui modifie cette distribution du poids. Ce point doit être élucidé, car jusqu'ici on a très mal interprété les faits se rattachant à cette déclivité. Vous entendez dire tous les jours : « Pour soulager une région du pied il faut surélever cette région afin de rejeter le poids sur la région opposée ; pour soulager des talons souffrants, il faut ne pas les parer, mais parer la pince ; il faut mettre des crampons en éponges ou nourrir les éponges, pour incliner le pied sur la pince et rejeter sur elle le plus de poids possible. » Vous entendez dire aussi : « Pour soulager une pince seimeuse ou un quartier bleimeux, il faut parer à fond les régions opposées, incliner le fer dans le même sens pour décharger cette pince ou ce quartier. » Eh bien ! c'est l'inverse qui a

____

(1) Pader, *Précis de maréchalerie.*

lieu. Dans tout pied incliné sur son appui, c'est la partie surélevée qui travaille le plus, c'est la partie basse qui est déchargée ; les faits et le raisonnement le démontrent.

Lorsque vous examinez un cheval qui descend une forte pente, vous voyez que c'est son train postérieur qui est surchargé ; lorsque vous l'examinez montant une forte rampe, vous voyez que c'est son train [antérieur qui est surchargé, parce que, avec sa tête, avec des flexions articulaires du tronc et des membres, l'animal rapproche toujours le centre de gravité du train qui se trouve surélevé.

Sur le pied considéré isolément, la déclivité de l'appui produit les mêmes effets. Cramponnez les talons d'un cheval qui n'use pas d'ordinaire en talons, et vous verrez que l'usure se portera en talons. Inclinez le pied sur les talons, et vous verrez l'usure s'accentuer en pince. La ferrure des Omnibus démontre bien ce dernier point, puisque les éponges de leurs fers sont bien moins épaisses et larges que la pince et résistent autant à l'usure. Voulez-vous empêcher un cheval de trop user en mamelle externe, inclinez par la parure et la ferrure son pied sur cette région. Voyez d'ailleurs les empreintes sur les versants un peu inclinés d'une route : elles sont toutes plus comprimées dans la partie haute que dans la partie basse (fig. 63). Faites trotter sur le versant droit d'une route un cheval qui souffre en quartier interne du pied droit : il boitera plus que lorsque vous le ferez trotter sur la partie plane de la route ou sur le versant gauche. Tout prouve, en un mot, que l'inclinaison de l'appui surcharge la partie surélevée et décharge la partie surbaissée.

Je fais abstraction ici des ligaments et des tendons, je ne m'occupe que du podophylle et de la paroi.

On pourrait donner une démonstration graphique du fait que nous venons d'énoncer : Soit O^3 l'os du pied placé horizontalement sur la ligne PT ; soit O^2 la deuxième phalange faisant pression sur l'os du pied ; supposons que cette pression s'effectue par les trois points a, b, c sur lesquels la pression se répartit également : la résultante sera bP passant par le centre de l'os du pied ; inclinons maintenant o^3 de manière que PT devienne P″T′, les points b et c perdent

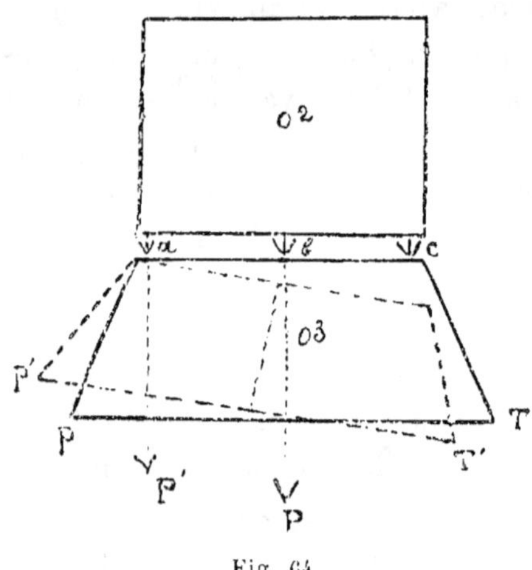

Fig. 64.

contact et toute la pression s'effectue par le point a : la résultante sera nécessairement la verticale passant par ce point a, c'est-à-dire sera aP′, et le centre de pression se trouve par conséquent rapproché du point P′ ou du point P qui est le point surélevé, tandis qu'il s'éloigne du point T′ qui est surbaissé.

Il est donc bien certain que lorsque le pied est incliné sur son appui, c'est la partie surélevée qui supporte la plus forte pression. C'était un point très important à établir, car il détruit un grand nombre d'erreurs ayant cours en maréchalerie.

Toutefois il ne faudrait pas confondre l'appui locomoteur avec l'appui de repos. Il est évident que l'animal au repos soutient son pied de manière que la région malade soit éloignée du sol et par conséquent soit surélevée. On voit

par exemple, au repos, le pied bleimeux en dedans, incliné
sur le côté externe de manière que le côté malade ne touche
pas le sol ; mais ici il n'y a pas de travail du pied. Si, au
contraire, vous faites marcher ce cheval bleimeux, vous
voyez le pied malade se porter dans l'adduction, afin de
rapprocher le centre de pression du côté externe, et si vous
inclinez par la ferrure l'assiette du pied sur le côté malade,
vous constatez une amélioration de la boiterie, parce que le
point malade se trouve surbaissé.

Un cheval qui souffre des deux pieds antérieurs (encastelure ou bleimes doubles) cherche pendant le repos sur un
sol déclive à poser son avant-main en contre-haut ; faites
le trotter dans une montée, il boitera plus qu'en plaine, parce
que pendant le travail à la montée, c'est le train antérieur
qui travaille le plus. De même le cheval souffrant des pieds
postérieurs boitera plus à la descente qu'en plaine (1).

Pendant le repos le cheval incline le pied sur la région
saine, afin de soustraire à l'appui la région malade. Pendant la marche le cheval incline le pied sur la partie malade,
afin de reporter vers le côté sain le centre de pression.

C. — *Condition physiologique du pied par rapport à l'appui.*

Nous pouvons, maintenant, après les développements
qui précèdent, établir la véritable condition physiologique
du pied, par rapport à l'appui.

Soit qu'il fasse partie intégrante du levier digital, soit
qu'il fasse l'office de crapaudine où le bras phalangien
prend son appui, le pied des monodactyles est toujours
destiné, pendant la marche ou pendant la station debout, à
recevoir la résultante des forces qui agissent sur le levier

(1) Ceci est en contradiction avec ce que j'écrivais en 1888 dans *La bleime
du cheval*. A cette époque je n'étais pas fixé sur le réel déplacement du
centre des pressions dans l'appui incliné.

digital et à la transmettre au sol, au moment de l'appui.

Les forces de pression sont toutes reçues par la surface articulaire de l'os du pied, d'où elles rayonnent de haut en bas sur les diverses régions de la phalange [3] qui les transmet au sabot par l'intermédiaire du podophylle. Toutes les régions du pied subissent une part de ces pressions, mais toutes ne doivent pas subir une part égale. La pression doit se répartir inégalement, parce que les diverses régions sont inégalement fortes et résistantes; parce que la loi naturelle veut que la force et la résistance d'un organe soient proportionnelles aux efforts que cet organe doit subir.

L'examen anatomique d'un pied normal, n'ayant jamais été ferré, montre clairement que ce pied ne présente pas partout la même force de résistance; que la pince et les mamelles aussi bien de l'os que du sabot sont plus robustes que les quartiers et les talons; que la constitution anatomique des parties postérieures du pied est plus complexe et par conséquent plus sensible et plus fragile que celle des parties antérieures. Cette différence de constitution est manifeste quand on considère le pied d'une manière générale; mais si on considère spécialement le tissu podophylleux, qui est l'agent principal de la transmission des pressions, la différence de force qu'il présente dans ses diverses régions est bien plus frappante. Ce podophylle, dont la hauteur maxima est en pince et en mamelles, va en diminuant progressivement de hauteur de la pince aux talons, de telle sorte qu'au niveau des inflexions, il mesure à peine le quart de la hauteur qu'il a en pince.

Ce simple examen montre bien que les lames des talons doivent accomplir un travail suspenseur bien moins considérable que celui des lames de pince. D'ailleurs la résistance et l'épaisseur de la muraille diminuent également de la pince aux inflexions. Il n'est donc pas douteux que ce sont les parties antérieures du pied qui doivent subir les plus grands efforts de travail.

Il est facile aujourd'hui de démontrer que ces conjectures sont fondées sur la réalité du fait.

Nous savons que toutes les pressions subies par le pied dans l'appui sont reçues par la face articulaire de la phalange[3], abstraction faite des quelques forces minimes tombant sur l'os naviculaire. Quand le pied est normal et normalement assis sur son appui, cette face articulaire de la phalange représente un plan oblique de haut en bas et d'avant en arrière qui, prolongé par la pensée, couperait les glomes pour arriver au sol très peu en arrière des inflexions.

Le poids du corps tombe donc sur une surface fortement inclinée en arrière. Or, nous savons aussi que la résultante de toute pression tombant sur un plan incliné, se rapproche de la partie surélevée, s'éloigne de la partie surbaissée de ce plan. Donc, sur un pied normal, la majeure pression de l'appui se porte vers la pince qui correspond à la partie haute du plan articulaire, ou s'éloigne des talons qui correspondent à la partie basse de ce plan.

Nous avons donné précédemment la démonstration graphique du fait. Mais on trouve toujours la démonstration facile et concluante dans l'examen des empreintes laissées sur le sol par un cheval quelconque. Par cet examen on constate que sur un sol horizontal l'empreinte est toujours plus comprimée en pince qu'en talons, ce qui prouve que dans l'appui ordinaire la pression se concentre vers la pince du pied. Lorsque l'appui se fait sur un sol déclive en un sens quelconque, on constate que l'empreinte est toujours plus comprimée sur la partie haute que sur la partie basse de la déclivité; ce qui prouve que la pression tombant sur un plan incliné se concentre vers la partie surélevée de ce plan.

Il est donc bien démontré que la pression reçue par la face articulaire de l'os du pied se concentre vers la partie surélevée de cette face, et par conséquent vers la pince de l'os et du sabot.

Il résulte de là que le pied ne saurait être dans sa véritable condition physiologique, si la face articulaire se trouvait déviée de son inclinaison normale d'avant en arrière.

D'autre part, il faut bien considérer que l'inclinaison normale de la face articulaire de l'os dépend du parallélisme qui doit exister entre la face plantaire du sabot et la face inférieure de la phalange, et que ce parallélisme dépend de la normalité de l'usure, ou de la régularité de la parure. Une parure qui laisserait aux talons une hauteur supérieure au tiers de la hauteur de la pince, romprait ce parallélisme et par conséquent modifierait l'inclinaison de la face articulaire.

Voici comment on peut formuler ce que je viens de dire : *Au point de vue de l'appui, la condition physiologique du pied réside dans la concentration des pressions vers la région anatomiquement la plus robuste du pied; cette concentration est commandée par l'inclinaison d'avant en arrière de la face articulaire de l'os, et cette inclinaison dépend du parallélisme entre la face plantaire du sabot et la face inférieure de l'os.*

D. — *Variétés d'appuis.*

Après avoir étudié la manifestation, établi la normalité de l'appui, nous allons l'étudier en lui-même, en distinguant l'appui de repos de l'appui locomoteur.

1. **Appui de locomotion.** — C'est celui qui a pour but le déplacement de l'animal.

a. Rarement cet appui se fait en même temps sur toutes les parties de la face plantaire. Suivant les allures, l'appui peut commencer en pince et finir en talons ou commencer en talons et finir en pince. Dans le pas et le trot lent l'appui commence en pince ; dans le trot très rapide et dans le galop il commence manifestement en talons. Il semble que c'est toujours l'appui initial qui supporte la plus forte pression, car l'empreinte est toujours plus profonde ou plus comprimée là où l'appui commence. Il en doit d'ailleurs être ainsi, car c'est sur l'appui initial que se fait la chute du corps.

b. L'intensité de la pression d'appui est toujours proportionnelle au poids naturel ou acquis du corps ; cela ne nécessite pas de démonstration. Considérée sur la surface d'appui, cette pression est en raison inverse de l'étendue plantaire ; c'est-à-dire que plus il y a de points pour supporter le poids, moins chacun de ces points se trouve chargé. C'est pour cela que sous un poids donné un pied large comprime moins son empreinte qu'un pied étroit.

c. La fixité du pied sur son appui dépend d'abord du poids de l'animal ou de la pression exercée sur l'empreinte ; elle dépend, en second lieu, de la nature du sol qui commande la profondeur et l'adhérence de l'empreinte ; en troisième lieu, elle dépend de la forme du pied et de sa ferrure ; en quatrième lieu, elle dépend de l'allure. Cette fixité de l'appui mérite quelque attention, car c'est d'elle que dépend une partie de la fatigue produite par la marche.

On conçoit, en effet, que plus le pied est assujetti ou adhérent à son empreinte, plus il faudra de force musculaire pour l'enlever et pour le faire pivoter. C'est surtout ce dernier mouvement qui exige un effort pénible, parce que les muscles qui l'exécutent travaillent dans une direction défavorable, en torsion. Par contre, il faut reconnaître qu'un pied trop peu assujetti exécuterait des glissades variées et très étendues qui compromettraient la sûreté de la marche. C'est suivant un juste milieu, entre une mobilité dangereuse et une fixité fatigante, que le pied a été construit. Sur les sols gras et pénétrables, il s'agissait de limiter la trop grande profondeur et l'adhérence de l'empreinte : pour cela le pied est évasé ; sur les sols durs, il s'agissait d'empêcher les glissades : c'est pour cela que la fourchette se rapproche du sol. Pour limiter le mouvement de rotation, le pied est légèrement oblong.

Ce sont là des finalités qu'il faut toujours respecter en maréchalerie.

d. Les influences modificatrices de l'appui locomoteur sont très nombreuses ; mentionnons, le *sol*, qui tient sous sa dépendance presque absolue la profondeur et l'adhérence de l'empreinte ; les *services*, qui modifient l'appui en soumettant le pied à un pivotement de dedans en dehors (service de trait), en reportant le poids en talons (portage au dos et service de selle), en forçant le cheval de se placer obliquement sur la direction de la ligne de traction (halage) ; les *maladies* du pied et les défauts d'aplomb, qui limitent ou rejettent l'appui sur l'une ou l'autre région du pied. Tous ces points ont été ou seront développés dans le cours de ce livre.

Mais la ferrure, du moins notre ferrure usuelle, modifie trop profondément l'appui pour que nous puissions nous dispenser de considérer plus longuement son influence.

La ferrure assujettit trop le pied sur le sol pénétrable surtout quand elle est cramponnée ; elle le rend trop mobile sur les sols impénétrables. Nous avons vu (*Rôle contenteur*, D 2° et fig. 51) combien l'assujettissement du pied est pernicieux au podophylle, et tout le monde sait combien sont dangereuses les glissades produites par un fer qui ne peut pénétrer le sol glissant par nature ou par le froid.

La maréchalerie a plusieurs moyens de faire disparaître ces deux défauts contraires de la ferrure : maint procédé de cramponnage conjure les glissades. Pour empêcher le fer de s'arrêter entre deux pavés, la maréchalerie possède le fer à planche, le fer à branches tronquées et le fer circulaire à éponges rapprochées de la ligne médiane. Ce dernier a été préconisé par Legris, vétérinaire à Paris. Il consiste en un fer tout à fait ordinaire, dont la tournure est circulaire et dont les éponges viennent, sans déviation du contour circulaire, se ter-miner presque au contact des branches de la fourchette (fig. 65). Ce fer n'épouse pas toujours la tournure du pied ; pour garder sa forme circu-laire quand le pied est oblong ou rétréci, ce fer fait garni-ture plus ou moins large vers les quartiers et les talons, seule la ligne des étampures suit le contour du pied, et

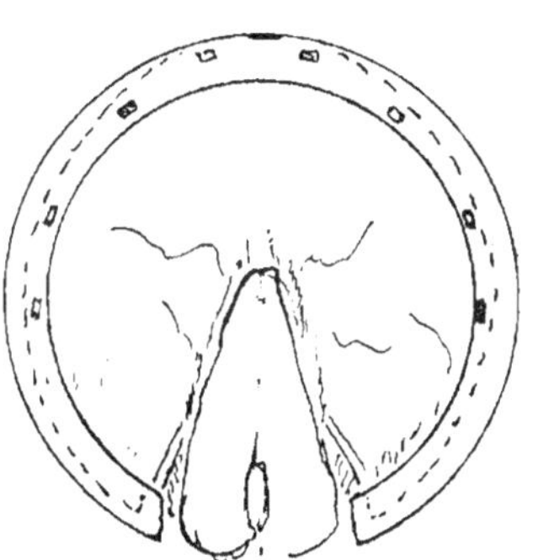

Fig. 65. — Ferrure circulaire Legris.

doit par conséquent se rapprocher de la rive interne suivant les besoins. Legris me disait que cette ferrure soulageait bien les pieds souffrants, mais il avouait ne pas s'en expli-quer le mode d'action. Aujourd'hui nous l'expliquons aisé-ment. Ce fer agit en mobilisant le pied sur son empreinte, en empêchant les branches d'être prises et retenues entre deux pavés, en facilitant par conséquent le pivotement du pied sur son assiette, pivotement si souvent demandé sur les chevaux circulant dans Paris, où à chaque instant le cheval est détourné à droite ou à gauche, pour éviter les rencontres ou pour changer de rue. L'on comprend qu'avec ce fer, le podophylle sain ou bleimeux est moins souvent tiraillé par la torsion de pivotement.

Ce n'est pas seulement sur la fixité de l'appui que la ferrure usuelle a une assez funeste influence ; elle modifie l'appui normal d'une manière beaucoup plus pernicieuse, en le limitant à la zone périphérique de la face plantaire, et en condamnant à l'inertie complète la plus grande partie de la sole, les barres et la fourchette.

Nous savons que notre ferrure ajuste le fer et pare le sabot, de manière que la face plantaire ne porte que par le bord inférieur de la muraille et des inflexions; cela revient à réduire des trois quarts la surface qui sur le pied déferré fait appui sur le sol. On ne pouvait plus entièrement transgresser le principe fondamental de la normalité de l'appui. En voici les conséquences:

En réservant la presque totalité de l'appui au bord plantaire, on surmène le podophylle au suprême degré, on trouble profondément l'avalure, on altère la sécrétion du bourrelet. En condamnant à un repos continuel la sole, les barres et la fourchette, on rend tous ces organes inutiles ou tout au moins inutilisés. Or l'inutilisation persistante d'un organe ou d'un produit organique, entraîne forcément l'atrophie de cet organe, ou celle de l'appareil producteur. C'est ce qui arrive sur le pied ferré. Le velouté atténue et arrête sa sécrétion dont le produit est complètement inutilisé et, son travail cessant, il s'atrophie lui-même à la longue. C'est ainsi que la sole, les barres et la fourchette s'affaiblissent sous l'influence de la ferrure. La sole en s'appauvrissant ralentit sa croissance, et par là supprime l'un des meilleurs agents de l'avalure pariétale. Les barres appauvries par l'atrophie du bourrelet infléchi, perdent de leur étendue en avant et se limitent au podophylle infléchi ; elles deviennent faibles, sans mouvement d'avalure, minces et sans consistance ; elles sont désormais impuissantes à neutraliser la rétraction pariétale, et celle-ci par contre s'accentue, d'autant plus que son avalure est devenue moins rapide, que sa sécrétion est moins normale. Dès lors surgissent dans le pied toutes ces altérations, toutes ces maladies inconnues sur les pieds non ferrés, et notamment l'encastelure à tous ses degrés.

Tels sont les effets désastreux de notre ferrure usuelle, et ils resteront inéluctables, tant qu'on s'obstinera à limiter l'appui sur le fer à la zone périphérique de la face plantaire.

2. Appui de repos. — L'appui de repos est celui qui procure au cheval son immobilité sur les membres servant de colonnes de soutien. Il diffère surtout de l'appui locomoteur en ce que le sabot et la phalange [3] sont transformés en crapaudine sur laquelle oscille le levier réduit aux deux premières phalanges.

a. La manifestation de cet appui se réduit à la production d'une empreinte; il n'y a ni usure, ni résonance appréciables.

b. Sa normalité jouit d'une alternance repos-action, mais l'isochronisme de cette alternance est moins marqué que dans l'appui locomoteur: le cheval se repose tantôt sur un pied, tantôt sur l'autre, sans rythme bien régulier. La vraie normalité de cet appui consiste dans l'égale répartition du poids du corps sur les quatre pieds et sur tous les points de chaque surface plantaire.

c. L'appui de repos s'accompagne d'un certain déplacement du centre de gravité et du centre de pression sur chaque pied; on peut remarquer que l'animal porte successivement son soutien tantôt sur une région du sabot, tantôt sur l'autre.

d. L'intensité de cet appui est exactement mesurée par le quart, le tiers ou la moitié du poids du corps, suivant que le soutien se fait sur les quatre membres, ou sur trois, ou sur deux.

e. La fixité du sabot sur son empreinte est absolue, tant qu'aucun effort ne vient solliciter la rotation du pied sur son axe; par exemple, lorsque le cheval porte sa tête fortement à droite ou à gauche.

f. Les influences modificatrices de cet appui sont peu nombreuses : la ferrure et les maladies agissent seules sur lui ; la ferrure en limitant l'appui sur la zone périphérique de la face plantaire, les maladies, en déplaçant le centre de pression.

Une autre cause modificatrice de l'appui de repos, c'est la déclivité du sol des stalles où séjournent les chevaux. Cette déclivité compromet singulièrement la normalité de l'appui en inclinant sur les talons la face plantaire du pied et en exagérant l'inclinaison de la face articulaire de l'os. Cette déclivité du sol a pour résultat de reporter le poids de plus en plus vers la pince, qui se trouve surmenée, et de laisser les talons dans une trop rigoureuse et trop longue inaction qui provoque leur appauvrissement.

L'inclinaison exagérée de la face plantaire sur les talons a, en outre, pour résultat de fatiguer l'appareil fléchisseur du membre, et de provoquer l'arcure des membres antérieurs, le pinçardisme des membres postérieurs et bien d'autres déviations de l'aplomb général.

Aussi voit-on les animaux de travail chercher tous les moyens possibles de neutraliser la pente du sol des stalles, tantôt en se mettant en travers de la stalle quand celle-ci est assez large, tantôt en ramenant la litière sous les pieds postérieurs. Si on les laisse en liberté dans une stalle ou un box à sol déclive on les voit passer la moitié de leur temps la tête retournée vers le bas de la pente (1).

Telles sont les considérations que nous avons cru devoir faire sur l'appui, sa manifestation, sa normalité, son essence et ses variétés. J'aurais pu m'étendre beaucoup

---

(1) Le vétérinaire Mouilleron a signalé un grave inconvénient de la litière de tourbe : sur cette litière les chevaux d'omnibus ont la tendance à se creuser une empreinte très profonde, très inclinée d'arrière en avant, sur laquelle leurs pieds reposent dans une inclinaison très prononcée sur la pince, contractent le pinçardisme, par relâchement trop prolongé des tendons (Voir *Bulletin de la Société centrale*, 31 mai 1897).

plus ; mais une limite s'impose même dans un travail monographique comme celui-ci. Il faudrait un grand livre pour épuiser tout ce qui concerne l'appui.

---

§ 5. — ROLE DE LA PAROI DANS LE SENS DU TOUCHER.

La paroi joue un rôle évident dans la fonction tactile du pied. Elle transmet aux centres nerveux certaines impressions qu'elle reçoit par l'appui, le soutien, l'usure, la parure, etc. Si obscur qu'il puisse paraître, ce rôle tactile doit être pris en considération. La sûreté de l'appui, la franchise de la marche, la résistance à la fatigue, la rénovation de la corne dépendent en partie de la faculté tactile de la paroi. H. Bouley a consacré quelques belles pages à la démonstration de cette faculté de la boîte cornée. Il faut espérer que d'autres physiologistes porteront sur ce point des investigations scientifiques qui préciseront le degré et les caractères de la tactilité podale du cheval.

Tout me porte à croire que la faculté tactile du sabot a pour organe principal la fourchette, qui par sa position centrale, sa contexture, ses rapports peu éloignés avec le coussinet plantaire, les tendons et l'articulation phalangienne, peut faire irradier ses perceptions propres et concentrer en elle les sensations des deux autres parties du sabot.

D'autres organes, bien distincts du sabot, doivent grandement servir à la tactilité du pied : j'entends les crins du fanon et les poils de la couronne qui servent de couverture à la muraille. Ces crins et ces poils sont de véritables tentacules qu'on devrait respecter avec soin, au lieu de les détruire par une déplorable mode de toilette.

Lorsque dans sa marche le cheval pose son pied sur une

déclivité du sol, soudain, il fait un mouvement de tête, de croupe et des jarrets pour assurer l'appui sur cet incident de terrain. Ces mouvements de tête, du tronc et des membres se font avec une rapidité électrique. La foulée d'un corps roulant, pierre, cailloux, provoque des mouvements analogues qui abrègent notablement le pas. Ce n'est pas toujours la douleur qui provoque ces réactions ; on voit souvent que ce n'est qu'un sentiment de l'instabilité de l'appui. Le sabot perçoit donc les accidents que la foulée présente, et transmet ses perceptions au centre nerveux.

Voilez les yeux d'un cheval timide pour le faire passer sous une porte dont le seuil est saillant ; si au passage les pieds de devant franchissent, par hasard, le seuil sans y toucher, vous verrez presque toujours les pieds postérieurs butter, ou s'appuyer, ou glisser sur cet obstacle dont l'existence ne leur a pas été signalée par les pieds antérieurs ; si au contraire les pieds antérieurs ont touché le seuil, même très légèrement, avec la face antérieure de la muraille, celle-ci sent un obstacle en saillie et le signale aux pieds postérieurs qui passeront au-dessus sans y toucher ; comme la muraille antérieure n'a pu juger de la largeur de l'obstacle, les pieds postérieurs feront une enjambée exagérée. Si le pied antérieur, au lieu de butter contre le seuil, s'est appuyé sur lui, il juge très bien la hauteur et la largeur de l'obstacle, les signale très bien aux pieds postérieurs, qui le franchissent sans y toucher et sans exagérer l'enjambée. Cette observation, je l'ai faite maintes fois chez moi du temps où les chevaux consentaient rarement à passer la porte sans qu'on leur voilât les yeux ; et comme je faisais assez souvent rentrer des chevaux préalablement déferrés pour cause de boiterie, j'ai pu m'assurer que le sabot déferré a une délicatesse tactile bien supérieure à celle du sabot ferré. L'on voit donc que le pied perçoit des sensations diverses, qu'il transmet assez clairement pour permettre au cerveau de juger la hauteur et la largeur, la résistance de l'objet touché. Je dis la résistance, car si le seuil sur lequel le pied antérieur s'appuie est branlant, le pied postérieur le franchit sans s'y appuyer; si au contraire ce seuil est bien solide et résistant sous l'appui du pied antérieur, le pied de derrière vient souvent s'y appuyer pour le franchir.

Lorsque vous forcez un cheval à traverser un couloir qui lui est inconnu et dont le sol est de nature toute nouvelle pour l'animal (dalles, bitume, bois), cet animal refuse d'avancer; vous lui voilez les yeux et alors il fait quelques pas très indécis; puis si la sonorité de l'appui, la résonance du couloir réveillent ses craintes, il refuse d'avancer; à ce moment jetez sur le sol une légère couche de paille : dès que le cheval en se déplaçant aura foulé quelques brins de paille, il reprendra confiance et marchera sans résistance. Le sabot a donc *senti* la présence d'un corps bien connu de lui, dont il a reconnu la nature sans le concours de la vision. Un jour, des personnes à qui je faisais remarquer ce phénomène tactile du sabot, m'objectèrent que le cheval s'était rendu compte de la présence de la paille, par la peau des membres et par l'oreille. Je fis répéter l'expérience en empêchant tout brin de paille de toucher à la peau des membres et le résultat fut identique; puis je modifiai l'expérience, en ne mettant pas de paille sur le sol, mais en faisant entendre au cheval le bruit d'une botte de paille qu'on maniait près de lui; le résultat fut que le cheval cherchait à atteindre la paille qu'il entendait, en allongeant le cou et la tête pour la saisir avec les dents, mais qu'il refusa de faire un pas sur le sol qu'il ne connaissait pas. L'expérience ne pouvait être plus concluante.

Lorsqu'un cheval dont les yeux sont voilés, est conduit à bout de longe, vous le voyez marcher craintivement, levant les pieds outre mesure, comme quand il marche dans l'eau ; présentant son sabot dans l'espace comme pour sonder celui-ci. Il a donc l'instinct de se servir de son sabot pour reconnaître l'état de l'espace qu'il va traverser. Si une déclivité du sol se présente, telle qu'un large caniveau, il s'arrête tout à coup, s'assoit sur ses jarrets et refuse d'avancer. Si, pendant qu'il était en marche, vous aviez appuyé le bout d'une canne sur la muraille du pied levé, instantanément l'animal eût manifesté cette sensation d'un obstacle, mais qu'il juge léger et écarté, puisque les pieds postérieurs ne feront aucun indice pour éviter ou surmonter cet obstacle. Le pied antérieur a donc *senti* le léger attouchement de la canne, et il en a reconnu la faiblesse.

J'ai vu des chevaux *ayant peur* des plaques d'égout, si nombreuses dans les rues de Paris, auxquels on voilait absolument la vue pour pouvoir les faire travailler et qui, chaque fois qu'ils foulaient une de ces plaques qu'ils ne pouvaient voir, faisaient un écart. Leur pied *sentait* donc la différence qui existe entre ces plaques de fonte et le pavé de grès qui les environne. La sensation de la foulée sur la plaque de fonte pouvait bien quelquefois être perçue par l'oreille, mais certainement la sensation n'était perçue le plus souvent que par le sabot ; car, ordinairement, ces plaques sont parfaitement calées et leur sonorité ne diffère pas de celle du pavé.

Quand on a conduit ou monté un cheval aveugle, on est bien convaincu de la délicatesse tactile de son sabot. La moindre variation dans l'état et la nature de la route, dans son horizontalité, dans sa déclivité transversale, est admirablement perçue par son pied.

Lorsque l'appui d'un pied se fait en même temps, partie sur un sol dur et résistant, partie sur un sol tendre et meuble, ce pied perçoit très bien cette différence, car immédiatement tout le poids de l'appui se porte sur la région

assise sur le sol résistant, et il arrive que l'empreinte est
plus profonde du côté dur que du côté meuble. Ce fait est
facile à observer sur les chemins mal entretenus où ces
sortes d'appui hétérogènes sont très fréquentes.

La paroi perçoit la sensation de sa propre usure et la
transmet au bourrelet. C'est cette sensation qui porte
l'animal à rechercher les bas-côtés moins détritifs des
routes, même avant que l'usure soit assez avancée pour
rendre l'appui douloureux. Cette sensation était nécessaire
pour exciter la cutidure à proportionner sa sécrétion à
l'intensité de l'usure. C'est pour cela que les sols durs et
détritifs activent la sécrétion cutidurale, même quand le
cheval est ferré. Dans ce cas la sensation est trompeuse,
car l'usure de la corne ferrée ne peut s'effectuer : mais la
cutidure impressionnée par la dureté du sol se comporte
comme si le sabot était réellement exposé à la détrition.
C'est aussi pour cela que l'usure artificielle (parure), poussée
jusqu'à la rosée, active la sécrétion cutidurale. C'est enfin
pour la même raison que l'amincissement d'un lambeau
de muraille, quoique n'atteignant pas le podophylle, est
senti par celui-ci, qui, pour se couvrir d'un épiderme
suffisamment épais, se met à sécréter de la corne comme
lorsqu'on le met tout à fait à nu.

Si le bourrelet perçoit la sensation de l'usure, il perçoit
aussi celle de l'allongement de la corne, puisque à mesure
que le sabot devient de plus en plus long la sécrétion se
ralentit.

Mais ce n'est pas une sensation vague et générale qu'il
perçoit, c'est une sensation précise et locale, à laquelle elle
répond par une hypersécrétion ou une hyposécrétion
locales.

Il est certain que le sens du toucher chez le cheval comme
chez l'homme, supplée au sens de la vision quand celui-ci
est insuffisant ou détruit. Il est certain que la faculté

tactile de l'ongle chez le cheval aveugle peut acquérir une finesse et une précision remarquables ; les exemples abondent.

On se rend compte de la suppléance à la vision, par la tactilité de l'ongle, lorsqu'on conduit un cheval depuis la fin du jour jusque pendant la nuit obscure. On constate qu'à mesure que la nuit s'obscurcit, l'allure du cheval se modifie très sensiblement, l'appui devient plus sonore, les battues se rapprochent, et la vitesse diminue, quoique les foulées soient plus nombreuses en un temps donné. On sent que l'animal concentre toute son attention sur les impressions que son pied peut percevoir ; qu'il sonde la route par des percussions plus répétées ; qu'il raidit ses mouvements contre les accidents qui pourraient surprendre son pied. Cette attention qu'il concentre sur ses pieds pour suppléer à la vision, rend l'appui plus assuré et les chutes moins fréquentes ; les muscles et les tendons sont tellement surexcités qu'ils ne peuvent faillir. Un maître de poste me disait, il y a bien longtemps, que sur les routes si accidentés du Quercy, les chevaux se couronnaient très rarement pendant le service de nuit, quoique ce service fût aussi rapide et exténuant que le service de jour.

La ferrure doit modifier la faculté tactile du sabot, en éloignant la sole et la fourchette de tout contact avec le sol, et en ne procurant à la paroi qu'un contact médiat. Il est probable que c'est par des vibrations modulées que la corne transmet aux papilles et aux lames qui la pénètrent les nuances du contact du sol. Le fer par son volume, sa densité, son poids, sa juxtaposition, son brochage, doit modifier les vibrations pariétales. En tous cas, la sensation pour être perçue doit traverser deux corps souvent mal unis qui constituent pour la transmission trois milieux hétérogènes, le fer, le plan de contact du fer avec la corne et la corne.

Lorsqu'on interpose entre le fer et la corne des plaques métalliques ou des semelles de cuir ou de caoutchouc, on obscurcit encore plus la tactilité du pied.

Une foule de faits qu'il est inutile de relever ici, démontrent l'influence perturbatrice de la ferrure sur la faculté tactile de l'ongle.

§ 6. — ROLE DE LA PAROI DANS L'ATTAQUE ET LA DÉFENSE.

Quoique la finalité du sabot comme arme offensive et défensive ait dû influer sur la formation de ce sabot, cette finalité perd presque tout intérêt chez le cheval domestique.

Pour attaquer et pour se défendre, le cheval n'a ni cornes frontales, ni dents qui puissent lui servir d'armes ; mais il est doué de quatre puissantes massues qui sont ses sabots.

Je ne parlerais pas de ce rôle de la paroi, s'il n'était peut-être la meilleure explication du monodactylisme. Supposons un didactyle n'ayant pour sa défense ni dents, ni cornes frontales ; il paraît assez naturel que ses deux doigts se soient réunis et englobés dans une seule paroi pour constituer une massue à l'extrémité de chaque membre.

A ce point de vue la paroi est encore la partie principale de cette arme. Quelle que soit la direction donnée au coup de pied, la paroi porte toujours sur le but atteint, soit par son bord plantaire soit par ses inflexions rétro-basilaires, soit par sa surface murale.

Dès que l'homme a pu asservir le cheval, il a pu combattre tous les animaux ; il a pu vaincre ses ennemis, non pas seulement en utilisant la vitesse, l'ardeur et le courage du cheval qui le porte, mais surtout en utilisant les quatre massues qui lui servent de soutien. Dans la mêlée, le cavalier était moins redoutable par ses propres armes que par celles de son cheval, et le fantassin cherchait plus à désarmer le cheval en lui coupant les tendons (d'où le mot *Nerferure*) qu'à désarmer le cavalier lui-même.

C'est par la paroi du sabot que le coup de pied de cheval est aussi offensif que le coup de corne du bœuf, que le coup de griffe ou de dent du lion. Le cheval est redoutable par la soudaineté, la sûreté, la vitesse et la force de son coup de pied. Souvent le coup est porté avant qu'aucun indice ait annoncé son départ. Rarement le coup manque le but visé par l'animal. La vitesse en est telle et le choc si puissant, que le sabot fait voler en éclats l'objet le plus dur ou renverse les masses les plus lourdes. J'ai vu un cheval frapper un homme de forte taille, le toucher au ventre, le ployer comme un jonc, le lancer à plus de cinq mètres où la pauvre victime tomba morte. Elle n'avait poussé qu'un seul cri au moment où le coup avait porté. Elle eut la colonne vertébrale brisée, le diaphragme déchiré et le cœur ouvert par ce seul, mais terrible coup de pied.

La ferrure décuple l'énergie offensive du sabot des mono-dactyles.

CHAPITRE V

ÉTUDE SOMMAIRE DE LA SOLE, DE LA FOURCHETTE ET DU PÉRIOPLE

Nous avons cherché à décrire la paroi dans tous ses détails, parce qu'il était essentiel de bien la connaître pour comprendre tous les rôles physiologiques qu'elle a à remplir et pour faciliter l'étude des nombreuses altérations qu'elle peut présenter.

Les autres parties du sabot, sole, fourchette, ayant des rôles physiologiques fort restreints comparativement à ceux de la paroi, et leurs altérations ayant beaucoup moins d'importance, il serait superflu de les décrire longuement.

Quant au périople, nous avons eu l'occasion d'en faire tous les détails descriptifs et fonctionnels qu'il comporte, et qui font ressortir le rôle vraiment important qu'il remplit dans la formation du sabot.

---

§ 1. — ÉTUDE SOMMAIRE DE LA SOLE.

Description. — La sole est cette partie du sabot qui sert de plancher ou de fond à la boîte cornée qui enveloppe la troisième phalange et ses appendices.

Elle est sous forme de plaque limitée et circonscrite par la zone inférieure de la paroi ; elle a donc la configuration d'une plaque circulaire, échancrée en arrière de manière à former, à partir du centre, deux branches remplissant les deux espaces compris entre les branches de la muraille, les inflexions et les barres.

Cette plaque est convexe sur sa face supérieure qui épouse exactement le creux de la face inférieure de la phalange. Sur sa face inférieure ou plantaire, la sole a une certaine tendance à rester creuse ou parallèle à la face supérieure ; mais cette excavation de la face inférieure se trouve modifiée par une foule de circonstances, principalement par la desquamation et par l'usure. Cette face, toujours

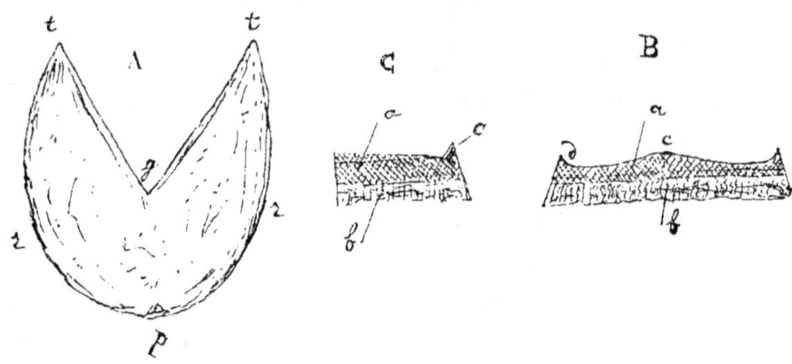

Fig. 66.

A, sole isolée.
B, coupe suivant *rr* ; *a*, strate supérieure ; *b*. strate inférieure ; *c*, sommet de la voûte ; *d*, courbe décrite par la face supérieure.

C, coupe suivant *gp* ; *c*, pilier de pince pénétrant dans l'échancrure médiane du bord inférieur de l'os.

soumise à l'action détritive du sol, à la desquamation physiologique, à la parure et aux exigences de l'appui, ne conserve jamais le même aspect ; sur le même pied on peut voir la sole creuse à une époque, devenir comble et même convexe à une autre époque.

Le plan périmétrique de la sole est légèrement oblique de haut en bas et de dedans en dehors, c'est-à-dire qu'il est parallèle à la zone pariétale à laquelle il adhère très fortement. Cette adhérence se fait par intercalation de lamelles qui découpent verticalement ce plan périphérique de la sole avec les lames du kéraphylle qui viennent d'abandonner le podophylle. Cette adhérence est portée à un très haut degré par l'interposition et la concrétion d'une substance kératoïde descendant du podophylle qu'elle lubrifiait.

Le corps de la sole présente à considérer deux parties superposées l'une à l'autre et formant deux strates bien distinctes : une strate supérieure voisine du velouté qui est homogène et qui conserve toujours une même épaisseur (environ l'épaisseur de la muraille en pince) ; et une strate inférieure, ou corticale, ou plantaire, qui n'a rien de fixe, ni comme aspect, ni comme consistance, ni comme épaisseur. C'est cette strate corticale qui fournit la matière propre à l'usure ou à la desquamation. Les hippiatres appelaient la strate supérieure *corne vive*, et la strate inférieure *corne morte* (Thary).

Genèse de la sole. — La sole est sécrétée par le velouté qui tapisse la face inférieure de la phalange et de ses apophyses. Cette sécrétion ne présente rien de particulier à noter.

La *formation* de la sole ne comporte aucun développement ; c'est une simple accumulation de corne à la surface du velouté, accumulation maintenue dans des limites fixes par la zone inférieure de la paroi.

L'*avalure* de la sole se réduit à une simple croissance par superposition de couches, et à une propulsion presque perpendiculaire à la surface sécrétante, par les turgescences du velouté. L'énergie de cette propulsion du velouté est bien supérieure à celle de la propulsion cutidurale ; car l'avalure de la sole se fait directement dans le sens des poussées turgides du velouté. Cet excès de force d'avalure de la sole est utilisé à l'entraînement de la paroi. Nous avons vu que l'accroissement de la sole est l'agent le plus actif de l'avalure pariétale, grâce à la soudure indissoluble de la sole avec la paroi. C'est cette énergie propre à l'avalure de la sole que l'on met si souvent à profit pour activer l'avalure de la paroi.

Propriétés physiques et chimiques de la sole. — Nous avons étudié l'élasticité de la sole et nous avons établi qu'elle ne peut être mise en jeu que dans le cas où le poids du corps porterait sur la sole, soit par faiblesse de la pile podokéraphylleuse, soit par un appui défectueux.

Nous avons eu l'occasion de parler de sa coloration. Nous n'avons rien d'utile à dire sur ses autres propriétés.

Rôles de la sole. — Le rôle de la sole se borne, pour ainsi dire, à servir d'épiderme au velouté, à le protéger contre la détrition tellurique et contre les intempéries.

Dans l'appui, la sole se met bien en contact avec le sol, mais son action se borne à multiplier les unités de surfaces réagissant contre l'usure, et à prévenir ainsi la détrition trop prompte et l'affaiblissement trop accusé de la paroi.

Toutefois, il est probable que pendant la station quadrupédale, la sole procure au podophylle les intermittences physiologiques de repos nécessaires à son travail suspenseur, en recevant sur sa voûte le poids du corps à chaque flaccidité du podophylle. La sole soutiendrait donc le poids du corps pendant la station debout alternativement et rythmiquement avec le kéraphylle.

Enfin, il n'est pas douteux que la sole participe aux fonctions tactiles du sabot.

---

§ 2. — ÉTUDE SOMMAIRE DE LA FOURCHETTE.

Description. — La fourchette est ce corps de forme triangulaire qui, avec les barres, occupe l'espace compris entre les deux branches de la sole.

C'est une masse cornée ayant la forme d'une pyramide couchée dont le sommet se loge au fond de l'angle soléaire et dont la base située en arrière du pied constitue les glomes des talons.

Elle est en rapport de soudure avec le bord supérieur des barres et de la rive interne de la sole; elle est en rapport de voisinage avec la face extérieure des barres et avec les angles d'inflexion; elle est en rapport de continuité avec la bande périoplique qui s'étale à la surface de ses glomes, les contourne et vient s'enfoncer dans la lacune médiane pour former l'arrête-fourchette; enfin elle est en rapport de coaptation avec le velouté pyramidal.

Cette masse présente à considérer :

1° Une pointe qui la termine en avant;

2° Une base qui la termine en arrière, en une surface plus ou moins oblique de haut en bas et d'arrière en avant, déprimée sur la ligne médiane pour former la fente des talons, et renflée à chacun de ses angles pour former les glomes;

3° Deux faces latérales symétriques, partant des angles de la base pour se réunir à la pointe, limitant en dedans les deux lacunes latérales de la plante et se soudant par leur bord supérieur au bord inférieur des inflexions, des barres et de la rive interne de la sole;

4° Une face supérieure exactement modelée sur la face inférieure du corps pyramidal, présentant sur la ligne médiane une saillie longitudinale qui se loge dans le méat médian du corps pyramidal et qu'on appelle arrête-fourchette, ou arête de la fourchette; cette face est concave en avant et sur les côtés de l'arrète-fourchette et présente un rebord régnant sur toute sa périphérie et se confondant avec le bord supérieur des faces latérales et postérieure;

5° Une face inférieure, convexe et divisée dans sa moitié postérieure en deux lobes ou branches par un sillon médian appelé lacune médiane de la fourchette; la partie située en avant de la lacune médiane prend le nom de corps de la fourchette; les deux parties situées sur les côtés de cette lacune s'appellent branches de la fourchette. Dans son ensemble, cette face inférieure porte le nom de

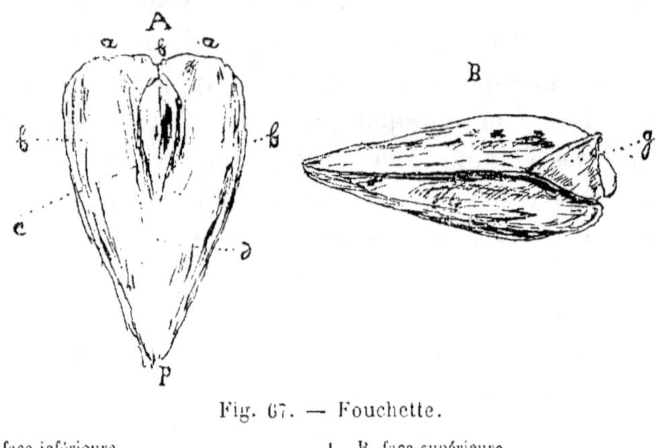

Fig. 67. — Fourchette.

A, face inférieure.
aa, glomes.
bb, branches.
c, lacune médiane.
d, corps.
p, pointe.

B, face supérieure.
g, arrête-fourchette.

face plantaire de la fourchette parce qu'elle se met en contact avec le sol.

Genèse de la fourchette. — La fourchette naît à la surface du velouté qui tapisse le corps pyramidal. Cette corne prolifère et s'accroît comme les autres parties du sabot et se compose de tubes et de substance intertubulaire.

Cependant la corne de la fourchette diffère considérablement de celle des autres parties du sabot par ses propriétés physiques, par la disposition de ses tubes qui sont vides et flexueux, par la présence de canaux excréteurs procédant des glandes sudoripares contenues dans le corps pyramidal.

Formation de la fourchette. — La morphose de la fourchette est à peu près indépendante, parce que la corne naissante est presque partout lancée dans le sens de la turgescence du velouté. Ce n'est que sur la face postérieure où la corne serait dirigée en arrière et en dehors du sabot, que cette corne est ramenée dans la direction verticale par les deux extrémités de la bande périoplique. Sur tous les autres points, la fourchette est à peu près libre; aussi la voit-on s'épanouir quelquefois et passer sur les barres et sur la branche de sole. Vers sa pointe, elle est quelquefois lancée très obliquement en avant de manière à recouvrir la partie médiane de la sole sur une étendue de plusieurs centimètres. En sorte que rien n'est plus variable et irrégulier que la forme de la fourchette.

Avalure de la fourchette. — L'avalure de cet organe est indépendante de celle des autres parties du sabot, excepté sur sa face postérieure où elle dépend de l'avalure du périople. Aussi voit-on la fourchette s'accroître tout à fait en rapport inverse de la paroi et de la sole. Tantôt la fourchette dépasse de beaucoup le niveau plantaire, tantôt au contraire elle reste stationnaire au-dessus de ce niveau, sans que pour cela les fonctions du pied soient troublées. Sur le pied normal la fourchette s'accroît ordinairement plus vite que la sole et la paroi, et il n'est pas rare de voir la fourchette se desquamer deux fois pendant que la sole se desquame une seule fois. Cette rapidité dans la croissance et la desquamation est due probablement au rôle plus actif et plus délicat qu'elle joue dans la tactilité du sabot. Elle est due aussi à une restriction marquée de son rôle dans l'appui, et qui fait que dès que la fourchette dépasse ou atteint le niveau plantaire, elle se desquame pour renouveler ses facultés tactiles et remonter un peu au-dessus du plan de l'appui.

Propriétés de la fourchette. — La fourchette jouit des mêmes propriétés que la sole et la paroi, mais sa contexture est bien différente. Toujours plus humide que les autres cornes du pied, grâce aux glandes particulières qui existent dans le tégument du coussinet, elle est aussi plus souple et plus élastique, et en outre, elle est plus susceptible de perdre la substance intertubaire, et de laisser flotter ses tubes libérés de la corne celluleuse qui les sépare. C'est pourquoi la fourchette paraît si souvent *effilochée* à sa surface.

L'élasticité de la fourchette exige quelques détails.

Cette élasticité est très marquée. La fourchette s'aplatit sous la moindre pression et reprend sa forme dès que la pression cesse. C'est surtout son arête qui jouit des propriétés élastiques ; en appuyant le doigt sur sa pointe, on la fait s'affaisser en se ridant circulairement et en prenant l'aspect d'un ressort à boudin qui se détend et se redresse dès que la compression du doigt a cessé.

La fourchette restant indépendante de l'agencement général du sabot, son élasticité n'est plus modifiée par cet agencement, d'où il faut conclure que son élasticité doit être mise en jeu à chaque appui du pied, alors même que les autres parties du sabot restent complètement inélastiques.

Et en effet, l'élasticité de la fourchette est mise en jeu non seulement à chaque appui sur le sol, mais encore à chaque relevé du pied.

Au moment où l'appui s'effectue, on voit le bras phalangien descendre ; cette descente ne peut se faire sans le refoulement en bas du coussinet plantaire, et alors le rôle de la fourchette consiste à céder élastiquement à la descente du coussinet. Mais cette action de la fourchette se fait indépendamment du contact du sol ; que la fourchette touche le sol ou ne le touche pas, son action est la même sur le coussinet plantaire, car l'oscillation du paturon n'est jamais assez étendue pour faire descendre la fourchette sur

le plan de l'appui. Quoi qu'il en soit, remarquons que cette
réaction élastique de la fourchette contre la pression du
coussinet est souvent très vague et presque toujours inappré-
ciable à l'œil.

Dès que le relèvement du pied s'effectue, le jeu élastique
de la fourchette est, au contraire, très frappant, au moment
où le pied s'infléchit sur le paturon. Pendant cette flexion,
on voit les glomes du talon venir frapper la face postérieure
du paturon, et c'est probablement dans ce choc que l'arrête-
fourchette se déprime et se détend comme un ressort pour
renvoyer mécaniquement le pied vers l'extension.

Le renvoi mécanique du pied vers l'extension est nécessaire, car nous savons que l'extenseur antérieur du pied ne
peut fonctionner pendant l'extrême flexion du pied. Nous
savons, par exemple, qu'il suffit d'un assez faible effort de la
main pour maintenir le pied dans l'extrême flexion et pour
neutraliser tous les efforts du cheval le plus indocile.

Le jeu élastique du coussinet et de la fourchette a pour
principale finalité ce renvoi mécanique du pied fléchi, vers
une extension suffisante pour que l'extenseur antérieur
puisse entrer en fonction ; il n'est pas difficile de constater
à l'œil ce choc élastique du talon contre le paturon, et nous
verrons que c'est à une exagération de ce choc qu'il faut
attribuer certains défauts de la marche, par exemple,
le défaut de raboter et de butter.

Rôles de la fourchette. — La fourchette sert d'épiderme protecteur au corps pyramidal.

Comme nous venons de le voir en parlant de l'élasticité,
la fourchette cornée n'a qu'un rôle très secondaire dans
l'appui, car souvent sur le pied normal elle ne vient pas
au contact du sol. Ce n'est que sur les sols pénétrables que
l'empreinte présente un monticule qui vient toucher la
fourchette. Sur les sols gras et glissants, elle sert à fixer

l'appui et s'oppose aux glissades, en découpant le sol par ses renflements et ses lacunes et en le labourant avec sa pointe. Sur les sols durs, gelés ou neigeux, elle fixe encore l'appui par sa mollesse relative qui lui fait faire l'office de tampon adhésif lorsqu'elle atteint le niveau plantaire.

Le principal rôle de la fourchette est de favoriser le jeu élastique du coussinet plantaire, en maintenant celui-ci à hauteur convenable pour servir de support élastique au paturon descendant : en empêchant le coussinet de descendre entre les deux barres, il en augmente la réaction élastique contre la pression du paturon. Mais c'est surtout pendant le relever du pied et au moment de l'extrême flexion qu'elle favorise le jeu élastique du coussinet en empêchant celui-ci de reculer sous le choc qu'il effectue contre le paturon et en ajoutant à la réaction élastique du coussinet la réaction non moins élastique de l'arrête-fourchette.

Ce qui prouve que le principal rôle de la fourchette est de maintenir le coussinet à portée du paturon au moment de la flexion, c'est que chaque fois que par une cause quelconque, nerferrure, maladie naviculaire, douleur podale, cette flexion phalangienne devient incomplète, on voit la fourchette se rétracter, remonter entre les deux barres, refouler le coussinet en haut afin de le rapprocher du paturon et de neutraliser ainsi les effets d'une flexion imparfaite. Ce qui prouve bien que le rôle de la fourchette dans l'appui et le soutien du corps est tout à fait secondaire, c'est que sur nos deux millions de chevaux indigènes et portant notre ferrure usuelle, on voit la fourchette conserver, dans l'immense majorité des cas, son volume et son intégrité, quoiqu'elle ne puisse en rien servir ni à l'appui ni au soutien. La fourchette ne s'atrophie qu'à la suite de maladies de pied, par exemple à la suite de l'encastelure. Nous verrons bientôt que l'atrophie du coussinet est le résultat éloigné et non la cause première du resserrement des talons.

Quant au rôle que la fourchette joue dans le sens du toucher, aucune expérience n'a été faite pour en mesurer l'importance relative. Cependant à cause de sa situation centrale, de sa contexture, de ses rapports de contiguïté avec toutes les parties du sabot et le pied vif, à cause du contact moins brutal et plus sensoriel qu'elle prend avec le sol, on est en droit de conjecturer que c'est sur la four- chette que se concentre la faculté tactile du sabot, pendant l'appui normal et physiologique.

CHAPITRE VI

ESTHÉTIQUE DU SABOT

L'esthétique du sabot est extrêmement importante à établir, car de cette esthétique dépendent toujours les règles de la parure et de la ferrure.

Jusqu'ici on a établi les proportions du sabot sur des bases tout à fait hypothétiques, trop souvent erronées, qui ont donné lieu à d'innombrables fautes de maréchalerie. Nous allons tâcher de combler cette lacune existant en maréchalerie et en extérieur.

Le sabot se moule toujours sur les parties vives qu'il recouvre, ou dont il émane ; ses proportions géométrales doivent donc concorder avec celles du tégument sous-ongulé. Si celui-ci est normal, le sabot qui le recouvre ne saurait être normal qu'en lui fournissant un épiderme proportionné en étendue à la surface de ce tégument et proportionné en épaisseur aux efforts qu'il supporte dans chaque région. C'est pourquoi il est facile de constater que l'épaisseur de la paroi varie avec les régions; qu'elle diminue progressivement de la pince aux talons. Le raisonnement conduit, par analogie, à établir que l'épiderme soléaire doit également être moins épais en talons qu'en pince. En tout cas, il est nécessaire que ces variations d'épaisseur se fassent progressivement et presque insensiblement d'une région à l'autre.

Pour fixer les règles de l'esthétique du sabot, il faut, avant tout, établir les proportions anatomiques des parties vives qu'il recouvre.

§ 1. — **PROPORTIONS RÉGIONALES DU SABOT**.

Prenons un pied de cheval mort à trois ans, n'ayant jamais été ferré et qui, par une usure normale, a toujours maintenu son sabot dans les proportions qui constituent ce qu'on appelle un beau pied. Énucléons ce pied par simple macération et nous obtiendrons d'une part un beau sabot et d'autre part un pied anatomiquement parfait (fig. 68, A).

Considérons attentivement celui-ci après l'avoir posé par sa face plantaire sur une table horizontale IIII. A première vue, nous constatons une très grande différence de longueur entre le podophylle de pince b et le podophylle des inflexions a. En les mesurant comparativement, nous trouvons que $a : b :: 1 : 5$. En examinant l'intérieur du sabot, nous constatons exactement la même proportion entre le kéraphylle de pince et celui des inflexions. Nous voyons, en définitive, que la longueur du podophylle et du kéraphylle va en augmentant progressivement de l'inflexion à la pince, de manière à acquérir en ce dernier point une longueur cinq fois plus grande qu'aux inflexions.

En deuxième lieu, on constate que le bourrelet va aussi en diminuant de hauteur de la pince aux inflexions et si nous le mesurons comparativement en c et en d nous trouvons que $c : d :: 1 : 2$. En regardant l'intérieur du sabot, nous constatons la même différence de hauteur entre la gouttière de pince et celle du talon.

Constatons aussi que la hauteur du bourrelet en c égale la hauteur du podophylle en a ; de même, que la hauteur de la gouttière égale la hauteur du kéraphylle.

Constatons enfin que la hauteur du podophylle en a égale l'épaisseur de la muraille en mm (1).

(1) Cette égalité n'est qu'approximative ; il serait plus exact de dire que la hauteur du podophylle en a égale l'épaisseur des inflexions.

Si nous appliquons, par la pensée, une couche de corne

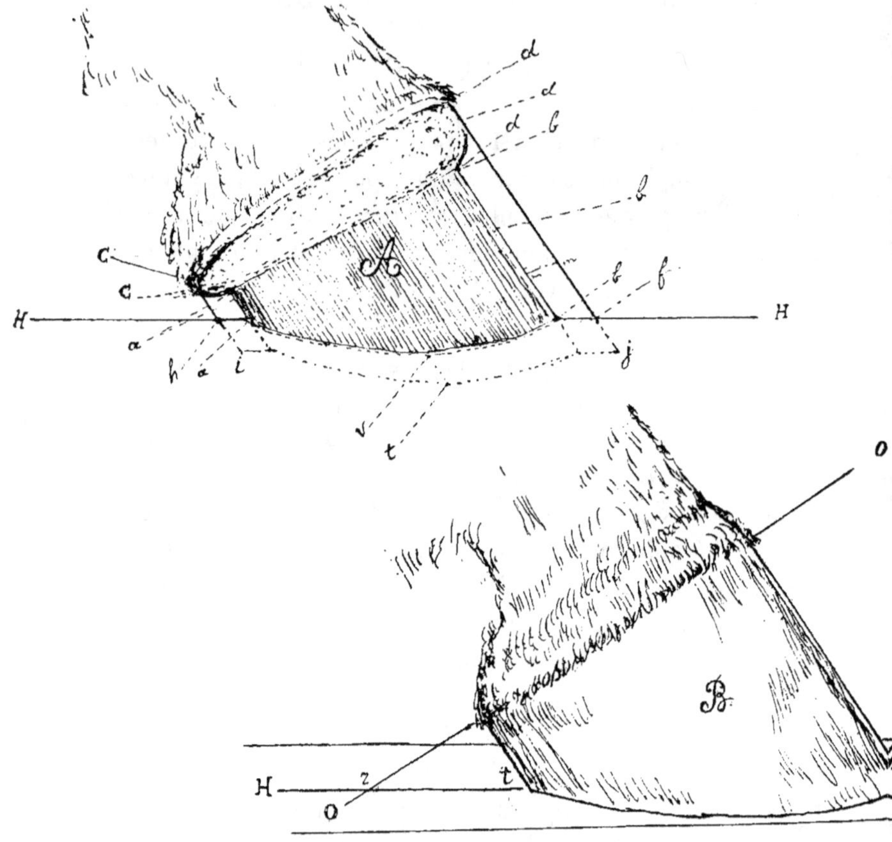

Fig. 68 et 69. — Schéma de l'esthétique du pied.

A, pied intérieur. — B, pied extérieur.

sur toute la longueur $ccaa$ et sur toute la longueur $ddbb$,
nous aurons donc l'équation suivante :

$$\frac{ca+aa}{dd+bb}=\frac{1+1}{2+5}=\frac{2}{7}$$

Ce qui revient à dire que sur un sabot paré jusqu'au vif
dans tous les points de la face plantaire, la hauteur des

inflexions est à la hauteur de la pince comme 2 est à 7.

Appelons T les inflexions et P la pince ; nous avons :

$$\frac{T}{P} = \frac{2}{7}$$

Complétons maintenant le sabot du pied A, en revêtant tout le tégument feuilleté et velouté d'une couche de corne ayant partout la même épaisseur, comme cela a lieu sur le pied normal. Pour cela, nous n'aurons qu'à prolonger la paroi d'une longueur égale à son épaisseur hi, fj, et à recouvrir le velouté d'une sole vt ayant l'épaisseur de la paroi (fig. 68).

Si, alors, nous comparons la hauteur de la corne des inflexions ci à la hauteur de la pince dj, nous constatons que leur rapport n'est plus le même, car nous trouvons que $ci : dj :: 3 : 8$; c'est-à-dire, que sur le sabot ainsi complété la hauteur des inflexions est un peu plus du tiers de celle de la pince, le tiers plus $1/9$. Ce neuvième est négligeable au point de vue de l'esthétique et l'on pourrait dire que dans un beau pied, en traduisant ci par T et dj par P, le rapport des inflexions à la pince peut se formuler par :

$$\frac{T}{P} = \frac{3}{9} = \frac{1}{3}$$

Au point de vue de l'anatomie, cette dernière formule est absolument exacte, car on peut constater que l'épaisseur hi est un peu moindre que l'épaisseur fj. En effet la sole des talons, comme la paroi, est un peu moins épaisse en inflexions qu'en pince, parce qu'elle doit supporter de moindres pressions.

On est donc en droit de traduire la comparaison entre les inflexions et la pince sur le pied régulier par la formule.

$$\frac{T}{P} = \frac{1}{3}$$

C'est ainsi qu'avec le pied intérieur A, nous sommes arrivés à construire le pied complet B (fig. 69) qui peut servir de type au point de vue de l'anatomie et au point de vue de l'esthétique.

------

§ 2. — ASSIETTE NORMALE DU PIED.

Nous venons de construire le pied B présentant tous les caractères de beauté au point de vue de la forme. Il est important maintenant de chercher les caractères que ce pied doit revêtir pour jouir d'une assiette physiologique pendant l'appui normal.

J'appelle assiette physiologique du pied celle qui, dans l'appui horizontal, conserve l'inclinaison physiologique que doit posséder la face articulaire de l'os du pied (Voy. *Condition physiologique du pied*). Nous savons en effet que cette inclinaison ne peut être modifiée sans qu'il survienne un trouble considérable dans la distribution normale des pressions de l'appui, et dans la dynamique du pied.

Extérieurement, cette inclinaison de la face articulaire de l'os ne peut être jugée que par l'inclinaison générale du plan circonscrit par le bord coronaire de la muraille. Sur le pied anatomiquement parfait, le plan du bord coronaire de la paroi et le plan articulaire de l'os doivent se confondre, ou du moins rester parallèles entre eux. Cela étant admis, on peut juger extérieurement de l'inclinaison normale de la face articulaire de l'os par l'inclinaison du bord coronaire du sabot.

Dans l'appui sur empreinte horizontale, l'inclinaison du bord coronaire est commandée précisément par le rapport de hauteur des inflexions avec la pince. La ligne *oo* (fig. 69) jouira d'une inclinaison physiologique lorsque le pied présentera le caractère $\frac{T}{P} = \frac{1}{3}$ et lorsque le pied fera son appui sur l'horizontale HH.

Or dans ce cas nous voyons oo prolongée en arrière couper HH en un point r plus ou moins distant des inflexions. Dans le pied B, que nous prenons pour type du beau pied, la distance rt est, à peu près, égale au tiers du diamètre podal tq.

On peut conclure de là que l'assiette du pied est normale lorsque oo coupe HH à une distance des talons égale au tiers du diamètre du pied, c'est-à-dire lorsque $rt = \dfrac{tq}{3}$.

De ce que nous venons d'exposer dans les deux paragraphes qui précèdent, il résulte que le beau pied de cheval est caractérisé par les deux formules suivantes :

$$\frac{P}{T} = \frac{1}{3} \qquad rt = \frac{tq}{3}$$

L'esthétique du pied comporterait d'autres considérations sur le rapport entre les deux diamètres du pied, sur les variations de l'épaisseur du sabot suivant les régions, sur le rapport entre la hauteur du sabot et ses diamètres et sur plusieurs autres points. Mais il faut remarquer que ces considérations sont beaucoup moins importantes, dans l'application, que celles que nous venons d'exposer.

---

§ 3. — MODIFICATIONS DE LA FORMULE $\frac{T}{P}=\frac{1}{3}$ PAR L'ALLONGEMENT DU SABOT.

La formule $\dfrac{T}{P} = \dfrac{1}{3}$ n'est applicable qu'au pied dont le podophylle et le velouté sont recouverts d'une même épaisseur de corne, c'est-à-dire au pied dont la sole est de même épaisseur que la paroi. Nous avons vu en effet que lorsque le sabot est réduit à la rosée sur toute

l'étendue de sa face plantaire, la formule de ses proportions était :

$$\frac{T}{P} = \frac{2}{7}$$

Nous allons voir maintenant que plus nous allongerons
le sabot au delà de l'épaisseur normale, c'est-à-dire au
delà de la ligne $H^3 H^8$ qui nous a fourni la formule $\frac{T}{P} = \frac{1}{3}$,
plus nous verrons augmenter le terme $\frac{1}{3}$. Si, par exemple,
nous laissons le sabot s'allonger de deux unités, c'est-à-dire
jusqu'à la ligne $H^4 H^9$, la formule devient $\frac{T}{P} = \frac{4}{9}$.

Si nous le laissons s'allonger jusqu'à la ligne $H^5 H^{10}$,
la formule devient $\frac{T}{P} = \frac{5}{10}$, c'est-à-dire que les talons ont
la moitié de la hauteur de la pince. Si nous le lais-
sons s'allonger jusqu'à la ligne $H^{10} H^{15}$, la formule de-
vient $\frac{T}{P} = \frac{10}{15} = \frac{2}{3}$. Enfin, si nous le laissons s'allonger jusqu'à la ligne $H^{15} H^{20}$, le second terme de la formule de-
vient $\frac{15}{20}$ ou $\frac{3}{4}$, c'est-à-dire que les talons auront acquis les
trois quarts de la hauteur de la pince (fig. 70).

C'est ainsi qu'on s'explique pourquoi, sur un pied qui
s'allonge par manque d'usure, on voit les talons sembler
s'accroître plus rapidement que la pince, puisque, en un temps
donné, on voit la différence diminuer entre la longueur
de la pince et celle des talons. Ce n'est pas, comme l'a écrit
H. Bouley, une illusion, car par un allongement continu on
verrait les talons devenir les $\frac{9}{10}$, puis les $\frac{19}{20}$, enfin les $\frac{99}{100}$
de la pince. Ce n'est pas non plus par précipitation de
l'avalure des talons.

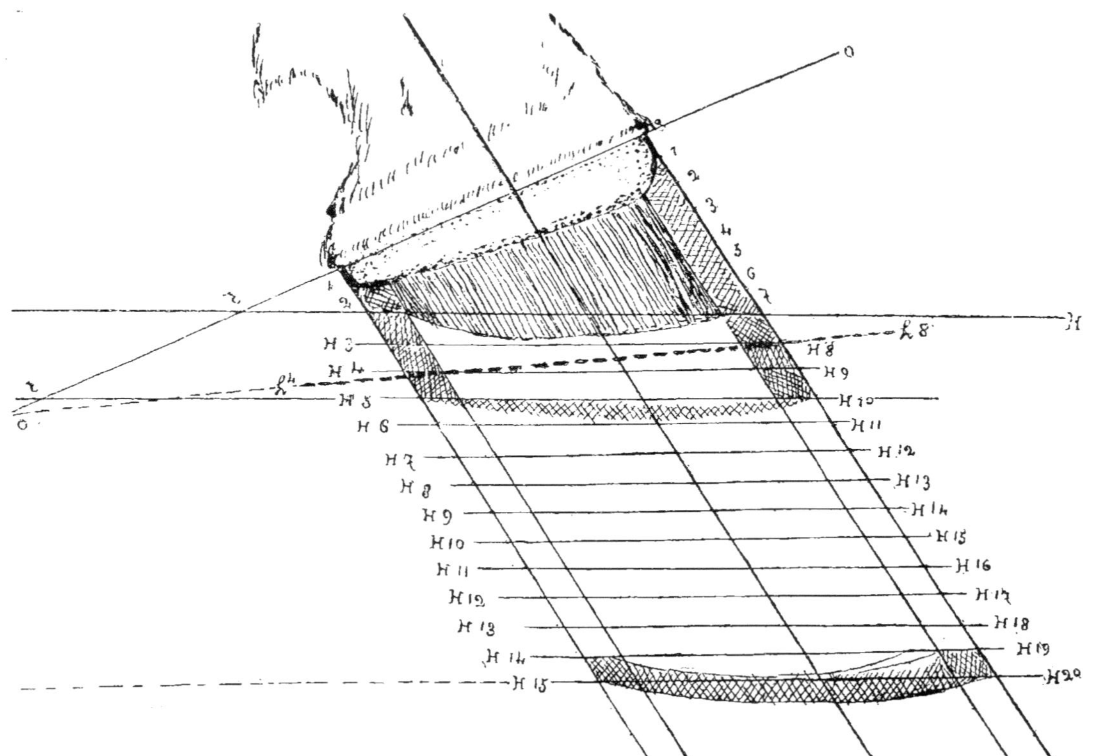

Fig. 70. — Schéma de l'allongement du sabot.

Nous avons vu que par un allongement de trois unités d'épaisseur, c'est-à-dire jusqu'à la ligne $H^5 H^{10}$, le rapport entre les inflexions et la pince est $\frac{5}{10}$ ou $\frac{1}{2}$. C'est ce rapport que tous les auteurs regardent comme caractérisant le beau pied. Mais il est facile de voir que cette estimation est fausse. Ce pied, en effet, n'est plus physiologiquement recouvert de corne, puisque le velouté possède un épiderme trois fois plus épais que celui du podophylle; puisque le bras phalangien du levier digital se trouve considérablement exagéré au détriment des tendons, et qu'enfin, l'inclinaison *oo* vient couper le sol à une trop grande distance des inflexions, c'est-à-dire que *rt* devient beaucoup plus grand que $\frac{tq}{3}$, comme nous allons le voir ci-après.

---

§ 4. — EFFET DE L'ALLONGEMENT DU SABOT SUR L'ASSIETTE DU PIED (fig. 69 et 70).

Nous savons que la ligne *or* du bord coronaire représente l'inclinaison physiologique de la face articulaire de l'os du pied, inclinaison qui commande la distribution normale des pressions de l'appui. Nous savons aussi que l'inclinaison *or* (fig. 69) est normale lorsque $rt = \frac{tq}{3}$, c'est-à-dire lorsque l'assiette du pied est normale.

Nous avons démontré, en outre, que cette normalité de l'assiette du pied dépend, elle-même, de la longueur régionale du sabot représentée par la formule $\frac{T}{P} = \frac{1}{3}$, c'est-à-dire de la limitation de la longueur du sabot à la ligne $H^3 H^8$.

Par conséquent, dès que le sabot s'arrête au-dessus de cette ligne, l'inclinaison *or* devient trop oblique; dès que le sabot s'allonge au-dessous de $II^3 II^8$, l'inclinaison *or* se modifie en sens inverse et se rapproche de plus en plus du parallélisme avec II II. Nous savons en effet qu'à mesure que le sabot s'allonge, le terme $\frac{1}{3}$ devient successivement $\frac{5}{10}$ ou $\frac{1}{2}$, puis $\frac{10}{15}$ ou $\frac{2}{3}$,.. puis $\frac{15}{20}$ ou $\frac{3}{4}$. En d'autres termes, à mesure que le sabot s'allonge, la hauteur des talons se rapproche de celle de la pince, par conséquent l'inclinaison de *or* diminue et se rapproche de l'horizontale.

Il découle de là, que plus le sabot s'allonge, plus les talons s'élèvent par rapport à la pince et plus l'inclinaison de la face articulaire de l'os se modifie, se rapproche de l'horizontale et trouble la distribution normale des pressions de l'appui.

L'observation démontre bien le fait, car dès que le sabot devient un peu long, on voit se modifier la ligne d'aplomb du paturon. Le cheval se boulète plus ou moins.

Il se passe sur cette ligne du paturon ce qu'on voit s'y passer lorsque le cheval, voulant démarrer une forte charge et voulant par conséquent assurer l'adhérence de la pince au sol en reportant sur elle la majeure pression, est obligé de ramener la ligne phalangienne vers la verticale.

---

§ 5. — IRRÉGULARITÉS DU PIED PARÉ SUIVANT H⁴H⁸ (fig. 70).

En maréchalerie, il est d'usage de mettre le pied dans les proportions $\frac{T}{P} = \frac{4}{8} = \frac{1}{2}$, parce qu'il est admis par les auteurs que le beau pied doit avoir des talons mesurant en hauteur la moitié de la hauteur de la pince. Nous avons démontré que cette proportion est contraire à l'esthétique du pied, même lorsqu'on la considère sur le pied régulièrement allongé jusqu'à la ligne $II^5 II^{10}$. Lorsqu'on obtient la même proportion par la parure suivant la ligne pointée h^4h^8, la défectuosité du pied est bien plus frappante. On voit en effet qu'un pied ainsi paré s'éloigne de l'esthétique, puisque les parties antérieures du pied sont recouvertes d'une couche de corne moins épaisse que la corne des talons. On voit en outre combien l'assiette normale est modifiée, car pour appuyer ce pied sur la ligne II II il faut remonter les talons, de manière à incliner fortement le pied sur la pince et par conséquent modifier profondément l'inclinaison or de la face articulaire de l'os. Pour asseoir le pied ainsi proportionné sur II II, on renverse entièrement l'inclinaison de la face articulaire de l'os, et par conséquent on reporte sur les talons ainsi surélevés la majeure pression de l'appui.

On voit donc qu'on a bien tort de regarder comme type du beau pied celui dont les talons sont en hauteur la moitié de la pince, soit qu'on obtienne cette proportion par l'allongement régulier du pied jusqu'à la ligne $II^5 II^{10}$, soit qu'on l'obtienne par la parure suivant la ligne h^4h^8.

---

§ 6. — RÈGLES DE LA PARURE RAISONNÉE.

La parure et la ferrure du pied normal doivent se baser sur les principes que nous venons de développer, c'est-à-dire qu'elles doivent maintenir ou remettre le pied dans ses proportions et dans son assiette normales.

On n'obtiendra ce double résultat qu'en parant le pied parallèlement à la face plantaire de l'os, ou en lui appliquant un fer dont la face inférieure soit parallèle à la face plantaire de l'os. C'est là le principe fondamental de maréchalerie.

Mais pour établir ce parallélisme, il est nécessaire d'établir et de pouvoir reconnaître la situation et la direction de la face plantaire de l'os qu'on ne peut jamais voir,

puisqu'elle est cachée sous une épaisseur indéterminée de
corne. Seuls les principes d'esthétique développés ci-dessus
permettront de juger la situation et la direction de cette
face plantaire de l'os.

Reportons-nous à la figure 68. Nous avons vu que sur
un pied réduit à la rosée, la hauteur des inflexions ci est de
deux fois l'épaisseur de la paroi, et que la hauteur de la
pince df est de sept fois cette épaisseur de la paroi. Or,
comme il est toujours possible de déterminer l'épaisseur de
la paroi sur un des points du bord plantaire non altéré
par la râpe ou le couteau, il devient facile de déterminer
sur le sabot le point correspondant à la rosée : il n'y a qu'à
porter le couteau à deux épaisseurs de paroi au-dessous
du bord coronaire, en inflexions, et à sept épaisseurs, en
pince, pour atteindre cette rosée.

Nous avons vu que dans le pied normal, le velouté doit
être recouvert d'une épaisseur de corne égale à l'épaisseur
de la paroi qui recouvre le podophylle. Donc, en parant le
pied sur un plan $II^3 II^8$ (fig. 70) qui laisse en talons trois
épaisseurs de muraille et en pince huit épaisseurs de muraille, on est sûr de mettre la face plantaire du sabot parallèle à la face plantaire de l'os.

Comme on le voit, l'unité de mesure dans la parure c'est
l'épaisseur réelle de la paroi, et la seule difficulté qui se
présente c'est de pouvoir prendre exactement cette épaisseur réelle. Cela est facile sur un pied non ferré, mais
cela ne l'est plus sur le pied ayant été ferré, et plus ou
moins altéré par la râpe ou le couteau. Dans la pratique,
il faudra parer à plat le bord plantaire, au point où la paroi
a le mieux conservé son épaisseur, et prendre cette épaisseur pour unité de mesure. Si la mesure est prise en quartier,
il faudra l'augmenter un peu par la pensée, afin de retomber dans l'épaisseur propre de la pince, c'est-à-dire dans
l'épaisseur maxima.

Toutefois, il ne faut pas oublier que tous les pieds ne sont pas identiques, que les uns ont le podophylle plus long que les autres et que, par conséquent, *ch* (fig. 68) peut quelquefois représenter une hauteur supérieure à deux fois l'épaisseur de la muraille *mm*; on fera donc bien de procéder avec circonspection, et au lieu de présenter tout de suite le couteau au point *i*, il sera prudent de le présenter d'abord un peu plus bas pour arriver en *i* après plusieurs élagages partiels.

Il arrive aussi, par suite d'une usure irrégulière, que l'un des points de la face plantaire présente trop peu d'épaisseur pour qu'on puisse ramener tous les autres points à la même épaisseur, et que par conséquent on puisse obtenir le parallélisme avec le velouté. Dans ce cas, on effectuera une parure aussi régulière que possible, et ensuite on rétablira le parallélisme au moyen du fer qu'on façonnera de telle manière qu'une fois posé sa face inférieure soit parallèle à la face plantaire de l'os (Voy. *Ferrure Lavalard-Poret*).

C'est ainsi que le fer peut devenir le correctif d'une parure vicieuse ou irrégulière.

En définitive, sur le pied ferré, il faut considérer le fer comme partie constitutive du sabot, et les proportions doivent se mesurer depuis le bord coronaire de la muraille jusqu'à la face inférieure du fer. Aussi le sabot ferré est-il toujours plus haut que le sabot type B représenté figure 69, parce qu'il n'est pas possible de remplacer exactement l'épaisseur *vt* par l'épaisseur du fer. Cependant on comprend que plus le sabot ferré se rapprochera en hauteur du sabot type B, plus la ferrure sera rationnelle. C'est pourquoi il sera toujours indiqué de réduire par la parure l'épaisseur de la face plantaire, à une épaisseur de paroi *vt*. Supposez un pied réduit par la parure à la ligne H^4H^8, lorsque le fer sera appliqué le sabot aura réellement la hauteur limitée par H^5H^{10} que nous savons être excessive.

Il est vrai qu'on peut corriger en partie l'excès de hauteur imposée par le fer, en rétablissant l'assiette normale du pied par l'amincissement progressif du fer de la pince aux éponges. Nous avons vu que l'allongement du sabot se traduit par un exhaussement des talons : en appliquant un fer plus mince en éponge qu'en pince, nous neulitrasons les effets de cet exhaussement, et récupérons l'inclinaison normale de la ligne *o o*.

§ 7. — ESTHÉTIQUE DE LA FACE PLANTAIRE DU SABOT (fig. 71).

L'esthétique de la face plantaire consiste à déterminer la configuration générale que cette face doit présenter et les proportions de ses diverses lignes diamétrales. Il était nécessaire d'avoir déterminé l'assiette physiologique du sabot, et les hauteurs relatives de la pince et des inflexions, c'est-à-dire l'épaisseur normale du plancher du sabot, car nous savons que la face plantaire varie d'étendue et de configuration suivant la longueur totale du sabot.

Pour établir l'esthétique de la face plantaire, nous procéderons comme nous avons fait pour déterminer l'assiette normale du pied. La face plantaire variant notablement entre le pied postérieur et le pied antérieur, nous allons prendre deux phalanges[3], une antérieure et une postérieure, toutes deux exemptes d'altération et provenant d'un même jeune cheval de trois ans n'ayant jamais été ferré et dont les pieds étaient irréprochables.

Appliquons ces deux phalanges sur une feuille de papier et traçons exactement le périmètre de leur face plantaire. La phalange antérieure nous donne la figure A, et la phalange postérieure la figure P, toutes deux circonscrites par les lignes ITAQMm*q*B*ti* (fig. 71).

Comme on le voit, la figure A n'est nullement circulaire, car on ne peut déterminer son centre. Elle repré-

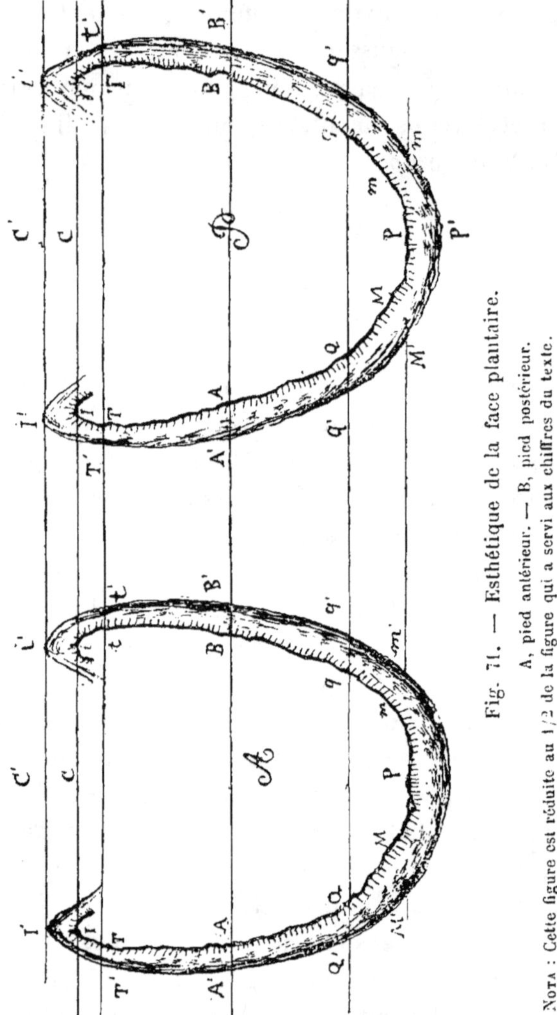

Fig. 71. — Esthétique de la face plantaire.

A, pied antérieur. — B, pied postérieur.

Nota : Cette figure est réduite au 1/2 de la figure qui a servi aux chiffres du texte.

sente assez approximativement un U typographique. La figure P s'éloigne encore plus de la figure circulaire et se rapproche de la forme d'un U plus ouvert que le précédent, presque de la forme de la lettre V.

En mesurant exactement les lignes Qq, AB, Tt, on voit, en effet, que les deux branches de la figure A s'éloignent progressivement l'une de l'autre, depuis P jusqu'en A et en B, c'est-à-dire depuis la pince jusqu'au milieu des quartiers. Ce n'est que de T en I qu'elles se rapprochent légèrement de la ligne médiane.

On voit aussi que dans la figure P, cet écartement des deux branches est plus accusé, et qu'au lieu de cesser en A, il s'accentue de plus en plus jusqu'en Ii.

Sur la phalange antérieure, le diamètre PC $= 0^m,090$, tandis que les lignes AB et Tt ont $0^m,085$. Donc la face plantaire du pied antérieur doit être plus longue que large, d'environ 5 millimètres.

Sur la phalange postérieure, PC $= 0^m,090$, mais tandis que AB $= 0^m,085$, nous trouvons que T$t = 0^m,093$. Donc la face plantaire du pied postérieur devrait être plus large que longue; mais nous verrons que par l'épaisseur du bord pariétal, la face plantaire postérieure reste tout de même un peu plus longue que large.

Ces mensurations démontrent que dans la phalange antérieure, la plus grande largeur existe au niveau du milieu des quartiers AB, tandis que dans la phalange postérieure, la plus grande largeur est à la naissance des talons Tt.

Maintenant, recouvrons le périmètre des deux phalanges, d'abord d'une couche tégumentaire, qui nivelle toutes les sinuosités du bord plantaire, ensuite de la couche de corne pariétale, couche qui pour être normale, doit avoir son maximum d'épaisseur en pince et en mamelles, et diminuer progressivement à partir des quartiers jusqu'aux inflexions, où elle reprend une épaisseur égale à celle de pince. Nous savons en effet que le bourrelet varie de saillie d'une manière similaire.

Nous obtenons ainsi les deux figures circonscrites par la courbe I'T'A'Q'M'P'$m'q'$B'$t'i'$ qui est réellement le périmètre de la face plantaire du sabot parée à la rosée. Les deux figures A et P se trouvent ainsi un peu modifiées à cause des variations d'épaisseur de la paroi. Mais on voit que cette modification ne change presque rien à l'aspect général. Cependant les rapports entre les lignes PC, Qq, AB, Tt sont sensiblement modifiés.

Voici exactement les proportions de ces lignes, mesurées sur les phalanges qui ont servi à établir les deux figures A et P, et mesurées ensuite après le recouvrement idéal par le bord pariétal (fig. 71) :

Périmètre phalangien.			*Périmètre onguéal.*	
Pied antérieur.	PC $= 0^m,090$ Q$q = 0^m,060$ AB $= 0^m,085$ T$t = 0^m,085$ I$i = 0^m,078$		P'C' $= 0^m,110$ Q'$q' = 0^m,084$ A'B' $= 0^m,100$ T'$t' = 0^m,096$ I'$i' = 0^m,074$	Pied antérieur.
Pied postérieur.	PC $= 0^m,090$ Q$q = 0^m,058$ AB $= 0^m,085$ T$t = 0^m,093$ I$i = 0^m,088$		P'C' $= 0^m,110$ Q'$q' = 0^m,076$ A'B' $= 0^m,100$ T'$t' = 0^m,105$ I'$i' = 0^m,088$	Pied postérieur.

La conformation du sabot se modifie à mesure que le cheval vieillit.

Quant à la disparité ou assymétrie des deux moitiés de la phalange [3] elle me paraît problématique et négligeable, parce qu'il n'est pas toujours possible de la constater, et parce qu'elle ne peut avoir aucune signification. Agissez sans parti pris et vous trouverez, en effet, que c'est tantôt la moitié externe et tantôt l'interne qui est plus grande ou plus convexe, ou plus épaisse que l'autre. Cette disparité ne peut donc servir à déterminer si une phalange est de droite ou de gauche, et par conséquent si une de ses moitiés est externe ou interne.

La disparité des deux moitiés du sabot est moins problématique, on peut souvent la constater, et nous en avons exposé les raisons; mais elle ne procède certainement pas de celle de la phalange. Elle procède de l'épaisseur relative de la peau de la couronne.

DEUXIÈME PARTIE

ALTÉRATIONS DU SABOT.

Nous allons consacrer cette deuxième partie de notre livre aux altérations du sabot considéré comme organe. Ces altérations sont très nombreuses et, souvent, elles entraînent une forte dépréciation du cheval ; leur importance est donc très grande. Plusieurs ont fait l'objet spécial de certaines études ou monographies qui témoignent de l'intérêt pathologique qu'on y attache. Le cheval est une belle machine dont l'harmonie générale est rigoureusement sous la dépendance de l'intégrité esthétique et physiologique du pied. Le plus beau cheval se trouve enlaidi par la moindre défectuosité de son sabot ; le plus énergique et le plus vigoureux devient une machine inerte et ruineuse par la moindre anomalie ou altération de son pied. Si le cheval dépend de son pied, ce pied dépend de l'intégrité et de la normalité de son sabot.

Cette partie de notre étude comprendra deux chapitres, l'un concernant les considérations générales que le sujet comporte, l'autre concernant les altérations en particulier.

à l'autre. Cet allongement est bien plus accusé quand on a isolé, par deux rainures limitrophes, la partie malade.

Plus tard, au contraire, l'avalure se ralentit, et si cette anomalie dure quelques semaines elle se traduit par un cercle se formant au-dessous de la gouttière. Il est bien rare que les cercles se forment en regard de la gouttière,

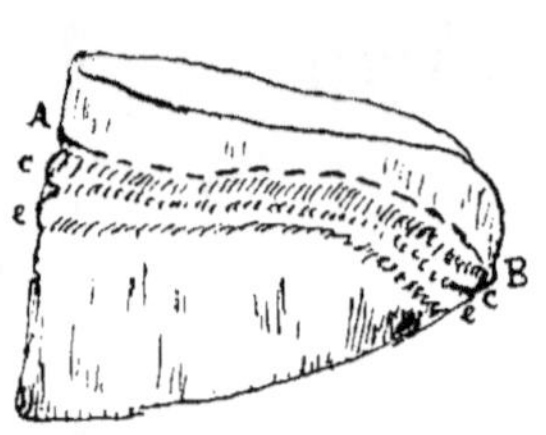

Fig. 72. — Schéma des cercles pariétaux. Ligne pointée AB montrant la limite inférieure de la gouttière ; *ec*, cercles parallèles à AB.

parce que, comme nous l'avons dit, le périople s'oppose à tout renflement de la paroi sur la zone qu'il occupe. Aussi voyons-nous presque toujours les cercles complets ou limités, contourner la paroi immédiatement au-dessous de la bande périoplique à laquelle ils restent parallèles, s'élevant ou s'abaissant comme elle (fig. 72).

Le ralentissement ou l'arrêt de l'avalure commence au moment où le podophylle enflammé reste en état de turgescence continue et immobilise le kéraphylle entre ses lames. Cette immobilisation du kéraphylle peut se traduire, comme nous le verrons plus tard, par la scission entre ce kéraphylle et les couches superficielles du corps mural, et par la formation d'un vide dans l'épaisseur de la muraille, d'une fourmilière ou d'un faux quartier. Cette scission s'effectue lorsque les couches superficielles de la paroi continuent à descendre, par-dessus le kéraphylle immobilisé.

b. **Usure.** — Toute altération pariétale produit un trouble plus ou moins profond sur l'usure, trouble que l'on conçoit bien si on se reporte à ce que nous avons dit sur l'appui. Généralement, c'est dans la région malade que l'usure se modère jusqu'à devenir nulle quelquefois. Ce n'est que très exceptionnellement qu'on voit l'usure conserver toute son intensité sur cette région malade, et dans ce cas, le fait reste équivoque.

c. **Sécrétion cornée.** — L'altération du sabot coïncide presque toujours avec un trouble plus ou moins marqué de la sécrétion, parce que l'altération cornée est presque toujours l'effet ou la cause de l'altération sécrétoire. Tantôt c'est une hypersécrétion qui a lieu, et alors la paroi devient rugueuse, boursouflée ou cerclée ; tantôt c'est une hyposécrétion, et alors on trouve la corne faible, sèche, friable, fendillée, mal liée.

Un autre trouble se produit sur le podophylle qui peut entrer en sécrétion et participer à la formation de la paroi, mais cette sécrétion podophyllienne n'est jamais concordante avec la sécrétion cutidurale. Les deux cornes peuvent bien se rencontrer, s'opposer, se chevaucher, se repousser, se comprimer, jamais elles ne se fusionnent; il se produit toujours ce qu'on appelle *faux quartier*. Cette expression *faux quartier* devrait bien disparaître du langage didactique, car si elle a une signification précise en maréchalerie, on lui donne en pathologie des significations diverses qui en obscurcissent le sens.

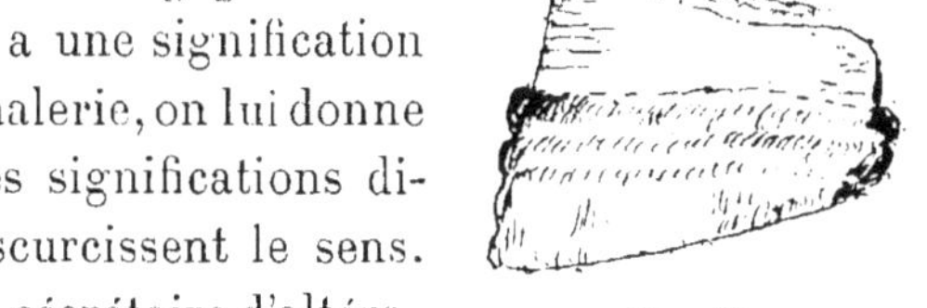

Fig. 73.

Un autre signe sécrétoire d'altération pariétale, c'est l'hypersécrétion du bourrelet périoplique. Il arrive quelquefois que ce bourrelet sécrète avec une extrême abondance et lance une bande périoplique tellement épaisse et large, qu'elle déforme en l'amincissant toute la partie supérieure de la paroi. J'ai sous les yeux un sabot qui après avoir été débarrassé de son périople présente une très forte dépression circulaire dans toute la moitié supérieure de la paroi. L'épaisseur de la bande périoplique masquait entièrement la dépression et donnait au sabot un aspect tout à fait ordinaire, abstraction faite des cercles qui règnent au-dessous de la dépression (fig. 73). A l'article *Muraille cerclée* on trouvera le dessin d'un sabot analogue, qui comme celui-ci montre bien la force compressive du périople.

D'autres fois on trouve le périople détruit ou altéré par trauma ou maladie de son bourrelet, et alors la paroi acquiert une épaisseur anormale, se boursoufle à sa surface, et il peut advenir que le contour coronaire de la paroi soit plus grand que le contour plantaire.

C. — Déviations des axes.

Généralement quand la paroi est altérée elle se déforme et change de direction par déviation de ses axes principaux ou régionaux. Cette déviation a une valeur séméiotique considérable.

Même une altération toute locale peut faire dévier l'un des axes principaux. Les axes régionaux se modifient à la suite des premiers. Tantôt le plan médian du pied ne divise plus la paroi en deux parties égales; tantôt c'est le plan transversal qui ne passe plus par le centre du pied. Les quartiers ou les talons se dressent ou s'inclinent, s'évasent ou se resserrent; les inflexions se rapprochent ou s'écartent, s'abaissent ou remontent, ou se chevauchent; les barres s'inclinent ou s'incurvent; la pince devient plus ou moins oblique ou plus ou moins verticale.

Tous ces changements de direction, de situation, de forme, sont commandés par des déviations ou des déformations du bourrelet.

La plupart des déviations pariétales sont visibles et frappent l'œil de l'observateur. Quand l'examen des pieds ne fournit pas une précision rigoureuse, il faut porter l'attention sur les empreintes qui disent clairement par leur forme, leur direction, la profondeur et la compression relatives de leurs diverses régions, dans quel sens est faite la déviation générale ou locale du sabot.

D. — DOULEUR.

La douleur est le signe le plus constant des altérations du sabot. Elle est déterminée soit sur l'appareil sécréteur, soit sur les tissus que la corne altérée recouvre.

Manifestation de la douleur. — La douleur se manifeste dans deux conditions distinctes : pendant le repos et pendant la marche.

1° *Au repos.* — La douleur se manifeste par la soustraction à l'appui du pied altéré. L'animal soulage le pied malade par tous les moyens qui lui sont possibles ; il se place en travers de sa stalle pour mettre en déclivité le pied souffrant ; il refoule sa litière en monticule sur lequel il appuie son pied sain, afin d'éloigner du sol le pied souffrant, sans être obligé de le soulever ; il refoule la litière vers la déclivité du sol de la stalle, lorsqu'il souffre d'un pied postérieur, afin de reporter vers l'avant-main le centre de gravité.

Souvent l'animal exécute avec son pied malade un mouvement alternatif de va-et-vient, en frottant le pied sur le sol. Quelle est la finalité de ce mouvement? Je l'ignore, mais il importerait beaucoup de la connaître. Ce n'est certainement pas sans but que le pied souffrant qui devrait être immobilisé, exécute ce véritable travail souvent si persistant que la corne s'use jusqu'au sang quand le pied est deferré, ou que le fer est usé en lame de couteau quand le pied est ferré. L'instinct porte-t-il la bête à user la corne pour en diminuer la hauteur? C'est peu vraisemblable, puisque le mouvement persiste après que la corne est usée jusqu'au sang. Serait-ce pour activer la circulation sanguine sur les tissus congestionnés et comprimés par la corne? Serait-ce pour activer le travail sécrétoire du bourrelet? Serait-ce pour creuser le sol en regard du pied souffrant, afin de pouvoir le soustraire à l'appui sans faire travailler les muscles qui le soutiennent élevé? Je pencherais vers cette dernière hypothèse, à cause des autres précautions que le cheval prend dans ce but, en tassant la litière sous le pied sain, ou en la portant en arrière pour neutraliser la déclivité du sol. Quoi qu'il en soit, c'est un point à élucider, car il doit avoir une importance symptomatique.

Lorsque l'altération podale est très grave ou compliquée de suppuration sans issue, la douleur se manifeste par des lancinations.

En dehors de ces signes localisés sur les membres il en est beaucoup d'autres : troubles dans l'appétit, irrégularités dans le décubitus, fièvre plus ou moins intense, etc.

2° *Pendant la marche*, la douleur se manifeste par divers signes de valeur différente.

L'animal est moins obéissant à la main de son conducteur ou de son cavalier, à la voix de son charretier. Il n'effectue les détours à droite et à gauche qu'avec répugnance, et cette répugnance est proportionnelle à la vitesse de l'allure et à l'acuité du détour. C'est surtout quand on veut *détourner* le cheval du côté du pied souffrant que l'animal montre la difficulté qu'il éprouve : il résiste au mors et au lieu de s'engager à angle droit dans la direction indiquée, il fait un circuit très ouvert qui le porte sur le trottoir opposé.

La douleur d'un pied souffrant diminue considérablement la vitesse de l'allure, c'est-à-dire l'espace parcouru en un temps donné. Le pas fait sur l'appui douloureux est toujours beaucoup plus court que le pas normal. Pour bien se rendre compte du ralentissement de la marche il faut suivre une série d'empreintes laissées par un cheval souffrant d'un pied. L'on voit facilement que la distance entre l'appui du pied douloureux et la foulée du pied sain est toujours moindre que celle comprise entre l'appui du pied sain et la foulée du pied malade. En voici la démonstration graphique : Soit AB la distance à parcourir, comptant 13 degrés, qu'un bipède sain g et d couvre en six pas égaux gd, dg', $g'd'$, $d'g''$, $g''d''$, $d''g^3$, tandis que le bipède G et D, dont le pied G est souffrant, ne parcourra les 13 degrés qu'en huit pas inégaux, le pas fait sur l'appui G étant moins long que le pas fait sur l'appui D. Le bipède G et D mettra huit pas ou laissera neuf empreintes pour couvrir les 13 degrés, parce que les pas faits sur G sont raccourcis de 1/2 degré chacun. On voit donc que pour parcourir un espace donné, un cheval souffrant est obligé de faire un plus grand nombre de pas, et que pour arriver en un même temps, il serait obligé d'accélérer tous ses mouvements. Or, la douleur tend au contraire à retarder ces mouvements, d'où une nouvelle cause de ralentissement de la vitesse. Cela explique pourquoi dans les hippodromes, on voit tel cheval se laisser distancer par tel autre dont la vitesse est reconnue bien moindre ; il suffit que le premier soit devenu souffrant d'un membre ou d'un pied ; un seul clou broché un peu trop à gras, peut produire ce résultat tout à fait inattendu des *parieurs* (fig. 74).

La douleur seule, sans lésion apparente ou appréciable, peut produire cette modification de vitesse, tandis que des lésions multiples, très profondes, très graves, incurables, mais indolores, peuvent ne rien changer à la vitesse de l'animal. J'ai vu *Polisson* remporter un grand prix, et pourtant il était criblé de mollettes, exostoses et vessigons ; mais ces tares étaient indolores.

La douleur ralentit l'allure non seulement par le raccourcissement du pas GD, mais encore par la lenteur du pas

DG'; celui-ci peut être aussi étendu que le pas *ga*, il peut même en certains cas être un peu plus étendu ; mais il est plus lent, parce que l'animal hésite toujours à prendre appui sur son pied souffrant. Nous reviendrons sur ce point quand nous parlerons de la boiterie.

L'hésitation que le cheval met dans le poser du pied souffrant, explique le coup de tête qui porte le centre de

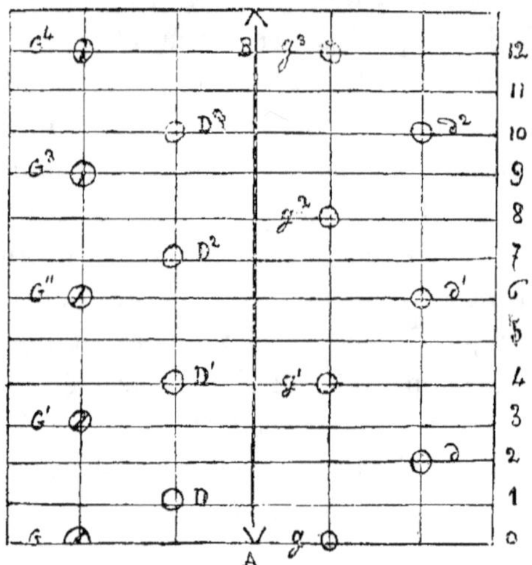

Fig. 74. — Démonstration de l'influence que la douleur exerce sur la vitesse des allures.

gravité soit sur le bipède postérieur, soit sur le pied opposé lorsque le pied souffrant appartient au bipède antérieur ; elle explique également la descente de la hanche quand le pied souffrant est postérieur. En baissant la hanche l'animal place tous les rayons du membre dans un degré d'angularité plus prononcée qui amortit le choc du poser.

L'animal qui souffre d'un ou plusieurs pieds recherche le sol qui par son degré de dureté, sa déclivité, ou l'état de sa surface, peut atténuer la douleur de l'appui.

La mollesse du sol atténue tellement cette douleur, que dans certains cas de souffrance extrême, l'animal qui refuse de marcher sur un sol dur, se décidera à marcher dès qu'on aura recouvert ce sol de paille, de tourbe, de litière, de terre, ou de sciure. Cependant, il est des lésions du pied qui incitent l'animal à rechercher un sol dur et ferme où l'appui est instantanément fixe et stable, de préférence à un sol pénétrable ou meuble où l'appui est lent à s'établir et se fixer, parce que l'instabilité provoque dans les parties vives un travail d'appui qui augmente la douleur du pied déjà souffrant. La bleime, par exemple, incite quelquefois le cheval à rechercher la partie pavée d'une route de préférence à la partie macadamisée, une allée macadamisée à une contre-allée fortement sablée. Mais, on peut dire qu'en règle générale la douleur est avivée par la dureté du sol.

La déclivité peut atténuer certaines douleurs du pied : Tel cheval qui souffre en marchant sur l'un des versants, ou sur la partie plane d'une route cesse de souffrir dès qu'il marche sur l'autre versant; on voit des chevaux rechercher obstinément le côté gauche de la route, d'autres rechercher le côté droit. Il ne faudrait pas croire que toujours la déclivité du sol surcharge la partie déclive du pied; souvent c'est le contraire qui arrive, car le cheval fait tout son appui sur la partie haute du pied; ce n'est que lorsque le pied est très souffrant, que l'animal ne pouvant limiter son appui à la partie haute, s'appuie sur toute la face plantaire, et alors il surcharge la région qui se trouve en contre-bas. Quoi qu'il en soit, lorsqu'on voit un cheval rechercher tel ou tel versant de la route, il est indiqué de mettre le pied dans une position analogue à celle qu'il recherche, par une ferrure et une parure inclinées dans le même sens. Cela est si vrai, qu'il suffit quelquefois d'exhausser un côté du fer par un crampon rivé, pour faire disparaître la douleur aussi longtemps que dure l'exhaussement.

Un des phénomènes remarquables qui révèlent la douleur du pied, c'est l'abduction du membre souffrant pendant le relever. Plus l'animal souffre plus cette abduction est marquée. On comprend aisément la cause déterminante de ce mouvement : la douleur rend la flexion pénible ; l'animal limite autant que possible la flexion douloureuse du membre, et se trouve obligé par cela même à porter le pied dans l'abduction, pour exécuter le pas en avant (1).

Enfin le signe le plus important de la douleur et qui ne fait presque jamais défaut dans les altérations onguéales, c'est la *boiterie*, dont l'importance séméiotique diagnostique et pronostique est telle qu'il me semble très utile de lui consacrer ici quelques pages.

Boiterie.

Un auteur très judicieux a déjà fait une étude très succincte de la boiterie considérée comme signe de douleur, et il est à regretter qu'il n'ait pas accordé à cette étude une plus grande place dans son livre (2). Avant lui plusieurs auteurs avaient traité ce sujet, les uns considérant trop la boiterie comme une maladie des organes locomoteurs, les autres la considérant trop comme symptôme Presque tous l'ont mal définie, même H. Bouley dans son article magistral du *Dictionnaire vétérinaire*.

D'une manière générale, la boiterie est simplement un *signe* de douleur, ou d'anomalie existant dans le membre. De graves lésions peuvent exister dans un membre sans produire la boiterie ; par contre, la boiterie peut exister d'une manière très apparente sans qu'il y ait aucune lésion. Il me semble donc bien incorrect et superflu de décrire les causes, les symptômes, le diagnostic, le pronostic et le traitement d'un phénomène purement séméiotique ; il vaut

(1) Voir ma communication à la Société centrale : *Abduction artificielle des membres pendant la marche*. Séance du 8 février 1894.

(2) Thary, in *Maréchalerie* de l'Encyclopédie vétérinaire de Cadéac.

bien mieux s'attacher à exposer les moyens propres à révéler, préciser et interpréter ce signe de douleur ou d'anomalie; c'est ce que nous allons faire après l'avoir défini.

a. **Définition**. — La boiterie est *l'arythmie du travail locomoteur et de soutien produite par la douleur d'un organe ou par une anomalie.*

Il serait inexact de limiter la boiterie aux mouvements de la marche. Le cheval boite aussi bien au repos que dans la progression. Le repos en station debout n'est en définitive qu'une allure sans transport du corps. L'animal se repose tantôt sur un pied tantôt sur l'autre, il y a donc, alternativement, poser, appui, soutien et relever du pied comme dans la marche; on pourrait dire qu'au repos, le cheval marche sur place, et il est un service consistant à mettre en mouvement un plan incliné (piste fuyante de certaines machines) vulgairement appelé *piétineuse*, où le cheval exécute tous les mouvements de la marche sans déplacer son corps. Le travail de soutien au repos est tellement assimilable à celui de la marche, que bien souvent c'est à l'écurie que la boiterie se révèle; les personnes qui soignent l'animal viennent vous dire : « Mon cheval ne boite pas attelé ou monté, mais il *boite à l'écurie*. » Cela revient à dire que pendant le repos l'animal prolonge l'appui sur un pied et l'abrège sur l'autre.

Il serait aussi inexact de limiter aux membres le siège de la douleur qui produit la boiterie; le rachis peut être le siège de cette douleur.

Ce n'est pas toujours la douleur qui produit la boiterie, c'est aussi une anomalie quelconque, organique ou circonstancielle : une inégalité naturelle entre les deux membres, une inégalité de hauteur entre les sabots, une inégalité d'épaisseur, de brochage, de coaptation entre les ferrures des deux pieds, une simple différence de niveau ou de

dureté dans le sol foulé par les deux pieds d'un bipède.
Voilà autant d'anomalies pouvant produire la boiterie.

On trouvera étrange que je fasse intervenir la déclivité et
la dureté du sol comme causes de boiterie ; on dira que
ces conditions du sol peuvent *simuler* la claudication par
la différence qu'elles mettent dans la sonorité des battues,
mais qu'elles ne peuvent pas provoquer une boiterie réelle.
Ceci est une erreur qu'il importe de dissiper.

Lorsqu'un cheval foule d'un pied un sol plus ou moins
tendre ou meuble, et de l'autre pied, un sol dur, comme
cela arrive fréquemment sur les routes mi-parties pavées
et macadimisées, on constate bien, d'abord, une grande
différence de sonorité entre les battues ; mais on constate
aussi une véritable arythmie dans la marche, même
lorsque l'animal n'est affecté d'aucune lésion des membres.
Cette arythmie ou boiterie est produite par la différence
de facilité que trouve l'animal à fixer ses deux appuis : le
pied qui foule le sol dur ou pavé fixe son appui plus promptement que le pied qui foule le sol meuble, d'où l'hétérochronisme dans les foulées.

Les choses se passent d'une manière analogue, lorsque
dans la marche les deux pieds font leur appui sur des
foulées ne se trouvant pas sur le même niveau : l'inégalité
de hauteur entre les deux appuis provoque une différence
d'action entre les deux membres et par conséquent une
réelle arythmie dans la marche.

Mais quels que soient la nature, l'origine et le siège
de ses causes, la boiterie n'est toujours qu'une arythmie
du travail locomoteur et de soutien. Ce travail a pour
normalité physiologique, l'alternance isochrone repos-
action ; dès que l'isochronisme de cette alternance est
rompue il n'y a plus rythme et le travail n'est plus normal.
C'est cette arythmie qui constitue la boiterie. Rien n'est
plus comparable que l'alternance repos-action du travail

locomoteur, à l'alternance du travail du cœur; on pourrait
donc dire que la boiterie est au travail locomoteur ou de
soutien, ce que le pouls irrégulier est au travail circulatoire.

Lorsqu'on a défini la boiterie par : *une irrégularité de
la marche déterminée par l'inégalité ou l'impuissance
d'action d'un ou de plusieurs des membres locomoteurs*,
on l'a bien mal caractérisée, car la boiterie peut parfaitement
exister sans qu'il y ait ni inégalité, ni impuissance d'action
des membres. Parez un pied profondément, laissez l'autre
dans une grande longueur, la boiterie sera manifeste, et
cependant rien n'est changé ni dans l'égalité ni dans
la puissance d'action des deux membres. D'ailleurs le mot
irrégularité est trop vague. L'amble, le traquenard, sont
des allures irrégulières pour le cheval et cependant elles ne
le font pas boiter. Toutes ces raisons concourent à faire
abandonner cette définition, pour une qui exprime bien
l'essence de ce qu'on doit entendre par la mot *boiterie*.

b. **Manifestation de la boiterie.** — La manifestation de
la boiterie est spontanée ou provoquée; tel cheval boite
d'une manière apparente dès qu'on jette les yeux sur lui;
tel autre, qui ne boite pas d'une manière appréciable dans
les conditions ordinaires, boitera manifestement dès qu'on
le soumettra à des manipulations méthodiques. Qu'elle soit
spontanée ou provoquée, la manifestation de la boiterie a
lieu dans deux conditions bien distinctes : pendant le repos
quadrupédal, et pendant la marche.

1° *Manifestation de la boiterie pendant le repos*. —
La boiterie étant un signe de douleur, s'accompagne pendant le repos de tous les autres signes révélateurs que nous
avons passés en revue, tels que positions calculées du
corps et des membres, mouvements involontaires ou
instinctifs du pied malade, lancinations, etc.

Pendant la station quadrupédale, le pied accomplit un

travail de soutien, et ce travail, pour être normal, doit jouir de l'alternance repos-action. Le terme action de cette alternance est représenté par le soutien du corps, le terme repos correspond au temps où le pied est dans l'inertie. Pour que le travail de la station quadrupédale soit normal il faut encore que les deux termes de l'alternance soient d'égale durée ou isochrones. C'est ainsi que nous voyons le cheval non boiteux se reposer tantôt sur un pied tantôt sur l'autre, sans qu'on puisse constater que *l'action* soit plus longue sur un pied que sur l'autre. En réalité, il y a un rythme véritable, quoique lent. La vitesse du rythme étant proportionnelle à l'énergie du travail, il n'est pas étonnant que le rythme soit lent pendant la station quadrupédale.

La boiterie au repos a peut-être une signification plus explicite et plus claire que la boiterie de locomotion ; elle peut quelquefois mieux révéler le siège précis, la nature, et la gravité de la douleur.

L'arythmie du soutien en station est quelquefois très marquée ; il est des cas où le pied souffrant se soustrait à l'appui, pendant des heures, pendant des jours et même pendant des semaines sans intermittence. Plus la durée de cette inertie du pied est longue, plus la douleur est grande et plus la lésion est grave. C'est ainsi que dans certains cas de seime compliquée le pied peut être soustrait à tout appui durant quinze ou vingt jours.

En station quadrupédale, le pied au repos est rarement, hors les cas de douleur extrême, totalement soustrait à l'appui ; en général le pied se repose en portant partiellement ou légèrement sur le sol. Tantôt il se repose en se portant en avant de la ligne d'aplomb, tantôt en se portant en arrière ; tantôt en dehors, tantôt en dedans ; assez souvent il se repose en se plaçant sur la pince du pied opposé. Toutes ces positions calculées expriment assez clairement

le siège de la douleur. Quand le pied porté en avant repose
à plat sur le sol et que le paturon reste dans sa ligne
d'aplomb, on peut dire que la lésion est située au-dessus du
sabot. Si au contraire le paturon se porte en avant, on peut
assurer que la lésion est sur le sabot ou sur les parties
vives qu'il renferme.

Lorsque dans une des situations ci-dessus, le pied s'incline d'un côté ou de l'autre, c'est-à-dire qu'il cherche à
soustraire une région déterminée de la face plantaire au
contact du sol, on peut être assuré que la lésion douloureuse siège dans la région du pied surélevée. Lorsque le
pied malade se met au repos en se plaçant sur le plan
incliné représenté par la pince murale du pied opposé, on
peut augurer que la lésion se trouve dans l'appareil
fléchisseur du membre ou du pied.

Comme nous l'avons dit, dans toutes les positions du
pied au repos, il faut tenir compte de la direction affectée
par le paturon, pour augurer si la lésion est dans les
parties intra-cornées du pied, ou dans une région extra-
cornée. Lorsque la lésion est dans le pied, celui-ci pour se
soulager s'isole du levier phalangien, se transforme en
crapaudine, afin de n'être plus sous la dépendance des
mouvements phalangiens ou du membre ; alors on voit
le paturon se coucher, s'élever, osciller sur le pied inerte
Lorsque le paturon et le pied conservent leur direction
normale, c'est-à-dire que le pied ne s'isole pas du levier
phalangien, on doit conclure que la lésion douloureuse est
située au-dessus du pied.

En station quadrupédale, sur un sol un peu perméable,
le cheval boiteux laisse quatre empreintes assez distinctes ;
les deux empreintes du bipède boiteux sont surtout bien
formées. Dans ce cas l'empreinte du pied souffrant est
toujours moins profonds et moins régulière que celle du
pied opposé, pourvu que le pied souffrant ne se livre pas à

ces mouvements de va-et-vient dont nous avons parlé.

Quand l'animal en station jouit d'une liberté suffisante, comme en box ou en stalle, et même lorsque attelé il n'est pas enrêné, il calcule ses positions de manière à éloigner le centre de gravité du pied malade : si ce pied est postérieur, l'animal baisse la tête, met ses membres antérieurs *sous lui* en les arquant plus ou moins; si le pied malade est antérieur, l'animal relève la tête, baisse la croupe et *se met sous lui du derrière*.

A l'écurie, on voit le cheval boiteux du devant, soulager son appui antérieur en appuyant fortement l'extrémité de son maxillaire inférieur sur le fond de l'auge; on voit le cheval boiteux du derrière *s'accoter* de la hanche contre le mur ou la séparation du côté souffrant; on remarque aussi que l'animal boiteux du derrière hésite à tirer son fourrage au râtelier, il préfère le prendre sur le sol, ou dans l'auge, parce que le tirage au râtelier surcharge les appuis postérieurs, tandis que l'abaissement de la tête vers le sol les soulage.

Telles sont les principales manifestations de la boiterie pendant le repos en station quadrupédale. Nous n'en décrirons pas d'autres, celles-ci suffisant pour bien faire comprendre la signification très explicite de la boiterie au repos. Souvent il arrive au praticien de ne pouvoir juger ni l'intensité, ni le siège, ni même l'existence d'une boiterie pendant la marche; s'il veut tenir compte de ce que nous venons de dire, il pourra presque toujours établir son diagnostic par l'examen du cheval au repos. Ici l'animal exprime toujours clairement ce qu'il ressent, tandis que pendant la marche, l'animal peut s'exalter de manière à ne plus percevoir la douleur qui l'opprime et qu'il manifestera pendant le calme général que le repos procure à tout l'appareil de l'innervation.

On devrait tenir compte de toutes ces considérations

quand il s'agit de classer une boiterie intermittente parmi les vices rédhibitoires.

2° *Manifestation de la boiterie pendant la marche.* — Le travail organique produisant la locomotion jouit d'un rythme très marqué consistant pour chaque membre et pour chaque organe en une alternance parfaitement isochrone de repos et d'action. Aucun autre travail musculaire, même celui du cœur, ne présente un rythme plus parfait.

Pendant la marche, chaque pied jouit d'une double alternance repos-action; la première consiste pour chaque pied à se mettre en repos pendant que l'autre est en action, et à se mettre en action pendant que l'autre est au repos. Cette première alternance est parfaitement isochrone, car le travail d'un pied est exactement d'une durée égale au repos de l'autre pied; l'œil et l'oreille constatent cet isochronisme.

La deuxième alternance dont jouit chaque pied, consiste dans la division de son travail en deux temps égaux *d'activité et d'inertie.* Pendant que le pied travaille, tout l'appareil qui le compose passe successivement et rythmiquement par le repos et par l'action. Avec un peu d'attention, l'observateur distingue pour chaque appui quatre temps égaux : dans le premier temps le pied entier entre en action; dans le deuxième, une partie de ce pied travaille et l'autre se repose; dans le troisième, la partie qui travaillait se repose et l'autre partie travaille; dans le quatrième temps le pied entier se met au repos; en sorte que pour chaque appui, chaque partie du pied et du membre entre alternativement deux fois à l'état d'activité et deux fois à l'état de repos.

On s'explique cette multiple alternance en faveur du travail locomoteur qui est le travail musculaire le plus pénible de tous les travaux organiques. Dans tout travail physiologique on constate que l'alternance *repos-action* se répète d'autant plus souvent en un temps donné, que ce travail est plus énergique ou violent ; et l'on constate que la fatigue est d'autant plus rapide que cette alternance est moins répétée ; vous vous fatiguez moins à parcourir un kilomètre en deux mille pas de $0^m,50$ qu'à le parcourir en mille pas de 1 mètre, le temps de la marche étant le même ; vous vous fatiguez moins à labourer un terrain de dix mètres carrés de superficie, en mille coups de bêche, qu'à le labourer dans le même temps en cinq cents coups de bêche. Dans ces deux cas de travail musculaire ayant une même durée et un même rendement, la fatigue est donc en raison inverse du nombre d'alternances repos-action par lesquelles sont passés les muscles produisant la marche ou le labour. Prenez, maintenant, un cheval et faites-lui couvrir trois kilomètres de piste à raison d'un kilomètre à la minute ; cet animal se trouve exténué après l'épreuve ; si vous le soumettiez à la même épreuve trois fois en une heure, l'animal serait fortement endommagé. Cependant, le rendement pour une heure de travail en trois reprises, n'est en somme que de neuf kilomètres ; le plus vulgaire des bidets couvrira sans fatigue la même distance. La différence d'énergie déployée et de fatigue acquise, réside en ce fait, que le cheval de course aura, en trois épreuves, parcouru les neuf kilomètres peut-être en deux mille bonds, tandis que le vulgaire bidet les aura parcourus en dix mille pas. Ce qui revient à dire que les muscles locomoteurs du premier ne seront passés que par quatre mille alternances repos-action et que les muscles du second auront joui de vingt mille alternances.

Ces exemples font bien comprendre la nécessité de douer le travail physiologique d'appui, de la double alternance isochrone que j'ai décrite plus haut, alternance isochrone dont dépendent rigoureusement et le rendement du travail, et l'intégrité des organes ; dont dépend la normalité de la fonction musculaire.

La boiterie de locomotion n'est autre chose que l'arythmie du travail locomoteur, produite par la douleur ou une anomalie. En d'autres termes c'est l'*hétérochronisme* dans l'alternance repos-action du travail locomoteur.

Nous ne nous occuperons pas ici de la boiterie par anomalie, nous ne nous occuperons que de la boiterie par douleur ou altération du pied.

C'est au moment où l'animal veut exécuter un pas que la boiterie se manifeste par une série nombreuse de phénomènes qu'il importe de bien saisir. C'est avant, pendant et après l'appui du pied douloureux que ces phénomènes se passent. Nous allons par conséquent les grouper et les décrire sur le *poser*, sur l'*appui*, et sur le *relever* de ce pied.

Poser du pied. — L'animal hésite à poser le pied souffrant ; il tâte le terrain ; il prévoit la douleur que le choc du pied sur le sol va lui infliger. Pour atténuer ce choc, il prend certaines précautions : d'abord il éloigne le centre de gravité du point où va se faire l'appui, en inclinant le corps sur le côté ou sur le bipède opposé ; — puis il rapproche le bipède opposé de ce point d'appui, afin de diminuer la charge de celui-ci ; — puis il effectue le poser du pied souffrant, non à plat et franchement, mais successivement de la partie moins douloureuse à la partie souffrante ; s'il souffre en talons, il fait son poser en commençant par la pince ; s'il souffre en pince, il commence le *poser* en talons. De même pour toutes les autres situations du point douloureux ; — on remarque, en outre, que l'oreille du cheval est attentive au poser, que son œil est fixé sur le sol, en un mot que toute l'attention de l'animal se porte sur le point qui va faire l'appui. Toutes ces précautions ne sont pas inutiles ; elles ont pour résultat de diminuer la force du choc, car la battue de ce pied souffrant est bien moins sonore que celle du pied opposé.

L'inégalité de résonance entre les quatre battues est peut-être la manifestation la plus fidèle et la plus précise de la boiterie ; elle frappe l'oreille avant que les autres manifestations puissent être perçues par l'œil de l'observateur. Le coup de tête, le déplacement du centre de gravité, l'hésitation et la modalité du poser peuvent échapper à l'œil ou au juger, ou se montrer un instant pour disparaître ensuite ; la matité de la battue douloureuse persiste toujours et dénonce sans interruption l'arythmie de la marche. Cette matité sera le signe fidèle de la boiterie, aussi longtemps que la battue des pieds sains sera sonore. Mais si l'état du sol empêche la sonorité des battues, il va sans dire que ce signe disparaît tout à fait. Il serait peut-être possible de rendre la sonorité des battues indépendante de l'état du sol, en fixant aux pieds ou aux fers des appareils résonants par eux-mêmes.

On peut remarquer quelques différences entre le poser douloureux du pied de devant et celui du pied de derrière ; mais ces différences sont légères, et s'expliquent facilement par la position relative du centre de gravité.

Pour le poser douloureux d'un pied antérieur, nous avons vu la tête s'élever, pour rejeter en arrrière le centre de gravité ; le contraire arrivera pour le poser douloureux du pied postérieur ; la tête s'abaissera pour attirer en avant le centre de gravité En outre, pour ce pied postérieur, on verra la croupe s'abaisser sur le poser souffrant, afin d'adoucir le choc en augmentant l'angularité de tout le membre. Cette augmentation de l'angularité a pour effet de raccourcir la ligne d'aplomb, de rapprocher la hanche du sol. C'est donc réellement un abaissement de la croupe du côté malade qui se produit au moment du poser.

Appui du pied. — Nous venons de voir que l'*hésitation*

caractérise en quelque sorte le poser du pied; ce qui
caractérise l'appui du pied souffrant, c'est une précipitation marquée, à laquelle concourent un certain nombre de
phénomènes. L'animal porte autant que possible tout le
poids de cet appui sur la région du pied la moins malade,
afin de soulager la partie souffrante. Il se passe pour
l'appui des choses analogues à celles qui se sont passées
pour atténuer le choc du poser. L'animal rapproche de
l'appui souffrant le bipède opposé, afin de diminuer le
poids agissant sur cet appui. Dès que le soutien du corps
est établi, l'animal cherche à en abréger la durée ; pour
cela, le pied opposé tombe subitement sur son appui, et le
pied souffrant se trouve ainsi déchargé. Pour précipiter
le passage du poids sur le pied sain qui va faire son poser,
l'animal relève brusquement la tête puis la laisse retomber
sur l'appui sain qui vient de se faire.

L'abréviation de l'appui souffrant entraîne un phénomène remarquable, qui consiste dans le raccourcissement
du pas qui vient de se faire sur cet appui ; le pied
sain tombe à l'appui à une distance moins grande
de l'appui malade; en d'autres termes, le pas fait sur
l'appui souffrant est moins étendu que le pas fait sur
l'appui sain. Nous avons décrit ce phénomène en parlant
de la manifestation de la douleur pendant la marche
(fig. 74).

Un autre phénomène se passe au moment où le poids
abandonne l'appui souffrant. C'est la limitation du bras phalangien du levier digital, au niveau de l'articulation phalangienne. Le pied cesse de faire partie du levier ; il s'isole pour
se transformer en une sorte de crapaudine servant d'appui
au levier phalangien, mais restant inerte et indépendante
des forces qui font mouvoir le levier au-dessus d'elle.
Dans cet état de crapaudine inerte, le pied reste à l'abri des
tractions tendineuses dont l'action s'arrête à la deuxième

phalange, en sorte que le levier phalangien agit au-dessus de ce pied-crapaudine, comme il agirait sur le sol, sans lui transmettre aucun des mouvements sollicités par le membre. On comprend que de telles conditions procurent un grand soulagement au pied douloureux en le soustrayant à l'action du perforant et à celle de l'extenseur.

Tels sont les phénomènes principaux qui tendent à rendre l'appui souffrant aussi bref que possible et à atténuer les causes de douleur.

Cependant, pour utiliser autant que possible les divers efforts musculaires qui procurent ces résultats, l'animal cherche à donner plus de fixité à l'effort musculaire général, en immobilisant le thorax par une forte inspiration. L'effort une fois fait, et l'appui étant passé sur le pied sain, l'animal pousse une forte expiration, plus ou moins bruyante, proportionnelle à l'inspiration fixatrice du thorax, et qui devient quelquefois une véritable *plainte*. L'inspiration a toujours lieu pendant l'appui du pied souffrant, et l'expiration bruyante se produit toujours sur l'appui sain. Cette particularité respiratoire se manifeste en tout temps par le bruit expirateur ou plainte ; mais dans les temps froids où l'expiration du cheval est si vaporeuse, on peut remarquer l'intensité de l'expiration par la quantité de vapeur qui s'échappe des naseaux. On peut constater aussi que cette expiration se fait toujours sur l'appui du pied sain.

En résumé, on peut dire que le cheval boiteux cherche avant tout et par tous les moyens possibles, à abréger le temps de l'appui souffrant. L'appui peut être considéré comme la *dominante* de l'acte locomoteur, car c'est l'abréviation de l'un des appuis qui constitue la véritable arythmie de la marche, et qui met en évidence la boiterie.

Quelques différences existent entre l'appui boiteux de devant et celui de derrière. Pour celui de devant nous avons vu la tête s'élever brusquement et retomber sur l'appui sain. Pour celui de derrière, quand le cheval n'est pas enrêné, nous voyons la tête s'abaisser encore plus qu'au moment du poser ; nous voyons, en outre, la croupe se relever du côté sain qui va faire son appui, mais ce relèvement du côté sain s'effectue, par l'exhaussement de la hanche saine, sans que la hanche du côté boiteux, qui s'est abaissée au moment du poser, remonte. Au contraire, celle-ci accuse encore son abaissement, en sorte que la hanche du côté sain en se relevant pour permettre à son pied d'aller en avant faire son poser, provoque un roulement de la croupe, lequel s'effectue du côté sain, le plus élevé, vers le côté boiteux.

RELEVER DU PIED. — Dès que l'appui cesse sur le pied souffrant, l'animal, prévoyant les douleurs que les tractions tendineuses vont exercer sur le pied, calcule ses mouvements de manière à rendre le relever du pied aussi lent que possible. Cette lenteur du relever nécessite la prolongation de l'appui sur le pied sain et accentue par conséquent l'hétérochronisme de la marche.

Pour effectuer le relever du pied souffrant, l'animal calcule tous ses mouvements. Ce relever, au lieu de se faire avec cette souplesse, cette harmonie entre la flexion et l'extension phalangiennes qui caractérisent la marche du cheval, se fait d'un seul bloc, comme si le pied était un corps inerte rattaché au bras phalangien ; c'est la conséquence de la transformation du pied en crapaudine que nous avons vue s'effectuer pendant l'appui. Le pied abandonne le sol par tous les points à la fois, se comportant ici d'une manière tout à fait contraire au mode du poser que nous avons vu se produire successivement des régions saines vers les régions douloureuses. Le pied abandonne le sol suivant la verticale et n'exécute pas ce mouvement de flexion extrême qui vient faire porter l'arrête-fourchette contre la face postérieure du paturon.

Dès que le pied ne touche plus le sol, la douleur se trouve considérablement amoindrie, et le développement du membre se fait à peu près suivant la normale. Cependant, on constate que le transport du pied en avant se fait avec une certaine raideur et une assez grande lenteur. La raideur phalangienne procure au pied une sorte d'immobilisation dans l'intérieur du sabot et par conséquent du soulagement ; elle empêche la traction du perforant, et le choc élastique de l'arrête-fourchette contre le paturon, traction et choc qui feraient un ébranlement trop douloureux de l'os du pied ; en empêchant la flexion extrême du pied sur les phalanges, elle facilite et modère la traction du tendon extenseur qui doit ramener le pied dans la ligne du paturon (1). — La lenteur du développement du membre et du pied est calculée en prévision du nouveau *poser* qui va se faire et dont nous avons décrit la caractéristique.

Le pas fait sur le pied sain est toujours plus étendu que le pas qui vient de se faire sur le pied malade ; il donne lieu, en outre, à un mouvement d'abduction très sensible que décrit le pied malade pendant son transport en avant. Cette abduction du pied est occasionnée par la raideur phalangienne et la limitation de la flexion du paturon ; elle est proportionnelle à l'acuité de la douleur.

Maintenant que nous connaissons les phénomènes qui se succèdent dans les trois actes locomoteurs du pied boiteux, nous pouvons dire : l'hésitation caractérise l'acte du *poser*, la précipitation caractérise l'*appui*, et la lenteur caractérise le *lever*. Ces trois caractères concourent à produire l'arythmie de la marche.

Pour compléter l'étude des phénomènes qui dénoncent la boiterie, nous pourrions ajouter quelques considérations

____

(1) Tous ces détails s'appliquent *spécialement* à la boiterie par lésion ou douleur du pied.

sur l'état des empreintes laissées sur le sol, empreintes qui
révèlent l'arythmie de la marche, par leur forme, leur
profondeur et leur sériation; qui précisent le pied souffrant et le degré de sa douleur, et qui dénoncent toutes
les modifications que cette douleur fait subir à l'appui.
Ces empreintes nous ont déjà servi à démontrer la diminution de vitesse locomotrice d'un cheval boiteux; elles
nous serviraient aussi à démontrer la fatigue relative
des membres à un moment quelconque de la marche.
Mais tous ces points ont été traités précédemment sous
diverses rubriques, il est inutile d'y revenir ici.

Toutefois nous devons dire un mot d'un phénomène
très intéressant qui caractérise certaines boiteries, et qui
consiste dans l'intermittence de l'arythmie locomotrice.

Remarquons d'abord que la boiterie en général ne conserve pas les mêmes caractères d'intensité et de modalité
pendant toute la durée de la marche; il est indéniable que
toute boiterie s'accentue ou s'atténue pendant la durée
d'un exercice; mais il est certaines boiteries qui sont tout
à fait inappréciables, au début d'une marche, et qui à un
moment donné de cette marche, deviennent apparentes;
on les a appelées boiteries à chaud. D'autres boiteries, qui
sont plus ou moins accentuées au début d'une marche,
s'atténuent et disparaissent complètement après un exercice plus ou moins prolongé; ce sont celles qu'on a appelées boiteries à froid. Les unes et les autres sont dites
intermittentes, et peuvent quelquefois être rangées parmi
les vices rédhibitoires.

Cette intermittence est extrêmement rare dans la boiterie du pied, aussi je n'en parlerai pas longuement pour
ne pas empiéter sur la pathologie. Je dirai, pourtant, que
l'intermittence est presque toujours illusoire quand il
s'agit de boiterie du pied, et elle est quelquefois illusoire
même quand il s'agit de boiterie du membre. Dans l'un et

l'autre cas elle peut, à un moment donné, s'atténuer jusqu'à échapper à l'œil de l'observateur, et cependant persister, puisqu'elle peut redevenir apparente en changeant les conditions où se trouve le cheval. L'irritabilité du cheval, l'exaltation de son énergie musculaire, la fatigue générale, une dérivation de la douleur par la marche elle-même, peuvent faire oublier par l'animal la douleur qui le faisait ou le fera boiter : changez les conditions où cet oubli s'est produit, et la boiterie réapparaît avec tous ses caractères.

Avant de classer une boiterie intermittente parmi les vices rédhibitoires, il sera toujours très prudent d'épuiser les moyens propres à révéler la boiterie au moment où elle semble disparue par intermittence, comme ils révèlent la boiterie latente ou hypothétique d'un cheval quelconque.

3° Moyens propres à rendre manifeste une boiterie latente ou douteuse. — Ces moyens ont pour but d'accentuer l'arythmie locomotrice en augmentant la douleur ou en exagérant l'anomalie qu'on suppose être insuffisantes à produire une boiterie appréciable. Ces moyens sont nombreux et chaque praticien en possède qui lui sont propres : je vais me borner à faire connaître les plus pratiques et les plus efficaces.

ALTERNANCE D'ALLURES. — L'allure du pas, avec ses quatre battues successives et trop rapprochées, jette de l'obscurité dans la manifestation d'une boiterie légère ; en outre, chaque pied ne supportant que le quart du poids de l'animal, le pied malade peut ne pas exprimer clairement la douleur qu'il ressent. Il sera donc nécessaire quand l'allure du pas ne révèle pas de boiterie, de soumettre l'animal à l'allure du trot.

L'allure du trot force le pied souffrant à supporter la moitié du poids du corps qui d'ailleurs est considérablement accru par une chute plus grande sur l'appui et par la vitesse acquise. Cette allure ne compte que deux battues, par conséquent, en même temps qu'elle augmente la souffrance, elle facilite la perception de l'arythmie. L'expérience journalière ne laisse aucun doute sur la supériorité révélatrice du trot. Une foule de boiteries, latentes au pas ou au galop, deviennent évidentes pendant le trot.

Le galop est une allure très obscure au point de vue de la manifestation de la boiterie; elle est bien inférieure à l'allure du pas. Le galop à trois temps et même tout galop, peuvent bien laisser quelques traces de boiterie, mais il règne toujours une grande confusion dans leur perception.

Cependant, il sera toujours bon de mettre en œuvre l'alternance des allures, pas, trot et galop, quand il s'agit de boiteries très légères presque imperceptibles ou qui laissent des doutes sur la *talité* (1) du pied boiteux et surtout quand il s'agit de boiteries *plurales.* En effet, le passage d'une allure à une autre occasionne un fort déplacement du centre de gravité et des efforts musculaires considérables qui peuvent réveiller une douleur latente et par conséquent mettre en évidence une boiterie jusque-là douteuse ; en outre, le passage d'une allure à l'autre se fait toujours sur le pied sain, ou sur le pied moins souffrant, ce qui est un bon indice pour préciser la *talité* du pied boiteux. A ce point de vue, il ne suffira pas de faire passer une fois le cheval du pas au trot et du trot au galop; il faut répéter ces passages, jusqu'à disparition de toute équivoque sur l'existence ou sur le siège de la boiterie.

L'allure révélatrice de la boiterie, quelle qu'elle soit, sera d'autant plus expressive qu'elle sera plus lente. Le pas précipité peut être muet, tandis que le pas très lent sera révélateur. C'est surtout le trot qui montre cette différence d'expression ; aussi faut-il toujours interroger l'animal par

(1) J'ai hasardé le mot *talité* qui n'est pas français, dans le sens de *tel ou tel* ou de *lequel.* J'ai fait *talité* du latin *talis*, comme on a fait *qualité* de *qualis.*

un trot modéré. Mille fois il m'est arrivé de voir des chevaux exercés au trot, cesser de boiter dès qu'on pressait cette allure, et boîter à nouveau dès qu'on la modérait. Les marchands de chevaux connaissent parfaitement ce fait, car ils présentent toujours l'animal à vendre, soit à un pas très accéléré, soit à un trot très rapide ; quoi que vous fassiez, ils ne changeront pas cette habitude, et s'ils feignent de vous accorder une modération d'allure, en disant à leur homme d'aller *doucement*, ils ont soin de presser le cheval du fouet ou du geste. Au galop très modéré il sera quelquefois possible de constater et préciser la boiterie, au galop rapide cela est impossible.

L'influence révélatrice de la lenteur de l'allure est aisée à comprendre. La boiterie consiste en une différence de durée entre les deux appuis congénères; supposons que cette différence soit du 1/4. Si l'appui normal dure une seconde la différence à percevoir sera de 1/4 de seconde, durée facilement perceptible. Si au contraire, en accélérant l'allure, on ne donne à l'appui normal qu'un quart de seconde, la différence à percevoir pour constater la boiterie serait de 1/16 de seconde, durée beaucoup moins perceptible, presque insaisissable.

D'ailleurs, la vitesse rend l'animal moins attentif à la douleur de son pied, et par conséquent obscurcit la boiterie.

DIRECTION DE LA MARCHE. — Un bon moyen révélateur de la boiterie consiste à changer la direction de la marche, c'est-à-dire à faire exécuter par le cheval en exercice, des détours plus ou moins brusques à droite ou à gauche. Détourner un cheval sur sa droite ou sur sa gauche, c'est mettre en activité des muscles particuliers qui opèrent la torsion du membre tout entier, qui distendent les ligaments latéraux de toutes les articulations en général et particulièrement l'accouplement podokéraphylleux du pied. La troisième phalange participant à ce mouvement de torsion

sollicite le sabot à tourner sur son empreinte et met en
jeu les ligaments articulaires du pied, les cartilages et le
podophylle tout entier. Dans ces conditions, une douleur
restée obscure, tant que ces organes ne subissent qu'une
pression verticale qui permet de mettre au repos la région
souffrante du pied, se réveille dans cette torsion générale
de tout l'appareil du pied et se manifeste par la claudication.

Ce n'est pas seulement pendant la durée du détour que
la boiterie se manifestera ; la douleur persistera plus ou
moins longtemps après, lorsque le cheval reprendra sa
marche en avant.

Il en est de même lorsqu'on fait exécuter au cheval
quelques mouvements de recul ; l'étrangeté de ces mouvements met en activité des régions qui restent inertes
pendant la progression, et qui peuvent être le siège d'une
douleur qui se réveille par le recul, et persiste ensuite
pendant la marche en avant.

La marche en rond, c'est-à-dire sur une piste circulaire
à rayon plus ou moins étendu, est un excellent moyen de
mettre en évidence une boiterie latente. C'est surtout quand
le pied souffrant est du côté du centre de la piste, que la
boiterie se manifeste. Cet exercice en rond est analogue
au détour que nous avons analysé plus haut. Il m'est
arrivé deux fois de faire boiter ainsi d'une manière continue des chevaux condamnés pour boiterie intermittente.
La première fois, c'était un cheval de maraîcher que je fis
boiter d'une manière continue pendant deux heures devant
l'expert, en mettant ce cheval au service de la pompe.
Ce cheval n'en fut pas moins jugé atteint de boiterie intermittente ! La deuxième fois, c'était un cheval de selle que je
fis boiter sans intermittence sur la piste presque circulaire
d'un manège. Cette fois l'arbitre jugea le cheval non atteint
de boiterie rédhibitoire, quoiqu'il eût été condamné dans

une première expertise, où il n'avait été soumis qu'à des essais sur routes ordinaires. Cet arbitre judicieux, je me plais à le nommer ici, était Barry, vétérinaire à Paris.

L'on voit par là qu'il ne faut pas négliger comme artifice révélateur de la boiterie, le changement de direction de la marche.

NATURE DU SOL. — Le sol le plus dur n'est pas toujours le plus propice à révéler la boiterie. Bien des chevaux bleimeux recherchent le sol pavé de préférence au sol macadamisé, ce qui prouve que la dureté du sol les soulage. Cela s'explique par la plus grande mobilité que cette dureté procure au pied sur son empreinte, et qui permet au sabot d'obéir à tous les mouvements de rotation que lui commande le podophylle. Le sol pénétrable assujettit trop le pied sur son empreinte, et le sabot n'obéit pas aux tractions du podophylle : de là tiraillement et souffrance de celui-ci. On fera donc bien de faire passer le cheval non boiteux sur le pavé, sur un sol plus pénétrable. Quoi qu'il en soit, il n'est pas contestable que dans la grande majorité des cas, le sol dur, impénétrable, est plus propice à révéler la boiterie qu'un sol meuble, car les vibrations que le sol dur imprime au sabot et aux parties vives sont plus intenses et par conséquent plus douloureuses.

Cependant il est des boiteries qui restent latentes aussi bien sur le sol dur que sur le sol sableux et qui se révèlent quand on exerce le cheval sur un sol gras, très pénétrable et très adhérent au pied, comme les sols argileux ou glaiseux. Dans ce cas l'animal est obligé, pour arracher son pied de l'empreinte, de mettre en jeu des muscles particuliers, effectuant sur l'os du pied des tractions de bas en haut assez fortes pour réveiller une douleur qui resterait latente pendant les relevers ordinaires du pied. Ces tractions de bas en haut étant proportionnelles à l'adhérence du pied dans son empreinte, peuvent réveiller la douleur sur des organes altérés, mais jusque-là indolores, tels que les ligaments, les synoviales, le podophylle, et alors tel cheval qu'on n'avait pu voir boiter sur les routes ordinaires, y boitera manifestement après un court exercice sur ces pistes adhérentes.

Déclivité du sol. — Bien souvent un cheval qui ne boite pas sur le milieu plan d'une route, se met à boiter dès qu'on le maintient sur un des côtés déclives de cette route. Tantôt la boiterie se manifestera sur la déclivité de droite, tantôt sur la déclivité de gauche. C'est un fait bien digne de remarque qu'il ne faut pas négliger dans la pratique. L'appui n'étant pas horizontal, surcharge la partie surélevée du pied, et soulage la partie déclive. L'empreinte fait foi de cette répartition du poids et l'on comprend aisément ce qui se passe. Si la partie surchargée est souffrante la boiterie se manifestera, tandis qu'elle fût restée latente sur un sol plan ou incliné en sens contraire. Cette influence de la déclivité du sol a une grande importance, car elle peut servir à préciser la *talité* du pied souffrant et la région que la douleur occupe sur ce pied. Exemple : Un cheval boite du pied droit sur le versant de droite d'une route ; la lésion doit se trouver sur la moitié interne de ce pied. Un cheval boite du pied gauche sur ce même versant de la route ; la lésion doit se trouver sur la moitié externe de ce pied, parce que c'est la région surchargée par l'appui. Cette valeur déterminative n'existe que dans le cas où le cheval ne boite ni sur la partie plane ni sur le versant gauche de la route.

La montée et la descente d'une route agissent sur le pied d'une manière analogue à la déclivité transversale, et serviront à réveiller une douleur latente située en pince ou en talon ; par conséquent elles tendront à rendre manifestes certaines boiteries inappréciables en plaine.

Déclivité de la ferrure. — Lorsque la praticien ne

pourra exercer le cheval sur une route présentant les déclivités ci-dessus, il pourra facilement obtenir les mêmes résultats en inclinant les pieds sur leur ferrure. Pour cela il suffit d'implanter dans le fer deux crampons rivés ou vissés et plus ou moins saillants, tantôt en mamelle et éponge internes, tantôt en mamelle et éponge externes ; pour simuler la montée il faudra les implanter aux deux mamelles, pour simuler la descente il faudra les implanter aux deux éponges. L'artifice est très simple et efficace, pourvu qu'on observe bien ce principe de l'appui : *que c'est la partie surélevée du pied qui reçoit la surcharge, et non la partie en contre-bas.* (Voy. *Appui, B, distribution du poids sur l'appui.*)

Piste révélatrice de la boiterie. — Dans toutes les écoles ou établissements qui enseignent l'hippologie, dans toutes les garnisons de cavalerie, dans toutes les villes où se tiennent des marchés aux chevaux, on devrait établir une piste appropriée à l'essai des chevaux au point de vue de la boiterie. Cette piste devrait donc être établie dans toutes les conditions que nous venons de passer en revue pour révéler les boiteries latentes ou obscures. Elle serait en ligne droite de A jusqu'à D (fig. 75), mais aux points E et F elle communiquerait avec deux pistes circulaires concentriques au point C ; depuis A jusqu'à B la piste serait plane ; de B à C elle présenterait une douce montée et de C à D elle ferait une descente rapide comme il est indiqué dans le tracé *abcd* ; depuis A jusqu'à la première intersection avec la piste circulaire E la piste présenterait la coupe *fghijk* ; cette coupe est faite pour montrer que de *f* à *g* le sol serait glaiseux, adhérent ; de *g* à *h* le sol serait en macadam ordinaire, mais incliné transversalement ; de *h* à *i* le sol plan serait pavé en grès ; de *i* en *j*, sol plan et macadamisé ; de *j* à *k*, sol plan et profondément sablonneux ; à partir de E, la piste droite et les pistes circulaires seraient mi-parties macadamisées et pavées.

D'après la figure 75 on voit que les deux pistes circu-laires auraient chacune deux montées et deux descentes

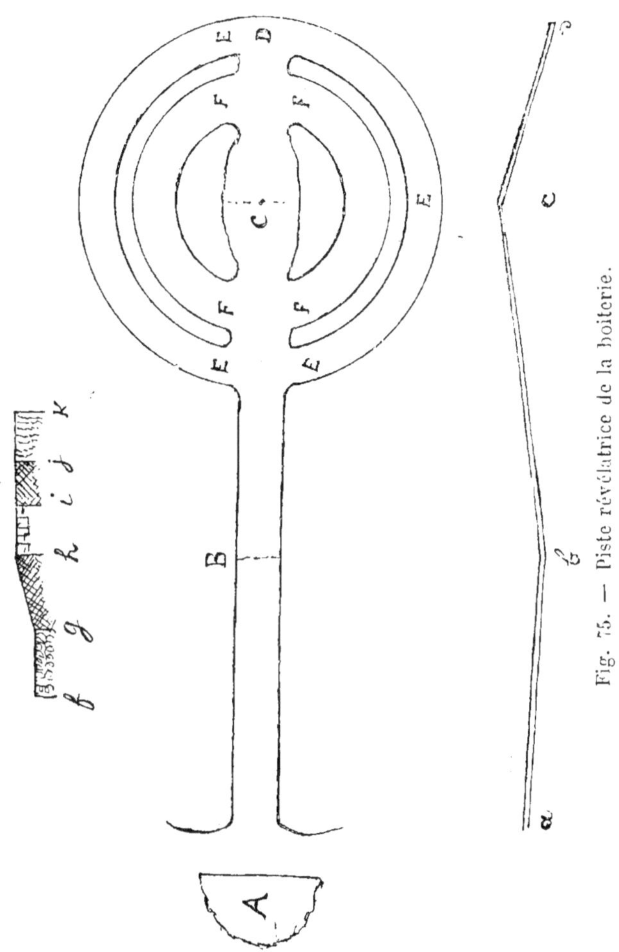

Fig. 75. — Piste révélatrice de la boiterie.

pour passer sur la ligne BC et la ligne CD. Après les déve-loppements qui précédent il serait superflu d'expliquer le mode d'utilisation de cette piste.

L'examinateur placé en A, verrait passer le cheval sur

tous les points des pistes rectiligne et circulaires, et pourrait se rendre compte de toutes les particularités de la marche; il pourrait, à sa volonté, prolonger l'exercice sur telle ou telle section de la piste droite, et sur l'une et l'autre piste circulaire; il pourrait, à volonté, faire tourner l'animal à droite ou à gauche sur un rayon grand, CE, ou sur un rayon plus petit, CF. En se plaçant au point C, l'examinateur se rendrait parfaitement compte de toutes les influences que l'exercice en rond peut avoir sur la marche de l'animal.

4° *Détermination du siège de la boiterie.* — Ce qui va suivre s'applique indistinctement à la douleur et à la boiterie. Puisque nous savons que celle-ci n'est qu'une des manifestations de celle-la, déterminer le siège de la douleur, c'est déterminer le siège de la boiterie.

La fixation du siège de la douleur comporte deux opérations qui consistent, la première, à déterminer le pied souffrant, la deuxième, à déterminer le point que la lésion douloureuse occupe sur ce pied.

a. La *détermination du pied malade* s'appuie sur les considérations que nous avons développées sur la boiterie, car c'est par la boiterie qu'on peut déterminer le membre souffrant. Quoique la boiterie soit manifeste, il n'est pas toujours aisé de fixer positivement le pied souffrant.

Quelquefois l'arythmie de l'appui est obscurcie par une arythmie du relever existant sur l'autre pied; d'autres fois, il existe une arythmie d'appui en même temps sur les deux pieds; d'autres fois enfin, le cheval examiné est si irritable, ou bien ses allures sont si défectueuses, que l'observateur peut être jeté dans une grande indécision.

Dans ces cas, il n'est pas possible de décrire les signes parfaitement univoques; c'est l'habitude et le tact qui les apprennent. Cependant, si on se rend bien compte des phénomènes que nous avons décrits en analysant les trois phases de la locomotion, *poser*, *appui* et *relever* du pied, l'indécision sera presque toujours vaincue.

Il n'est pas difficile de déterminer le bipède boiteux lorsque l'autre bipède ne l'est pas ; il n'est pas non plus difficile de se convaincre de la boiterie existant sur les deux bipèdes. Mais quand cette coexistence de la boiterie sur les deux bipèdes est établie, elle peut jeter la plus grande confusion dans la détermination du pied souffrant sur chaque bipède.

Nous ne dirons rien sur la détermination du bipède boiteux, elle est trop facile et dépend trop du coup de tête et du roulement de la hanche pour qu'elle puisse comporter quelque indécision. Je dirai seulement que c'est l'allure du pas qui dénonce le mieux la coexistence de la boiterie antérieure et postérieure.

Lorsque le bipède boiteux est déterminé il s'agit de fixer quel est le pied boiteux.

Si la boiterie est simple, c'est-à-dire qu'un seul pied est souffrant, si légère qu'elle soit, il sera toujours facile de déterminer ce pied, en employant les moyens que nous connaissons pour accentuer la douleur; pour le bipède antérieur il suffit de savoir que c'est l'appui sur lequel la tête s'élève qui est l'appui douloureux, que c'est l'appui le moins sonore et qui fait l'empreinte la moins profonde qui occasionne la douleur ; enfin, s'il y a lieu, que c'est sur l'appui sain que s'effectue l'expiration plaintive ou vaporeuse.

Pour le bipède postérieur, il suffit de savoir que la tête s'abaisse, que la hanche descend sur l'appui douloureux, et que la sonorité de la battue, l'empreinte et l'expiration plaintive se comportent comme dans la boiterie antérieure.

Si les deux pieds d'un bipède sont souffrants, pour déterminer quel est le plus douloureux il n'y a qu'à comparer l'intensité des phénomènes qui se passent sur les deux pieds ; en outre, le degré d'usure sera le meilleur témoignage à invoquer, le pied le plus souffrant usant moins que l'autre.

Si les deux bipèdes ont chacun un pied souffrant, la détermination du pied boiteux sur chacun d'eux est souvent très difficile. Il faudra examiner le cheval en ne s'occupant exclusivement que du bipède antérieur. Mais dans ce cas le coup de tête n'a plus qu'une signification équivoque. C'est à l'allure du pas très lent qu'on fixera son diagnostic, par l'hésitation du poser, la précipitation et la limitation de l'appui, le mode et la lenteur du relever, la différence d'étendue entre les deux pas du bipède. Une fois le pied boiteux antérieur déterminé, on s'occupe exclusivement du bipède postérieur, sans tenir aucun compte du coup de tête ; on ne tiendra compte que de l'abaissement de la hanche, et des autres phénomènes énumérés pour le bipède antérieur. Quand on a à sa disposition une piste pénétrable, prenant bien et retenant bien les empreintes des quatre pieds, rien n'est plus aisé que de déterminer le pied boiteux sur un ou sur les deux bipèdes, même dans les cas les plus complexes et les plus obscurs. La profondeur et le conformation des empreintes, leur écartement respectif déterminant la longueur du pas, seront toujours les plus sûrs garants du diagnostic. L'examen de l'empreinte est toujours simple ; l'œil, l'oreille, l'esprit ne viennent pas se contredire par des perceptions complexes et simultanées, qui se modifient mutuellement et ne peuvent produire que la confusion et l'indécision ; l'empreinte étant le résultat de l'appui distinct de chaque pied, ne présente à l'observateur que ce qu'elle a reçu du pied ; si l'une est moins profonde que l'autre c'est qu'elle a été moins comprimée par le poids de l'appui ; si elle est incomplète, c'est que cet appui n'est pas normal ; si l'empreinte gauche s'éloigne moins de la droite que la droite ne s'éloigne de la gauche, c'est que l'appui de droite est douloureux. Sur

les pieds ferrés on ne saurait confondre l'empreinte antérieure avec la postérieure à cause de la forme des fers,
mais sur les pieds non ferrés, il sera toujours bon d'ajouter
un signe distinctif, par exemple, une entaille sur le bord
plantaire.

Avant de terminer cet article sur la boiterie, je veux
présenter quelques remarques sur le *coup de tête* dont la
signification a été interprétée d'une manière très contra-
dictoire par les auteurs.

Le coup de tête n'est pas toujours un abaissement de la
tête : c'est une oscillation de la tête tantôt au-dessus, tantôt
au-dessous de la ligne d'aplomb. J'entends ici, par ligne
d'aplomb de la tête, la ligne horizontale passant sous
l'extrémité libre de la tête.

Dans la boiterie d'un pied antérieur l'oscillation s'effectue
par une élévation de la tête au-dessous de la ligne d'aplomb
et par son retour sur cette ligne ; dans ce cas l'élévation se
fait au moment de l'appui douloureux et le retour se fait
au moment de l'appui sain. Dans la boiterie du pied postérieur l'oscillation s'effectue par une descente de la tête
au-dessous de la ligne d'aplomb et par son retour en haut
vers cette ligne ; la descente se fait au moment de l'appui
douloureux et le retour en haut au moment de l'appui
sain. C'est donc en sens contraire que la tête oscille
suivant que la boiterie est antérieure ou postérieure.

La démonstration de ce fait est assez facile : faites trotter
un cheval derrière un mur ou une barrière, ou mieux,
derrière une corde arrivant au niveau de la ligne d'aplomb
de la tête, et vous verrez que dans la boiterie antérieure, la
tête effectue son oscillation au-dessus de la corde, et que
dans la boiterie postérieure, la tête effectue au contraire
son oscillation au-dessous de la corde.

Ceci étant bien compris il nous sera facile d'interpréter
d'une manière univoque la signification du coup de tête.

même dans les cas les plus compliqués, de l'allure au trot.

Représentons par G le pied antérieur gauche ; par D le pied antérieur droit ; par g le pied postérieur gauche et par d le pied postérieur droit, et plaçons ces quatre lettres comme sont placés les quatre pieds : G D
g d

Supposons que le pied boiteux est G, nous verrons pendant le trot, la tête s'élever pendant l'appui G et par conséquent pendant l'appui d ; puis nous la verrons redescendre sur les appuis Dg. — Supposons que le pied boiteux est g ; nous verrons pendant le trot, la tête descendre au-dessous de sa ligne d'aplomb pendant les deux appuis simultanés gD, et remonter vers la ligne normale pendant les deux appuis dG.

Supposons, maintenant, que le cheval boite des deux pieds g et G ; nous verrons la tête descendre sur les appuis gD pour soulager l'appui g douloureux, puis remonter au-dessus de la ligne d'aplomb sur les appuis Gd pour soulager l'appui antérieur et douloureux G.

On s'explique aisément la grande étendue du coup de tête qu'on observe dans la boiterie double latérale gG, puisque ce coup de tête se compose de l'oscillation en contre-bas, propre à l'appui g, et de l'oscillation en contre-haut, propre à l'appui G qui succède au premier. Cependant cette double oscillation ne présente aucune difficulté pour s'accomplir ; aussi voyons-nous le cheval boiteux en g et G prendre facilement l'allure du trot.

Mais si le cheval boite des deux pieds en diagonale, gD, les choses se passent différemment : l'appui douloureux et postérieur g demande l'abaissement de la tête, tandis que l'appui douloureux antérieur D exige l'élévation de la tête, et comme ces deux appuis doivent se faire en même temps dans l'allure du trot, il en résulte que la tête ne pouvant exécuter en même temps ces deux mouvements contraires, l'animal ainsi boiteux de deux pieds en diagonale, ne peut prendre l'allure du trot. On le voit en effet, dans ce cas, rester sourd à toutes les incitations tendant à le faire trotter, et prendre une allure tout à fait *détraquée* ou irrégulière.

Remarquons en outre que dans la boiterie postérieure, le coup de tête coïncide avec une extension de la tête sur le cou, et que dans la boiterie antérieure, le coup de tête coïncide avec une flexion de la tête sur le cou. Ces deux attitudes favorisent chacune un des deux déplacements du centre de gravité.

Je pense que les indications ci-dessus sont suffisantes pour régler la conduite du praticien même dans les cas très difficiles, et nous allons nous occuper de la détermination du point que la lésion occupe sur le pied reconnu boiteux.

b. La *détermination du point occupé par la lésion* se résout en définitive en une exploration méthodique du membre boiteux ou soupçonné boiteux. Cette exploration sert du reste à confirmer la localisation que nous venons de faire, de la boiterie sur tel ou tel pied. Il est évident, en effet, que si l'exploration minutieuse du membre soupçonné boiteux ne présentait aucune trace de lésion, et que si, au contraire, on découvrait une lésion sur le membre qu'on croyait sain, on aura une bonne raison pour invertir le premier diagnostic.

3° *Exploration du pied*. — L'exploration méthodique du pied comporte plusieurs manœuvres principales, le taxis, la percussion, la striction, le déferrage du pied et la mise à nu de la lésion.

a. **Taxis**. — Ce moyen consiste, le pied étant tenu par un aide, à le saisir dans les deux mains, de manière que les deux pouces viennent s'appuyer sur les glomes de la fourchette. Dans cette position, les pouces peuvent se promener à la surface pariétale et coronaire des talons et sur les branches de la fourchette et, par des pressions successives, chercher le point des talons qui est sensible. Cette simple manœuvre peut suffire pour accuser de la douleur. En outre, par un effort combiné des deux mains, tendant à resserrer les deux glomes l'un contre l'autre ou par un effort des deux pouces tendant à écarter les deux branches de la fourchette, on peut également provoquer de la douleur. Enfin, en serrant le pied entre les deux mains et en le tordant d'un côté et de l'autre, on peut provoquer la sensibilité latente des ligaments inter-phalangiens, et des ligaments du boulet. Je n'ai pas besoin d'insister pour faire comprendre que pour un opérateur de force moyenne, le taxis est un moyen très imparfait à employer sur un pied robuste et de grande taille; aussi l'opérateur est-il le plus souvent obligé de suppléer à son insuffisance par la *percussion* et la *striction*.

b. **Percussion.** — Cette manœuvre consiste à sonder les divers points d'une région soupçonnée malade, en la percutant avec un marteau, à petits coups, mesurés, pour déterminer le point le plus sensible. Pour déterminer le siège de la douleur, on percutera tous les points du sabot, le pied étant ferré, et ensuite le pied étant déferré. Dans l'un et l'autre cas la percussion doit se faire le pied étant posé à terre et le pied étant levé.

Le pied étant encore ferré on le fait lever par un aide, l'opérateur le soutient dans sa main gauche, et, par une succession de petits coups de marteau, il parcourt toute la surface du sabot qui n'est pas recouverte par le fer, c'est-à-dire la totalité de la fourchette, les glomes et la paroi. Il arrive quelquefois que le cheval habitué aux manœuvres de la ferrure, ne s'émeut que vaguement de cette percussion qui lui rappelle un des détails de la ferrure. Aussi pour le faire parler plus clairement, il faudra répéter la percussion, le pied étant posé à terre, sur toutes les parties que le marteau peut atteindre. Souvent, dans cette nouvelle position, tel point qui n'était que vaguement sensible, le pied étant levé, devient clairement douloureux.

Pour compléter la percussion il est nécessaire de la répéter absolument de la même manière après avoir déferré le pied. Dans ce nouveau cas, la percussion est plus complète, plus explicite, puisqu'elle s'étend sur toutes les parties, barres, soles, arcs-boutants que le fer recouvrait dans le premier cas.

c. Striction. — J'appelle ainsi, du latin *stringere*, l'action qui, dans le même but que la percussion, consiste à serrer entre les mors d'une tricoise, les diverses parties du sabot. C'est, pour ainsi dire, la dernière interrogation faite au cheval. Elle ne peut se faire que lorsque le pied est déferré. Plus puissante que la percussion, elle est généralement plus claire, mais la surface qui lui est accessible est plus restreinte.

Ces trois manœuvres, combinées, conduites avec douceur et mesure, écoutées avec attention, peuvent être d'un grand secours pour préciser le siège de la douleur et en estimer la gravité. C'est en définitive une interrogation en trois vocables faite au cheval. Celui-ci y répond plus ou moins nettement suivant que l'interrogation est faite plus ou moins clairement. Ces trois manœuvres qui paraissent si simples, demandent beaucoup de tact, et il ne faut pas s'étonner, qu'étant rarement faites convenablement, elles soient souvent inefficaces. Il est difficile de décrire de quelle manière elles doivent être conduites ; cette manière se montre, mais ne se raconte pas. Je ne vois aucune meilleure recommandation pour y initier le jeune praticien, que de lui dire : Figurez-vous que chacune de vos manœuvres est une interrogation adressée au cheval sur le siège exact de son mal, et que chaque détail de ces manœuvres représente un mot de cette interrogation. Pour que le cheval puisse vous répondre clairement, il faut que vous lui parliez de même. Il faut que vous écoutiez la réponse

et ne pas l'interroger à nouveau, avant qu'il ait répondu.
Par trop de précipitation, vous vous exposez à recevoir une
réponse à une demande faite antérieurement à votre nouvelle question.

d. **Déferrage du pied.** — La praticien soucieux d'accomplir l'exploration pour en retirer tout le bénéfice possible,
exécutera *lui-même* le déferrage du pied. Plusieurs raisons
commandent cette précaution. D'un côté, les manœuvres
du déferrage pourront, sous sa main, lui faire percevoir
des signes de douleur qui seraient imperceptibles pour lui,
s'il faisait exécuter cette opération par un tiers. D'un autre
côté, les mêmes manœuvres exécutées par une main inex-
périmentée ou brutale, peuvent donner naissance à des
signes de douleur, même à des lésions qui mettront de la
confusion dans le diagnostic qu'on prépare.

En effet, l'opérateur, en déferrant lui-même le pied,
s'apercevra bien mieux qu'en regardant, si le dérivage des
clous est douloureux, pour tous les clous en général ou
pour certains d'entre eux. En arrachant les clous un par
un, il pourra s'apercevoir si certains de ces clous blessent
le cheval. Au moindre signe de douleur par cet arrachage,
et même sans ce signe, il saisira, de la main libre, la lame
du clou qu'il vient d'arracher, afin de s'assurer si cette
lame est échauffée par le voisinage ou la pénétration des
parties vives ; si elle présente des traces de sang à sa surface. Lorsque, avant d'avoir arraché ainsi la totalité des
clous, et pour faciliter l'arrachage des clous qui restent, il
fait une pesée à l'extrémité des branches du fer, sa main
gauche qui maintient le pied par sa face pariétale, percevra
aisément le moindre frémissement de douleur occasionnée
par cette pesée. Certes, tous ces renseignements fournis
par le déferrage sont précieux à recueillir, puisque l'opération que l'on fait a pour but de préciser le siège de la
douleur et d'en estimer la gravité.

Il est bon de déferrer soi-même non seulement pour acquérir les éléments d'un diagnostic précis, mais encore pour éviter toute cause de lésion nouvelle par le déferrage même. Les ouvriers maréchaux n'ont pas toujours la main délicate ; si l'ouvrier que vous chargez du déferrage a lui-même ferré le cheval, il niera la possibilité de tout vice de ferrure, et pour détourner vos recherches, il lui sera très facile, par une pesée brutale sur les éponges, de produire en talon une lésion nouvelle qui restera douloureuse durant toute l'exploration et embarrassera l'explorateur.

Les détails que je viens d'énumérer me dispensent d'entrer dans de longs développements sur le manuel opératoire du déferrage. Je dirai cependant, encore, qu'il est très utile de dériver et d'arracher successivement chacun des clous et d'en explorer la lame à l'instant même de sa sortie du poste. Si, pour plus de célérité dans l'opération, on ébranle tous les clous à la fois, en les soulevant en partie par une pesée sous le fer et qu'on les enlève tous à la fois avec le fer lui-même, l'opérateur ne pourra plus percevoir la différence de température que certains clous peuvent avoir acquise par le voisinage des parties vives et perdra ainsi un excellent élément de diagnostic. Quand on arrache le clou avec la tricoise, il est indispensable de le tirer droit suivant son axe, sans l'infléchir sur un côté de l'étampure, afin d'éviter le frottement de la lame sur l'angle de l'étampure, frottement qui peut procurer à cette lame une température assez élevée et induire l'opérateur en erreur.

EXAMEN DU FER. — Après l'arrachage des clous, le fer étant séparé du pied, l'opérateur le prend dans ses mains et l'examine sur tous ses plans. En l'examinant de profil, il se rend compte si l'ajusture ne présente aucune irrégularité, si les deux éponges sont sur le même plan. Par l'examen de la face inférieure, il reconnaît de quelle manière l'usure s'est faite. Tout changement survenu dans la

manière d'user habituelle au cheval, indique une modification du mode d'appui, et peut par conséquent signaler
le point douloureux que l'animal a cherché à soulager. Si,
au contraire, rien n'est changé dans la manière d'user habituelle, on peut être convaincu que la lésion que l'on
recherche est récente ou qu'elle se trouve sur un des points
qui normalement servent le moins à l'appui. — En examinant la face supérieure du fer, on se rend compte si certains points du sabot ne portaient pas d'une manière excessive sur le fer.

c. **Mise à nu de la lésion.** — Les quatre manœuvres
que nous venons de décrire ont pour but de préciser le
siège de la lésion. Lorsqu'on a reconnu que cette lésion
existe dans un point situé
dans le sabot, il faudra encore
la mettre à nu, d'abord pour
en confirmer l'existence et,
en outre, pour en connaître
l'étendue et la nature.

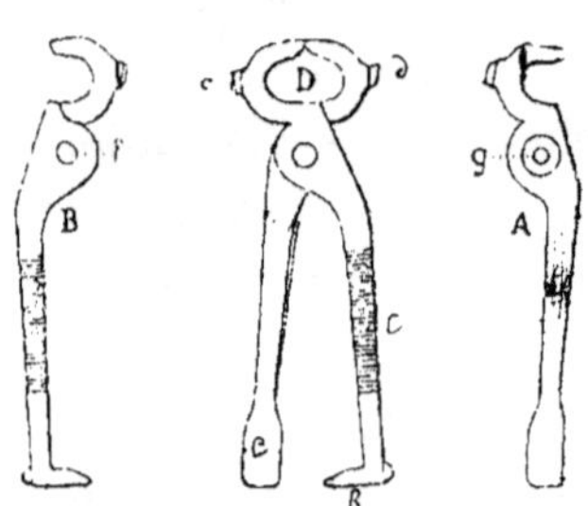
Fig. 76. — Outil-maréchal.

La mise à nu de cette lé-
sion comporte soit l'amincissement, soit l'ablation d'un
lambeau de muraille, ou d'une
portion quelconque du sabot. Je n'ai pas à décrire ici cette
opération. On aura l'occasion de la décrire quand nous
traiterons des maladies du pied en particulier.

Je n'ajouterai qu'un mot sur l'outillage propre à faciliter
l'exploration et le déferrage du pied. De nombreux outils
ou instruments ou appareils ont été préconisés. Thary, dans
sa *Maréchalerie*, en a figuré et décrit un certain nombre.
Ces instruments sont, en général, très bien appropriés au
nettoyage, à la percussion et à la striction du pied ; mais
ils ne peuvent servir au déferrage et au referrage du pied.
C'est un grand inconvénient pour le praticien, car il est

obligé d'ajouter à ces instruments tous les outils de ferrage. J'ai imaginé une tricoise démontable et remontable à volonté, disposée de manière à servir de tricoise, de marteau, de rogne-pied, de repoussoir, de lime ou de râpe. Cet outil, que j'ai appelé outil-maréchal, ne pèse pas plus qu'une tricoise moyenne, et peut très bien servir au nettoyage, à la percussion, à la striction, au déferrage et au referrage du pied (fig. 76). Le dessin me dispense de toute description de cet outil que j'ai inventé pour faciliter la *pose* et la *dépose* des crampons à glace Delpérier et de tous les crampons en général.

§ 2. — GÉNÉRALITÉS SUR L'ÉTIOLOGIE DES ALTÉRATIONS DU SABOT.

Les causes les plus ordinaires des altérations du sabot résident dans les conditions habituelles ou accidentelles de la domestication. Plus l'animal se rapproche de l'état sauvage, plus son pied est exempt d'infirmités. Lorsque nous allons prendre un cheval dans les steppes orientales ou dans les tribus arabes pour le soumettre à notre domestication, c'est toujours le pied de cet animal qui succombe le premier de tous les appareils organiques.

Nous allons passer en revue les causes générales dérivant de la domestication.

A. — CHANGEMENT DE PAYS.

Le changement de pays peut très profondément modifier le pied de cheval. Ce changement agit par l'atmosphère et par le sol. Les chevaux des climats froids ont des sabots épais, massifs ; ceux des climats chauds ont des sabots petits, minces, consistants. Faites passer les premiers dans le sud et les derniers dans le nord, leurs pieds se trouvent constitués à l'envers des prévisions naturelles. Il en sera de même pour les chevaux originaires de pays humides ou secs si vous les faites transmuter de pays.

Le pied constitué pour les pays chauds est généralement pourvu d'une fourchette peu volumineuse ; il ne pourra marcher sur un sol gelé ou couvert de neige ; sa fourchette n'est pas assez saillante pour s'opposer aux glissades et les glissades sont le point de départ d'une foule de lésions du pied ; sa corne trop mince, n'abritera pas du froid les parties vives du pied, d'où des altérations plus ou moins graves. Le pied constitué pour les régions froides ne pourra sans dommage fouler les sables brûlants ; sa fourchette volumineuse, mais tendre, se trouve bientôt séchée, brûlée pour ainsi dire ; elle se rétracte, se fendille, suppure et finit par s'atrophier : sa muraille, épaisse et grasse, se dessèche, se dévie, se déforme, se rétracte outre mesure, comprime le podophylle, qui s'altère et s'enflamme. C'est ce qu'on a vu dans nos guerres d'Espagne et d'Afrique, où nos chevaux normands étaient décimés par la fourbure.

B. — ALIMENTATION.

Nous avons vu l'influence que l'alimentation exerce sur la sécrétion cornée. Mais le plus notable changement produit sur la constitution du pied par l'alimentation domestique, c'est l'immobilité qu'elle procure aux membres et au pied. A l'état libre le cheval doit subsister avec les aliments qu'il broute sur le sol ; son repas dure presque toute la journée et c'est en broutant que cet animal effectue tous les mouvements dont ses membres sont susceptibles (1). Le cheval domestique se nourrit et s'engraisse au râtelier, laissant dans l'inaction presque absolue ses membres et

______

(1) Voir un peu plus loin, § 3, *Gymnastique du pied*, et fig. 78.

ses pieds. Cette immobilité sous un poids énorme ne peut que produire le surmenage de certains organes, l'écrasement du sabot, la distension du podophylle, tandis que beaucoup de muscles, rotateurs, adducteurs ou abducteurs, s'atrophient par inertie; de là ce manque d'équilibre entre les diverses puissances musculaires du membre qui se font antagonisme et de là ces défectuosités d'allure qui retentissent sur la paroi : se couper, forger, raser le tapis, raboter, etc.

C. — LOGEMENT.

Le logement modifie singulièrement les aplombs du pied et la sécrétion cornée.

Le cheval domestique n'a plus à réagir contre les conditions atmosphériques. Il n'y a plus de saisons pour lui, ou du moins il leur est insensible. L'approche de l'hiver n'active plus la sécrétion cornée ou ne l'active que trop tard. Le printemps n'existe plus pour lui; au lieu de se nourrir d'herbes fraîches, aqueuses, dépuratives, il reçoit les fortes rations intensives de graines et de fourrages récoltés l'année précédente, et sa cutidure qui devrait modérer sa sécrétion en prévision du séjour peu détritif sur prairies tendres et herbeuses, entre au contraire en hypersécrétion par l'alimentation sèche et alibile que l'animal reçoit à l'écurie.

Mais le logement domestique du cheval a sur le pied une action nocive bien plus directe. Le cheval passe la moitié de son existence sur un sol incliné d'avant en arrière; de là ces déviations articulaires, ces surmenages de l'appareil suspenseur du corps, cette distribution forcément anormale du poids du corps sur les appuis, qui produisent une foule d'altérations du sabot; de là aussi ces déviations du bourrelet, qui produisent les directions anormales des

fibres pariétales. Nous ferons connaître le moyen de rendre
le sol de la stalle inoffensif (voir fig. 101).

D. — TRAVAIL.

Les divers travaux auxquels nous soumettons les chevaux
domestiques sont loin d'être toujours physiologiques, car
le plus souvent ils sont dépourvus de l'alternance isochrone
repos-action que nous savons être la normalité de tout
travail musculaire. Ces travaux sans normalité, fatiguent
et surmènent certains organes du pied par une trop longue
activité, ou bien ils laissent ces mêmes organes dans un
repos trop prolongé. Ces travaux favorisent certains muscles
des membres, par exemple ceux qui produisent la marche
en avant et pour ainsi dire rectiligne, tandis qu'ils laissent
dans une inertie presque complète les muscles préposés
aux déplacements de côté, aux mouvements rotateurs,
abducteurs ou adducteurs du membre. De là résultent ces
défauts d'aplomb qui presque toujours retentissent ou s'é-
tendent jusqu'au sabot.

E. — ROUTES.

Les routes sur lesquelles le cheval domestique travaille
presque toujours sont bien faites et bien entretenues en
vue de favoriser le rendement du travail locomoteur, en
vue de favoriser la vitesse et les efforts de traction; mais
elles sont mal appropriées à la conservation du pied du
cheval. Trop dures, elles endolorissent le pied par les vibrations qu'elles produisent sous le choc de l'appui; trop
unies, elles favorisent les glissades pendant les temps de gelées et de neige; trop impénétrables, elles empêchent
l'appui sur la fourchette et sur la sole; bombées en deux
versants, elles inclinent l'appui et empêchent la bonne dis-

tribution du poids du corps sur le sabot ; enfin, trop détritives par leur nature, elles exagèrent l'usure, et par là
entraînent la nécessité d'une ferrure lourde et épaisse qui
est la cause directe d'un très grand nombre d'altérations
pariétales. La nocuité de la ferrure comporte un article
spécial.

F. — FERRURE.

La ferrure est née des conditions détritives des routes
et des marches prolongées et des efforts de plus en plus
grands qu'on exige du cheval domestique. La ferrure habituelle de tous les pays occidentaux a pour effet de troubler profondément les rôles physiologiques du sabot et le
travail fonctionnel des diverses parties du pied. C'est ici
le lieu d'analyser très succinctement tous ses effets nocifs.

Par son *épaisseur*, qui dépasse presque toujours celle de
la couche de corne enlevée par la parure, elle exhausse
subitement les colonnes de soutien, et modifie par là tout
le travail musculaire destiné à maintenir le centre de gravité à sa place physiologique.

Par son *poids*, qui est proportionnel à son épaisseur, elle
fatigue les appareils musculaire et ligamenteux qui procurent le relever, la suspension et la translation du pied. Il est
à remarquer que le poids de la ferrure favorise l'abduction
du pied, phénomène que l'on a mis à profit sur les chevaux
de courses, pour les empêcher de se heurter les pieds
antérieurs par les postérieurs qui viennent se placer en
avant des empreintes antérieures. Sur les hippodromes, il
est classique d'alourdir la ferrure des pieds postérieurs
pour obtenir l'abduction artificielle de ces pieds ; il est
classique d'autre part d'alourdir toujours la ferrure des
pieds antérieurs, pour allonger l'ellipse décrite par le
pied qui va faire son appui ; presque tous les chevaux de
courses au trot portent aux pieds antérieurs des ferrures

deux fois plus lourdes que celles des pieds postérieurs. On fait couvrir ainsi plusieurs millimètres de plus à chaque foulée, ce qui se traduit à la fin de l'épreuve par 1/3 ou 1/2 ou 3/4 de longueur de tête d'*avance*.

La lourdeur de la ferrure comporte une remarque d'un autre ordre. Quelquefois il arrive qu'en augmentant le volume et par conséquent le poids de la ferrure d'un pied malade, on diminue la douleur de l'appui de ce pied, c'est-à-dire qu'on soulage ce pied et qu'on voit diminuer la boiterie. J'ai fait cette constatation plusieurs fois et tous les praticiens ont dû la faire ; mais jusqu'ici personne n'a expliqué ce fait singulier. N'est-il pas inexplicable, en effet, qu'un cheval boiteux, ferré avec toutes les précautions possibles et avec un fer très léger par un ouvrier habile et soigneux, continue à boiter, tandis que si, par hasard, il tombe entre les mains d'un ouvrier qui le ferrera sans précaution et avec un fer très lourd et très massif, on verra tout à coup ce cheval soulagé et boitant beaucoup moins qu'avec la ferrure légère et soignée qu'il avait avant ? Je pense qu'on peut expliquer le fait de la manière suivante : Le fer étant très lourd et massif, la réaction du sol sous la battue de la marche se disperse dans la masse moléculaire du fer et n'arrive aux organes du pied que très atténuée ou presque éteinte, d'où soulagement de la souffrance et de la boiterie si celles-ci résident dans le pied et sont étrangères aux appareils tendineux et ligamenteux. Il se produit, en définitive, le phénomène si souvent exhibé dans les foires où l'on voit un homme frapper de grands coups de marteau sur une enclume posée sur le ventre ou sur les reins d'un compère étendu sur le sol, sans que ce compère ressente aucune douleur, quelle que soit la violence de la percussion exercée sur l'enclume. Cela explique aussi pourquoi un cheval boiteux, boite souvent plus lorsqu'il est déferré que lorsqu'il est ferré.

La manœuvre de *faire porter* le fer chaud occasionne les *chauffures* et brûlures des parties vives.

La *couverture* du fer n'est pas sans influence nocive : si elle est étroite, elle laisse à découvert toute la partie centrale de la face plantaire et l'expose aux contusions et meurtrissures que l'épaisseur de corne trop diminuée par la parure ne peut conjurer ; si elle est large, elle alourdit le fer et favorise les glissades.

La *tournure* du fer devient nocive quand elle augmente ou rétrécit le contour de la face plantaire. Souvent le fer garnit en dehors et est rentré en dedans, cela change le centre d'appui et modifie la distribution du poids sur cet appui. Souvent aussi, les deux branches garnissent le pied en talons, alors elles sont trop droites et trop ouvertes et dans ce cas, elles ont l'inconvénient d'agrandir la base de sustentation, et, en outre, elles favorisent la *prise* du pied et son immobilisation *entre deux pavés* (Voy. fig. 31).

La tournure, pour être inoffensive, devrait être exactement semblable à celle de la paroi normale.

L'*ajusture* a pour effet de limiter à la zone tout à fait périphérique l'appui du pied sur le fer, par conséquent de soustraire à tout travail fonctionnel la sole et la fourchette. L'on comprend et nous avons plusieurs fois expliqué les effets de cette inertie imposée à la face plantaire. Certainement la fourchette et la sole s'atrophieraient bien plus vite par cessation de leur sécrétion, si leur parure profonde périodiquement répétée ne venait réveiller le tégument velouté et l'exciter à se refaire un épiderme chaque fois que la parure le lui enlève. Quoi qu'il en soit, ce renouvellement périodique de la sole et de la fourchette ne peut tenir lieu d'une sécrétion normale déterminée par un appui et une usure indiscontinues, aussi voyons-nous la sole rester faible, se fendiller, se dessécher, s'exfolier irrégulièrement, ne s'accroître qu'avec une extrême lenteur

et par conséquent ne plus servir à l'avalure de la paroi.
Quant à la fourchette, elle est peut-être moins vite et moins
profondément altérée que la sole centrale et les barres,
parce que sa finalité n'est pas de servir exclusivement à
l'appui sur le sol; sa finalité véritable est de servir d'épiderme protecteur au coussinet plantaire, et ce rôle peut
s'accomplir sans le contact du sol, puisque sur les pieds
normaux et non ferrés la fourchette ne se met que rarement au contact d'un sol impénétrable.

La *parure* du pied a pour effet d'affaiblir le plancher
du sabot et par conséquent de le rendre impuissant à
supporter le poids du corps, lorsque pendant l'appui de
repos, ce poids passe du kéraphylle sur la voûte solaire
(Voy. *Rôle suspenseur de la paroi*). Il est vrai que la sole
étant soustraite au contact de l'appui par la ferrure, il vaut
encore mieux la parer à fond afin de maintenir et d'activer
la sécrétion du velouté, que de la laisser dans toute son
épaisseur acquise sous prétexte de prévenir les foulures.

La parure adoptée dans la pratique courante exerce surtout une action nocive sur la condition physiologique du
pied, en modifiant l'inclinaison naturelle de la force articulaire du pied (Voy. ch. IV, § 4, C), en laissant aux talons
trop de hauteur par rapport à la pince (Voy. ch. VI, § 1).

La *garniture*, quand elle est exagérée et mal distribuée, a
pour résultat de déplacer le centre de pression, d'élargir la
base de sustentation, de fatiguer le podophylle suspenseur
et d'augmenter l'oscillation transversale du tronc pendant
la marche (1). Cependant il est aisé de comprendre que
tout pied ferré doit présenter de la garniture, car le périmètre de la face inférieure du fer doit avoir une étendue
égale à celle du périmètre de la face plantaire du sabot
prolongée d'une épaisseur égale à celle du fer.

---

(1) J.-B. Delpérier, *La bleime du cheval*, p. 81, 239, 294.

Soit le sabot *pabs* procurant au corps la base de sustentation *ab*. Pour ferrer ce sabot, nous le parons jusqu'à la ligne *a'b'*, puis nous fixons à ce sabot ainsi paré un fer FF.

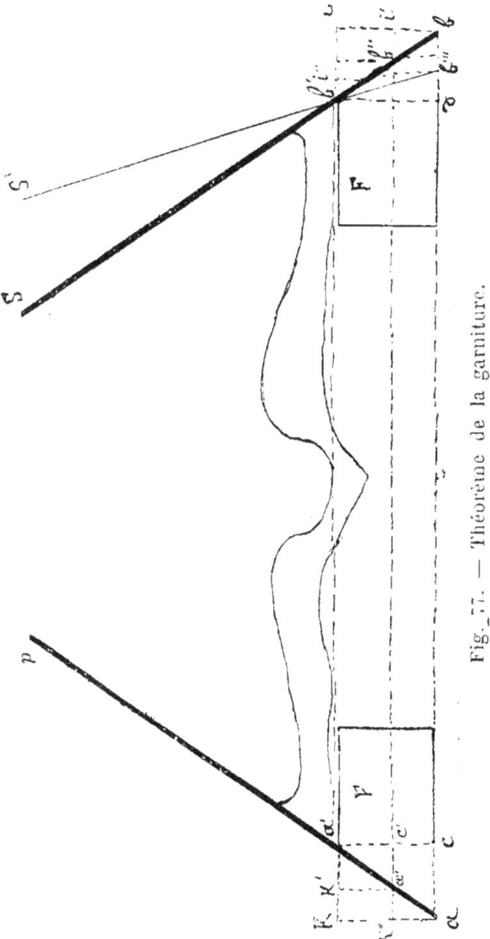

Fig. 77. — Théorème de la garniture.

Si nous ne donnons pas de garniture à ce fer, le membre n'aura plus que *cd* pour base de sustentation et nous troublons ainsi la condition physiologique de ce membre en diminuant sa base de sustentation. Si au contraire nous donnons au fer la garniture *ca*, *db* ou la garniture *a'k*, *b'i*, nous remettons le membre dans sa condition physiologique (fig. 77). Nous lui rendons sa base de sustentation *ab*.

En tous cas cette garniture doit être proportionnelle à la profondeur de la parure, car si cette parure s'arrête à la ligne *a"b"*, la garniture ne peut dépasser *a"K"*. Elle doit être proportionnelle à l'épaisseur du fer, car si cette épaisseur n'est que *c'a'* la garniture devient *a'K'*. Enfin elle doit être proportionnelle à l'obliquité de la muraille, car si *sb* devient *s'b'''* la garniture se réduit à *b'i"*. Ce théorème doit servir de règle à la garniture.

Le *brochage* du fer a pour effet inéluctable d'ouvrir périodiquement à l'accès de l'air le corps de la muraille, par les postes des clous; de séparer, diviser, déchirer les fibres pariétales par les lames des clous qui traversent la muraille, et par les onglets de rivure; de soumettre le pied à un martelage quelquefois douloureux; d'exposer enfin les parties vives à des blessures diverses telles que, l'enclouure, la piqûre, le serrage, l'empaillure quand l'opération est mal faite (1).

L'*usure* du fer n'est presque jamais uniforme à cause des modifications que la ferrure impose à l'appui, à la sécrétion cornée, à l'avalure et à la suspension du corps. L'usure s'accentue presque toujours sur l'un ou l'autre point du fer; et alors elle trouble l'aplomb du pied, elle dévie le contour du bourrelet, les axes du sabot et la direction des fibres pariétales; elle rend le fer moins résistant et l'expose aux déformations de ses branches, de ses faces, de ses plans. Toutes ces déformations retentissent sur la muraille reliée au fer par le brochage.

Le *cramponnage* du fer change les aplombs du pied, fixe trop l'appui sur l'empreinte et fatigue le podophylle par la

____

(1) Voir *La bleime du cheval*, p. 81, 239, 294. Asselin et Houzeau, éd.

résistance qu'il oppose à tous les mouvements de rotation demandés au sabot pendant la marche.

Le *fer en lui-même*, par sa dureté, ses arètes, le tranchant de ses bords, expose le pied et le membre opposés à des blessures très variées et plus ou moins graves. — Il obscurcit la faculté tactile de l'ongle, en faisant l'office d'un corps étranger interposé entre le sol et la corne. — Même sans crampons, il assujettit le pied sur le sol et l'empêche d'exécuter les mouvements de pivotement qui lui sont si souvent demandés.

Certains *accessoires* de ferrure, cuirs, guêtres, caoutchoucs, que la mode ou des raisons doctrinaires, ou même des raisons moins avouables, ont fait adopter, occasionnent des déperditions de forces et de la fatigue ; ajoutent des difficultés au ferrage ; rendent, pour ainsi dire, impossible une ferrure bien faite ; compromettent la solidité du brochage et occasionnent ainsi de nombreux accidents. Les semelles de cuir et surtout celles de caoutchouc altèrent promptement la corne qu'elles recouvrent en empêchant l'évaporation des liquides qui s'exhalent du sabot ou qui s'introduisent entre la semelle et la face plantaire.

Le *parement* de la corne par la lime ou la râpe altère considérablement les propriétés physiques et fonctionnelles de la muraille.

J'ai voulu énumérer ici le plus grand nombre des méfaits journaliers imputés à notre ferrure usuelle. Comme on le voit, ces méfaits sont innombrables ; plus ils sont nombreux et graves, plus il devrait importer de rectifier la ferrure, en l'établissant sur des bases vraiment physiologiques. Une telle rectification ne peut se faire que dans les écoles spéciales, et malheureusement personne en France ne veut s'occuper de leur fondation.

G. — ENTRETIEN ET TOILETTE DES PIEDS.

Les embrocations de corps gras ou cirages, le manque
de soins de propreté, la mode si répandue de faire la toilette
des pieds par le rasement des poils coronaires, occasionnent
plus souvent qu'on ne croit des altérations pariétales. Les
cirages et corps gras ramollissent la bande périoplique et
la désunissent d'avec la paroi, et troublent par conséquent
le rôle fonctionnel, que nous connaissons, de cette bande
compressive ; ils empêchent en outre l'évaporation des
liquides exhalés au travers de la corne; en se corrompant,
ils altèrent la substance cornée. La toilette du paturon et
de la couronne enflamme ou irrite la peau coronaire et
le bourrelet et, de plus, elle expose la peau et le bourrelet
aux souillures irritantes des urines, des fumiers, des boues
et immondices que le pied foule journellement. Le rasement des poils coronaires et des crins du fanon amoindrit
la faculté tactile du pied.

H. — CROISEMENT DES RACES.

Le croisement des races aujourd'hui si fréquent et qui,
d'ailleurs, a puissamment contribué à l'amélioration de
nos chevaux, est souvent la cause de certaines difformités
du sabot. En croisant des races ou des individus à pieds
contrairement constitués, on obtient des produits dont les
pieds sont mal définis, tenant à la fois de l'une et l'autre
origine et absolument dépourvus de cette fixité de forme
et de constitution qui caractérise le bon pied ; on obtient
par exemple des pieds inégaux ou impairs sur le même
quadrupède.

I. — MANŒUVRES OBSTÉTRICALES.

Assez fréquemment, la jument n'accouche de son poulain qu'avec l'intervention d'aides plus ou moins inhabiles, qui sans utilité s'emparent des pieds du poulain naissant et les soumettent aux tractions les plus désordonnées sous prétexte d'aider la mère. Si celle-ci n'expulse pas instantanément son produit, on passe des liens autour des paturons du poulain naissant et on tire en tous sens, on écarte les membres, on les croise en X, on les tord de dedans en dehors ou de dehors en dedans, et pendant ces manœuvres, le lien ou les mains des opérateurs serrent le paturon et la couronne à un degré extrêmement dommageable. Ces manipulations faites sans mesure et sans raison, ne peuvent manquer d'imprimer sur le pied et les membres du nouveau-né le germe de toutes ces altérations osseuses, ligamenteuses, articulaires et cornées, qui plus tard se déclareront pendant le service et qu'on nommera congénitales ou héréditaires parce qu'on n'en verra pas la cause déterminante.

J. — ÉLEVAGE.

Certaines conditions de l'élevage peuvent altérer le sabot. Je citerai, par exemple, la stabulation prolongée. Ce n'est pas la déclivité du sol et sa dureté qui nuisent au pied du poulain, c'est l'humidité, la fermentation et la chaleur du fumier longtemps entassé qui altèrent son jeune sabot, qui assouplissent trop sa muraille, qui la brûlent et la décomposent, qui agissent enfin comme les alcalis et la chaleur (Voir *Propriétés physiques et chimiques de la paroi*). Le sabot du poulain doit s'évaser progressivement, mais lentement, à mesure que la troisième phalange se développe. L'humidité, l'alcalinité et la chaleur du fumier favorisent trop l'évasement du sabot en le précipitant et l'exagérant ; de là les pieds trop évasés, plats, pleins, combles, qui déprécient tant nos races indigènes ou améliorées.

La *taille* ou parure du pied de poulain, assez souvent

répétée depuis le sevrage jusqu'à l'âge où la ferrure est appliquée, est souvent une cause d'altération pour le pied et les aplombs, parce que cette opération est toujours faite par des hommes ou des ouvriers absolument dépourvus des connaissances requises. La taille du jeune pied est peut-être plus pernicieuse que la ferrure du pied adulte.

Telles sont les considérations générales que comporte l'étiologie des maladies du pied et des altérations cornées.

---

§ 3. — CONSIDÉRATIONS GÉNÉRALES SUR LE TRAITEMENT ET LE PRONOSTIC DES ALTÉRATIONS DU SABOT.

Toutes les altérations de la paroi peuvent se grouper en altérations physiques et en altérations fonctionnelles : les généralités sur leur traitement concernent par conséquent la restauration de l'état physique et la restauration de l'état fonctionnel de la paroi.

A. — RESTAURATION DE L'ÉTAT PHYSIQUE DE LA CORNE.

La sécheresse de la corne, sa rugosité, ses fentes superficielles, les cercles qui la contournent, etc., sont le résultat d'un état anormal des parties vives sous-jacentes, et principalement de la cutidure et du podophylle. Les parties vives du pied sont-elles enflammées? Elles développent une chaleur exagérée qui dessèche promptement la paroi. Sont-elles atrophiées, comprimées? Leurs exhalaisons peuvent s'arrêter et alors la corne cesse de s'imbiber d'humidité et perd sa souplesse; ou ses exhalaisons deviennent exagérées, et alors elles déposent dans le tissu pariétal des matières hétérogènes et morbides qui modifient la texture et la composition de la corne.

Dans tous ces cas il est indiqué de maintenir la corne pariétale en bon état de propreté par des lavages réitérés qui favorisent l'absorption de l'humidité de l'air et l'évaporation des excrétions tégumentaires. L'udation de la corne par des bains d'eau pure, claire ou courante, par des cataplasmes plus ou moins chauds et émollients sera toujours utile à la restauration physique de la paroi. La réfrigération qu'on obtient par des bains d'eau glacée, ou des cataplasmes de glace ou de neige, est recommandée à tort contre l'inflammation des tissus sous-ongulés ; elle pervertit souvent la fonction sécrétoire de la cutidure, et loin de procurer une résolution quelconque de l'inflammation, elle produit une réaction qui augmente cette inflammation.

Les embrocations à l'onguent de pied, si souvent employées dans la pratique, ne peuvent que voiler les apparences d'une corne altérée ; elles ne produisent aucune restauration réelle, et souvent elles nuisent à la réaction naturelle des parties malades contre la cause altérante. Elles ont l'inconvénient très grave de masquer les apparences morbides de la corne, ce qui retarde le traitement réellement utile, et d'amonceler à la surface de la paroi des matières hétérogènes, altérantes, comme le sont toutes les immondices.

B. — Restauration de l'état fonctionnel du sabot.

Les altérations par trouble fonctionnel sont très nombreuses. Les considérations générales de leur traitement devraient donc porter sur chacune des fonctions du sabot et du pied dont le trouble est le plus communément observé, telles que l'avalure, la sécrétion cornée, la tactilité, la protection des parties vides, la suspension du corps, l'appui ; sur les inflammations des parties vives et sur leurs maladies. Mais après ce que nous venons de dire sur l'étiologie générale, il serait superflu de s'étendre sur les moyens propres à combattre toutes les causes d'altération. Nous ne dirons que quelques mots sur le traitement général.

On active la sécrétion cornée par l'irritation locale ou générale du bourrelet; par la parure profonde de la paroi, par la marche sur un sol détriteur et pierreux, par la réfrigération du pied au moyen de bains d'eau glacée, de cataplasmes de glace pilée ou de neige, de mélanges réfrigérants. La sensation du froid est un agent de l'hypersécrétion tendant à augmenter le revêtement corné chargé de maintenir la chaleur normale du pied. Le meilleur moyen d'activer la sécrétion consiste à déferrer le cheval et à le faire marcher pieds nus sur un sol convenablement détriteur.

On corrige l'avalure trop lente en activant à la fois la sécrétion cutidurienne et la sécrétion du velouté : L'hypersécrétion du velouté et l'accroissement intensif de la sole sont les meilleurs agents d'avalure pariétale (Voir *Avalure*). On active le velouté par le déferrage, par la parure profonde de la sole, par la marche à pieds ferrés sur un sol très détriteur et pierreux, et par la marche à pieds nus sur un sol meuble sablonneux.

Les altérations de la paroi sont souvent dues à des déviations du bourrelet, par vice d'appui et par exostose. On corrige les vices d'appui par des ferrures rationnelles; on ne corrigera les exostoses qu'en leur opposant un traitement curatif et direct qui consiste en une révulsion énergique ou en la cautérisation actuelle.

Le rôle suspenseur du podophylle est souvent perverti; on y remédie par une distribution méthodique du poids, par une inclinaison du pied *sur le côté surmené*, par la suppression de l'appui du bord plantaire correspondant au podophylle surmené (fig. 54) et par la répartition du poids du corps sur la sole.

Le rôle contenteur de la paroi est souvent troublé par la rétraction murale, qui comprime les tissus vivants. On y remédie par le rainage, l'amincissement et l'extirpation d'une ou plusieurs régions de la paroi, par l'udation méthodique de la corne, par la dissémination rationnelle des clous de brochage, par certaines ferrures correctrices de la rétraction murale, par des ferrures dilatatrices, enfin par la restauration des barres.

Tous les vices, toutes les anomalies de l'appui, sont traités par la parure et la ferrure rationnelles du pied.

Les congestions, les inflammations des organes situés dans l'intérieur du sabot sont traitées par la déplétion sanguine du pied (saignée en pince), par dérivation sur le paturon, par assouplissement de la corne (bains, cataplasmes, rainure), par extirpation de la partie lésée.

Voilà tout ce que nous dirons sur le traitement général des altérations du sabot ; il me semble inutile de m'étendre davantage, car nécessairement il faudra décrire le traitement applicable à chacune des altérations que nous passerons en revue.

Cependant je veux consacrer quelques pages à une méthode spéciale de traitement inconnue jusqu'ici en vétérinaire et à la description économique de quelques ferrures applicables à un grand nombre d'altérations. En décrivant une fois pour toutes ces ferrures, nous n'aurons plus qu'à les citer chaque fois que leur application sera utile.

C. — GYMNASTIQUE DU PIED.

C'est une méthode de traitement très bien appropriée à la restauration du pied du cheval ; ce ne sera pas un hors-d'œuvre dans ce livre qui traite spécialement du pied et de ses altérations.

1. **Définition.** — On peut définir la gymnastique du

pied : *l'art d'équilibrer les forces locomotrices par la restauration des organes restés ou devenus trop faibles par inertie.*

Cette gymnastique consiste donc à faire travailler méthodiquement les organes du pied, que l'inertie ou le repos trop prolongés ont rendus faibles ou malades.

Elle n'a pas été jusqu'ici appliquée en médecine vétérinaire, si ce n'est sous une de ses formes passives, le massage. La gymnastique active des membres et du pied n'a eu qu'une application secondaire et empirique, dans certains exercices de manège ; qu'une application sans méthode fixe et sans but déterminé.

Nous nous bornerons ici à en faire connaître les indications, c'est-à-dire les conditions qui la rendent utile, et l'application par divers procédés.

2. **Indications**. — L'asservissement des solipèdes, leur domestication et leur utilisation ont considérablement modifié leur constitution économique. Bien des organes qui jouaient un rôle important dans la vie en liberté se trouvent plongés dans une inertie presque complète pendant la vie domestique, parce que les organes à fonction utilisable ont seuls attiré l'attention de l'homme et ont été perfectionnés au détriment des organes regardés comme inutiles.

Quand vous disséquez les membres d'un cheval, vous constatez une inégalité frappante entre certains muscles et certains autres muscles, entre certains ligaments et certains autres ligaments. En examinant les choses de près, vous vous apercevez que cette inégalité, énorme de fait, n'est justifiée ni par l'esthétique, ni par une différence proportionnelle de vascularisation et d'innervation. C'est que la vie domestique a rendu inutiles ces organes appauvris et les a délaissés dans une inactivité atrophiante.

Pour avoir une idée des effets atrophiques de la vie

domestique sur certains organes, considérez comparativement le cheval sauvage et le cheval domestique. Le
premier est obligé de subsister exclusivement avec les
plantes qu'il pâture sur le sol. Il passe donc la plus grande
partie de sa vie les lèvres à terre, les membres antérieurs
chargés par l'inclinaison du cou et de la tête, écartés dans
l'abduction ou rapprochés dans l'abduction. L'animal promène sa tête à droite, à gauche, en avant, en arrière.

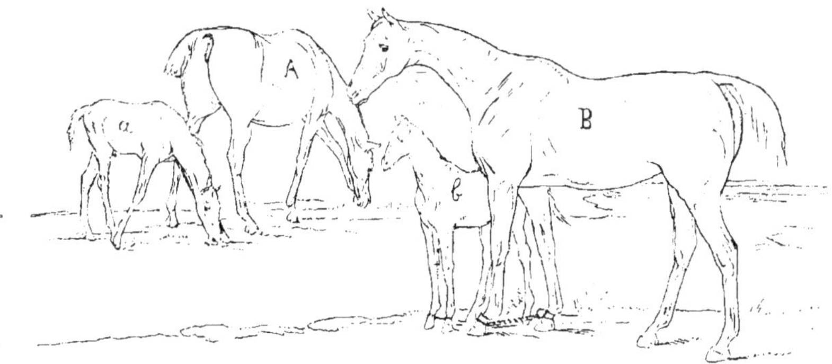

Fig. 78.

Tantôt, sa dent va chercher le brin d'herbe, aussi loin que
l'extension du cou peut le permettre ; tantôt, vous le voyez
la tête passée entre les deux membres antérieurs pâturant
l'herbe qui se trouve sous son thorax ou sous son ventre ;
tantôt, vous le voyez passant sa tête en dehors du membre
à l'appui, porter la dent bien en arrière de son pied
antérieur et pâturer l'herbe autour du pied postérieur
(fig. 78, A, a). Tous ces déplacements de la tête autour du
corps commandent une infinité de mouvements articulaires
et musculaires des membres : flexion sur l'appui, extension,
abduction, adduction, torsion en dedans, torsion en dehors.
En un mot, *tous* les muscles des membres sont en exercice,
tous les organes sont en travail, soit de pression, soit de
tension, soit de traction, soit de rétraction. Remarquez

d'ailleurs que tout ce travail organique se fait avec l'alternance physiologique de repos et d'action.

Comparez maintenant le même acte sur le cheval domestique, nourri au râtelier. Il n'est pas besoin de décrire la fixité de son attitude pour faire ressortir et l'immobilité générale et la véritable inertie de certains muscles, et le véritable surmenage de certains organes qui restent écrasés sous le poids du corps, ou distendus sans alternances de repos. Les organes inertes s'atrophient, ou s'affaiblissent, les organes surmenés s'altèrent, se déforment ou s'hypertrophient.

Cet examen comparatif d'une des fonctions vitales fait voir combien la domestication modifie la distribution du travail physiologique aux divers organes des membres. L'examen comparatif de la fonction locomotrice montre que cette distribution du travail est encore plus irrégulière dans la vie domestique. Le cheval en liberté va, vient, bondit, recule, circule, tourne sur lui-même. Examinez ses empreintes, vous n'en trouvez pas deux qui soient symétriquement dans la même direction (fig. 79, C, c). On comprend que ce cheval fait travailler à tour de rôle *tous* les muscles de ses membres. Au cheval domestique nous demandons presque exclusivement d'aller droit devant lui, d'aller vite ou de tirer très fort. On comprend que cet animal surmène certains muscles, mais aussi, qu'il laisse dans l'inaction presque continue certains autres muscles, à peu près inutiles pour cette marche rectiligne.

Si la vie domestique modifie profondément l'activité de certains organes des membres, elle modifie particulièrement celle des organes du pied. L'impénétrabilité presque perpétuelle du sol, laisse dans l'inertie tous les organes qui devraient travailler à relever le pied, à l'arracher de son empreinte. Le pied qui ne pénètre pas le sol n'exige en effet qu'un effort de soulèvement très restreint, stricte-

ment proportionné au poids du pied, soit en moyenne
1 kilo pour le pied ferré. Le cheval qui vit en liberté foule
un sol presque toujours pénétrable, qui adhère plus ou
moins au sabot; il est obligé pour relever son pied et pour
l'arracher de l'empreinte de faire un effort de 3 ou
4 kilos. Le cheval domestique marche toujours sur
un sol à peu près plan, le cheval sauvage foule presque
toujours un sol déclive, escarpé; son pied ne se maintient

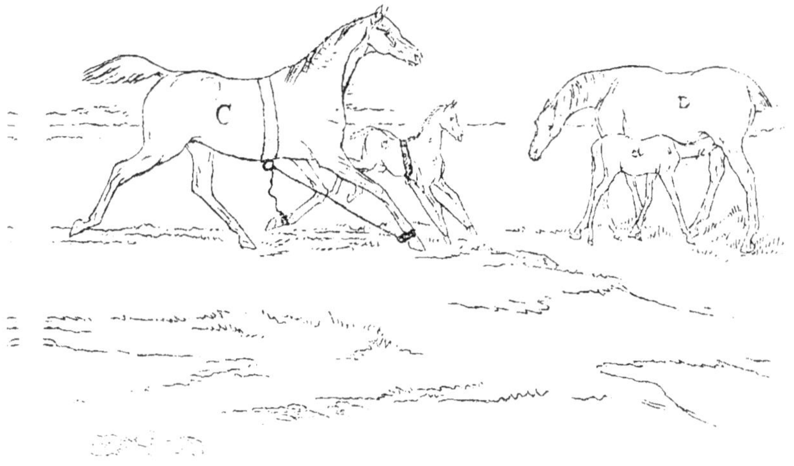

Fig. 79.

sur son appui que par un travail musculaire qui met en
jeu tous les organes du pied. En réfléchissant à tous ces
détails on voit combien la vie en liberté met et maintient
en activité des organes que le service domestique laisse
dans une complète inertie. L'on comprend combien doivent
être fortifiantes pour le pied, les tractions effectuées de bas
en haut alternant avec les pressions que l'appui effectue de
haut en bas. Les parties élastiques du pied, cartilages et
coussinet plantaire, subissant alternativement une pression
de haut en bas qui les développe d'un côté à l'autre et des
tractions de bas en haut qui les développent en hauteur,

doivent mieux conserver leur intégrité fonctionnelle, que lorsqu'ils ne subissent qu'une seule pression de haut en bas qui les écrase et finit par les altérer en produisant l'atrophie du coussinet et l'ossification des cartilages. Les mêmes effets se passent sur les autres organes, ligaments articulaires, podophylle, bourrelet et peau coronaire, qui devraient trouver dans le travail alternatif de pression verticale et de traction en tous sens, les conditions de nutrition et de résistance physiologiques.

Le sabot lui-même considéré à part, se trouve pendant la vie domestique dans une inertie fonctionnelle très compromettante. Toujours assis sur un sol dur et impénétrable, il ne subit d'autre effort qu'un écrasement continuel de haut en bas sans alternance d'effort opposé. La muraille n'est jamais sollicitée à s'ouvrir par son bord supérieur, ni à s'infléchir de dedans en dehors comme cela arrive sur le cheval libre qui foule un sol pénétrable, déclive, escarpé, qui pour arracher son pied de l'empreinte tire sur l'os de bas en haut et tend ainsi à dilater la paroi, qui pour maintenir l'appui sur une déclivité effectue sur la muraille des pressions de dedans en dehors, tantôt sur un point tantôt sur l'autre. Avec la ferrure, la fourchette, la sole et les barres, ne servant plus à l'appui ni sur le fer ni sur le sol, restent dans une inertie complète, qui les dessèche et les atrophie, et deviennent ainsi impuissantes à neutraliser la rétraction inhérente à la muraille.

C'en est assez, j'espère, pour faire comprendre l'état anormal où se trouvent généralement les organes du pied chez le cheval domestique et pour montrer l'importance réelle d'une gymnastique propre à rétablir la situation normale de ces organes.

3. **Application.** — Le but de la gymnastique du pied sera donc de remettre ces organes dans une situation plus physiologique, de rendre l'activité fonctionnelle à ceux qui

se trouvent condamnés à l'inertie désorganisatrice, et de
soulager ceux qui se trouvent surmenés par un travail
sans alternance. Je n'ai pas besoin de dire que cette gymnastique produira des effets d'autant plus manifestes et rapides,
que l'animal sera plus jeune et que l'affection à corriger
sera plus récente. La gymnastique se comporte comme
toutes les méthodes de traitement.

Elle comprend plusieurs procédés très pratiques dont
l'efficacité n'est pas douteuse.

a. PISTES D'EXERCICES. — Le moyen le plus efficace et
qui se prête le mieux aux différentes altérations à guérir,
consiste à exercer le cheval sur une piste convenablement
appropriée.

Piste pénétrable et adhérente. — Cette piste, composée
d'un mélange de terre glaise, de sable et d'eau, se laisse
pénétrer par le pied ferré ou non ferré, et adhère plus ou
moins fortement au sabot suivant les cas. C'est surtout par
l'effort que l'animal a à faire pour dégager son pied de
l'empreinte que cet exercice est fortifiant et curatif. Cet
effort est plus considérable quand le sabot est ferré que
dans le cas contraire.

Pour répondre à tous les besoins, cette piste adhérente
devra présenter les mêmes détails de directions et d'inclinaisons que la piste révélatrice de la boiterie que nous
avons représentée par la figure 75.

C'est surtout par l'exercice circulaire que l'on corrigera
les vices d'aplomb et les déviations du pied. L'exercice
circulaire sur piste adhérente fortifiera spécialement les
muscles abducteurs et adducteurs et ceux qui effectuent la
rotation du pied sur l'axe vertical. Tous ces muscles dans
la marche en ligne droite sont condamnés au repos et ne
se développent pas pour faire équilibre aux muscles qui
procurent l'extension et la flexion On corrigera ainsi les
chevaux panards et cagneux.

La piste adhérente, même en droite ligne, fera travailler avec avantage tous les organes du pied par les tractions que toutes les parties vives seront obligées de faire pour arracher le sabot de son empreinte. Le bourrelet alternativement tiré en haut et abandonné à lui-même prendra de la force, et corrigera ses déviations; le podophylle, qui d'ordinaire ne travaille que de haut en bas pour suspendre le corps, travaillera également de bas en haut, ce qui fortifiera le tissu réticulaire; le tissu velouté jouira également d'une alternance de pression et de traction qui favorisera sa nutrition et sa sécrétion; le coussinet plantaire, les cartilages, les ligaments articulaires, l'os lui-même seront soumis à un travail alternatif, en sens opposé, qui leur procurera les mêmes avantages de nutrition, de force et d'élasticité. C'est ainsi qu'on corrigera les chevaux qui rasent le tapis, qui rabotent, etc.

L'exercice méthodique sur la déclivité transversale de la piste procurera successivement aux organes internes et externes un supplément de travail qui servira à les fortifier et à les rendre susceptibles de s'équilibrer entre eux. Sur la déclivité transversale, en effet, l'empreinte est plus profonde dans sa moitié haute que dans sa moitié basse; par conséquent, l'un des pieds travaillera plus en dedans et l'autre pied travaillera plus en dehors; au retour sur la même piste il y aura inversion de rôles, en sorte que les deux moitiés du pied passeront par l'alternance de suractivité et de repos. C'est ainsi qu'on corrigera les pieds de travers, les membres rentrés ou ressortis.

L'exercice méthodique sur la montée et la descente de la piste procurera la même alternance aux deux moitiés antérieure et postérieure du membre et du pied, et corrigera le pincard, le bouleté, etc.

Par *exercice méthodique,* il faut entendre un exercice cherchant à fortifier et non à fatiguer la partie faible du pied et du membre. Il faut bien se convaincre qu'un travail fatigant n'est jamais salutaire, que la fatigue, loin de fortifier un organe, l'affaiblit ou l'altère. Il faudra donc régler sur ce principe la durée de l'exercice sur piste adhérente. Après quelques minutes de trot sur la piste adhérente, on fera passer l'animal sur un sol impénétrable, et on ne le remettra sur la piste adhérente que lorsque les appareils suractivés sont bien reposés, soit par la marche au pas, sur le sol dur, soit par le repos en station.

Piste fuyante. — C'est une sorte de plate-forme inclinée qui en fuyant sous les pieds du cheval met en mouvement un arbre de transmission servant au battage des céréales, à l'élévation de l'eau (piétineuse), etc. Cette piste peut procurer d'excellents résultats contre certaines affections du membre ; mais il faut l'appliquer avec modération et circonspection, car elle surmène promptement les parties antérieures des pieds. Les chevaux destinés à ce service devraient toujours être ferrés avec crampons en éponges.

b. SERVICES. — Certains services peuvent être appliqués à la gymnastique du pied et procurer d'excellents résultats.

Manège circulaire. — Le service du manège pour élever les eaux comme chez les maraîchers des environs de Paris, ou pour certaines industries, présente tous les avantages que nous avons signalés au sujet de la piste circulaire, surtout si on prépare convenablement le sol de la piste.

Service de halage. — Ce service, appliqué avec méthode et par intermittences, peut restaurer certains muscles et corriger certains vices articulaires. Un entrepreneur de halage me disait qu'il avait corrigé ainsi des chevaux ayant le défaut de tricoter ou de croiser les jarrets. L'on comprend que ce résultat puisse avoir lieu, si l'on considère que le cheval de halage tire obliquement sur la corde qui le relie au bateau. Il est obligé de porter dans l'abduction très accusée le pied situé du côté de la rive, et dans l'adduction le pied opposé ; en outre, la traction effectuée par la corde sur les traits sollicite à faire pivoter le cheval sur ses appuis. Il n'est donc pas douteux que certains muscles des membres qui d'ordinaire sont dans l'inaction doivent fortement travailler pendant le halage. On n'a qu'à examiner les empreintes pour se rendre compte de la torsion effectuée sur le pied. Aussi il est indiqué de ne jamais cramponner les fers des chevaux de halage si l'on veut éviter les lésions du podophylle. Il va sans dire que le halage ne procurera de bons effets que si le cheval fait alternativement le service sur les deux rives du cours d'eau, ou au moins le service d'aller et retour quand il n'y a qu'une seule rive de halage.

Labour et hersage. — Ces deux services sont les plus hygiéniques applications de la gymnastique. La marche en ligne droite, sur un sillon plus ou moins déclive et toujours très pénétrable ; les détours à droite et à gauche, ou la réversion complète du corps ; la profondeur des empreintes dans lesquelles le pied et même le boulet se noient entièrement, concourent à fortifier les membres dans leur totalité, parce qu'aucun organe ne saurait échapper à ce travail très restaurateur, et par conséquent très propre à corriger une foule de défectuosités ou d'altérations du pied. Personne n'ignore les effets bienfaisants de ce service sur les chevaux boiteux, souffrants, défectueux, appauvris et ruinés dans leurs membres ou dans leurs pieds. Il est certain que le service de labour, même très actif, pourvu qu'il ne soit pas surmenant, restaure plus vite les membres des chevaux qualifiés ci-dessus, que le repos en stalle ou en boxe, et même que la liberté en prairie. Le seul inconvénient qu'on puisse lui reprocher, c'est de retenir l'animal trop longtemps en exercice. Quand on applique le labourage avec méthode, sans but lucratif, et

qu'on le coupe par des alternances de repos, on peut en
retirer des bienfaits inespérés. C'est du reste le *labourage*
qui refait si bien les chevaux ruinés de Paris et qui leur
donne en quelques mois et sans frais, une valeur triple ou
quadruple de celle qu'ils avaient avant le traitement.

c. LITIÈRE DE CAILLOUTIS. — Un excellent moyen de fortifier et corriger un pied ou une de ses parties, consiste à
transformer convenablement le sol de l'écurie.

Un grand nombre d'altérations ont pour point de départ
la compression des tissus vivants par la paroi dont la propriété rétractile n'est plus neutralisée. Nous savons que
les organes préposés à la neutralisation de cette rétraction
pariétale sont la sole, la fourchette et surtout les barres
(Voir aux *Propriétés physiques de la paroi*). Or, qu'arrive-
t-il presque toujours sur le cheval? Il arrive que ces
barres, cette fourchette et cette sole restent dans une
complète et perpétuelle inertie. Donc elles s'affaiblissent
et s'atrophient. Alors la rétraction murale s'exerce sans
entrave et vient comprimer les tissus sous-jacents.

Il est donc indiqué de faire travailler les trois organes
plantaires, et si on ne peut recourir à la piste pénétrable,
il faudra modifier le sol de l'écurie de la manière suivante :
Au-dessus du pavé on établira une couche de cailloutis,
de 10 centimètres d'épaisseur, et à laquelle on donnera
une surface à peu près horizontale ; on supprimera toute
litière de paille afin que le pied puisse se mettre en contact
immédiat avec le cailloutis. Que les pieds soient ferrés ou
non, on voit facilement ce qui va se passer quand le cheval
viendra séjourner dans une stalle ainsi aménagée. Toutes
les parties de la face plantaire, non recouvertes par le fer,
se mettront en contact d'appui avec ce sol meuble et
détriteur; les barres, les lacunes, la fourchette, la sole
travailleront à l'appui, et subiront une détrition intensive.

Immédiatement, le velouté et le bourrelet infléchi activeront leur sécrétion et rentreront dans leur fonction physiologique. Les barres prendront de la force et de la consistance, la fourchette deviendra large et souple, et la sole augmentera d'épaisseur. Ces trois organes seront bientôt capables de neutraliser la rétraction murale et de remettre en position normale la muraille trop rétractée.

On combattra ainsi les fourmilières, les bleimes, les encastelures et en général toutes les déviations pariétales. Peu importe que ce lit de cailloutis soit humide ou sec, ses effets seront toujours les mêmes ; non seulement il fera travailler à l'appui les organes ordinairement inertes, mais encore il donnera aux téguments sécréteurs la sensation d'une usure intensive, sensation qui activera considérablement la sécrétion cornée et l'avalure.

Ce moyen très simple en lui-même, et réellement peu dispendieux, m'a si souvent réussi contre la bleime et l'encastelure, que je dois le signaler comme le plus efficace de tous les traitements que j'ai employés contre l'encastelure à tous ses degrés ; les explications développées plus haut suffisent à en montrer la *rationnalité*.

J'ajouterai d'ailleurs que l'activité sécrétoire du velouté est le meilleur agent de l'avalure pariétale (Voir *Avalure*).

Il est quelquefois difficile d'obtenir que la litière de cailloutis soit installée dans la stalle même du cheval ; dans ce cas on la porte, soit dans la cour au pied d'un mur, soit sous un hangar, soit dans une stalle inoccupée. Dans ces conditions l'animal en traitement devra passer plusieurs heures de la journée, le plus longtemps possible, sur ce lit de cailloutis ainsi aménagé.

d. FERRURE. — Bien souvent la ferrure peut devenir un procédé de gymnastique.

En alourdissant le pied par une ferrure épaisse ou rendue plus lourde par l'adjonction de corps très lourds, le plomb par exemple, on retrouve presque tous les avan-

tages que nous avons attribués à la piste pénétrable et
adhérente. J'ai vu bien souvent corriger les défauts de
raser le tapis, de butter, de raboter, par l'application temporaire de fers en plomb pesant de 2 à 3 kilos.

En inclinant en contre-bas la rive externe du fer en
pince et en mamelles, on obtient les mêmes résultats sur
les jeunes chevaux. L'animal dans ce cas est obligé de
relever plus vite et plus haut le pied pour éviter le choc
du fer contre le sol, et peu à peu les muscles releveurs
prennent de l'énergie et de la force au point de rectifier
la marche. C'est bien un contre-sens physiologique, de
parer à fond la pince du pied et relever la pince du fer,
sur le jeune cheval qui *rase* ou *rabote*, car c'est l'habituer
à ne relever qu'insuffisamment le pied pour sa translation
en avant.

Un *cramponnage* rationnel et mobile peut procurer plusieurs conditions de gymnastique : deux légers crampons
en mamelles procurent les mêmes résultats que l'inclinaison en contre-bas de la rive externe du fer; deux
crampons posés en mamelle et éponge internes, ou en
mamelle et éponge externes, procurent les déclivités du
pied analogues à celles des versants d'une piste ; deux
crampons en mamelles, ou deux crampons en éponge,
procurent au pied les conditions qu'il trouve à la montée
ou à la descente d'une route ou d'une piste. Je n'ai pas
besoin de dire que ces crampons doivent être mobiles et
déposés dès que l'exercice prend fin.

Par une *couverture* convenable on peut faire travailler
à l'appui, la sole, les barres et même la fourchette (Voir
Ferrure homœoplique) et leur rendre ainsi la force qu'une
longue inertie leur a fait perdre.

La ferrure peut, au point de vue de la gymnastique,
rendre de véritables services auxquels on n'a pas encore
songé ; nous les signalerons chaque fois que l'occasion s'en

présentera au chapitre des altérations en particulier.

e. Procédé changeux (fig. 79, C,c). — Le vétérinaire Changeux père, élève de Chabert, avait imaginé un appareil très ingénieux destiné à fortifier le train antérieur et particulièrement les extenseurs. Par une modification bien simple, le même appareil pourrait servir à équilibrer les abducteurs et les adducteurs du membre. En voici la description succincte :

Aux paturons antérieurs passez des bracelets, en corde, ou en ligature; autour de la poitrine fixez un surfaix muni de deux anneaux dans sa partie sous-thoracique; reliez ces deux anneaux du surfaix aux bracelets des paturons, par deux liens en caoutchouc très élastique et de longueur convenable pour être légèrement flottants ou non tendus pendant la station quadrupédale. Ainsi apprêté, le cheval pourra être exercé circulairement à la longe, d'abord à l'allure du pas, puis au trot, puis, si l'on veut, au galop. Tous les cinq jours d'exercice, augmentez la résistance des liens élastiques, soit en les raccourcissant, soit en les remplaçant par des liens plus forts (Changeux père, com. verb.).

Il est facile de voir les effets de cette gymnastique : lorsque le cheval veut porter son pied en avant, les extenseurs sont obligés de tendre le lien et par conséquent de faire un effort supplémentaire. Changeux me disait avoir restauré ainsi des chevaux faibles sur le devant, qui buttaient, ou rasaient le tapis, ou rabotaient, ou *boulaient*, ou tombaient. A l'époque où Changeux me montrait son procédé, j'étais si jeune et Changeux était si vieux, que je n'attachai pas un grand intérêt à son procédé Ce n'est que longtemps après, en étudiant le pied du cheval, que ce procédé prit à mes yeux une importance pratique très considérable; je me fais un devoir de le faire connaître ici.

Je pense que ce procédé gymnastique serait très propre à corriger le défaut de forger. Je pense aussi qu'en croisant les liens élastiques, le procédé servirait à tonifier les abducteurs du pied et par conséquent à corriger le défaut de se couper.

f. ENFERGES ÉLASTIQUES (fig. 78, B,*b*). — A la fin du xviiie siècle, Marc Delpérier, praticien réputé très habile, guérissait les chevaux *des défauts de butter et de se couper* en leur appliquant des enferges reliées par un ressort à boudin (à cette époque le caoutchouc était peu répandu). Muni de ces enferges, le cheval était placé tous les jours en prairie ou en paddock.

On comprend très bien les effets de ce procédé : le cheval ayant les deux pieds antérieurs pris dans ces entraves, ne pouvait déplacer un pied sans avoir à vaincre la résistance du ressort. C'était donc la même économie que dans le procédé Changeux. Les éleveurs pourraient facilement faire l'application des enferges élastiques en remplaçant la chaîne qui réunit les deux entraves par un lien en caoutchouc.

Ces deux derniers exemples que je viens de citer montrent que la gymnastique appliquée aux membres du cheval n'est pas nouvelle. Il y a plus d'un siècle que Marc Delpérier employait ses enferges à ressort et Changeux appliquait son procédé vers 1840 et me le montrait vers 1865. D'ailleurs les fers à anneaux de Solleysel et de Bourgelat constituent un véritable appareil de gymnastique pour apprendre aux chevaux l'allure *relevée* ou pour les corriger du défaut de raser le tapis. De temps immémorial on donnait aux chevaux l'allure de l'*amble* par des enferges qu'on mettait aux deux pieds du même côté (bipède latéral). Si l'on cherchait bien dans les vieux auteurs, on trouverait encore d'autres applications d'une véritable gymnastique, sans compter les airs de manèges qui de tout temps ont fait l'objet des recherches et des leçons des écuyers les plus distingués.

Parmi les auteurs vétérinaires modernes, je ne vois que Pader qui ait fait allusion à la gymnastique applicable aux chevaux.

g. AIRS DE MANÈGE. — Les exercices de manège ont, en général, pour effet d'assouplir et d'équilibrer les appareils musculaires. Les mouvements en latéralité, les *pas de côté* que l'on fait exécuter au cheval monté, peuvent, sur le jeune cheval, produire d'excellents résultats contre les incorrections d'aplomb du membre et du pied.

Les *pas de côté* exécutés sur piste pénétrable, soit par *croupe au mur*, soit par *épaule renversée*, ont pour effet direct d'équilibrer entre eux les muscles abducteurs et adducteurs du membre. C'est surtout lorsque l'animal est obligé de faire *chevaler* l'un de ses pieds sur l'autre, que l'action très accentuée des muscles adducteurs du membre *chevalant* fortifie ces muscles et leur permet d'équilibrer les muscles abducteurs. Il va sans dire que, pour ramener un équilibre parfait, il faut exercer le cheval alternativement à droite et à gauche.

C'est ainsi que chez le jeune cheval on arrivera toujours à amender et souvent à corriger le *panardisme*, la *cagnosité*, etc.

Les *pirouettes* que l'on fait exécuter soit sur le bipède postérieur, soit sur le bipède antérieur, produisent des effets analogues.

Lorsque le cheval en traitement ne peut être monté, il est facile de le soumettre aux exercices de *pas de côté* en l'attelant dans deux brancards faisant suite à une tige droite percée de trous et se fixant à un pivot scellé dans le sol, autour duquel les brancards et le cheval qui y est attelé peuvent pivoter à droite et à gauche. J'ai vu cet exercice mis en pratique chez un éleveur, le baron de Rigal, sur des chevaux *durs au détour*. Il serait très rationnel de l'appliquer au traitement d'un grand nombre de vices d'aplomb et particulièrement des déviations panarde et cagneuse (fig. 80).

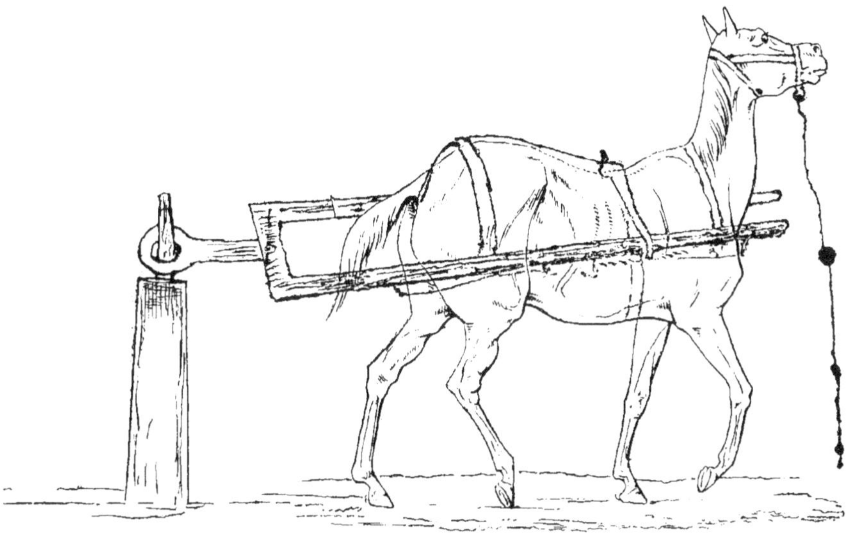

Fig. 80.

Les mouvements de *recul* (marche en arrière) qu'on fait exécuter aux chevaux peuvent également rectifier certaines déviations.

On peut dire que tous les airs de manège imposés méthodiquement aux jeunes chevaux peuvent servir à rectifier leurs aplombs.

D. — FERRURES PRÉVENTIVES ET CURATIVES
DES ALTÉRATIONS DU PIED.

Après avoir parlé de la gymnastique du pied, il est nécessaire, pour terminer les considérations générales sur le traitement des altérations du pied, de signaler et de décrire quelques ferrures fréquemment appliquées pour prévenir ou guérir certaines lésions. Dans presque toutes les

altérations de la corne et les maladies du pied, on est obligé
de modifier la ferrure usuelle, pour l'approprier aux circonstances morbides. Il importe donc de faire connaître
au moins les ferrures qu'une longue application a fait distinguer parmi le nombre incalculable de celles qui ont été
préconisées avec plus ou moins de raison. Nous les divise-
rons en deux groupes principaux : les ferrures préventives
et les ferrures curatives.

Ferrures préventives. — J'appelle ferrures préventives, toutes les modifications apportées à la ferrure usuelle
dans le but de prévenir les altérations que la vie domestique en général et certains services en particulier peuvent produire sur le pied. Par le mot *ferrure* nous enten-
dons la parure du pied et l'application d'un fer à ce pied.

a. Ferrure à planche. — La ferrure à planche, considérée comme ferrure préventive, consiste à appliquer sous
le pied un fer dont les deux éponges sont reliées entre elles
par une traverse étirée ou rapportée.

Ce fer, qui était connu au xive siècle et même avant,
a subi de nombreuses modifications dans sa confection.
Avant le xviie siècle, il était connu sous le nom de *fer
ovale*, et alors on l'obtenait en rapprochant les deux éponges
du fer ordinaire et en les soudant sur la ligne médiane.
C'était évidemment une imitation du fer oriental que les
croisades avaient fait connaître aux maréchaux ou aux che-
valiers de l'Europe occidentale. Le fer ovale était le véritable fer à *éponges réunies*, puisque celles-ci se rejoignent
et se soudent entre elles par une simple et légère incurvation des deux branches du fer. — Plus tard, le fer ovale fut
modifié : les deux branches conservant leur direction normale, on repliait d'équerre les deux extrémités vers la
ligne médiane et on les soudait ou on les superposait.
C'est Chabert qui, le premier, confectionna le véritable fer
à traverse actuel, en étirant vers la ligne médiane la rive

des éponges du fer, en superposant les deux *étirements* et
en les soudant de manière à constituer une véritable traverse. — Depuis Chabert, on a bien modifié la largeur,
l'épaisseur et la rive antérieure de la traverse, mais en réalité le façonnage est le même, et tout bien considéré aucun
des modèles nouveaux n'est aussi rationnel que celui de
Chabert, qu'on pourrait définir : le fer à planche dont la
traverse est au moins aussi couverte que les branches, et
moitié moins épaisse que la pince. — Ce n'est guère que
du milieu de ce siècle, que l'on fait des fers à planche à
traverse rapportée, par soudure ou par rivure.

Le fer à traverse rapportée n'égalera jamais le fer à
traverse étirée de Chabert, mais il est bien plus facile à confectionner. Un ouvrier très médiocre montera un fer à traverse rapportée, il faut un ouvrier habile pour confectionner et ajuster au pied un fer à traverse étirée.

Quoi qu'il en soit, le fer à planche a pour effet d'augmenter la surface de contact de la face plantaire avec le fer,
c'est-à-dire de faire travailler à l'appui toute la partie des
barres et de la fourchette recouverte par la traverse. Puisque le but principal de ce fer est d'augmenter la surface
d'appui, il est indiqué de couvrir la traverse autant que
possible.

Cette ferrure prévient un grand nombre d'altérations, en
soulageant l'appui pariétal, mais elle a l'inconvénient de faire
travailler sans intermittences la fourchette. Aussi voit-on
souvent celle-ci se déprimer sur la traverse, s'aplatir,
remplir les lacunes et finalement se ramollir et se pourrir.

Il faut remarquer que la fourchette, sur le pied non ferré,
se desquame plus souvent que la sole, parce que la fourchette s'accroît plus rapidement que la sole et la paroi.
Une fourchette de poulain non ferré se renouvelle deux
et même trois fois en un mois, quand l'animal foule un sol
un peu pénétrable. A chaque renouvellement, ou plutôt à

chaque desquamation, on voit la fourchette qui était au niveau de la face plantaire, se réduire et paraître remontée entre les barres. C'est ce qui m'a fait dire que, normalement, la fourchette ne sert pas à l'appui sur un sol un peu dur, ou qu'elle n'y sert que par intermittences assez éloignées. Avec la ferrure à planche, la desquamation de la fourchette ne peut se faire, parce que la traverse du fer s'oppose à la chute de la corne vieillie, et alors s'opère ce travail de suppuration tendant à chasser la corne devenue corps étranger et qui constitue ce qu'on a appelé *fourchette pourrie*.

Voilà le seul inconvénient sérieux que présente la ferrure à planche. Quoiqu'elle soit une imitation de la ferrure orientale, elle ne jouit pas de tous les avantages de celle-ci. La ferrure orientale procure à l'appui sur le fer une intermittence réelle, par le jeu dont jouit le brochage oriental, jeu qui permet au fer de s'éloigner de la corne pendant le lever du pied. Le fer oriental cloche presque toujours sous le pied.

On reproche au fer à planche d'être lourd et de faire glisser sur le pavé, mais ce sont deux inconvénients qu'il est facile d'annuler, aujourd'hui que le cramponnage est si varié et si inoffensif et que l'évidement des branches du fer est si facile à obtenir.

b. Ferrure Lafosse ou *ferrure courte*. — Cette ferrure, préconisée par Lafosse vers la fin du xviiie siècle et défendue par de notables hommes de cheval contre les attaques de Bourgelat et de Chabert, n'a été appliquée en grand que depuis quelques années à la Compagnie générale des omnibus de Paris, par les vétérinaires Lavalard et Poret. On l'appelle aujourd'hui *ferrure des omnibus* ou *ferrure Lavalard et Poret*. — Cependant la ferrure appliquée par ces deux vétérinaires n'est pas exactement la ferrure décrite par Lafosse.

Voici la description textuelle par d'Agier, élève de Lafosse :
» Dans un bon pied il n'y a qu'une ferrure à mettre en
usage : il faut ferrer court et ne jamais parer le pied. Le fer
ne doit aller qu'au commencement des talons (1). Il doit
être peu couvert, peu épais, avec une ajusture très douce,
en pince seulement ; les branches doivent rester plates.

Son étampure doit être
également semée, c'est-à-
dire que les clous doivent
être à égale distance, et les
éponges très minces afin
que les talons et la fourchette puissent porter à
terre.

« En général, comme
nous le prouverons d'une
manière détaillée, la ferrure courte pare à tous les
inconvénients de la ferrure
ordinaire ; et l'on doit en
faire usage dans tous les

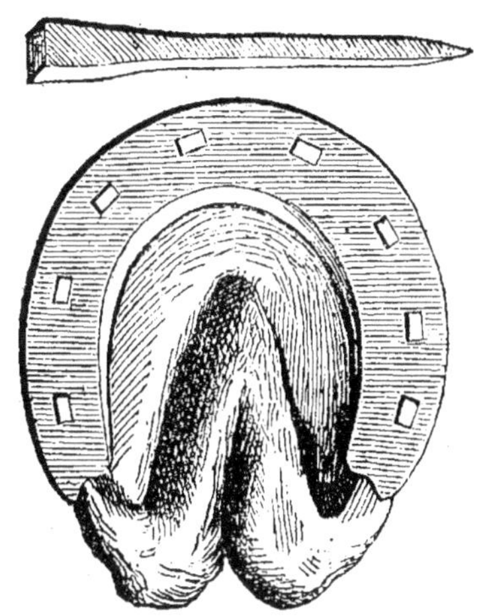

Fig. 81. — Ferrure courte de Lafosse.

cas, excepté lorsque les quartiers sont trop faibles ou trop
mauvais pour qu'on puisse y brocher solidement ; alors
il convient de prolonger l'éponge jusque sur la pointe
des talons (2), ayant toujours l'attention de la tenir fort
mince » (fig. 81).

On voit par là que la ferrure Lafosse n'était en général
que la ferrure que nous connaissons sous le nom de *ferrure
à lunette*, tandis que la ferrure des omnibus est la ferrure
Lafosse appropriée aux quartiers faibles ou mauvais.
D'ailleurs on comprend que la ferrure courte de Lafosse
ne pourrait aujourd'hui être appliquée d'une manière géné-

(1) et (2) Ces deux passages font bien voir que les hippiatres faisaient
commencer les talons en avant des angles d'inflexion.

rale aux omnibus. Leurs chevaux sont trop lourds et à corne trop tendre, les voies de Paris sont trop détritives, le parcours trop long, et la charge trop lourde pour que les talons puissent porter sur le sol.

c. Ferrure Lavalard-Poret ou *ferrure des omnibus.* — Cette ferrure ne doit pas être confondue avec la ferrure Lafosse, dont elle diffère d'une manière assez essentielle, par la parure et par la confection du fer, et surtout par la fixité de la méthode (fig. 82).

La ferrure Lavalard-Poret peut être regardée comme la

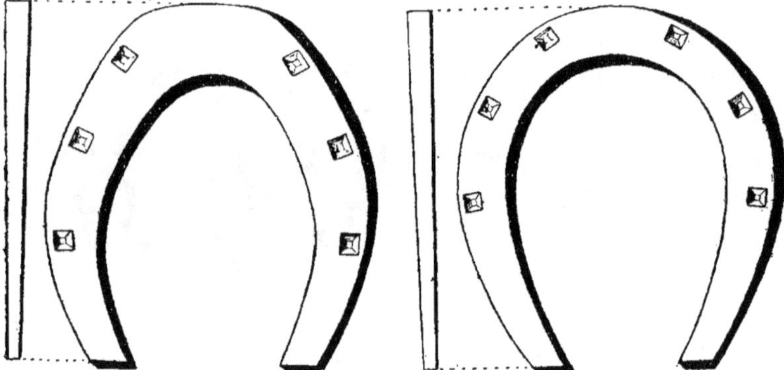

Fig. 82. — Ferrure Lavalard et Poret.

plus physiologique des ferrures courantes, et par conséquent comme celle qui prévient le plus d'altérations du pied.

Par la parure elle ramène le pied dans les proportions normales, puisque cette parure réduit la hauteur des talons à peu près au tiers de la hauteur de la pince.

Elle met la face plantaire dans un plan à peu près parallèle à la face inférieure de l'os du pied, car ce parallélisme dépend rigoureusement des proportions existant entre la hauteur des inflexions et celle de la pince. Le podophylle et le kéraphylle allant en diminuant progressivement de la pince aux talons, de telle manière qu'en talons ils n'ont que le tiers environ de la hauteur qu'ils ont en pince, il est certain que, quelle que soit l'épaisseur laissée à la sole et à la zone soléaire de la muraille, la face plantaire du sabot pour être parallèle à la face inférieure de l'os du pied exigera que la hauteur des talons soit réduite au tiers environ de la hauteur de la pince.

Cette parure met donc le pied dans son assiette normale et par conséquent elle laisse la face articulaire de la phalange [3] dans l'inclinaison d'avant en arrière qui est le caractère principal de la condition physiologique du pied. On sait que cette inclinaison commande la concentration des pressions vers la pince.

Le fer des omnibus est façonné de manière à ne rien changer à l'assiette normale du pied procurée par la parure, et à la maintenir malgré l'irrégularité de l'usure. Ce fer est en effet deux fois plus épais en pince qu'en éponges ; ce qui fait prévoir que l'usure, toujours plus accentuée de la pince, ne peut occasionner aucune déviation sérieuse ni de l'assiette du pied, ni de l'inclinaison physiologique de la face articulaire de l'os.

La ferrure Lavalard-Porct concentre donc les pressions de l'appui vers la pince et les éloigne des talons absolument comme cela se passe sur le pied normal non ferré. Ce qui prouve cette concentration vers la pince, c'est l'usure toujours beaucoup plus accusée vers la pince du fer que sur les éponges. Les chevaux ainsi ferrés usent deux fois plus en pince qu'en éponges. Cela prouve bien que les pressions de l'appui se concentrent vers la pince ; mais cela semblerait une contradiction de ce que nous avons dit sur l'assiette normale du pied que procure la ferrure Lavalard. On pourrait objecter que puisque le fer use irrégulièrement, c'est que le pied n'est pas dans son assiette normale, attendu que nous avons démontré que le pied normal, non ferré, use uniformément sur tous les points de la face plantaire. Cette objection est moins embarrassante qu'elle ne paraît. En effet, si le pied normal non ferré use uniformément, malgré la concentration des pressions vers la pince, c'est parce que cette face plantaire est plus dure et plus résistante là où les pressions sont plus accusées. La muraille est plus épaisse et plus dure en pince qu'en quartiers et talons, en sorte que malgré l'excès de pression, la région antérieure du pied ne s'use pas plus vite que la région des talons. Mais quand le pied est ferré, l'usure du fer ne peut suivre la même loi. Ce fer est également dur en tous ses points et par conséquent son usure ne peut plus être uniforme ; pour qu'elle le fût, il faudrait que le fer fût plus, dur en pince qu'en éponges. Ce serait un progrès, car l'irrégularité de l'usure modifie toujours, plus ou moins, l'assiette du pied.

La ferrure Lavalard-Poret, tout en réduisant les talons à leur hauteur physiologique, respecte la fourchette qui prend un développement extraordinaire. Elle conserve donc un des antagonistes de la rétraction murale.

Les deux autres antagonistes de cette rétraction, les branches de sole et les barres, sont moins respectés que la fourchette ; néanmoins, comme la parure a réduit la hauteur de la muraille, elle a ainsi diminué sa force de rétraction, de sorte que les barres et les branches de sole luttent efficacement contre cette rétraction.

On voit donc que la ferrure des omnibus respecte rigoureusement la condition physiologique du pied, favorise la concentration des pressions vers la pince, soulage les talons et combat la rétraction murale. Les résultats de cette action de la ferrure sur la constitution du pied sont faciles à expliquer :

Le podophylle des talons ne supportant plus que des pressions proportionnées à sa faiblesse relative, n'est plus surmené et ne s'enflamme plus. Les talons ne s'échauffant plus, la muraille ne se dessèche plus et la rétraction qui

est la suite de cette dessiccation ne peut plus avoir lieu. La
rétraction murale restant dans ses limites physiologiques
il n'y a plus ni compression du tégument, podophylle
et cutidure, ni arrêt de la circulation sanguine dans les
parties vives; par conséquent les branches de l'os ne
s'atrophient plus; les cartilages ne sont plus ni immobilisés,
ni repoussés en dedans; l'espace où le coussinet plantaire
exécute son jeu élastique n'est plus diminué et, par conséquent, ce coussinet ne s'atrophie plus. En un mot il n'y a
plus ni podophyllites (bleimes, seimes, fourmilières, etc.),
ni encastelures à aucun degré; le pied reste dans son intégrité.

D'autre part, la fourchette continuant à porter sur le
sol, transmet la sensation de l'usure d'appui au velouté et
à la cutidure infléchie, qui dans ces conditions fournissent
abondamment la corne de fourchette, de sole et des barres.
Ces trois organes cornés qui sont les antagonistes de la
rétraction, conservant toute leur force, réagissent à leur
tour contre cette rétraction et concourent à assurer l'ampli-
tude de toute la région des talons.

Telle est en quelques mots l'action conservatrice et souvent restauratrice de la ferrure Lavalard-Poret. Il n'est
pas de ferrure ni aussi simple dans son exécution, ni aussi
salutaire pour le pied. Elle mériterait de se substituer à
notre ferrure usuelle sur la généralité des chevaux. Cependant
il sera toujours bon de ne pas exagérer l'inclinaison
du pied vers les talons, afin de pas surmener l'appareil
fléchisseur du pied.

d. Ferrure à lunette. — C'est la ferrure courte de
Lafosse, avec cette différence qu'au lieu de parer les talons
on les laisse dans toute leur force, et qu'on pare toute la
périphérie plantaire recouverte par le fer de manière que
le fer soit sur le même plan que les talons non parés.

Cette ferrure ne saurait convenir à la généralité des pieds, mais elle est le meilleur préventif des resserrements des talons et des bleimes, parce qu'elle fait travailler à l'appui toutes les parties postérieures du pied, absolument comme elles travaillent chez un cheval non ferré ; et parce qu'elle maintient le pied dans l'assiette normale (Voir fig. 119).

e. Ferrure à pantoufle et ses dérivés. — Les ferrures à pantoufle, génetée, vatrin, etc., consistent à disposer les éponges de manière qu'elles puissent mettre obstacle au rapprochement des talons. Comme préventives, elles sont d'une efficacité médiocre, car elles n'agissent que sur le bord plantaire, et nous verrons que le resserrement débute ordinairement par la zone moyenne de la paroi. Elles ont l'inconvénient d'affaiblir les barres pour les mettre en contact avec l'éponge modifiée. Théoriquement elles neutraliseraient la rétraction murale.

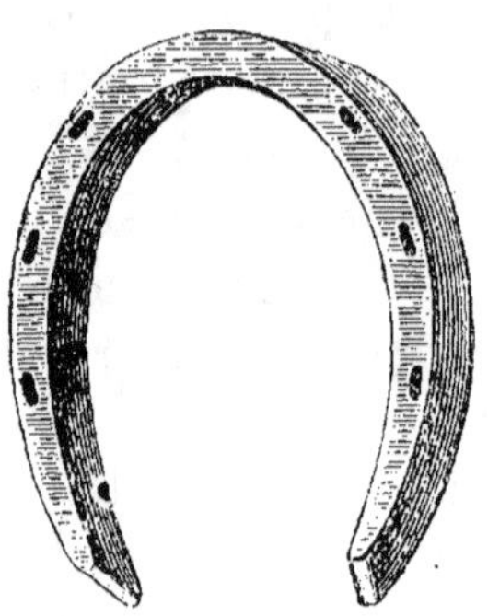

Fig. 83. — Fer Charlier.

f. Ferrure Charlier (fig. 83). — Elle consiste à parer le bord plantaire de la muraille jusqu'aux inflexions inclusivement, et à remplacer la partie de muraille détruite, par un fer de même largeur que la muraille et remplissant exactement la rainure faite au pourtour de la face plantaire. On appelle cette ferrure *périplantaire.*

Cette ferrure fait travailler à l'appui la totalité de la face plantaire ; mais elle présente de nombreuses difficultés dans son manuel opératoire, spécialement quand on veut l'appliquer aux pieds à muraille courte ou à talons bas. En tous cas, elle diminue la force de traction que la sole doit exercer sur la paroi.

g. Ferrure à branche interne plus couverte que l'externe. — Préconisée par Legris, pour prévenir la bleime interne. Très efficace sur le pavé. Elle a pour effet d'augmenter la surface d'appui sur la moitié interne du pied. Elle consiste en un élargissement subit de la branche interne, commençant à la pince, et régnant sur la mamelle et la moitié antérieure du quartier, d'où il va en diminuant pour disparaître entièrement en éponge (fig. 84).

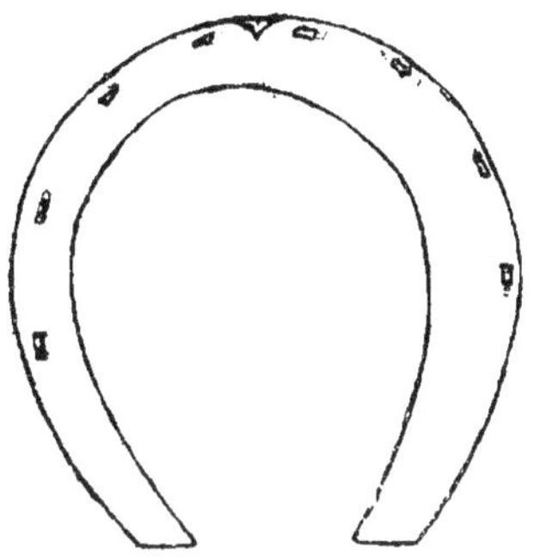

Fig. 84. — Fer à branche interne couverte.

h. Ferrure circulaire Legris. — Le même praticien a préconisé une ferrure très utile sur le pavé, et consistant à donner au fer précédent ou à tout fer ordinaire, une tournure aussi circulaire que possible (Voir fig. 65). Cette ferrure favorise les mouvements de rotation du pied sur son empreinte.

i. Ferrure homœoplique (fig. 85). — Je l'ai ainsi nommée pour désigner que cette ferrure ne change rien à l'appui du pied, que le fer est *semblable à la plaque de corne* enlevée par la parure, ou par l'usure normale. J'en ai déjà parlé (1re partie, ch. IV, § 4, B 1 et B 2, fig. 61). Thary l'a fait connaître dans son *Traité de maréchalerie* sous le nom de *ferrure rationnelle* Delpérier (1896). En 1886, je la préconisais, sous le nom de ferrure *sous-plantaire*, expression impropre, puisque ce fer ne recouvre pas la fourchette.

Avec cette ferrure, le pied est appuyé sur le fer comme il s'appuierait sur le sol, et le fer s'appuie sur le sol comme le pied déferré s'y appuierait.

Avec cette ferrure, rien n'est plus facile que de distribuer normalement le poids du corps sur l'appui ; et lorsque, par vice de construction du membre, le poids tend à surchar-

ger une région de l'appui, il est facile de soulager la
muraille surchargée, en ruginant le bord plantaire de
manière que l'appui se porte sur la sole. Il est également
facile de soulager un point malade ou surmené de la sole,
en ruginant ce point pour le soustraire au contact du fer,
et alors le poids se distribue sur les autres parties de la
sole et du bord plantaire qui portent sur le fer.

Cette ferrure a pour effet de prévenir l'atrophie de la
sole et de la fourchette par le travail d'appui qu'elle leur

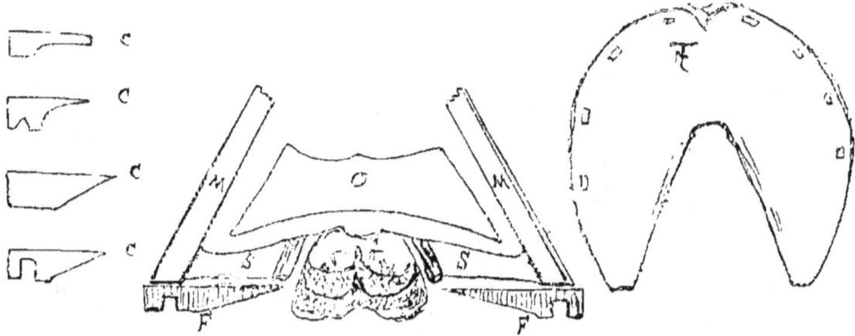

Fig. 85. — Ferrure homœoplique.

conserve, et de toujours fournir au soutien du corps les
deux organes sur lesquels ce soutien s'effectue alternativement (Voir le *Rôle suspenseur de la paroi*), tandis que
la ferrure infra-pariétale soustrait la sole à tout travail
d'appui, favorise son atrophie, et enfin ne fournit plus au
soutien du corps qu'une sole faible et n'ayant aucun appui.

C'est surtout à ce point de vue que la ferrure homœoplique doit être considérée comme préventive d'une foule
d'altérations du pied.

j. Ferrure physiologique de Pader. — Cette ferrure consiste à modeler le fer sur l'usure naturelle : dégager le fer
là où l'usure est étroite, couvrir le fer là où l'usure est
large. Elle consiste aussi à parer le pied parallèlement à
l'usure normale, et par conséquent à incurver le fer sur le
biseau de la parure.

Cette ferrure a certainement des inconvénients, mais elle a l'avantage d'être légère, et surtout d'augmenter la surface de contact entre le pied et le fer; elle laisse à la sole toute sa force et permet plus souvent que la ferrure ordinaire, à la fourchette de porter sur le sol; elle a aussi le grand avantage de reculer le brochage, en plaçant les deux

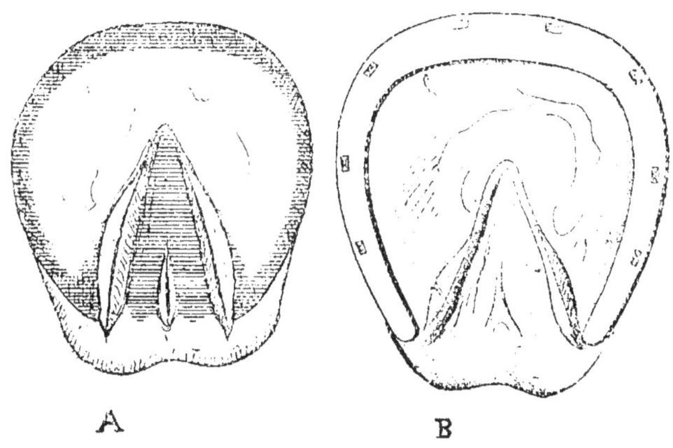

Fig. 86. — Ferrure Pader.

derniers clous plus près des talons. L'inconvénient grave qu'elle présente, c'est d'arrondir la pince, de la tronquer par rapport à l'appui. Avec cette ferrure l'appui antérieur ne serait jamais normal, et le cheval de trait perdrait une grande quantité de force pour fixer son appui en pince; car le cheval *qui tire* commence toujours son appui en pince qui sert de point d'appui à l'effort avant que les parties moyenne et postérieure du pied se soient mises au contact du sol. Elle ralentit la vitesse de l'animal (Voir *Pied circulaire*).

k. Ferrures diverses. — Je citerai sans les décrire quelques autres ferrures qu'on peut considérer comme préventives.

Ferrure à éponges nourries ou cramponnées pour prévenir les lésions tendineuses.

Ferrure à ajusture renversée, pour faire travailler la sole creuse.

Ferrure de rivière, pour prévenir les blessures de sole.

Ferrure unilatérale et bilatérale de Sempartous pour faciliter la prétendue élasticité en latéralité.

Ferrure à ressort pour amortir le choc de l'appui.

Ferrure en cuir de Vatel, pour favoriser la dilatation du pied.

Ferrure à deux pinçons en talons pour combattre l'évasement excessif.

Toutes les ferrures à caoutchoucs pour assujettir l'appui et prévenir les glissades et les blessures.

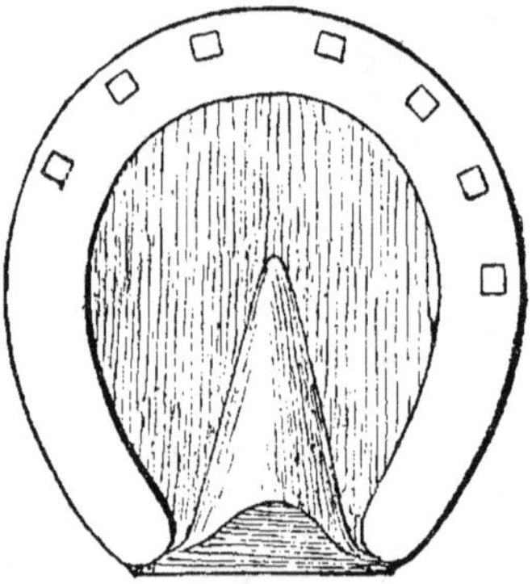

Ferrure Nallet. — Elle mérite une place à part. C'est un bon préservatif de l'encastelure, parce qu'elle fait travailler la fourchette avec l'alternance physiologique de repos et d'action. Avec cette ferrure, la fourchette travaille au soutien du corps pendant l'appui,

Fig. 87. — Ferrure Nallet.

après l'appui elle redevient libre de toute pression. Son action est donc plus physiologique que celle du fer à planche ordinaire, et se rapproche de celle de la ferrure orientale (fig. 87) (Voir le *Bulletin de la Société centrale*, 28 mai 1891).

Ferrure Dandero. — Le praticien espagnol Dandero a imaginé un fer à planche qui aurait sur la fourchette la même action que la ferrure précédente. Une lame en acier, de la largeur de la fourchette, s'applique sur la traverse du fer où elle est maintenue en regard de la fourchette par un tenon qui traverse le milieu de la planche et qui se prolonge jusqu'à la voûte du fer où elle est rivée ou soudée. A chaque foulée du pied le tenon de la plaque d'acier vient porter sur le sol, soulève cette plaque et la met en contact avec la fourchette. La longueur du

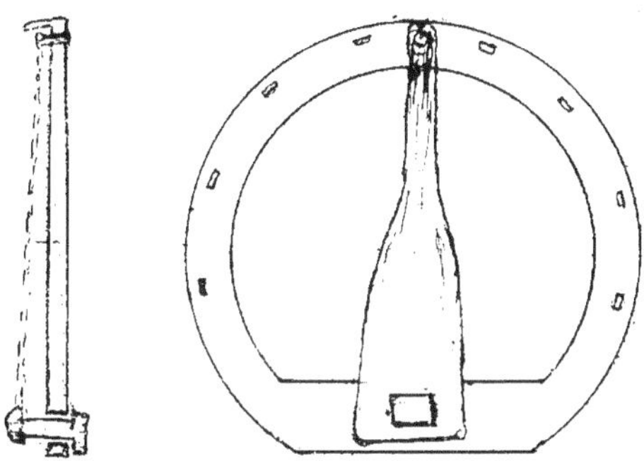

Fig. 88. — Fer Daudero.

tenon qui traverse la planche est proportionnelle à l'exhaussement de la fourchette au-dessus de la traverse du fer (fig. 88).

Ferrure à traverse mobile. — Paul Delpérier a imaginé d'adapter à un fer ordinaire une traverse mobile, légèrement cintrée ou munie dans son milieu d'un bouton dépassant un peu le plan inférieur du fer. A chaque foulée, le bouton porte sur le sol et soulève la traverse jusqu'au contact de la fourchette.

Ferrure à branches réunies de Thary. — C'est un perfectionnement des ferrures de Talfumière et de Savary. Elle consiste à faire converger les deux branches à partir des deux quartiers, et à juxtaposer leur rive interne de manière à leur faire servir d'appui à la fourchette, si remontée qu'elle soit.

l. Ferrures à glace. — Elles sont préventives, puisqu'elles conjurent les glissades.

E. — Méthode de ferrage.

Il faut bien dire quelques mots sur les diverses méthodes en usage pour le ferrage des chevaux.

La **méthode française** consiste à ferrer le cheval par le concours de deux hommes, dont l'un lève et présente le pied du cheval aux diverses manipulations que l'autre doit exercer sur ce pied. Le premier est appelé *teneur de pied*, le deuxième est appelé *ferreur*. Il est certain que par cette méthode le ferreur est plus libre dans ses mouvements et moins distrait dans ses calculs et ses réflexions ; qu'il peut mieux exécuter et finir tous les détails de son art : qu'il fait mieux porter, qu'il tourne mieux son fer ; qu'il voit mieux tous les détails de l'aplomb général du membre et du pied ; qu'il peut mieux effectuer une parure régulatrice et surtout qu'il peut brocher plus solidement que par la

Méthode anglaise, où ce ferreur étant seul, est obligé de lever et de tenir le pied qu'il opère ; de lutter contre l'indocilité de l'animal ; de juger des aplombs sans pouvoir embrasser le pied et le membre de son regard ; de faire porter le fer sur un pied très penché sur lequel le fer glisse ; de commencer le brochage sans que le fer soit maintenu à la place qu'il doit occuper, et de finir le brochage dans des conditions extrêmement défectueuses. Au point de vue de l'art de ferrer, la méthode anglaise est très inférieure à la méthode française, et donne lieu à des altérations du pied que notre méthode peut facilement éviter.

Le **ferrage à froid** n'est possible que dans les pays où l'on applique la ferrure orientale ou sous-plantaire ; où la parure est un détail tout à fait secondaire, où la légèreté du fer comporte un certain jeu dans le brochage. Dans nos pays, cette méthode de ferrage est pleine d'inconvénients

de toutes sortes, et si elle conjure la brûlure ou chauffure
du pied qui est un accident relativement rare ou bénin du
ferrage à chaud, elle est la source d'une foule d'autres
accidents dérivant d'un portage, d'un tournage, d'un ajus-
tage et d'un brochage absolument défectueux.

Ce simple aperçu montre suffisamment que de toutes les
méthodes de ferrage, la méthode française est celle qui
procure le moins d'accidents et d'altérations.

Cet examen comparatif n'est fait qu'au point de vue de la
conservation physiologique du pied. A d'autres points de
vue, celui de la technique générale ou celui de l'économie
industrielle, le rapport peut n'être plus le même (1).

F. — FABRICATION DU FER.

Puisque nous avons comparé entre elles les diverses
méthodes de ferrage au point de vue de la prophylaxie, il
ne sera pas tout à fait déplacé de comparer, au même point
de vue, la fabrication mécanique et la fabrication manuelle
du fer à cheval.

La fabrication manuelle consiste à transformer le lopin
en fer à cheval par le martelage à la main.

La fabrication mécanique consiste à faire la même
transformation du lopin au moyen de machines diverses :
laminoir, cintreuse, étampeuse, déboucheuse, etc. Cette
fabrication mécanique peut être complète ou partielle,
c'est-à-dire qu'elle peut livrer des fers à cheval tout finis,
ou bien livrer seulement des lopins non cintrés, mais
étirés et dégrossis de manière qu'il ne reste plus qu'à les
tourner et à les étamper à la main pour qu'ils constituent
des fers présentant la distribution voulue de la *nourriture*

(1) Nous fixerons les idées du lecteur sur ces points, dans l'étude spéciale de la parure et de la ferrure du pied de cheval, étude qui sera
publiée bientôt.

et de la *couverture*. Vers 1877, j'ai inventé un laminoir que j'ai appelé marteau rotateur et qui peut transformer même le lopin bourru en fer à cheval tout à fait fini. Ce laminoir fonctionne aujourd'hui (1897) chez le fabricant fournisseur de la Compagnie générale des omnibus de Paris. Ce laminoir, qui a ruiné l'inventeur, fera peut-être la fortune du plagiaire.

Si nous comparons maintenant entre elles, au seul point de vue de la prophylaxie, la fabrication mécanique et la fabrication manuelle, nous trouvons :

1° Que la fabrication mécanique peut fournir des fers aussi irréprochables que les meilleurs fers fabriqués à la main.

2° Que la fabrication mécanique ne peut encore fournir que les fers ordinaires, mais qu'il est parfaitement admissible qu'elle produirait toute espèce de fer à cheval, en ajoutant aux machines existantes d'autres machines propres à découper dans des plaques métalliques les types de fer usités en thérapeutique podale, tels que le fer à planche, à lunette, à pantoufle, à la turque, le fer sous-plantaire, etc.

3° Qu'en tous cas, cette fabrication mécanique délivre l'ouvrier maréchal de ce rude travail de forge qui détruit prématurément les forces et la santé de cet ouvrier.

Nous remarquerons d'autre part :

1° Que la fabrication manuelle procure à l'ouvrier maréchal cette dextérité et cette puissance surprenantes qu'il déploie dans toutes les opérations concernant le chauffage et le façonnage du fer ordinaire.

2° Que l'ouvrier qui n'a pas ou qui a perdu l'habitude de forger le fer *courant* n'a plus l'habileté voulue pour le façonnage des fers plus ou moins extraordinaires que le vétérinaire lui demande si fréquemment dans la pratique journalière.

Quoi qu'il en soit, il faut reconnaître que le forgeage à la main surmène tant d'ouvriers, en ruinant leur santé, en les vieillissant prématurément et en provoquant chez eux l'habitude si pernicieuse de boire à l'excès, qu'il serait immoral de sacrifier tous ces hommes au profit de certains chevaux, et que, par conséquent, il est à désirer que la fabrication mécanique se perfectionne assez pour être gé-néralisée.

Au point de vue philosophique comme au point de vue pratique et économique, la mécanique devrait limiter son travail à l'étirage et au cintrage du fer. L'étampage et toutes les autres façons qui exigent un martelage beaucoup moins pénible, étant exécutés par l'ouvrier, celui-ci ne perdrait rien ni de sa puissance ni de sa dextérité.

La fabrication *mécanique du clou à ferrer* a apporté des améliorations très notables dans la ferrure du cheval. Le clou mécanique est uniforme dans chaque numéro, son affilure est toujours parfaite et invariable; sa lame est toujours assez raidie ; la longueur du collet et celle de la lame sont invariables pour chaque numéro. Enfin la matière est toujours d'excellente qualité. Ce sont autant de conditions qui facilitent le brochage, l'activent et l'exemptent d'une foule d'accidents.

Le clou mécanique serait parfait, si le haut de sa tête était pyramidal, comme dans l'ancien clou à la main. La pointe de la pyramide étant dans l'axe de la lame, le coup de brochoir serait plus expéditif et plus assuré, pro-duirait moins de *coudures* et moins de déviations dans la sortie de la *pointe* du clou.

Déferrage temporaire. — Un moyen préventif très efficace consiste à déferrer le cheval et à le laisser sans fer-rure chaque fois qu'une intermittence de service le per-mettra. On conjure ainsi ou l'on retarde les mauvais effets d'une ferrure quelconque. On cherche depuis long-temps la ferrure sans clous. Quand on l'aura trouvée, si cette ferrure est facilement *déposable*, ce sera un immense bienfait pour le cheval domestique. La ferrure type serait celle qu'on appliquerait au pied du cheval au moment du service, et qu'on pourrait retirer au moment du repos.

Cependant, il est digne de remarque, que souvent un cheval boiteux boite d'une manière plus intense quand il est déferré que lorsqu'il est ferré. Cela tient à ce que le fer amortit la réaction du sol contre la battue (Voir *Étiologie*, p. 334).

On a cherché aussi et l'on cherche encore à rendre le fer aussi léger que possible, en vue de diminuer le travail musculaire des membres. Au point de vue de la pathologie du pied, nous avons démontré que dans certains cas de boiterie, l'intensité de celle-ci est en raison inverse du poids de la ferrure, c'est-à-dire que la boiterie est d'autant plus intense que la ferrure est plus légère (Voir p. 334).

Ferrures curatives. — Ces ferrures sont extrêmement nombreuses ; il serait bien difficile dans ce chapitre de considérations générales de les grouper et de les caractériser de manière à n'avoir plus qu'à les citer lorsque nous parlerons des altérations en particulier. Je pense qu'il est préférable de n'en rien dire au point de vue général et de réserver leur description pour le moment où nous aurons à en faire l'application. Mais je veux ajouter que les auteurs en général ont trop multiplié les types de fer destinés à guérir les maladies et les anomalies du pied. Je partage l'opinion du professeur Cadiot, qui croit « que cette multiplicité de types est plus nuisible qu'utile » (com. verbale).

G. — Pronostic en général.

Les affections du pied et les altérations pariétales qui en dérivent ont toujours une gravité exceptionnelle.

La guérison radicale est toujours incertaine, souvent impossible. Cette gravité s'explique par la coïncidence trop souvent inévitable des altérations cornées et des affections des tissus vivants. Ceux-ci, enveloppés de toutes parts d'une couverture très épaisse de corne, échappent à l'action de la plupart des agents qui pourraient les guérir : emprisonnés dans une enceinte impénétrable et inflexible, leurs lésions ne peuvent suivre la marche naturelle que l'inflammation imprime aux lésions similaires placées en d'autres lieux; leur congestion se complique presque toujours d'une compression rigide qui amène promptement une douleur exagérée et des mortifications irréparables.

Les altérations cornées, à leur tour, restent réfractaires à la plupart des agents curatifs, parce que, dans la corne, le praticien ne trouve jamais, ni ne peut faire développer cette réaction vitale sans laquelle toute médication est impuissante.

Si l'on considère que le pied est le socle de soutien du très lourd édifice *cheval*, soit au repos, soit en mouvement, il faut reconnaître que le travail fonctionnel dévolu à ce socle ne peut être interrompu que très difficilement, et non sans danger pour l'intégralité de l'édifice. De là l'impossibilité presque absolue de mettre le pied souffrant dans ce repos fonctionnel pour ainsi dire indispensable au rétablissement des organes lésés. Pour arriver à donner au pied malade un repos toujours très imparfait, on est obligé de mettre dans l'inertie presque absolue l'animal lui-même, et par conséquent de supprimer tout service ; en sorte qu'uà la gravité du mal lui-même s'ajoute la très grave condition de la dépense par inutilisation de l'animal.

Tout concourt donc à donner aux lésions du pied et de la corne, un caractère de gravité particulièrement marqué.

CHAPITRE II

ALTÉRATIONS UNGUÉALES EN PARTICULIER

Plan. — 1, Altérations de la muraille. — 2, Altérations des inflexions. —
3, Altérations des barres.

Les altérations du sabot, comme celles du pied en général, pourraient être classées d'après l'époque de leur début
en deux groupes principaux : altérations congénitales et
altérations acquises.

Cette classification toute scientifique présente certaines
difficultés dans l'application, car il est souvent difficile de
dire si une altération qui se manifeste à un âge plus ou
moins avancé et sans cause connue est réellement congénitale ou acquise. Où classer une déformation du bourrelet par exostose lorsqu'on ne peut savoir si cette exostose
est congénitale ou acquise?

Les auteurs qui ont voulu adopter cette classification,
ont bien souvent rangé parmi les affections congénitales
ou d'hérédité des affections réellement acquises pendant le
part à la suite de manœuvres plus ou moins obstétricales
(Voir ch. Ier, § 2, *Étiologie générale, i*).

Nous croyons devoir adopter, au lieu d'une classification
scientifique, une classification toute technique : nous
passerons successivement en revue, les altérations de la
muraille, puis celles des inflexions, puis celles des barres,
de la sole, de la fourchette. Cette division n'est pas parfaite,
mais elle a l'avantage d'être toujours claire et pratique.
Nous aurons ainsi cinq groupes d'altérations que nous ran-

gerons par ordre alphabétique de leur appellation vulgaire.

Pour mettre plus de logique dans cette classification des altérations du sabot, j'aurais dû faire un sixième groupe comprenant toutes les altérations intéressant la totalité du sabot : comme par exemple les déviations qui constituent le panardisme, la cagnosité, le pinçardisme, etc. Mais nous avons voulu autant que possible simplifier notre tâche et celle du lecteur en classant ces altérations dans le groupe concernant la muraille qui est la portion la plus importante du sabot.

J'avertis le lecteur que cette étude des altérations du sabot a pour unique objectif de mettre en évidence la causalité réelle, le mode de formation, les effets directs et le traitement de l'altération cornée, et non de faire l'histoire complète de la maladie du pied vivant d'où elles dérivent, ou qu'elles engendrent. Par exemple, à l'article *Muraille bleimeuse*, je n'entrerai pas dans l'histologie des lésions podophylliennes d'où la bleime dérive ; et à l'article *Muraille encastelée*, je ne parlerai pas des lésions que la corne rétractée engendre sur les tissus vivants. Le titre de ce livre indique bien la limite que je me suis imposée et que je tâcherai de ne jamais franchir, afin de ne jamais mériter l'application du proverbe :

Ne, sutor, ultra crepidam.

Les appellations que j'ai adoptées : *muraille bleimeuse, muraille fendue, muraille coupée,* au lieu de *bleime, seime, défaut de se couper*, indiquent assez que je n'ai pas l'intention d'aller au delà du sabot.

---

§ 1. — ALTÉRATIONS DE LA MURAILLE.

Lorsque nous avons fait la description de la paroi, nous avons dit ce qu'il faut entendre par muraille : c'est cette portion de la paroi qui contourne le pied en avant et qui se termine en arrière aux deux inflexions. Dans les altérations de la muraille il faut donc comprendre toutes celles qui ont leur siège sur cette portion de la paroi.

A. — MURAILLE AMINCIE (fig. 89).

On appelle ainsi, en maréchalerie, la muraille qui présente sur son contour un ou plusieurs lambeaux qui sont plus minces que le reste de la muraille, qui forment sillons de haut en bas sur le contour pariétal et qui commencent au bord coronaire pour s'étendre jusqu'au bord plantaire, parallèlement aux fibres de la paroi. Ces sillons sont ordinairement situés sur la moitié interne de la muraille, présentent une coupe très variable, et sont plus ou moins larges et profonds (fig. 89).

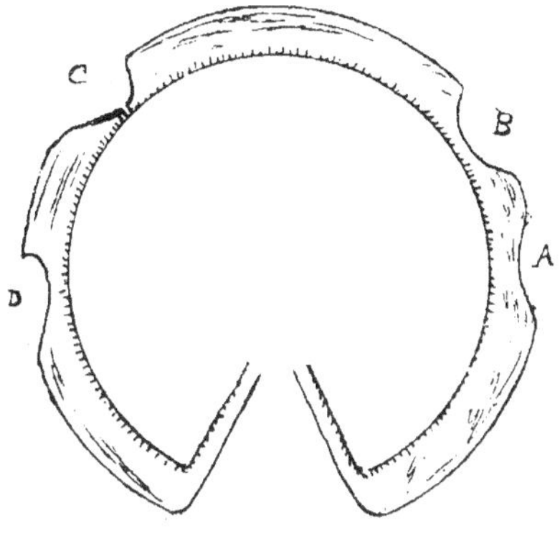

Ils sont toujours dus à des traumas du bourrelet qui par cicatrisation font perdre l'organisation kératogène à la partie haute de ce bourrelet. Si cette désorganisation du bourrelet est limitée au bord supérieur, l'amincissement du lambeau pariétal correspondant sera peu prononcé (A). Si au contraire elle s'étend du bord supérieur jusqu'au voisinage du bord inférieur du bourrelet, l'amincissement sera de plus en plus prononcé (B, D); enfin si le bourrelet est désorganisé dans toute sa hauteur, ce n'est plus un amincissement, c'est une disparition complète

Fig. 89. — Muraille sur laquelle on a tracé les divers degrés que présente l'amincissement.

du lambeau pariétal qui se trouve remplacé par de la corne podophyllienne. Quelquefois un sillon profond est suivi d'une seime (C).

La coupe des sillons d'amincissement est commandée par la forme très variable de la cicatrice cutidurale. J'ai représenté sur la même figure 89 les diverses coupes que j'ai rencontrées dans ma pratique.

Le sillon d'amincissement est situé plus souvent sur la moitié interne de la muraille que sur la moitié externe, parce que la première est exposée aux atteintes du pied opposé.

Quelquefois le sillon n'occupe pas toute la hauteur de la muraille. C'est parce que le trauma de la cutidure est récent et que l'avalure n'a pas encore porté le sillon jusqu'au bord plantaire.

Quelquefois, le sillon n'est apparent que dans les deux tiers inférieurs de la muraille; cela n'infirme en rien l'origine cutidurienne de l'altération, car le sillon monte bien en réalité jusqu'au bord coronaire; mais, dans ce cas, la partie haute du sillon est comblée par de la corne pério-plique qui continue à être sécrétée lorsque le trauma ou la désorganisation n'atteignent pas le bourrelet périoplique.

Cette altération est réellement assez fréquente surtout sur les chevaux ayant fait un long service dans les villes; il est étrange que les auteurs n'en aient point parlé. On la voit succéder assez souvent aux seimes, aux bleimes, aux javarts, etc., dont le traitement chirurgical a porté sur le bourrelet. La cautérisation de la couronne peut aussi en être la cause.

La muraille ainsi amincie en un et quelquefois plusieurs points de son contour, a perdu une grande partie de sa résistance fonctionnelle, et par conséquent son rôle conten-teur se trouve fortement compromis. Chose bien digne de remarque, on voit très rarement l'amincissement se compliquer de seime, quand la cicatrice cutidurale n'arrive pas à la naissance du podophylle. C'est là une preuve que les seimes sont rarement dues à des efforts de dedans en dehors.

Traitement. — Cette altération est incurable dès qu'elle est bien établie, parce qu'il est impossible de restituer au bourrelet la vertu kératogène qu'il a perdue. Cependant on voit l'amincissement disparaître quelquefois de lui-même après plusieurs années d'existence. Cette exception s'explique par une rénovation spontanée du tissu cicatriciel, rénovation heureuse, qui survient par hasard, ou par une tendance vitale, mais qu'aucun artifice ne pourrait procurer.

Par la ferrure seule, il est possible de combattre l'affaiblissement mécanique de la muraille, de prévenir les accidents propres à une contention insuffisante des parties vives.

Parer très légèrement le pied, suivant l'aplomb naturel du membre, car toute déviation de l'axe de cet aplomb compromettrait la résistance de la muraille ; appliquer un fer assez épais pour qu'il ne puisse se déformer sous l'appui, même après une certaine usure ; lever un pinçon en pince et un en quartier opposé à l'altération ; supprimer toute ajusture ; donner une couverture susceptible de faire travailler à l'appui une grande partie de la sole ; ne pas toucher à la fourchette, afin qu'elle se mette en contact avec le sol ; faire bien porter le fer chaud, de manière à le faire coapter parfaitement avec le sabot ; brocher soigneusement la ferrure par six à huit clous suivant la grandeur du pied (en étampant le fer, disséminer les étampures sans craindre de les rapprocher du talon, mais ne pas mettre d'étampure en regard du sillon d'amincissement) ; brocher aussi à gras et aussi haut que possible des clous à forte lame ; river solidement.

L'exacte coaptation du fer avec le sabot et la solidité du brochage, assurant l'immobilisation de la muraille, sont les qualités principales à rechercher dans la ferrure du sabot à muraille amincie. Le fer à planche, moins exposé que le fer ordinaire aux déformations par usure et par les violences de l'appui, peut être employé avantageusement.

Outre l'amincissement que nous venons de décrire, il en existe un autre, circulaire, régnant dans toute la partie occupée par la bande périoplique; nous en parlerons et nous le figurerons à l'article *Muraille cerclée.*

B. — MURAILLE BASSE (fig. 90).

On dit que la muraille est basse, lorsque sa zone moyenne ou kéraphylleuse est moins haute qu'à l'état normal. Il faut entendre ici par hauteur de la muraille, la distance comprise entre le plan supérieur de la sole et le bord coronaire de la gouttière, c'est-à-dire toute la partie de la muraille en rapport avec le podophylle et la cutidure. Soit ab la ligne suivie par la face supérieure de la sole; la hauteur de muraille, qui ne varie jamais sur un pied donné, sera mesurée par aA en pince et par bB en talon. A partir de la ligne ab, la muraille peut s'allonger indéfiniment par la croissance, sans que la hauteur aA puisse varier, en sorte qu'une muraille basse peut être ou devenir très longue. Il ne faut donc pas confondre muraille basse avec muraille courte, ni muraille haute avec muraille longue.

La hauteur de la muraille est exclusivement commandée par la hauteur du podophylle, par conséquent la muraille basse coïncide avec un podophylle trop court ou avec une phalange insuffisamment haute.

La muraille basse possède une gouttière aussi haute

qu'à l'ordinaire ; souvent même cette gouttière est plus haute ; il semblerait que le podophylle a été raccourci en haut par un empiétement de la cutidure. La figure 90 montre un pied A′B′PT dont la muraille est basse, par comparaison avec le pied ordinaire ABPT. Dans ce cas la ligne coronaire A′B′ est restée parallèle à la ligne normale ; elle se trouve seulement sur un plan plus rapproché de la ligne soléaire *ab*.

Le kéraphylle manque donc de longueur, comme le podophylle. De ce fait il résulte que le rôle suspenseur de la phalange se trouve

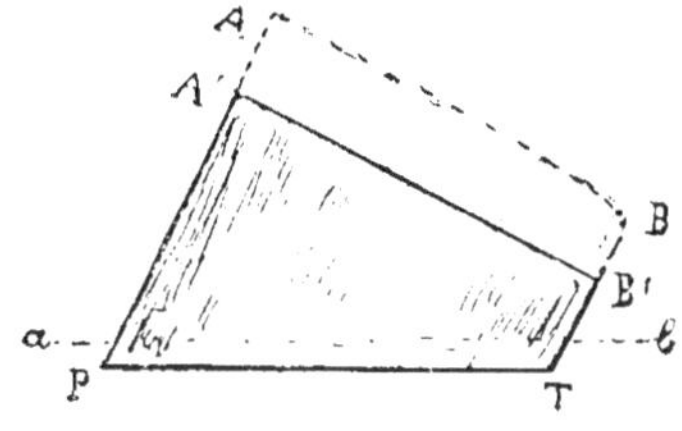

Fig. 90. — Schéma de la muraille basse dans toutes ses régions.

compromis ; non pas que l'adhérence de l'accouplement des lames soit moindre (nous savons que cette adhérence est indépendante de l'étendue des lames accouplées), mais parce que les lames étant plus courtes fatiguent plus sous une traction donnée ; elles présentent moins d'unités de surface au travail de suspension.

Ce défaut de la muraille ne comporte aucun traitement correctif, puisqu'il résulte d'une conformation incorrigible de l'os du pied. Cependant on peut, par la ferrure, en pallier les effets nocifs. Il est indiqué de soulager le podophylle en faisant fortement travailler à l'appui la sole et la fourchette. On obtiendra ce résultat par la ferrure homœoplique Delpérier, par toute ferrure couverte sans ajusture, permettant à la sole de largement appuyer sur le fer, et à la fourchette de porter sur le sol.

Muraille basse en talons (fig. 91). — C'est la muraille qui, ayant vers la pince une hauteur normale, devient brusquement ou progressivement basse en talons. La hauteur des talons, qui devrait être B*b*, devient B′*b*. C'est un défaut de même nature que le précédent, mais limité à la région postérieure du pied.

Il ne faut pas confondre talon bas avec talon court, comme on confond malheureusement trop souvent talon haut avec talon long. En maréchalerie et en extérieur, on a grand tort d'appeler toujours talons hauts des talons qui présentent une grande longueur. Quelquefois ces talons sont très bas. D'autres fois, lorsqu'on pare des talons qui ont une grande longueur, on s'étonne d'arriver au vif dès le premier coup de boutoir; c'est que ce talon est court en réalité; court, mais haut.

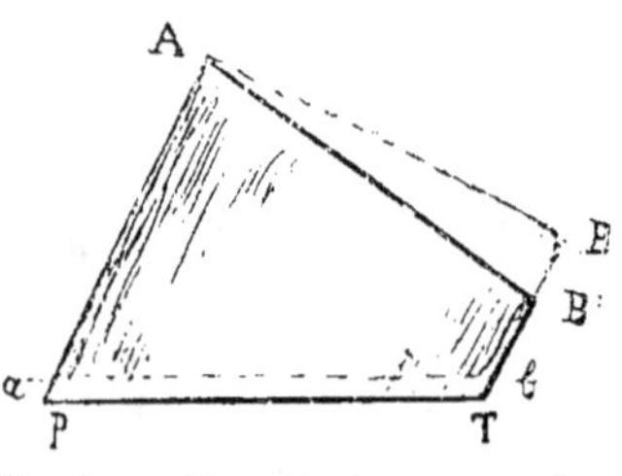

Fig. 91. — Muraille basse en talons.

Les talons bas ont pour effet de fatiguer l'accouplement podokéraphylleux des régions postérieures à cause de la brièveté des lames accouplées qui, n'opposant à la pression du corps qu'un très petit nombre d'unités de surface, sont par cela même sujettes à se fatiguer, se distendre et se rompre. C'est pourquoi la bleime est si fréquente sur ces talons.

Rien ne saurait corriger un pareil défaut, qui résulte de la disposition anatomique naturelle du podophylle et des apophyses rétrossales.

Le traitement doit se borner à soulager le podophylle des talons en rejetant le poids du corps sur les régions antérieures dont le podophylle est puissant. Pour cela il faut se garder d'incliner le pied sur la pince : on obtiendrait un résultat tout à fait inverse (Voir ce que nous avons dit dans la 1re partie, § 4, B, 2 B). Nous avons démontré en effet que toute inclinaison de l'appui fatigue la partie surélevée du pied et soulage la partie surbaissée. Il faudra donc incliner l'appui sur les talons bas en les parant fortement si leur longueur le permet ; en laissant la pince dans toute sa hauteur si les talons sont courts ; en diminuant l'épaisseur des éponges ou en augmentant celle de la pince du fer ; c'est, en un mot, la ferrure des omnibus qu'il faut appliquer aux pieds à talons bas.

Je n'ai pas besoin d'ajouter que, dans la pratique courante, on regarde presque toujours comme talons bas, ceux qui ne présentent pas la moitié de la hauteur de pince. D'après ce que nous avons dit au chapitre de l'esthétique du pied, nous savons qu'il ne faut qualifier ainsi que ceux qui ne présentent pas le 1/3 de la hauteur de pince.

Muraille basse en pince (fig. 92). — C'est le défaut opposé au précédent : les talons conservant une hauteur normale, la pince et les mamelles sont trop basses ; le pied, qui devrait être ABTP, devient A'BTP.

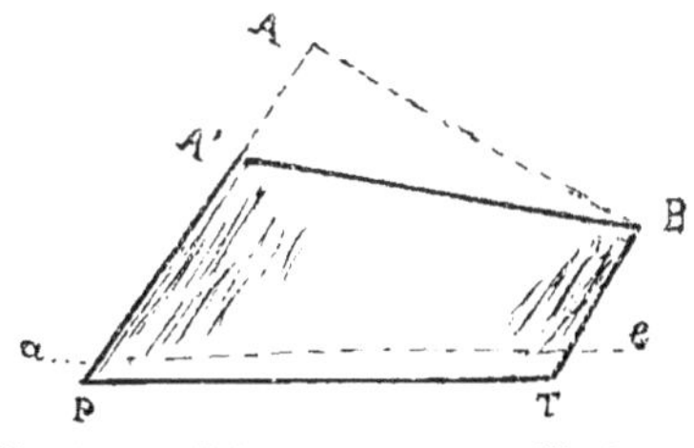

Fig. 92. — Schéma de la muraille basse en pince.

Ici c'est le podophylle de pince qui se trouve trop court et qui fatigue dans le soutien du corps.

La ferrure de ce pied devra être l'opposée de la précédente, c'est-à-dire qu'elle devra incliner le pied sur la pince, pour rejeter une partie de son travail sur le podophylle des talons restés dans toute leur longueur.

Il est donc indiqué de parer la pince plus que les talons et de nourrir ou cramponner les éponges du fer. Il va sans dire qu'il ne faut pas exagérer cette inclinaison du pied et qu'il faut en tous cas procéder avec une graduation méthodique. D'ailleurs, en faisant séjourner au repos l'animal dans une stalle dont le sol est pénétrable, l'animal cherchera lui-même à se soulager, en s'appuyant sur des empreintes inclinées sur la pince.

Muraille basse en quartiers (fig. 93). — C'est cette muraille qu'on rencontre assez fréquemment et dont le bourrelet est surbaissé au niveau des quartiers. La hauteur générale de la muraille, au lieu d'être AB*ba*, est devenue ACB*ba*.

Sur un pied ainsi conformé, l'accouplement podokéraphylleux se trouve très affaibli en quartiers, et se trouve

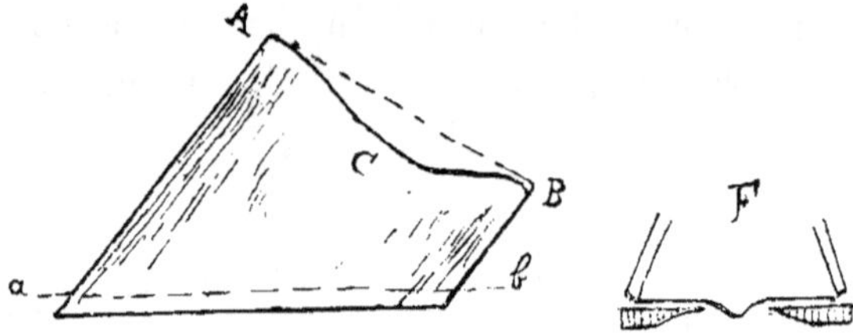

Fig. 93. — Muraille basse en quartier ; F sa ferrure.

vite surmené dans les grandes allures. Ces quartiers sont souvent affectés de bleime ou de seime, et de javart cartilagineux.

On soulagera ces quartiers par une parure qui supprimera l'appui de leur bord plantaire sur le fer, et par un fer très couvert portant sur une grande partie de la sole, particulièrement au niveau où le bord plantaire est soustrait à l'appui (coupe de la parure et ferrure passant par les deux quartiers, fig. 93, F). La ferrure homœoplique décrite aux généralités sur le traitement, se prête très bien à cette condition du pied.

Dans les cas très rares où un seul quartier est trop bas, il sera indiqué de soulager ce quartier en inclinant le pied, par la parure et la ferrure, sur ce quartier trop bas, de manière que son travail podokéraphylleux se trouve en partie reporté sur le quartier opposé qui se trouve ainsi surélevé.

La muraille basse sur un seul quartier peut être considérée comme un défaut acquis soit à la naissance, par des

manœuvres obstétricales, soit à un moment quelconque
de la vie, par accident ayant incliné le bourrelet (exostose
coronaire par exemple).

Le *contraire* de la muraille basse existe; c'est-à-dire qu'il
existe des pieds dont la muraille présente une hauteur
excessive, soit dans toutes ses régions à la fois, soit dans
une seule région. L'on comprend que les effets produits
par l'excès de hauteur sont tout à fait les contraires de
ceux que nous venons de relever sur la muraille basse;
mais en général, ils sont moins pernicieux, et moins
utiles à combattre.

L'excès de hauteur constitue ces pieds massifs, lourds
durs, qui surchargent les membres, alourdissent les
mouvements, et provoquent les irrégularités d'allure.

Nous n'aurons pas à consacrer un paragraphe à la muraille haute.

C. — Muraille bleimeuse.

J'appelle ainsi la muraille qui se trouve altérée par l'inflammation podophyllienne constituant la bleime.

C'est en talons que se localise cette altération et le plus
souvent en talon interne.

La podophyllite bleimeuse est due le plus souvent à un
surmenage des lames de chair du talon, ou à leur compression par la rétraction murale, ou à leur traumatisme
médiat ou immédiat, par contusion. blessure, seime
quarte, etc. Le surmenage se produit le plus souvent par
les efforts qui sollicitent l'os du pied à pivoter sur son
axe, dans les détours de la marche. Ce pivotement s'effectuant toujours de dedans en dehors sur le pied à l'appui,
il s'ensuit que c'est le talon interne qui subit les plus
grands efforts de surmenage, ce qui explique la localisa-

tion de la bleime sur le talon interne de préférence. Les contusions étant plus fréquentes sur le côté interne du pied, parce qu'elles sont souvent produites par le pied opposé, elles concourent à localiser la bleime sur le talon interne. La rétraction murale ne favorise pas un talon par rapport à l'autre, mais étant beaucoup plus fréquente sur les pieds antérieurs que sur les postérieurs, cela explique la rareté des bleimes sur les pieds postérieurs.

Les altérations bleimeuses de la muraille sont extérieures et intérieures.

Extérieurement, la muraille qui recouvre la bleime peut ne présenter aucun caractère apparent d'altérations ; mais ordinairement elle est chaude, rugueuse, sèche, fendillée ; quelquefois elle est fendue ; d'autres fois elle sonne le creux, ou bien, elle est bombée, comme repoussée par un faux quartier.

Lorsqu'on pare un pied bleimeux, la muraille correspondant à la bleime est sensible à la percussion ; on voit quelquefois que le talon est dévié de sa courbe normale, qu'il rentre vers la ligne médiane ; que son bord plantaire est visiblement en retard d'avalure, qu'il est plus ou moins désuni de la sole et qu'il présente les caractères d'une fourmilière plus ou moins remontante. Sous les coups du rogne-pied ou du boutoir, on découvre sur la zone de soudure des sugillations sanguines plus ou moins nombreuses, étendues, diffuses, rapprochées.

Suivant le degré de la bleime, la parure du talon met à jour ou une simple ecchymose, ou du sang extravasé, ou de la sérosité claire, ou du pus noir, inodore, ou du pus blanchâtre, fétide et sanieux. Quand la bleime est à l'état d'incubation la parure ne fait découvrir rien d'anormal sur la corne, mais elle provoque une sensibilité très vive du talon.

Suivant le degré et l'ancienneté de la bleime, la boiterie est plus ou moins intense et dénonce la lésion apparente ou cachée. Certains signes de la marche peuvent faire diagnostiquer la bleime avant tout symptôme local. L'animal use plus son fer sur le talon opposé à la bleime; il commence son appui sur le talon sain; l'empreinte est toujours plus comprimée sur le talon sain.

Outre les symptômes que nous venons de relever, on constate : une imbibition des couches profondes de la muraille par de la sérosité, ou par du sang, ou par du pus; une coloration rougeàtre, plus ou moins vive des couches laminées et du corps de la corne; un décollement du kéraphylle par le pus et l'interposition d'une couche de corne podophyllienne entre les lames de corne et les lames de chair. C'est cette corne podophyllienne qui quelquefois s'introduit dans les lames pariétales et les déforme, repousse la muraille en dehors et constitue un faux quartier tantôt creux, tantôt plein. Souvent la muraille bleimeuse est cerclée au niveau de la lésion. Enfin il n'est pas rare de voir la muraille bleimeuse se fendre de haut en bas par poussée du faux quartier, ou par lésion de la cutidure.

La sérosité, le sang, le pus qui imbibent et décollent la corne proviennent de l'état inflammatoire du podophylle.

Le faux quartier provient d'une sécrétion pathologique du podophylle, séparé du kéraphylle.

La fourmilière résulte du ralentissement de l'avalure pariétale, de la présence du faux quartier et de la désunion du bord plantaire d'avec la sole.

La seime est produite par lésion de la cutidure ou par poussée du faux quartier.

La boiterie résulte de la douleur entretenue par la congestion et l'inflammation des lames de chair, et par l'impuissance de la région murale à effectuer le rôle suspenseur et contenteur du pied.

Les cercles sont le résultat d'une hypersécrétion locale du bourrelet et du retard de l'avalure.

Traitement. — Le traitement de la bleime doit consister tantôt à neutraliser la cause déterminante, tantôt à combattre les symptômes qui se manifestent.

Nous avons dit que la cause déterminante est un surmenage du podophylle par les efforts qui sollicitent la phalange à tourner dans sa boîte. C'est par la ferrure qu'on neutralisera ce surmenage. Dans ce but on appliquera un fer qui facilite la rotation du pied sur son empreinte. Le fer ciculaire Legris et le fer à planche sont indiqués dès le début, ainsi que la ferrure Lavalard-Poret.

Pour neutraliser la compression exercée par la rétraction murale on soumettra la muraille à une udation intensive, par cataplasmes tièdes et émollients, par pédiluves répétés à l'eau courante, par séjour prolongé sur un sol glaiseux et humide. On pratiquera le rainage, la scissure, l'amincissement de la muraille altérée.

Pour conjurer les traumas par contusion, on mettra le pied à l'abri des atteintes du pied opposé (Voir *Muraille coupée*).

S'il y a seime ou javart, il faudra agir d'abord contre ces causes, en les guérissant.

Pour combattre les symptômes qui se succèdent dans l'évolution de la bleime, il faudra s'attacher à bien reconnaître leur mode de succession et leur prédominance, afin de pouvoir combattre utilement ceux qui présentent le plus de gravité.

D'abord c'est la douleur qu'il faut atténuer avant tout. Nous avons dit qu'elle est entretenue par l'état inflammatoire des parties vives et par l'impuissance de la muraille à remplir son rôle contenteur et suspenseur.

On combattra l'état inflammatoire du pied par des cataplasmes émollients ; des révulsifs vers la couronne et le paturon.

On combattra l'impuissance podokéraphylleuse en re-

portant le poids de l'appui sur la sole restée saine et
sur la fourchette. A cet effet on inclinera, par la parure,
le pied sur le côté malade, mais d'une manière proportionnée au degré de la lésion, puis on appliquera le fer à
branche couverte, de Legris (fig. 84), le fer semi-plantaire
Delpérier qui n'est que l'accentuation du précédent, le fer
sous-plantaire, le fer homœoplique, ou le fer à planche.

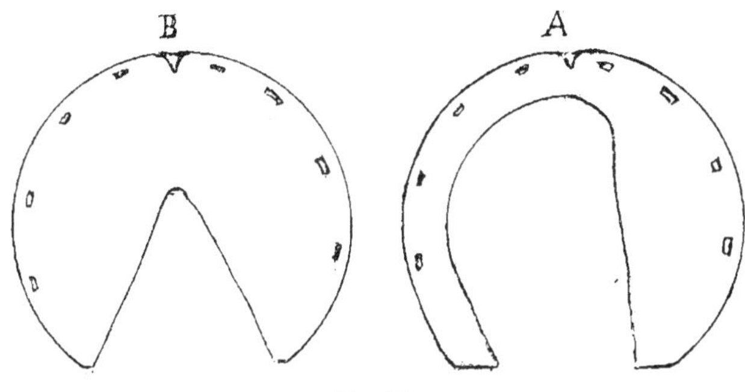

Fig. 94.
B, fer sous-plantaire. — A, fer semi-plantaire.

Le fer sous-plantaire dont je parle ici doit être simplement
découpé dans une plaque de tôle d'acier, il est d'une
même épaisseur dans tous ses points. C'est par là qu'il
diffère du fer rationnel décrit et figuré au dessin 85. Ces
fers, quel que soit le type qu'on adopte, seront rendus
aussi circulaires que possible, seront dépourvus d'ajusture, et porteront par toute leur face supérieure, de
manière à faire travailler la sole dans l'appui. On com-
plétera les effets de cette ferrure, en ruginant le bord plantaire de la muraille malade, et en faisant porter la fourchette soit sur le sol quand le fer est ouvert, soit sur la
traverse si le fer est fermé ou à planche.

S'il y a collection de liquide inflammatoire, il sera nécessaire de lui donner issue par le bas. A cet effet on ruginera
le bord plantaire jusqu'à ce que le liquide puisse s'échapper.

S'il y a décollement il faudra limiter la région malade

par deux rainures limitrophes et parallèles aux fibres pariétales, et amincir toute la partie comprise entre les deux rainures : puis on extirpe la portion de pellicule qui est décollée, et l'on panse convenablement.

Tels sont les moyens d'atténuer la douleur. En inclinant, par la parure, le pied sur la région malade nous savons que nous soulageons cette région. Si les deux talons sont bleimeux, on incline le pied sur les deux talons et le travail de l'appui se porte en pince. C'est ce qui explique la rareté des bleimes sur les chevaux des omnibus. En couvrant la branche ou la totalité du fer, en supprimant toute ajusture, en faisant porter toute l'étendue du fer sur la sole, en faisant porter la fourchette, on rejette sur cette sole et cette fourchette une grande partie de l'appui et l'on soulage ainsi la paroi altérée et le podophylle malade.

On combattra la lenteur d'avalure en activant la croissance de la sole par son appui sur le fer ou par son appui sur le sol en cailloutis de la stalle.

Lorsque la lésion et la boiterie commandent le repos, il est indiqué de déferrer le pied malade. C'est là le meilleur artifice pour neutraliser tous les effets de la bleime, mais cet artifice sera bien plus efficace, si l'on fait séjourner le cheval déferré sur un sol sablonneux. Là le cheval fait une empreinte qui supporte le pied douloureux dans toutes les inclinaisons qu'il plaît au cheval de lui donner pour atténuer la douleur qui l'opprime. Le travail de labour ou de hersage à pieds nus ou ferrés, sera le meilleur correctif de la bleime, dès que la boiterie sera assez atténuée pour permettre au cheval l'exécution de ce service.

D. — MURAILLE BOMBÉE (fig. 95).

C'est une conformation irrégulière, mais congénitale de la muraille. Elle résulte d'une conformation adéquate de

l'os du pied. La face antérieure de l'os du pied étant convexe de haut en bas, la paroi est nécessairement convexe
ou bombée, puisqu'elle lui est parallèle.

Cette irrégularité de forme ne présente pas de graves
inconvénients, car si l'accouplement podophylleux travaille
moins régulièrement en ligne courbe, par compensation

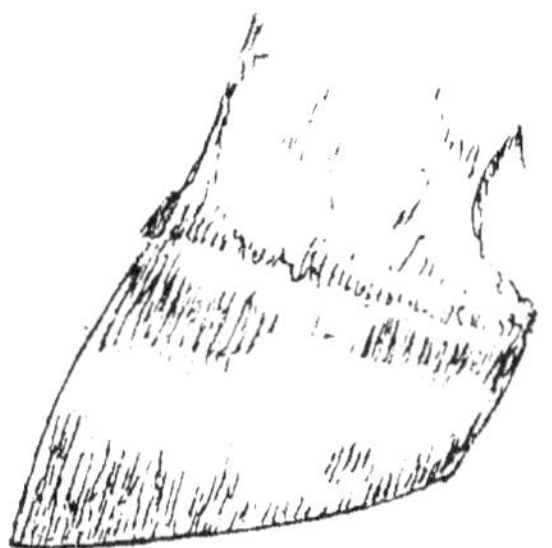

Fig. 95. — Muraille bombée.

les lames sont plus étendues en longueur et plus robustes.
Je ne vois ni l'utilité ni la possibilité de corriger une telle
irrégularité. Il y aurait de graves inconvénients à rectifier
la face externe de la muraille par la râpe.

E. — Muraille cagneuse.

La muraille est cagneuse lorsque le pied étant à l'appui
son axe antéro-postérieur prolongé en avant de la pince
couperait le plan médian du corps. Dans la figure 96 nous
représentons les deux empreintes du bipède antérieur
placées sur une même ligne perpendiculaire à la ligne du
corps.

Cette déviation du grand axe du pied coïncide *presque
toujours* avec une déviation similaire des axes articulaires
du membre. Le plus souvent cette défectuosité est de
naissance. Je dis de naissance et non congénitale, parce
que bon nombre de chevaux cagneux ont été ainsi déformés,

au moment de leur naissance, par les manipulations obstétricales des gens qui veillent la parturiente.

Quoi qu'il en soit, il est évident que la cause occasion-
nelle de cette déviation de l'axe articulaire résulte d'un
manque d'équilibre entre les muscles qui produisent la
rotation du pied, soit que les muscles abducteurs de la
pince ne soient pas équilibrés par les adducteurs opposés,
soit que les adducteurs du talon ne soient pas équilibrés par
leurs antagonistes abducteurs. Ce qui prouve bien que c'est

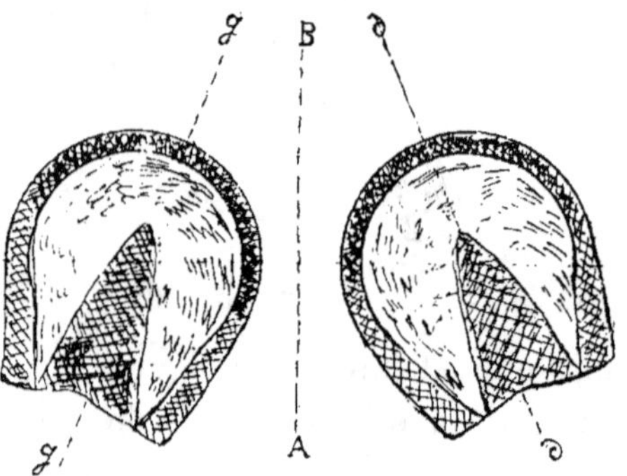

Fig. 96. — Empreintes d'un bipède cagneux.

à l'atonie ou à la trop grande puissance de certains muscles
qu'il faut rapporter ce défaut d'aplomb, c'est que pendant
le relever et la translation du pied dans la marche, on voit
souvent le pied cagneux perdre une partie de la déviation
qu'il a pendant l'appui, on voit la pince osciller en dedans
et en dehors, et quoi qu'on en dise, il n'est pas très rare de voir
des chevaux cagneux se couper avec le quartier et même
quelquefois avec l'éponge du fer.

Quant aux phénomènes qui caractérisent l'appui cagneux,
il est bien difficile de les analyser par l'examen direct de
la marche. Cet examen montre que l'animal exécute son
poser en même temps par tous les points de la face plantaire :
au pas il semble que l'appui commence en mamelle externe
et finit en talon interne ; au trot et au galop il est impos-

sible de distinguer le point de l'appui initial. Il faut remarquer que le membre cagneux exécute ses mouvements sur
un plan très peu variable, beaucoup moins variable que
lorsque le membre est parfaitement d'aplomb, et surtout
que lorsque le membre est panard.

Le degré d'usure ne peut servir à déterminer la situation du centre de pression, car nous savons que cette usure
est aussi bien le résultat des mouvements de frottement
que de la pression. D'ailleurs rien n'est plus variable que
la situation de l'usure. Tel cheval cagneux accentue son
usure en mamelle externe, tel autre en quartier externe,
tel autre en talon interne.

Mais l'examen attentif de l'empreinte peut servir à déterminer le centre de pression sur l'appui cagneux, et cet examen démontre que le centre de pression de cet appui est
presque toujours en mamelle externe et quelquefois en
talon interne. Cette migration du centre de pression laisse
de l'incertitude sur le mode d'appui réel du pied cagneux,
et c'est ce qui explique les contradictions flagrantes qui
existent entre les auteurs : les uns affirment que le cheval
cagneux use son fer sur une région, les autres assurent
qu'il l'use sur une autre région. De ces contradictions
naissent les indécisions du traitement.

Traitement. — Donc pour instituer un bon traitement il
est nécessaire de donner une bonne théorie de la *cagnosité*,
une théorie qui fasse voir clairement la modalité de l'appui
cagneux.

La théorie que nous allons donner s'appliquera aussi
bien au pied panard qu'au pied cagneux. Elle consiste à
démontrer que ces deux défauts dérivent de la situation
du centre de pression sur l'appui.

Représentons le pied du cheval par le cercle PITE (P est
la pince et I est le côté interne de ce pied). Afin d'expliquer toute déviation ou tout pivotement du pied sur son

26

axe vertical, on peut considérer ce pied comme soumis à
quatre groupes de forces de torsion *ab*, *cd*, *ef*, *gh*, résultant
du travail d'autant d'appareils musculaires du membre (1).
Deux de ces forces, *ab* et *ef*, agissent en sens inverse, aux
deux extrémités du diamètre *ea*, et concourent à porter la
pince en dehors ou les talons en dedans, c'est-à-dire à rendre

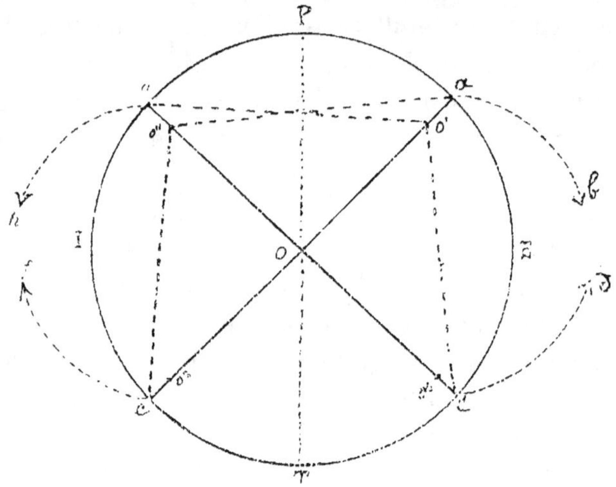

Fig. 97. — Schéma de la caguosité et du panardisme.

le pied panard ; les deux autres forces, *cd* et *gh*, agissant
aux extrémités du diamètre *cg* perpendiculaire à *ea*, concourent à porter la pince en dedans ou les talons en dehors,
c'est-à-dire à rendre le pied cagneux (fig. 97).

Tant que le centre de pression d'appui ou de pivotement se trouve placé en *o*, ces quatre forces agissant sur
des leviers égaux, c'est-à-dire sur les rayons du cercle *oa*,
oc, *oe*, *og*, ces forces se neutralisent réciproquement ou se
font équilibre, et alors le pied ne peut subir aucune dévia-

---

(1) Ces forces n'aboutissent pas toutes immédiatemeut à la phalange[3] ;
elles n'y aboutissent en majorité que médiatement, par la dépendance où
se trouvent les articulations inférieures des supérieures.

tion sur son axe. Il en sera de même tant que o sera situé sur un point quelconque de la ligne médiane PT; dans ce cas le pied reste d'aplomb.

Mais si le centre de pression ou de pivotement se trouve placé en o', c'est-à-dire en mamelle externe, alors les quatre forces n'agissent plus sur des leviers égaux; la force cd aura pour levier $o'c$ et la force gh aura pour levier $o'g$; ces deux forces, qui concourent à faire tourner la pince en dedans, à rendre le pied cagneux, ont deux leviers plus grands que le rayon du cercle, par conséquent $o'c + o'g$ est plus grand que le diamètre du cercle; les deux autres forces ab et ef, qui concourent à faire tourner la pince en dehors, ont pour leviers $o'a$ et $o'e$, qui ensemble forment le diamètre ea. Ces deux dernières forces ne peuvent donc faire équilibre aux deux premières, et celles-ci entraîneront la pince en dedans et rendront le cheval cagneux.

Si maintenant nous plaçons le centre de pression ou de pivotement en o'', qu'arrivera-t-il? Il arrivera que la force cd et la force gh, qui concourent à produire la cagnosité, ont pour leviers respectifs $o''c$ et $o''g$, qui ensemble équivalent au diamètre cg, tandis que les deux forces ab et ef, qui concourent à porter la pince en dehors, ont pour leviers respectifs $o''a$ et $o''e$, chacun plus grand que le rayon et ensemble plus grands que le diamètre. Ces deux forces ab et ef l'emporteront donc sur les deux autres, et remettront la pince en dehors.

On voit donc que pour corriger le pied cagneux qui a son centre de pivotement en mamelle externe, il suffira de porter ce centre de pression en mamelle interne o''.

Remarques. — 1. Le cheval qui fait son centre de pression en o^3 ou talon interne, sera également cagneux.

2. On corrigera également la cagnosité en portant le centre de pression en talon externe o^4; mais il est plus facile et raisonnable de reporter le centre de pression en

mamelle opposée, où le podophylle est toujours assez puissant pour recevoir un supplément de travail, que de le reporter en talon, où le podophylle est facilement surmené.

Ce principe étant posé, voici comment on procédera pour corriger par la ferrure le cheval cagneux. Il s'agit en définitive de porter en mamelle interne o'' le centre de pression et de pivotement qui se trouve en mamelle externe o'. Nous savons que pour porter la pression d'appui sur un point quelconque de la face plantaire il suffit d'incliner le pied sur la région opposée à ce point : par conséquent pour transporter le centre de pression en mamelle interne, il faudra parer à fond le talon externe, de manière à mettre la surface plantaire sur un plan incliné en diagonale de la mamelle interne, point le plus élevé, au talon externe, point le plus surbaissé.

Si la longueur du sabot ne permet pas de donner une pente suffisante par la seule parure, on y fera concourir le fer, qu'on nourrira en mamelle interne et qu'on amincira en talon externe.

Ainsi ferré le pied se comportera comme lorsqu'il foule un sol déclive ; son centre de gravité ou de pression se portera sur la partie surélevée, c'est-à-dire en mamelle interne qui deviendra ainsi le centre de pivotement et favorisera les forces ab, ef qui concourent à porter la pince en dehors, c'est-à-dire à corriger la cagnosité.

Si on ne réussissait pas par ce premier mode de mutation du centre des pressions, il serait indiqué de recourir au deuxième mode consistant à porter le centre de pression sur le talon externe o'. On procédera comme précédemment, c'est-à-dire qu'on inclinera le pied sur la mamelle interne, ou qu'on exhaussera le talon externe par un crampon en éponge externe pour favoriser les forces ab, ef.

Il faut avoir soin de ferrer juste la mamelle interne afin d'éviter la coupure, et de ne pas garnir le quartier et le talon externe, pour ne pas contrarier les effets de l'inclinaison du pied.

Toutefois la rectification du pied cagneux par la ferrure sera mieux assurée lorsqu'on soumettra le jeune animal à la gymnastique podale que nous avons décrite aux généralités. On s'attachera particulièrement à le soumettre aux exercices sur piste adhérente et circulaire, tantôt en le faisant tourner à droite, tantôt en le faisant tourner à gauche ; à le soumettre aux enferges élastiques, et au procédé Changeux dont on croise les liens élastiques.

Le jeune poulain, qui ne peut être ferré, sera corrigé par une taille du pied analogue à la parure décrite ci-dessus, et par la gymnastique podale, qui est le vrai et peut-être le seul moyen d'équilibrer les quatre groupes de forces musculaires agissant sur le pivotement du pied.

Enfin, lorsque par son âge, le cheval cagneux est regardé comme réfractaire à toute rectification, il n'y a plus qu'à voiler l'aspect disgracieux de son sabot en plaçant le pinçon un peu en dehors de la ligne médiane.

F. — MURAILLE CAMBRÉE.

La muraille est cambrée lorsque, dans une ou plusieurs régions, sa direction de haut en bas devient tout à fait verticale ou oblique en dedans avec une courbure des fibres faisant concavité extérieurement. Le mot *cambré* vient de *camerare*, courber, voûter, parce que la muraille semble fléchir sous le poids du corps.

La cambrure est toujours produite par une déviation de l'os du pied, ou par une déviation de la cutidure.

Lorsque l'os se trouve dévié de son aplomb ordinaire, et prend la direction O' (fig. 98), les deux bourrelets B' et P' se trouvent également inclinés et envoient la muraille toujours parallèlement à l'os dévié. Cette muraille est alors

perpendiculaire au sol, ou oblique en dedans, et elle ne
tarde pas à se cambrer par la traction en dedans qu'elle
subit. C'est ce que nous verrons bientôt. Dans ce cas la
déviation de l'os précède la cambrure de la corne.

Lorsque pour une cause quelconque, une forte bouleture
par exemple, les deux bourrelets sont repoussés en dehors,

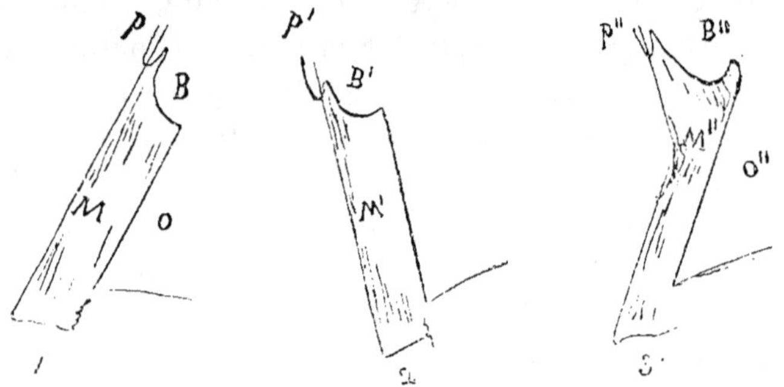

Fig. 98. — Schéma de la cambrure.

et que leur convexité est déviée en dedans B″ P″, sans
que l'os du pied ait perdu sa direction normale, ils envoient
la muraille non plus parallèlement à la face de l'os O″, mais
obliquement sur cette face de l'os, et alors la nouvelle
corne, ainsi inclinée en dedans du pied, fait un angle avec
l'ancienne muraille, et c'est cet angle qui constitue la cambrure. Ici la cambrure précède la déviation de l'os, mais, à
la longue, cet os est repoussé par cette corne qui vient
butter contre lui, et peu à peu il prend la direction O' et alors
la cambrure se comporte comme dans le cas précédent.

Les causes premières de la cambrure sont variées. La cambrure peut être congénitale, et dans ce cas elle se rattache à
une malformation naturelle de l'os du pied et du bourrelet.
Le plus souvent elle est acquise, soit au moment de la naissance par les manipulations obstétricales, soit plus tard par
les fatigues du service ou par des accidents morbides, comme
bouletures, déviations des aplombs phalangiens, exostoses

coronaires, rétractions tendineuses, contractures musculaires, qui peuvent dévier le bourrelet ou l'assiette de l'os.

La cambrure de la muraille se montre sur n'importe quelle région de son contour; comme sa causalité et sa gravité varient suivant les régions qu'elle occupe, nous allons l'étudier successivement en pince, en quartier et en talons.

1. **Muraille cambrée en pince.** — Cette cambrure résulte d'une déviation de l'assiette du pied et de son appui : le pied, au lieu de rester assis sur le sol par toute sa face plantaire, se relève en talon de manière à ne mettre en contact avec le sol que la pince, sur laquelle se déverse tout l'appui. C'est ordinairement une rétraction des tendons fléchisseurs ou une contracture des muscles fléchisseurs qui produisent cette déviation du pied et la bouleture qui l'accompagne presque toujours.

La cambrure de pince présente plusieurs degrés qu'il est important d'étudier successivement :

a. Premier degré ou *Pied pinçard* (fig. 99). — Au premier degré rien n'est changé dans les rapports de direction

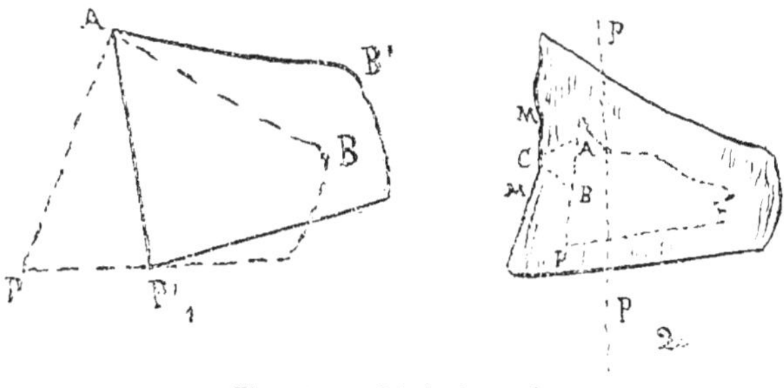

Fig. 99. — Pied pinçard.

existant entre le bourrelet et l'os. Au début la cutidure envoie toujours sa corne parallèlement à la face de l'os (2, fig. 99); seulement la totalité du pied a changé d'assiette, au lieu de la position normale APB il a pris la position AP′B′ (fig. 99, 1). Il n'y a pas encore cambrure de la muraille de pince.

Mais dans une telle position il est évident que le poids du corps agissant suivant la ligne pp (fig. 99, 2) tend continuellement à faire basculer l'os sur l'extrémité P de sa pince, à faire descendre les talons sur le sol. Ce mouvement de descente des talons de l'os tend, à son tour, à écarter le point A de l'os, de la face interne de la muraille de pince, et à lui faire opérer une forte traction sur le podophylle CA. La muraille ne tarde pas à céder à cette traction et à décrire la courbe MCM qui est une véritable cambrure de la muraille de pince.

Cette flexion de la pince, si accentuée qu'elle soit, ne peut permettre aux talons de s'asseoir sur le sol ; l'appui continue à se faire entièrement en pince et l'on voit à chaque foulée le pied osciller sur sa pince, obéissant d'une part au poids du corps qui entraîne les talons en bas, produisant ainsi la cambrure de la muraille, et obéissant d'autre part à l'action des fléchisseurs qui ramènent toujours les talons en haut. D'après la position inclinée du pied et d'après ces oscillations effectuées sur l'appui, l'on comprend que tout le poids du corps se répartit inégalement sur le tendon fléchisseur qui est malade et sur le podophylle de pince. C'est celui-ci qui supporte presque tout le poids ; aussi ne tarde-t-il pas à être surmené. Ce surmenage entraîne sa turgescence presque continue et retarde ainsi l'avalure de la pince. C'est bien là la seule cause de ce retard d'avalure qu'on observe dans la pince du pied pinçard. Ce n'est certainement pas un arrêt de sécrétion par compression de la cutidure dans l'appui, car, en premier lieu la sécrétion n'est pas arrêtée puisqu'on voit des cercles se former en pince, et en second lieu le bourrelet ne supporte aucune espèce de pression anormale. On s'assure facilement de ce dernier point en pratiquant des rainures allant jusqu'au vif du bourrelet de pince ; si le bourrelet était comprimé par l'appui, on verrait certainement un jeu s'établir sur le bourrelet de chaque côté du fond des rainures. Or on n'observe rien de semblable. En réalité, la muraille de pince ralentit son avalure sans cesser de naître, et d'ailleurs, dans le pied pinçard au premier degré cette avalure est bien peu ralentie ; au début, le ralentissement est plus apparent que réel, à cause de la poussée très active du quartier et des talons. Il semblerait que la cutidure active sa sécrétion en talons afin de combler au plus vite le vide qui existe entre le sol et ces talons et de procurer un point d'appui qui puisse soulager le tendon fléchisseur.

Plus tard, contrairement aux assertions de Pader, l'avalure de pince se ralentit et s'arrête.

Le premier degré de la cambrure de pince se caractérise donc : par l'inclinaison plus ou moins soudaine du pied sur la pince ; par la direction verticale de la pince ; par l'instabilité de l'appui sur cette pince, instabilité que dénoncent les oscillations fréquentes du pied autour de cet appui : par un commencement de bouleture ; par un commencement de courbure de la muraille de pince (cambrure ; par une forte boiterie, et par la formation de quelques petits cercles en pince.

La cause de cet état de choses est, presque toujours, une fatigue, ou une rétraction tendineuse, ou une lésion ligamenteuse ou une arthrite ou une contracture musculaire, ou, plus rarement, une douleur persistante dans la région des talons. — Très fréquemment, sur les chevaux stabulant sur litière de tourbe on constate le pinçardisme par contracture musculaire. Cette contracture serait provoquée par la persistance de l'appui sur l'empreinte inclinée d'arrière en avant que cette tourbe procure au pied du cheval. M. Mouilleron, vétérinaire aux omnibus, a fait à ce sujet une communication très intéressante et bien documentée à la Société centrale de médecine vétérinaire (1).

____

(1) Voir *Bulletin* du 30 juin 1897.

La fréquence du pinçardisme sur les chevaux stabulant sur la tourbe, à la Compagnie générale des omnibus, aurait, selon moi, pour facteur initial l'inclinaison sur les talons que la ferrure Lavalard-Poret impose au pied de ces chevaux pendant la durée de leur service; une fois rentrés à l'écurie, ces chevaux cherchent à mettre leurs appuis sur une inclinaison en sens inverse, qu'ils se procurent facilement en creusant leur litière de tourbe, et sur laquelle ils restent très longtemps. C'est cette inclinaison persistante du pied sur la pince qui doit produire la contracture musculaire, et rendre le cheval pinçard.

Le pinçardisme est infiniment plus fréquent sur le pied postérieur que sur le pied antérieur. La cause de cette différence réside dans la différence du travail des deux pieds.

TRAITEMENT. — Nous avons dit que le premier degré de la cambrure de pince a pour cause une souffrance ou une faiblesse ou une rétraction ou une déviation tendineuses et quelquefois une contracture musculaire ; nous avons vu que les effets de cette anomalie tendineuse ou musculaire consistent à reporter tout l'appui sur la pince.

Il est évident que le traitement doit porter sur la lésion tendineuse ou musculaire et sur le sabot lui-même; nous ne pouvons nous occuper ici que du traitement du sabot.

La première indication est de placer tout de suite le pied dans la position où infailliblement il se placerait de lui-même un peu plus tard. Pour cela deux cas peuvent se présenter : ou l'animal est un jeune poulain qu'on ne peut ferrer, ou c'est un cheval déjà ferré.

Dans le premier cas, on taillera le pied fortement en pince et nullement en talons. De cette manière le pied, tout en conservant l'inclinaison que la lésion tendineuse ou musculaire impose, trouvera un plus large appui s'étendant de la pince vers les quartiers. En outre cette taille profonde de la pince activera la sécrétion de la cutidure de

pince et conjurera tout retard d'avalure. Mais la taille du
pied serait toujours inefficace, si on ne fournissait au
poulain un sol bien pénétrable, où son pied s'enfonçant
obliquement trouvera un soutien pour ses talons sans
perdre l'inclinaison sur la pince qui seule peut soulager le
tendon endolori ou l'articulation souffrante. Ce sol pénétrable, l'animal devra le trouver partout où il séjourne,
dans la prairie qu'il pâture, dans le paddock où il reste en
liberté et dans la stalle où il stabule. C'est ainsi que presque
toujours on pourra guérir le poulain pinçard.

Dans le cas où l'animal est adulte, la guérison est moins
prompte et moins assurée, mais par contre on peut avoir
recours à une ferrure raisonnée qui facilitera les effets du
traitement.

Sur le cheval adulte, le traitement doit avoir deux
objectifs principaux : soulager le podophylle surmené de
la pince, et diminuer le travail de soutien effectué par les
tendons et certains ligaments articulaires.

Pour soulager le podophylle de pince, il faut distribuer
le poids du corps sur tout le contour de la muraille, et en
reporter la plus grande partie possible vers les talons.
Nous savons que pour cela il suffit de fournir aux talons
un point d'appui qui incline le pied sur la pince. Cette
inclinaison est toute faite par la lésion elle-même : il n'y
aura donc qu'à procurer, par deux crampons en éponges, le
point d'appui aux talons. Ces deux crampons devront toujours être strictement assez hauts pour que les talons,
surélevés par la lésion tendineuse, trouvent leur appui sur
le sol, sans augmenter ni diminuer l'inclinaison du pied sur
la pince. Ces crampons devront diminuer de hauteur à mesure que la lésion tendineuse, en s'amendant, laisse rapprocher les talons du sol. Des crampons mobiles, qu'on pourra
remplacer à volonté par des crampons moins longs sans
attendre le renouvellement de la ferrure, seront toujours

préférables à des crampons étirés en éponges, du moins sur les pieds qui ne sont pas trop surélevés en talons (fig. 100).

Par cette ferrure, le pied se trouvant appuyé sur tous ses points, l'animal peut reporter le centre de gravité de ce pied vers les talons, déplacement commandé par l'obliquité de l'appui, et soulager ainsi le podophylle de pince. Ce déplacement de la pression d'appui n'était pas possible tant que les talons ne prenaient pas contact avec le sol, et c'est pourquoi on voyait se produire ces oscillations si accusées du pied pinçard non appuyé en talon.

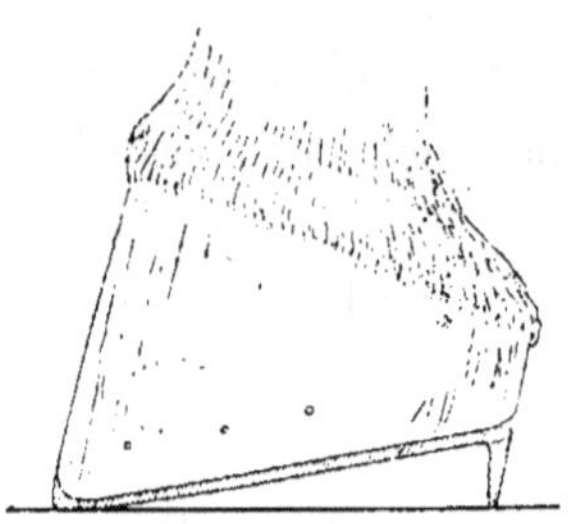

Fig. 100. — Ferrure du pied pinçard.

Le podophylle de pince se trouve ainsi soulagé et ne s'opposera plus à l'avalure de la muraille ; cependant le tendon ou les ligaments lésés qui, pour se soulager, avaient rejeté tout le poids du corps sur la pince, se trouvent eux-mêmes dans une meilleure situation puisqu'ils n'auront plus à supporter les tiraillements que leur imposait chaque descente du talon vers le sol, c'est-à-dire chacune de ces oscillations dont nous avons parlé. Peu à peu on verra ces organes se restaurer, revenir à leur longueur normale, et permettre de raccourcir progressivement les crampons jusqu'à la disparition complète de toute inclinaison du pied sur la pince.

L'os lui-même, par l'appui des talons, ne subira plus l'effort tendant à éloigner l'éminence pyramidale de la face interne de la muraille (fig. 99, 2), et par conséquent la cambrure de pince cessera de s'effectuer et disparaîtra par l'usure plantaire.

Toutefois il est certain que tous ces heureux résultats seront bien compromis, si on ne place pas l'animal sur un sol convenable et si on ne lui réserve pas des services compatibles avec son état. Il est indiqué, par exemple, de ne faire séjourner cet animal que dans une stalle à sol parfaitement horizontal, car si vous le placez sur un sol déclive en arrière vous détruisez les effets de la ferrure.

Le sol de la stalle, s'il est déclive, devra être muni du plancher américain, c'est-à-dire d'un plancher fait avec des madriers mal joints entre eux, et portant en arrière sur une traverse de hauteur convenable pour neutraliser la déclivité du sol (fig. 101).

Si le cheval est jeune, on assurera pour ainsi dire la guérison en le soumettant à un exercice méthodique sur

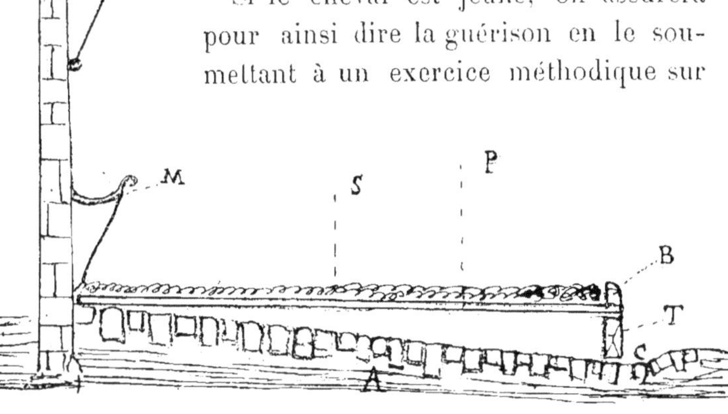

Fig. 101. — Stalle avec plancher américain.

A, sol pavé et déclive en arrière. — C, caniveau ou ruisseau de ce sol. — P, plancher en madriers. — T, traverse supportant l'extrémité postérieure des madriers. — S, lit de sable, de cailloutis, de sciure de bois, de tourbe ou de paille. — B, rebord pour retenir la litière. — R, râtelier. — M, mangeoire.

piste pénétrable et adhérente, afin de fortifier tout l'appareil fléchisseur du membre et du pied.

Enfin, autant que possible, il ne faudra pas livrer le cheval pinçard aux services sur routes montueuses. Tel cheval pinçard qui serait ruiné en quelques mois dans un pays accidenté, pourra faire un long service et même se guérir, dans un pays de plaine.

La ferrure à pince prolongée guérit quelquefois le cheval

pinçard par contracture musculaire; mais dans tous les autres cas, elle ne peut qu'aggraver le mal et le faire passer au
deuxième ou au troisième degré, que nous allons décrire (1).

b. Deuxième degré ou *pied rampin* (fig. 102 et 103). —
Lorsque la cambrure au premier degré n'a pu être guérie
elle passe fatalement à l'état du deuxième degré, qui est
une réelle aggravation de tous les phénomènes caractérisant
le premier degré. Le pied pinçard devient pied rampin.

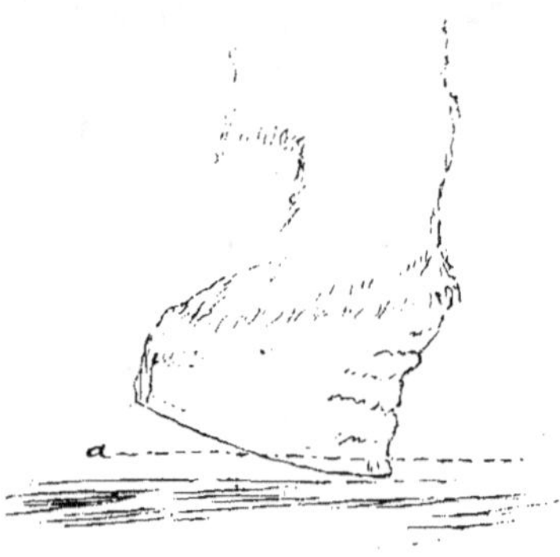

Fig. 102. — Pied rampin.

Mais le rampin peut dé-
buter d'emblée sans passer
par le premier degré.

Dans le pied rampin,
on voit l'assiette du pied
se modifier encore plus
profondément que dans le
cas précédent, la pince
n'est pas verticale, elle est
inclinée de haut en bas et
d'avant en arrière; par
conséquent les talons sont

encore plus éloignés du sol; l'avalure de pince se trouve
fortement ralentie, mais par contre celle des quartiers
et talons s'accélère fortement; les talons sont bientôt
presque aussi longs que la pince. La pince se couvre de
cercles d'autant plus gros que l'avalure est plus lente. On
ne peut donc pas dire qu'il y ait arrêt de sécrétion par
compression de la cutidure sur la gouttière. La fourchette,
loin de s'atrophier, se développe comme la sole et la muraille des talons, ce qui prouve que l'atrophie de la fourchette est indépendante de son appui sur le sol. Enfin l'incurvation de la muraille de pince s'accentue fortement, et
devient le type de toutes les espèces de cambrures.

(1) Ce chapitre était écrit avant la communication faite par M. Mouilleron à la Société centrale.

Toutes ces aggravations des phénomènes constatés au premier degré, sont dues à une accentuation extrême de la bouleture. Les lésions tendineuses ou articulaires ont porté en avant le paturon et le boulet et ont fait dévier la cutidure de son plan général, renversé sa convexité comme dans le schéma 3, figure 98. Dès lors le bourrelet envoie sa corne obliquement contre l'os du pied et c'est l'angle que cette corne forme avec l'ancienne corne qui accentue la cambrure de la muraille de pince.

Le podophylle de pince, ainsi surmené par l'incurvation de la paroi et par la totalité du poids de l'appui qui lui incombe, reste en turgescence morbide, et retient immobilisées les lames du kéraphylle ; d'où arrêt presque complet de l'avalure et formation de ces cercles gros et saillants qui s'étendent jusqu'aux quartiers et même jusqu'aux talons.

Le podophylle des régions postérieures, libéré de toute participation au soutien du corps, facilite l'avalure de la corne sécrétée en abondance par la cutidure des quartiers et des talons. Il semblerait que cette hypersécrétion a pour but de combler le vide qui existe entre le sol et les talons.

Cependant il faut remarquer que les oscillations du pied sur sa pince ont disparu ; si on voit s'en produire encore, ce ne sont plus des oscillations descendantes des talons, ce seraient plutôt des oscillations ascendantes portant la couronne en avant et dues à la bouleture extrême qui existe sur le pied rampin.

Ce qui distingue le pied rampin du pied pinçard, c'est l'obliquité en arrière de la ligne de pince ; c'est une plus forte incurvation ou cambrure de la muraille ; c'est le nombre, l'étendue et la grosseur des cercles ; c'est l'arrêt presque complet de l'avalure en pince, et la longueur exagérée des talons ; c'est, enfin, la coexistence d'une bouleture extrême, qui donne à ce pied l'aspect que tout pied présente lorsque le cheval veut gravir une très forte rampe. N'oublions pas que le pied rampin a les talons toujours éloignés du sol, ce qui le différencie du pied bot.

TRAITEMENT. — Si le cheval est jeune, si la lésion n'est pas très ancienne, on pourrait essayer le traitement appliqué au pied pinçard. Mais toutes les tentatives de guérison échouent ordinairement. Cependant l'intervention du praticien peut considérablement prolonger l'utilisation de l'animal. Ce n'est que par la ferrure qu'on peut obtenir non seulement l'utilisation du cheval rampin, mais encore transformer le pied rampin en pied bot, qui est une infirmité plus compatible avec un travail rémunérateur, et que nous allons bientôt décrire.

La bouleture étant incurable, et la nouvelle assiette du pied étant définitivement établie, rien ne saurait recti-

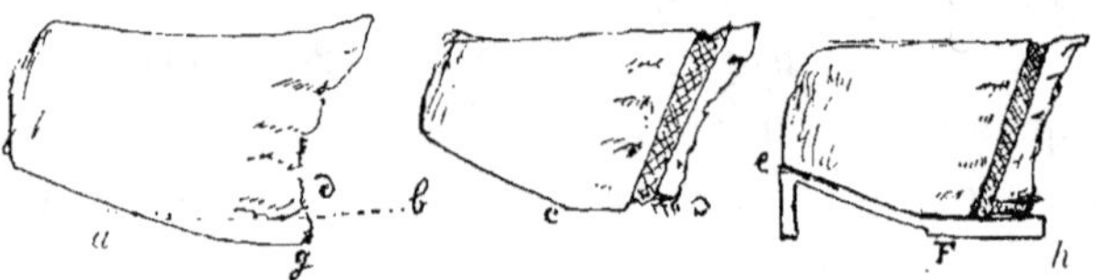

Fig. 103. — Parure et ferrure du pied rampin.

lier les choses; mais on peut rendre cet état du pied compatible avec un travail assez régulier. La ferrure doit avoir pour but de fournir au pied rampin un appui aussi large que possible et de soulager le podophylle de pince surchargé de poids.

Par la parure on abattra la pince aussi profondément que possible, suivant la ligne *ab* parallèle au sol. De cette manière, le pied, au lieu de faire son appui sur le sommet d'un angle *g*, s'appuiera sur toute la surface *cd* sans que rien soit changé dans l'aplomb rampin; par deux rainures limitrophes faites sur le milieu de chaque mamelle on isolera la pince du reste de la muraille; puis on ruginera le bord plantaire de la pince ainsi limitée afin qu'elle ne porte pas sur le fer ; on respectera la sole sur tous ces points ; on ne touchera ni aux talons ni à la fourchette ; le pied ainsi paré aura le profil C (fig. 103).

Pour ce pied ainsi paré on préparera un fer s'adaptant au plan *efh*. Ce fer sera plus épais sur sa partie horizontale d'appui *fh* que sur ses branches, dont les éponges seront recourbées en crampons allant jusqu'au sol (fig. 103, B). Ce fer doit porter par tous ses points sur la sole.

A mesure que les talons s'allongeront, le plan de l'appui *fh* s'étendra en arrière, et alors il faudra diminuer proportionnellement la hauteur des crampons.

Ainsi ferré le pied pourra travailler sans douleur, tout en restant à l'état de pied rampin, ou bien, au bout de cinq ou six ferrures, on le verra faire son appui sur les talons arrivant jusqu'au sol ; dans ce cas il sera passé à l'état de pied bot.

c. Troisième degré ou *pied bot* (fig. 104). — Il arrive quelquefois que le pied rampin se modifie, qu'il s'amende ; qu'on voit la déviation du paturon et du boulet diminuer, pour revenir vers l'aplomb normal. Cette régression de la bouleture est la conséquence de l'appui qu'on a fourni aux talons du pied rampin, par la parure respectant les talons et par les deux crampons. Cet appui calcien, en supprimant les oscillations en bas et en arrière du pied pinçard et rampin, a permis aux lésions ligamenteuses et tendineuses de s'amender, de telle sorte que le paturon revient vers sa ligne d'aplomb. L'os du pied conserve toujours sa déviation ; mais étant appuyé par tous ses points, tout le contour podophyllien participe au travail de soutien et par conséquent le podophylle de pince se trouve grandement soulagé. Cependant la cambrure de la muraille, loin de disparaître, s'accentue à cause de l'inclinaison acquise du bourrelet de pince. La corne de pince descend parallèlement à la face antérieure de l'os dévié comme dans le pied rampin ; mais vers le bord plantaire l'appui horizontal la repousse en avant, d'où l'exagération de la cambrure de pince (fig. 104). Cette courbure de la pince, coexistante avec l'allongement et l'appui des talons, donne au pied l'aspect du pied bot chez l'homme, d'un pied botté, ce qui lui a valu son nom.

Les auteurs ont tantôt appelé le pied bot, rampin, et tantôt ils ont appelé le pied rampin, pied bot, parce qu'ils n'ont pas bien relevé les caractères distinctifs de l'un et de l'autre.

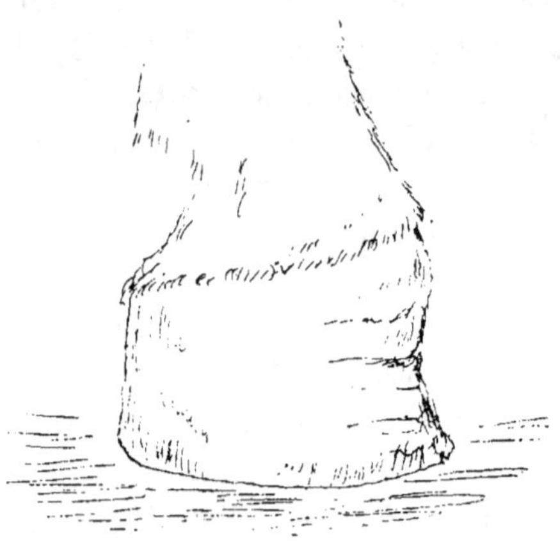

Fig. 104. — Pied bot.

Ce qui distingue le pied bot du pied rampin, c'est la participation des talons à l'appui ; c'est la diminution de la bouleture et même quelquefois sa disparition ; c'est l'allongement des talons devenus aussi longs ou plus longs que la pince ; c'est, enfin, l'accentuation de la cambrure et le retour presque intégral de l'avalure de pince.

Traitement. — Le traitement de ce pied doit se borner à maintenir les choses en l'état et à reporter vers les talons très forts et très résistants le centre de pression de l'appui.

Pour cela : fer ordinaire à tournure circulaire pour faciliter tous les mouvements rotateurs du pied ; sans ajusture, afin que la sole travaille ; plus mince en pince qu'en éponge, afin de reporter la pression en talons : la parure doit elle-même tendre à incliner le pied sur la pince, dans le même but.

2. **Muraille cambrée en quartier** ou pied de travers

(fig. 105). — Les mots *pied de travers*, que la maréchalerie française a adoptés pour désigner la cambrure du quartier, sont une locution très impropre ou du moins équivoque. Un pied cagneux, un pied panard, sont de travers aussi bien que le pied cambré en quartier, et pourtant ils ne présentent ordinairement aucune cambrure.

La cambrure de quartier comme celle de pince est produite par une déviation du bourrelet qui, sous l'impulsion du paturon incliné ou d'une exostose, se trouve dévié comme dans la figure 98,3. C'est absolument ce qui se passe en pince dans le pied rampin. On voit un beau type de pied cambré en quartier dans Lungwitz (fig. 105). D'après l'aplomb vicié du paturon et du membre, on voit que le bourrelet du côté de la cambrure a sa convexité inclinée vers le centre du pied, ce qui lui fait envoyer sa corne verticalement sur le sol. Sur le côté opposé, le bourrelet tiré en

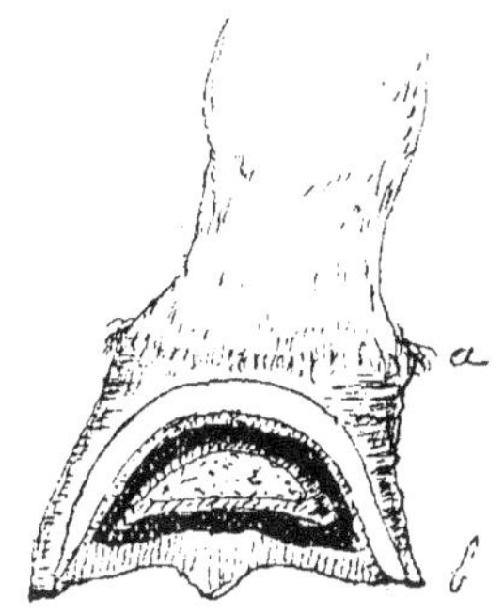

Fig. 105. — Pied de travers
(imité de Lungwitz).

haut, relève sa convexité en dehors, et envoie sa corne très obliquement en dehors. Ce côté du sabot est bombé sur le dessin, soit par le râpage, soit pour toute autre cause étrangère à la cambrure.

Il n'est pas besoin d'insister pour faire voir qu'une telle altération ne peut être guérie sur le cheval adulte, et que sur le poulain, la gymnastique seule, sous toutes ses formes, pourrait amender un tel pied en rectifiant le membre.

Comme pour la cambrure de pince du deuxième degré, il est indiqué de rendre, par la ferrure, ce pied compatible avec un service plus ou moins rémunérateur. Certes, on n'obtiendra pas ce résultat par la ferrure Lungwitz qui tend à renverser le pied et à l'incliner sur le quartier opposé à la cambrure. En agissant ainsi on augmente l'obliquité du paturon sur le côté malade du pied ; on contrarie toutes les tendances naturelles du membre ; on augmente la gêne et la souffrance de la marche et on accentue l'inclinaison déjà vicieuse du bourrelet. En un mot on aggrave le mal et la cambrure.

La ferrure d'un tel pied comporte une parure inclinant très légèrement le pied sur le quartier cambré et surélevant le quartier opposé ; on rugine légèrement le bord plantaire du quartier *b* dont le podophylle est surmené ; on laisse la sole et la fourchette dans toute leur force, puis on applique sous ce pied un fer couvert, portant bien sur toute la sole qu'il recouvre ; on renverse l'ajusture si le pied est creux ; on tient ce fer très juste sur le côté malade. Il serait indiqué de nourrir le quartier et l'éponge opposés au côté malade pour attirer le centre de pression vers le côté sain et soulager ainsi le podophylle du quartier malade.

3. **Muraille cambrée en talons** (fig. 106). — Cette cambrure s'étend aux inflexions et quelquefois jusqu'aux barres.

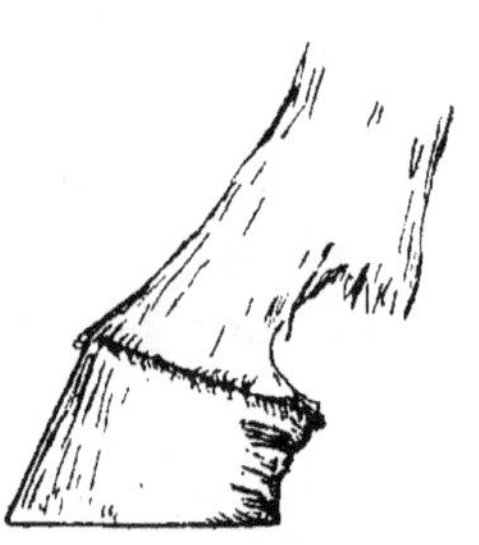

Fig. 106. — Pied cambré en talons.

Elle est exclusivement due à une déviation du bourrelet des talons, par exostoses, ossification ou gonflement des cartilages ; elle est quelquefois produite par la striction d'un lien ou courroie que l'on passe autour du sabot et qu'on laisse longtemps à demeure ; par exemple, quand il s'agit de contenir une seime en pince.

La cambrure des talons fait rarement boiter l'animal ; presque toujours elle disparaît avec la cause.

La ferrure Lafosse, ou celle de Lavalard-Poret, sont indiquées, parce qu'en inclinant le pied sur les talons, elles soulagent ceux-ci.

4. Hygiène de la muraille cambrée en général. —
Quelle que soit la région affectée de cambrure, quel que
soit le degré de l'altération, il faut se garder :

1° De porter la râpe sur les cercles : ce serait affaiblir la
muraille, diminuer sa consistance et faciliter son incurvation sous l'appui ;

2° D'assouplir la muraille par des bains prolongés, par
des cataplasmes : ce serait favoriser le mal ;

3° De faire toute embrocation sur la muraille avec
n'importe quel onguent : ce serait arriver au même résultat
que ci-dessus en empêchant l'évaporation des exhalaisons
morbides du pied souffrant, et favoriser l'altération physique et chimique de la corne.

G. — MURAILLE CERCLÉE (fig. 107 et 108).

On dit que la muraille est cerclée, lorsque sa surface, au
lieu d'être unie ou finement ondulée, présente des saillies
horizontales régnant tantôt sur tout le contour, tantôt sur
une partie seulement du contour pariétal.

Les cercles pariétaux n'ont pas toujours la même origine :
tantôt ils sont dus à un arrêt d'avalure, tantôt à une
hypersécrétion, tantôt, mais plus rarement, à une constriction de la paroi par la bande périoplique. Ces trois causes
doivent être temporaires pour qu'il y ait formation d'un
cercle, et elles doivent se renouveler pour qu'il y ait
plusieurs cercles successifs.

Un cercle étant donné, on voit souvent qu'il n'a pas
partout la même largeur, parce que la cause qui l'a produit
n'a pas la même intensité ou la même durée sur tous les
points du contour de ce cercle. Ainsi un cercle peut commencer en pince, plus tard se prolonger en quartier, et
plus tard encore se prolonger en talons. Il n'est donc pas
étonnant que dans ce cas il soit plus large en pince qu'en

quartier, et ici plus large qu'en talon, puisque l'action génératrice a duré plus longtemps en un point que dans l'autre. On a donc tort de s'appuyer sur la différence de largeur qu'un même cercle peut présenter en pince et en talons pour dire que l'avalure ou la sécrétion ne sont pas uniformes sur tout le pourtour du pied.

D'autres fois on voit un cercle limité à une région, s'intercaler entre deux cercles faisant tout le circuit du pied. Tels sont les cercles calciens *b* et *c* situés entre les deux cercles complets *a* et *d* (fig. 107).

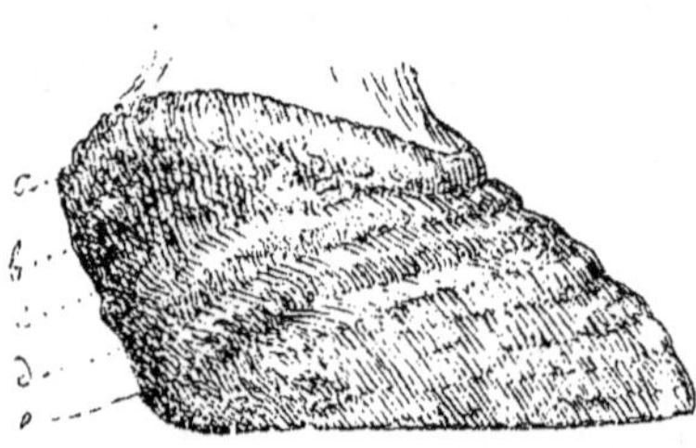

Fig. 107. — Pied cerclé (Fogliata).

L'arrêt ou le ralentissement d'avalure qui produisent les cercles sont presque toujours dus à un état inflammatoire, congestionnel ou de surmenage du podophylle. Dans ces conditions les lames de chair hypérémiées restent en turgescence et s'opposent ainsi au glissement du kéraphylle (Voir *Avalure*, 1ʳᵉ partie). Quelquefois cependant ils peuvent résulter d'un arrêt de croissance de la sole.

L'hypersécrétion de la cutidure est due à une surexcitation fonctionnelle du bourrelet, ou à une irritation accidentelle de cet organe. La sensation passagère d'un sol très détriteur, une parure très profonde, peuvent surexciter la cutidure à la production de la corne; une irritation directe par topique irritant, par contusion, etc., produit le même résultat par hypérémie de l'organe sécréteur.

Enfin la constriction par le périople est due, soit à une abondance anormale de cette corne, soit à une dessiccation trop forte de la bande périoplique. Dans ces deux cas les cercles par constriction périoplique résultent non pas d'un boursouflement de la paroi, mais d'un étranglement circulaire et passager. Je représente (fig. 108) le profil et la coupe d'une muraille ainsi comprimée par une bande périoplique très large et très épaisse occupant toute la zone supérieure, qu'on voit déprimée et amincie. Avant d'être mis en macération, ce pied avait une apparence tout

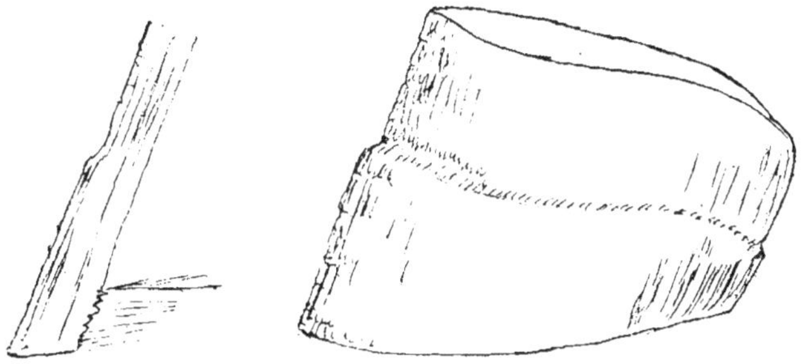

Fig. 108. — Pied cerclé par pression du périople.

à fait normale, mais après quelques jours de macération la bande périoplique se détacha et mit à jour la dépression circulaire. C'est un bel exemple mettant en évidence la puissance constrictive du périople, et expliquant l'action primordiale de cette bande dans la morphose pariétale.

Traitement. — Les cercles par boursouflement n'étant pas le signe d'une lésion podophyllienne ou cutidurale, ne comportent pas de traitement direct, si ce n'est l'application d'une ferrure couverte, portant bien sur la sole afin de soulager la paroi. Quelquefois même il sera indiqué, lorsque les cercles sont peu étendus, de ruginer le bord plantaire correspondant. Si le défaut d'avalure provient de l'arrêt de croissance soléaire, on réveillera le velouté en faisant séjourner l'animal sur un lit de cailloutis. En tout cas il faut se garder de niveler à la râpe la muraille cerclée, car on comprend combien ce nivellement est préjudiciable à la muraille. On ne peut rien guérir par ce procédé, et on s'expose à toutes sortes d'altérations de la corne.

Les cercles par compression périoplique sont plus graves, parce qu'en amincissant la paroi ils en diminuent le pouvoir contenteur et suspenseur, même quand la dépression reste remplie par la substance périoplique. Il est indiqué de mouiller souvent le pourtour coronaire, de l'oindre avec un onguent de pied quelconque, pour prévenir la dessiccation de cette bande : car c'est surtout à l'état sec qu'elle se rétracte et comprime trop fortement la corne.

Ordinairement le cerclage de la muraille n'est que la conséquence d'une autre altération de la paroi, impliquant un traitement spécial; il est donc inutile de s'arrêter sur le traitement direct des cercles.

II. — MURAILLE CIRCULAIRE OU PIED ROND (fig. 109).

C'est la muraille dont le contour plantaire figure un cercle trop régulier. La muraille normale est obronde ou oblongue (Voy. *Esthétique*). La muraille peut être circulaire à son bord plantaire et ne l'être pas au-dessus.

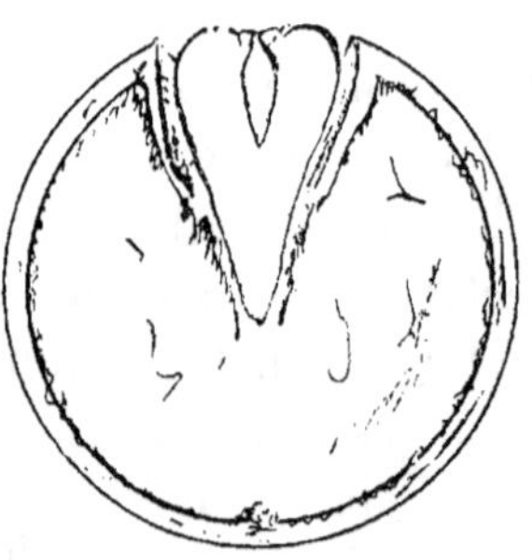

Fig. 109. — Muraille circulaire.

La rondeur du pied n'a d'autre inconvénient que de diminuer la vitesse des allures; nous allons en faire la démonstration.

La longueur du pas exécuté par l'un quelconque des bipèdes mesure toujours la distance comprise entre la pince du pied qui fait son relever et le centre du pied qui fait son poser; la longueur d'un bond mesure la distance comprise entre la pince du bipède pos-

térieur et le centre du bipède antérieur. Il résulte de là
que plus les pieds sont oblongs, plus la pince est éloignée
du centre du pied et par conséquent plus le pas couvre de
terrain.

Pour bien comprendre ce théorème très important,
faisons marcher un cheval à pieds ronds sur la piste
graduée A, et un autre cheval de même taille, mais dont les
pieds sont supposés deux fois plus longs que ceux du premier, sur une semblable piste B (fig. 110).

Le cheval A couvrira de son pied droit (nous ne considérons qu'un bipède), en trois foulées, DD'D", soit seize degrés de la piste, en comptant du centre de la foulée D
au centre de la foulée D"; mais constatons que le pas DG
partant de la pince D aboutit au centre G et mesure trois
degrés. Il en est de même du second pas GD'.

Dans le même temps, le cheval B couvrira de son pied
gauche G et en trois foulées GG'G", vingt degrés de la
piste en comptant du centre G au centre G". Le cheval B a
donc parcouru en un même temps et par un même nombre
de foulées, quatre degrés de plus que le cheval A, et cependant la longueur des pas entre la pince G et le centre D ne
mesure que trois degrés comme pour le cheval A. Pour
prendre cette avance, le cheval B n'a fait ni des efforts plus
grands, ni des pas plus nombreux ; cette avance a été procurée uniquement par la longueur cp (1), qui a fait gagner
un degré à chaque pas du cheval B.

Cette démonstration explique comment, dans une course
de vitesse, un cheval à pieds oblongs peut battre d'une
demi et même d'une longueur de tête, un autre cheval
nullement inférieur, mais dont les pieds sont ronds. La
parure et la ferrure peuvent encore accentuer la distance cp
et faire gagner à chaque pas plusieurs millimètres, sans

(1) J'entends par cp la distance qui existe entre le centre du pied et la
pince.

augmenter la fatigue du cheval et au bout de 500 pas procurer une avance de un mètre et même plus.

La muraille ronde caractérise certaines races du nord,
d'ailleurs peu recommandables pour leur vitesse.

Le pied circulaire, toutes proportions gardées, raccourcit

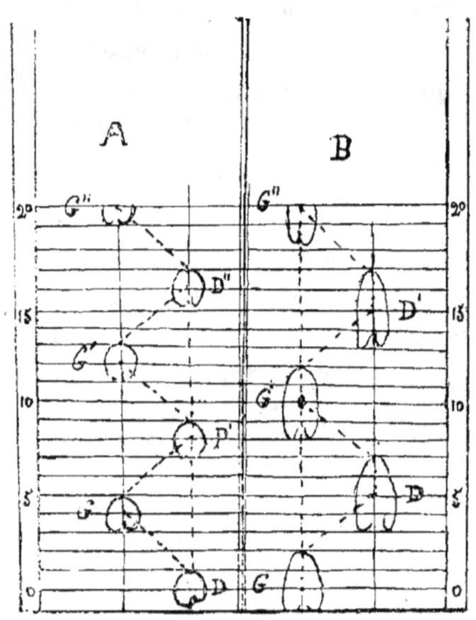

Fig. 110. — Démonstration de l'influence du pied rond sur la vitesse
du cheval.

le bras phalangien du levier locomoteur, ce qui est une
condition défavorable à la vitesse.

Le pied rond est très mobile sur son empreinte, son
appui manque donc de fixité et favorise peu le développement du membre opposé.

Il est facile d'annuler tous ces inconvénients par la ferrure : fer ordinaire, rainé, afin de fixer l'appui ; sans garniture, afin de ne pas augmenter le diamètre transversal de
l'appui ; pince débordant légèrement la corne ; éponges débordant les inflexions ; deux pinçons en mamelles.

I. — Muraille coupée.

La muraille est dite *coupée* quand elle porte les traces
d'atteintes, de contusions, d'usures ou de déchirures faites
par le pied opposé de l'un ou l'autre bipède, soit pendant
la marche, soit pendant le repos.

Le cheval non ferré peut présenter cette altération,
mais c'est généralement par la ferrure que la coupure devient grave. Nous ne nous occuperons de cette altération
que chez le cheval ferré.

Le siège et la gravité des coupures varient suivant le
mode de leur production, c'est-à-dire suivant le défaut
d'allure qui les engendre.

Les coupures sont produites par le *défaut de se couper*,
par le *défaut de forger*, et par le *défaut de se piétiner*. On
peut donc les ranger d'après leur provenance en trois groupes, que nous allons successivement passer en revue.

1. Coupures produites par le défaut de se couper.

Ce sont les plus fréquentes, les plus variées et les plus
graves ; nous devons ne nous occuper que des coupures du
sabot, et non de toutes celles qui ont lieu sur les autres
parties du membre.

Les coupures de ce groupe sont toujours situées sur la
moitié interne de la muraille, depuis la mamelle jusqu'à
l'inflexion internes. Elles peuvent être situées plus ou moins
haut, mais ordinairement elles se trouvent sur la région
cutigérale ou un peu au-dessous.

Ces coupures revêtent bien des formes : tantôt elles offrent
l'aspect d'une éraflure très légère ; tantôt celui d'une usure
atteignant les papilles et le podophylle ; tantôt celui d'une
déchirure avec décollement, soulèvement ou ablation de la

corne. Toutes ces coupures sont dirigées d'arrière en avant, soit horizontalement, soit obliquement de bas en haut ou de haut en bas. Cette direction peut servir de guide pour établir le moment précis où la coupure se produit.

Ces coupures murales se compliquent souvent d'inflammation podophylleuse ou cutidurale ; de nécrose osseuse ou cartilagineuse ; de seime ou de bleime.

Les effets de ces altérations de la corne sont faciles à comprendre. La gouttière étant amincie ou déchirée, la cutidure se trouve à nu, ou manque d'épiderme protecteur, et ne tardera pas à recevoir sur sa propre substance l'action altérante du choc du pied opposé. De là ces seimes si fréquentes qui compliquent la coupure.

Si c'est au-dessous de la gouttière que porte la coupure, la muraille amincie ou déchirée ne protège plus suffisamment le podophylle et celui-ci s'enflamme et sécrète un faux quartier, ou devient impuissant à soutenir le poids du corps ; de là ces boiteries plus ou moins intenses, ces bleimes, ces abcès qui peuvent rendre l'animal impropre à tout service.

Pour établir le traitement rationnel de ces altérations pariétales, il importe donc de bien préciser leur mode de production et par conséquent d'étudier le défaut de se couper. C'est ce que nous allons faire en nous limitant autant que possible à ce qui concerne les lésions cornées.

Le cheval a le défaut de se couper lorsque, dans la marche, le pied qui est en mouvement vient frapper le membre opposé qui est à l'appui.

Cette collision peut bien provenir d'une ferrure mal faite ou ébranlée, mais alors c'est un accident circonstanciel et non un défaut de l'animal. Nous n'avons pas à nous occuper de ce cas. Le véritable défaut de se couper provient d'un vice d'aplomb du membre offensé ou d'une adduction vicieuse du pied offensif.

Le vice d'aplomb du membre offensé consiste à placer pendant l'appui le point qui reçoit le choc sur la ligne parcourue normalement par le pied en mouvement. C'est le cas le plus rare, quoiqu'il ait été considéré jusqu'ici comme le plus fréquent.

L'adduction vicieuse du pied en mouvement provient toujours, ou presque toujours, d'un manque d'équilibre entre la puissance fonctionnelle des divers appareils musculaires qui procurent l'abduction et l'adduction de ce pied en mouvement.

C'est bien à tort que les auteurs disent que, dans la progression, les pieds se meuvent sur deux plans parallèles au plan médian du corps, et par conséquent parallèles entre eux. Examinez un cheval qui marche en face de vous, vous voyez ses pieds exécuter, entre le relever et le poser, plusieurs courbes alternatives d'abduction et d'adduction. Sur mille chevaux que vous examinerez à ce point de vue, vous n'en verrez peut-être pas deux, peut-être pas un seul dont les pieds se meuvent sur un plan parallèle au plan médian du corps.

Ces mouvements alternatifs d'abduction et d'adduction étant bien reconnus, je n'ai pas besoin d'ajouter que lorsque le cheval se coupe, c'est toujours au moment d'une adduction. En voici l'explication graphique (fig. 111).

Soit A la ligne des posers du pied gauche qui sera l'offensif ; soit C la ligne des appuis du pied droit et soit B le plan médian du corps. Le pied G, pour arriver à l'appui G′, parcourra la ligne courbe G *abcd* G′ et non la ligne GG′. Les courbes *abcd* varient avec chaque cheval ; tantôt elles sont plus simples, tantôt plus compliquées. Il est d'observation que le pied G peut couper, non seulement le plan médian du corps, mais encore le plan médian de l'autre pied, et peut décrire les courbes G′*efghi*G². Mais pour qu'il y ait collision il faut que le pied à l'appui se trouve sur la ligne

adductrice du pied en mouvement, comme par exemple **D**
se trouve au sommet de la courbe adductrice *b*. La courbe
efg est bien plus adductrice que la courbe *abc* et cependant

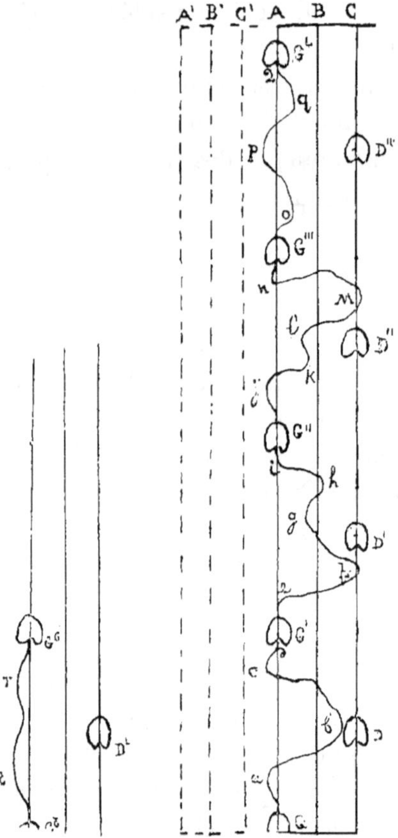

Fig. 111. — Schéma du défaut de se
couper.

le pied **D'** n'est pas touché ; la courbe *lmn* est
encore plus adductrice,
mais elle passe en avant
de **D²** sans le toucher.
Dans ce dernier cas le
cheval se croise ou tri-
cote des pieds, mais il
ne se coupe pas.

Il était important de
bien faire voir que la
coupure se fait toujours
dans un des mouve-
ments adducteurs de **G**,
parce que c'est sur ce
fait que doit se baser le
traitement.

Cette adduction of-
fensive du pied ne
devrait pas exister, et
elle n'existerait pas si
les muscles adducteurs
étaient équilibrés par
les muscles abducteurs.
Chez le cheval à marche

régulière, le pied décrit bien des courbes adductrices et
abductrices commandées par les inclinaisons articulaires
du membre, mais ces courbes se font équilibre et l'adduction n'atteint ou ne dépasse pas le plan médian du corps ;
telles sont par exemple les courbes **G³** *op qr* **G⁴** de notre
figure.

Voilà l'explication aussi simple que vraie du défaut de se couper. Qu'on ne dise pas qu'un cheval peut se couper sans adduction exagérée, par exemple lorsque le pied offensé vient se mettre à l'appui sur le plan médian du corps. La simple réflexion fait voir que le plan médian du corps se déplace suivant l'appui du pied, qu'il y a toujours la même distance entre les lignes ABC. Le pied D viendrait-il se poser sur la ligne C′; immédiatement, la ligne C devient C′, la ligne B devient B′ et la ligne A devient A′ pendant toute la durée de cet appui, et le pied G aura toujours la même adduction à effectuer pour toucher le pied D posé sur la ligne C′.

Chez le cheval qui se coupe, la prédominance des muscles adducteurs peut être attribuée au jeune âge, à un entraînement défectueux, à une débilitation générale, à un vice d'aplomb, à un ferrage irrationnel, à un service particulier. Mais cela ne change rien à la théorie développée ci-dessus.

Cela étant bien établi, il sera possible d'instituer un traitement véritablement efficace, parce qu'il sera basé sur une interprétation saine des faits, et non sur de pures visions spéculatives, qui ont engendré cette innombrable série de traitements équivoques et contradictoires dont l'ensemble mériterait l'épigraphe :

Similia contrariis curantur.

D'après notre interprétation des faits observés, il est certain que le traitement ne peut pas être unique pour tous les cas ; mais les différences qu'il peut présenter seront plus apparentes que réelles ; ces différences ne seront que des modulations ou des graduations, imposées par le raisonnement.

Traitement du défaut de se couper. — La première indication est de soumettre le jeune poulain à une gymnastique podale bien méthodique, tendant à tirer les muscles abducteurs de l'inertie relative où ils se trouvent dans les conditions ordinaires, et à les soumettre à un travail restaurateur. Tous les détails de gymnastique que nous avons décrits devront être appliqués avec méthode, et notamment le procédé Changeux, le procédé des enferges élastiques et les airs de manège. Il faudra aussi recourir aux parures correctrices des déviations du pied et du membre ; si le cheval se coupe au-dessus de la couronne, incliner le pied en dedans ; si le cheval se coupe au-dessous de la couronne, incliner le pied en dehors. On donnera bientôt l'explication de ce point. — On fera séjourner le jeune poulain dans une prairie montueuse ou accidentée, et à l'écurie on lui procurera un sol parfaitement horizontal. La station prolongée dans une stalle dont le sol est incliné en arrière, a toujours pour résultat de mettre dans l'inertie les muscles extenseurs et abducteurs.

Sur le cheval adulte, on appliquera autant que possible tous les procédés indiqués ci-dessus et en outre on aura recours à une ferrure correctrice.

Si le cheval se coupe très superficiellement, il faut avant tout bien préciser le point offensif du fer et tronquer ce point ; quelquefois cela suffit, par exemple, dans le pas GD. — Si le cheval se coupe au-dessous de la couronne, il suffit quelquefois d'incliner en dehors le pied offensé par la ferrure à la turque. Si au contraire le cheval se coupe au-dessus de la couronne, il faudra incliner le pied en dedans par la ferrure Morcroft. L'on prévoit ce qui se passe dans ces deux cas : en inclinant le pied en dehors, on éloigne la couronne de la ligne médiane du corps, mais on en rapproche le boulet et le paturon. Ce rapprochement n'est pas à redouter, puisque le cheval se coupe au-dessous de la couronne. Lorsqu'on incline le pied en dedans, le paturon et le boulet s'éloignent de la ligne médiane du corps afin de reporter le centre de gravité sur le côté externe du sabot, et peuvent alors ne plus être touchés ; la couronne, dans ce dernier cas, se rapproche bien de la ligne médiane, mais sans qu'il y ait danger de coupure. puisque le cheval se coupait au-dessus de cette couronne. Voilà pourquoi la ferrure Morcroft est efficace. quand la ferrure à la turque ne l'est pas. Il semble y avoir contradiction entre les deux systèmes, en réalité chacun d'eux a son indication spéciale : la ferrure à la turque est indiquée pour le cheval qui se coupe à la couronne et au-dessous, la ferrure Morcroft est indiquée pour les chevaux qui se coupent au paturon ou au boulet ou au-dessus.

Quoi qu'il en soit, ces deux ferrures sont inefficaces quand la coupure est intense, c'est-à-dire lorsqu'il faut obtenir plus d'un millimètre d'écartement, parce que l'inclinaison du sabot ne peut pas procurer un écartement dépassant notablement cette mesure.

Quant aux amincissements que d'habitude on fait subir à la muraille interne, ils sont plus pernicieux qu'utiles. On affaiblit la paroi, on la détériore très profondément; on la rend impropre aux rôles de soutien et de contention qu'elle doit remplir, et on ne corrige en rien le défaut de se couper, car l'adduction s'accentue à mesure que vous diminuez l'épaisseur du sabot percutant. Ces amincissements de la muraille percutante ne peuvent réussir que contre les coupures très superficielles. ou contre celles qui sont dues à un engorgement, un épaississement de la région percutée. Ils réussissent quelquefois par la douleur qu'ils occasionnent, douleur qui peut produire l'abduction du pied.

Les moyens précités ne réussissant pas à empêcher les coupures, on devra employer des artifices raisonnés de différents ordres, en commençant par les plus simples.

Si le cheval se coupe dans les parties postérieures d'un seul pied, il faudra forcer le cheval à poser ce pied offensé un peu en avant de la courbe adductrice décrite par le pied offensif; à le poser en D' par rapport à l'adduction f (fig. 111). On obtiendra ce résultat, en faisant allonger le pas G'D'. Nous savons comment on obtient l'allongement de ce pas; c'est en prolongeant la pince du pied G', comme nous l'avons vu au sujet du pied circulaire. En faisant déborder la pince du pied G' de un ou deux millimètres, on fera poser le pied D' un ou deux millimètres en avant de la courbe / et il peut se faire que l'animal cesse de se couper.

Un autre artifice concourra utilement à avancer le poser D'; il consiste à ferrer ce pied avec des éponges un peu longues, ou même simplement cramponnées. Les éponges longues ou cramponnées ont pour effet d'allonger le pas en avançant le poser.

Un troisième artifice, procurant le même résultat, consiste à alourdir la ferrure du pied D. C'est un usage courant sur les champs de courses d'alourdir les fers antérieurs pour allonger le développement des membres. Je n'ai pas besoin de répéter que ces artifices de ferrure ne sont applicables que dans le cas de coupure unilatérale.

Si la coupure a lieu dans les parties antérieures du pied, il sera préférable de forcer le cheval à poser son pied offensé en arrière de la courbe d'adduction offensive; à le poser en D^2 par rapport à l'adduction m (fig. 111). On y arrivera en raccourcissant le pas G^2D^5, et ce raccourcissement s'obtient par le *troncage* de la pince du pied offensif G^2, par la diminution du poids et par le raccourcissement des éponges du fer D^2.

Ce qui précède est d'une exécution simple et facile, à la portée de tout maréchal; mais il faut le reconnaître, l'efficacité n'en sera assurée que dans un certain nombre de cas. Il est un moyen bien plus efficace et qui ne trompe presque jamais, c'est de recourir à l'abduction artificielle du pied offensif. Ce moyen consiste à neutraliser l'adduction offensive par une abduction suffisante, c'est-à-dire à empêcher le pied en mouvement de dépasser la ligne

médiane du corps comme dans le pas G^2G^4 (fig. 111) où
le pied offensif décrit les abductions et adductions qui se
neutralisent *opqr*, ou bien comme dans le pas G^5G^6 où le
pied décrit une seule courbe abductrice *st*.

Plusieurs artifices peuvent procurer cette abduction du
pied G, et ils sont applicables aussi bien sur le cheval qui
se coupe des deux pieds que celui qui ne se coupe que
d'un pied.

Sur les chevaux de courses au trot, l'expérience a
démontré que l'alourdissement de la moitié externe du
fer ou du sabot procure cette abduction. De là ces *surpoids*
en plomb ou en fonte que l'on superpose à la mamelle ou
au quartier externes du sabot (fig. 112). On obtient le même
résultat en nourrissant, proportionnellement à la vigueur
du cheval, la branche externe de son fer.

Mais dans les allures ordinaires, le moyen le plus sûr
de produire l'abduction du pied, consiste à limiter la
flexion du paturon et même du genou. Par cette limitation
de la flexion du membre on voit celui-ci décrire une
courbe d'abduction manifeste. pour relever et transférer le
pied en avant. Il se passe dans ce cas l'analogue de ce
qu'on voit chez l'homme porteur d'une jambe de bois,
jambe naturellement inflexible, ou chez l'homme qui
marche avec des échasses.

Rien de plus aisé que de limiter la flexion du membre.
Le plus souvent il suffit de mettre autour du paturon un
bracelet qui empêche le pied de se fléchir entièrement sur
le paturon. Ce bracelet sera, par exemple, un tube de
caoutchouc qu'on lie autour du paturon par un lien placé
à son intérieur ; ou bien, un bracelet de paille tressée. En
tout cas la grosseur de ce bracelet doit être proportionnée à
la longueur du paturon, et il doit être coupé de longueur
convenable, pour qu'il entoure bien le paturon, sans le
serrer et sans ballotter.

Les guêtres de cuir ou d'étoffe, s'étendant depuis la couronne jusqu'au canon et serrées dans toute leur hauteur par un lacet, procurent une abduction encore plus manifeste, parce qu'elles limitent la flexion du pied, du paturon et du boulet. On trouvera dans le *Bulletin de la Société centrale* (séance du 8 février 1892), une communication que j'ai faite sur l'abduction artificielle du membre. J'y renvoie le lecteur qui voudrait plus de détails.

2. Coupures produites par le défaut de forger.

Le cheval qui forge peut se faire des coupures au paturon, au boulet, au tendon, à la sole. Nous n'avons à nous occuper ici que des coupures qu'il se fait aux glomes et aux inflexions. D'ailleurs ce que nous dirons pour ces dernières coupures est applicable à celles des régions hautes et à celles de la sole.

Le cheval qui forge peut se faire des blessures aux inflexions des pieds antérieurs et en pince des pieds postérieurs. Les coupures de la pince postérieure sont généralement peu graves, parce qu'elles ont lieu sur une zone inférieure de la muraille, et qu'elles se traduisent par une simple usure de la corne. Cependant, quand cette usure devient profonde, la muraille n'ayant plus assez d'épaisseur, devient impuissante pour son rôle protecteur et sustenteur, et alors le podophylle peut s'endolorir, s'enflammer et faire boiter ; quand cette usure de pince se rapproche ou atteint la gouttière, il peut se produire de graves complications, particulièrement celle de la seime.

Les blessures subies par les inflexions du pied antérieur percutées par le fer postérieur, sont généralement très graves. Elles ont leur siège aux glomes et à la gouttière, et se traduisent par des déchirures, des décollements, des arrachements de la corne, par des contusions violentes du bourrelet et des cartilages, par des nécroses des apophyses basilaires et des cartilages et par une boiterie intense. Encore plus que pour les coupures de quartier, il importe de préciser leur mode de production, afin d'établir le traitement rationnel. Il faut se rendre un compte exact du défaut de forger.

Le cheval a le défaut de forger lorsque, dans ses mouvements progressifs ou autres, son pied postérieur vient heurter le pied antérieur. Quand ce cheval est ferré, c'est ordinairement les deux fers qui se heurtent et font entendre ce bruit particulier, métallique, qui contraste rythmiquement avec la résonance de la foulée sur le sol et qu'on a comparé au bruit cadencé du marteau de deux forgerons forgeant un fer.

On dit que le cheval *forge* en pince, en voûte, en branche interne ou externe, en éponge externe ou interne, suivant que le pied postérieur vient frapper l'une ou l'autre de ces régions du fer antérieur. On dit aussi que le cheval *se touche* en sole, en fourchette, en talons, en glomes, en boulet, en tendon lorsque le pied postérieur vient frapper l'une ou l'autre de ces régions ou organes. On dit qu'il *forge* de la pince du fer, de la pince de corne, de la couronne, du paturon, suivant que l'une ou l'autre de ces parties du fer ou du pied postérieur vient se heurter contre les éponges du fer antérieur.

Le défaut de forger provient d'un manque d'équilibre entre la puissance locomotrice des membres antérieurs et celle des membres postérieurs; c'est un désaccord entre les deux bipèdes. Ce désaccord résulte le plus souvent d'une sorte d'atonie ou de lenteur locomotrices de l'avant-main, car c'est ordinairement parce que le pied antérieur exécute trop lentement son relever, sa flexion ou son extension, qu'il est rencontré par le pied postérieur venant couvrir la foulée antérieure.

La lenteur du relever doit être attribuée à l'atonie musculaire, à une insuffisance d'innervation ; la lenteur de la flexion, à une faiblesse de l'appareil fléchisseur ; la lenteur de l'extension, à une faiblesse des extenseurs, et très souvent. au manque d'élasticité du coussinet plantaire ou à une anomalie de l'arrête-fourchette. Je rappelle ici que l'extension du pied sur le paturon ne peut se faire rapidement qu'à la condition que le choc du coussinet plantaire et de l'arrête-fourchette contre la face postérieure des phalanges renvoie mécaniquement les talons en bas. Sans ce renvoi élastique. l'extenseur du pied ne peut agir utilement sur son levier pendant l'extrème flexion du pied sur le paturon. L'extenseur a si peu d'action sur le pied fléchi à l'extrème, que la main d'un enfant peut neutraliser tous les efforts de l'extenseur en maintenant la pince du pied très rapprochée du boulet. Nous avons parlé de ce phénomène au chapitre de l'élasticité du sabot ; nous en reparlerons au sujet du *défaut de raboter*.

Voilà sommairement l'origine et le mécanisme de la *cussion* (1) pendant la marche.

En station debout. en décubitus, la cussion peut aussi se produire, mais cela n'arrive que très rarement. Cependant, on voit certains chevaux qui, en se relevant, se touchent ou blessent les pieds antérieurs avec les postérieurs. Dans ce cas, c'est encore un défaut, comparable à celui que nous allons étudier sous le nom de défaut de *se piétiner*, un défaut d'origine encéphalique.

Une des causes de la discordance qui existe entre les deux trains locomoteurs. réside dans l'habitude qu'ont les petits éleveurs, de mettre des enferges ou entravons aux membres antérieurs des jeunes chevaux pendant leur séjour à la prairie. Quand on observe la marche d'un

____

(1) Cussion, action de forger, du latin *cussio*.

animal ainsi entravé, on voit aisément comment cette pratique altère la puissance locomotrice du train antérieur et même combien elle modifie le jeu du train postérieur. Je signale cette cause, qui ne doit pas être négligée dans l'étiologie du défaut de forger. Chacun en comprend aisément les effets.

Le défaut de forger est quelquefois attribué au jeune âge, à un entraînement défectueux, à une nourriture insuffisante, à un ferrage irraisonné et à mille circonstances diverses. Je ferai remarquer en passant qu'il est peu logique de considérer comme causes d'un manque d'équilibre, entre deux appareils locomoteurs, des conditions qui agissent également sur tout l'organisme, telles que l'âge, la nourriture, etc.

Traitement. — Quelle qu'en soit la cause, le traitement doit avoir pour objectif, pour ainsi dire unique, de rétablir l'équilibre fonctionnel entre les deux trains. C'est encore l'application des divers procédés de gymnastique qui fournira les meilleurs résultats, même sur le cheval adulte. L'exercice sur piste très pénétrable et adhérente, le cheval étant déferré des pieds postérieurs, et ferré avec garniture des pieds antérieurs, fournira un supplément de travail au train antérieur; car la ferrure avec garniture augmente l'adhérence du pied à l'empreinte. Le procédé Changeux, appliqué avec méthode, fortifiera les extenseurs du pied. A l'écurie, l'animal devra être placé dans une stalle dont le sol sera rendu très pénétrable dans la partie antérieure, tandis que la partie postérieure restera impénétrable. Un autre moyen très propre à fortifier les membres antérieurs et qui est presque toujours à la portée du propriétaire, consiste à exercer le cheval sur une route montueuse, avec la précaution de monter les côtes au trot et de les descendre au pas. Rien n'est plus fortifiant que cet exercice: la montée surcharge l'avant-main, le fait travailler plus que l'arrière-main, à la condition que l'animal, non enrêné, pourra déplacer son centre de gravité en baissant la tête, et aussi à la condition qu'on limitera cet exercice à quelques centaines de mètres de montée. La descente des côtes favoriserait le train postérieur, c'est pourquoi il est indiqué de les descendre au pas, afin qu'en dernier résultat l'avant-main se trouve favorisé.

Quand il n'est pas possible d'appliquer les procédés ci-dessus, on peut y suppléer par la ferrure, en faisant porter au pied antérieur des fers lourds ou des poids qu'on superpose à la ferrure ou au sabot et appelés dans le langage des entraîneurs *surpoids*. L'usage des surpoids est préférable à celui des fers lourds, parce qu'on peut les poser, les déposer, les remplacer à volonté. Ce sont des plaques de plomb qu'on glisse entre la sole et le fer, ou qu'on superpose à la muraille ; ce sont des sachets remplis de grenaille de plomb qu'on fixe sur la muraille externe ; ce sont aussi de petites masses de fonte ou de fer présentant un tenon, *t*, que l'on glisse dans une encoche ou mortaise pratiquée sur le bord plantaire de la muraille, *a*, et une masse arrondie concave, *p*, qui s'applique sur la muraille

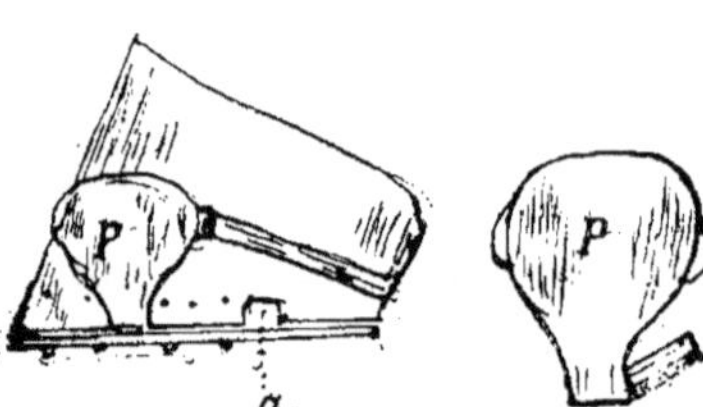

Fig. 112. — Ferrure à surpoids.

ou sur le quartier externe de la muraille ; cette masse présente deux anneaux latéraux dans lesquels passe un lien qui fixe l'appareil à la muraille. Presque toujours il est indiqué de placer les surpoids près de la pince pour faire travailler spécialement les extenseurs du pied (fig. 112).

Mais il est un artifice de ferrure bien plus directement efficace contre la *cussion*. Cet artifice a pour but de précipiter le relever du pied antérieur et de le mettre ainsi hors du champ du pied postérieur qui vient faire son poser. Il consiste tout simplement à incliner le pied antérieur sur les talons, par la parure et par la ferrure. On pare le pied un peu plus en talons qu'en pince ; on attache un fer diminuant d'épaisseur de la pince aux éponges (fer des Omnibus par exemple), et le pied se trouve ainsi appuyé sur un plan incliné d'avant en arrière. L'observation et le raisonnement démontrent que cette inclinaison précipite le relever du pied. En voici la démonstration graphique :

Sur un pied quelconque non malade, le levier phalangien descend pendant l'appui en OA (fig. 113) ; pour que le relever du pied puisse s'effectuer, il faut que le levier OA en oscillant en haut et en avant soit devenu perpendiculaire au plan de la face plantaire ; si ce plan est

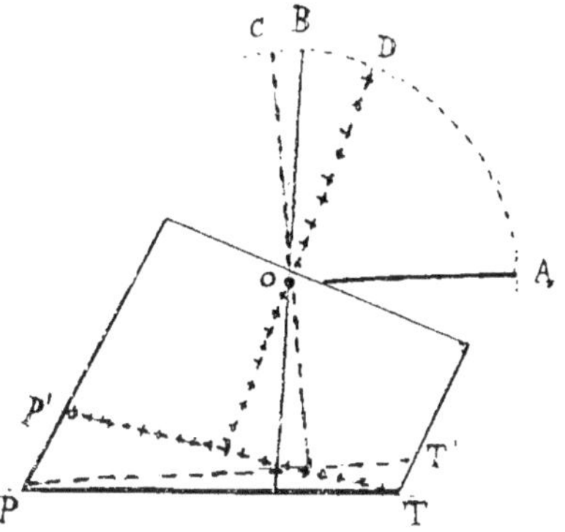

Fig. 113. — Schéma du défaut de forger.

horizontal, PT. le relever du pied ne commence que lorsque OA est arrivé en OB perpendiculaire à AT ; si le plan de la face plantaire est incliné sur la pince PT', le levier phalangien devra arriver jusqu'à OC perpendiculaire à PT' pour que le relever s'effectue ; si au contraire le plan de la face plantaire est incliné en talons P'T. le levier phalangien OA n'aura qu'à arriver en OD perpendiculaire à P'T pour que le relever du pied s'effectue. On voit donc que l'oscillation de OA, pour arriver à OD, est moins étendue que l'oscillation pour arriver à OB et surtout que l'oscillation pour arriver en OC. L'oscillation AD étant plus courte que l'oscillation AB, s'effectue plus rapidement et, par conséquent, le relever du pied commence plus tôt.

Si cet artifice précipitant le relever du pied antérieur était insuffisant, il faudrait le combiner avec une inclinaison contraire du pied postérieur. En inclinant le pied postérieur sur la pince, nous retarderons son relever, puisque le paturon devra effectuer l'oscillation AC. L'inclinaison sur sa pince du pied postérieur s'obtient par le simple cramponnage des éponges.

On s'explique maintenant pourquoi tant de chevaux qui ne forgent pas quand leur ferrure est neuve, se mettent à forger quand leur ferrure est usée. C'est que la pince du fer antérieur étant usée, le pied s'incline sur la pince, et que les crampons du fer postérieur étant usés, le pied postérieur s'incline sur les talons.

Par la ferrure on peut corriger encore le cheval forgeur d'un seul côté, en faisant poser le pied antérieur un peu plus en avant, et son pied postérieur un peu plus en arrière, comme nous l'avons fait pour le cheval qui se coupe.

Quand le choc du forger est très superficiel, on le corrige assez souvent en tronquant la pince du fer et du pied postérieur; si le cheval forge en pince, en tronquant la pince du fer antérieur; si le cheval forge en voûte, en échancrant la voûte du fer antérieur; si le cheval forge en éponge, en tronquant ces éponges.

Il est des cas où tous les moyens que nous venons de passer en revue sont inefficaces. Dans ces cas il n'y a plus : 1° qu'à supprimer le bruit du forger, en faisant choquer la corne et non le fer; 2° en protégeant les parties atteintes avec des ferrures appropriées, ou avec des appareils en étoffe, en caoutchouc, en cuir, etc.

3. Coupures produites par le défaut de se piétiner.

Je dis qu'un cheval *se piétine*, lorsque dans la marche, notamment pendant les détours, lorsque dans les divers mouvements de la station quadrupédale, il atteint, meurtrit ou foule l'un de ses pieds avec le pied congénère opposé. On pourrait ranger avec ce défaut l'habitude que prennent certains chevaux d'appliquer l'un de leurs pieds sur le plan oblique et déclive de la pince du pied opposé, et l'habitude de s'attraper les pieds antérieurs avec les postérieurs, soit en se couchant, soit en se relevant.

Le défaut de se piétiner pendant la marche et les détours me semble, du moins chez certains chevaux, être le résultat d'une anomalie encéphalique. L'habitude de reposer un pied sur le pied opposé pendant le repos, est au contraire un acte calculé et instinctif, ayant pour but de soulager par un appui incliné en avant, un pied souffrant en talons, ou un membre souffrant dans son appareil fléchisseur.

Le défaut de se piétiner est peut-être aussi fréquent que celui de forger. Il produit des coupures plus profondes et plus graves que les défauts de se couper et de forger. Ces coupures ont lieu sur la mamelle externe, sur la pince et sur toute la moitié interne du pied. Elles intéressent presque toujours le bourrelet et la gouttière, produisent des décollements, des arrachements, des abcès, des seimes, des bleimes, des lésions ligamenteuses, tendineuses ou cartilagineuses, suivant le point qu'elles occupent.

Ce défaut est généralement incorrigible et l'on doit se borner à en pallier ou atténuer les effets.

On ferrera juste le pied offensif, on arrondira à la lime le bord plantaire qui peut dépasser le fer. On émoussera à la lime tous les angles, toutes les arêtes, toutes les *carres* du fer. On tronquera les éponges pour les encastrer dans la corne. D'autre part, on couvrira d'une enveloppe protectrice tout le pourtour antérieur et interne du pied offensé.

Une remarque à faire et qui prouve que le défaut est d'origine encéphalique, c'est que le plus souvent le cheval ne se piétine que d'un côté.

Quant à l'habitude d'appuyer un pied sur l'autre pendant le repos, on la corrigera en guérissant la lésion qui fait souffrir les talons ou les fléchisseurs ; ou bien en procurant à l'animal pendant son séjour à l'écurie un sol pénétrable et sablonneux où le pied trouvera l'appui incliné en avant qu'il recherche et qu'il trouve sur le plan incliné de la pince de l'autre pied.

4. Coupures de provenances diverses.

Il est d'autres causes de coupures que les défauts que nous venons d'examiner. La muraille peut être coupée par les mouvements faits pendant que l'animal se couche, pendant le décubitus, pendant qu'il se relève, pendant la marche dans l'eau, par mille incidents de la chasse, par les accidents du sol : elle peut être coupée sur sa moitié externe par le cheval voisin ou conjugué ; dans les marches en troupe serrée, elle peut être coupée sur tous ses points et sur tous les pieds par les chevaux d'à côté, d'avant et d'arrière. Il est inutile de s'arrêter sur ces coupures d'origine si diverse.

5. Traitement local des coupures en général.

1° Exciser et faire tomber tous les lambeaux de corne séparés ou décollés.

2° Calmer l'inflammation des tissus, par des bains froids et des cataplasmes froids.

3° Recouvrir le bourrelet mis à nu par un pansement légèrement compressif ; si le bourrelet est déchiré, le faire cicatriser au plus vite sans perte de substance.

4° Si la cicatrisation cutidurale ne proliférait plus, raviver la plaie par excision superficielle, ou par irritation topique, jusqu'à ce que la sécrétion cornée ait repris.

5° En cas de complications (bleimes, seimes, faux quartier, etc.), traiter suivant les cas.

Nous nous sommes un peu étendu sur les coupures, parce que c'est un sujet plein d'intérêt et d'une grande importance pratique, et qui jusqu'ici n'a pas été traité d'une manière réellement satisfaisante.

J. — MURAILLE CREUSE.

On appelle ainsi la muraille qui, percutée au marteau, sonne le creux en un ou plusieurs de ses points. Cette résonance provient en effet d'un vide existant dans l'épaisseur de la muraille, ou entre la muraille et le podophylle.

La cavité existant dans l'épaisseur de la muraille ou sous la muraille, peut être de différente nature, et dans la pratique on l'appelle seime horizontale, fourmilière, ou faux quartier.

1° **Seime horizontale** (fig. 114). — La seime horizontale, ou encore appelée *seime transverse* ou *traverse*, et *avalure*, est un creux qui est produit par un décollement plus ou moins étendu de la gouttière. Ce décollement provient soit d'une atteinte directe sur la région du bourrelet, soit de la soufflure au poil d'un abcès intérieur. Quelle que soit la cause du décollement, le point de la gouttière une fois séparé de la cutidure, s'écarte de la matrice, se dessèche, et dès lors il ne peut plus se ressouder avec la corne ultérieurement sécrétée (fig. 114, A); il reste un vide plus ou moins large entre la corne décollée et la nouvelle corne sécrétée (A). Ce vide, entraîné par l'avalure, fuit devant la nouvelle corne, parcourt toute la hauteur de la muraille et arrive, à la longue, au bord plantaire C, où il disparaît par usure ou par parure. Ce vide se traduit par une solution de continuité *gde* formant une ligne horizontale qui reste apparente ordinairement dans tout son trajet. Quelquefois cependant, il arrive que la corne périoplique, franchissant le vide, le recouvre et le cache à la vue, jusqu'au moment où l'avalure l'a conduit au delà de la bande périoplique, c'est-à-dire jusqu'au milieu de la muraille, où cette bande se desquamant et se détachant laisse réapparaître la solution de continuité.

Tant que la solution de continuité n'a pas abandonné la zone cutigérale, elle garde le nom de *soufflure* ; plus bas, elle prend le nom de seime horizontale ou transverse, que les anciens hippiatres appelaient *avalure* à cause de sa marche incessante vers l'aval de la muraille.

On comprend que la profondeur de la seime traverse n'est pas toujours la même, qu'elle dépend de l'étendue de la soufflure ou décollement initial de la gouttière. Si ce décollement est limité au voisinage du bord coronaire, le vide restera superficiel ; si au contraire le décollement s'étend depuis le bord coronaire de la gouttière jusqu'au fond du sillon sous-cutidural, le vide occupera toute l'épaisseur de la muraille. Dans ce cas, les choses deviennent plus graves, car le podophylle ne tarde pas à être découvert et par conséquent à sécréter de la corne qui formera faux quartier.

La seime horizontale est généralement peu grave ; elle ne compromet le rôle contenteur et suspenseur de la paroi que dans le cas où elle a une grande étendue horizontale : aussi s'en préoccupe-t-on à peine dans la pratique. Cependant nous venons de voir qu'elle peut se transformer, avant sa disparition, en fourmilière ou en faux quartier qui sont deux autres formes de la *muraille creuse*.

Traitement. — Le plus souvent la seime horizontale disparaît-d'elle-même par l'usure et n'exige aucun traitement. Cependant, si elle est profonde et large, elle peut affaiblir l'accouplement podokéraphylleux, et dans ce cas on fera bien de prendre quelques précautions de ferrure. On parera le pied en l'inclinant très légèrement sur la région correspondant à la seime horizontale ; on fera à la scie deux scissures verticales partant des deux extrémités du creux, *ef*, *gh*, et entre les deux scissures on ruginera le bord plantaire *hf* ; cela fait, on appliquera un fer quelconque, couvert, sans ajusture, portant bien par toute sa face supérieure, sauf sur la rainure *fh*. Le brochage étant fini, on bouchera la solution de continuité *ge* avec de la cire à modeler.

On comprend les effets de ces prescriptions : les scissures limitrophes favorisent la descente naturelle de la seime transverse et l'empêchent de se transformer en fourmilière par arrêt d'avalure ; le rainage du bord plantaire *hf* soulage le podophylle correspondant contre la pression de l'appui ; l'inclinaison de la parure rejette le centre de pression vers la région opposée ou surélevée ; la couverture et l'inajusture font travailler à l'appui la sole, et soulagent aussi le podophylle ; enfin le bouchage de la solution, empêchant l'air de pénétrer dans le creux, conjure la formation du faux quartier et de la fourmilière.

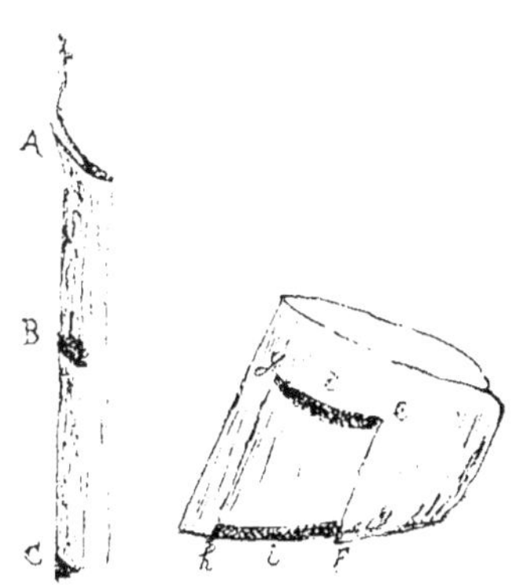

Fig. 114. — Seime transverse.

2° **Fourmilière** (fig. 115). — La fourmilière consiste en un creux ou vide formé entre les couches corticales et la couche kéraphylleuse vers la zone inférieure de la muraille. Ce vide s'ouvre sur le bord plantaire ; il s'étend plus ou moins horizontalement ; mais d'abord très limité en hauteur, il ne tarde pas à se développer progressivement

de bas en haut, et à la longue il peut remonter jusqu'au
tiers supérieur de la muraille.

La fourmilière évolue de la manière suivante : Par une
circonstance toute fortuite, mauvaise parure, mauvais
appui du bord plantaire sur le fer, chauffure ou brûlure
du velouté et du podophylle, piqûre du bord inférieur du
tégument, podophyllite, préexistence d'une seime traverse
profonde, etc., la sole cesse de s'accroître en un point donné

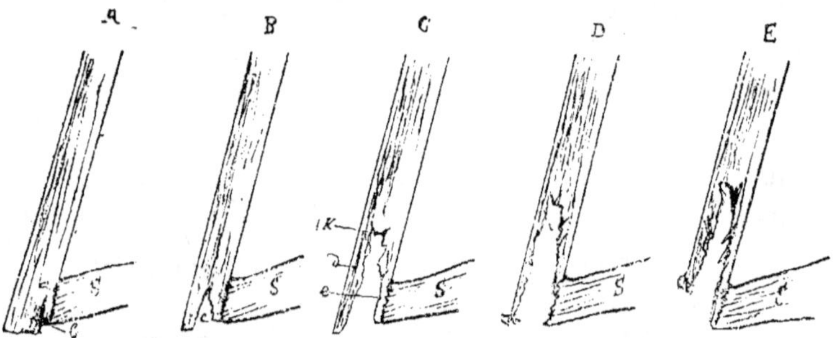

Fig. 115. — Schéma de la fourmilière.

de sa périphérie, et le podophylle aboutissant au même
point entre en état congestionnel ou inflammatoire : ces
deux causes concourent à laisser les lames de corne pri-
sonnières dans les lames de chair, à les immobiliser pendant que les couches corticales, entraînées par les parties
voisines de droite et de gauche, continuent leur avalure.
Cette différence d'avalure se manifeste très bien à l'œil, car
on constate, lorsqu'on déferre le cheval, que la partie externe
du bord plantaire est descendue plus bas que la couche
kéraphylleuse (fig. 115, A). Jusqu'ici, il n'y a pas, à proprement parler, de fourmilière, puisqu'il n'y a pas encore
de creux ; mais cette descente de la couche corticale, sur
la couche profonde immobilisée, n'a pu se faire sans une
solution de continuité encore linéaire, *ab* ; la solution est
faite, mais sans écartement des deux couches. A la ferrure
suivante la scission se manifeste par un vide ou une cavité

(*c*, fig. 115, B). Cette cavité s'est produite par l'introduction de l'air dans la fente *ab*. Sous l'influence de l'air, la corne s'est desséchée, fendillée, réduite en poussière et s'est détachée. C'est le premier degré de la fourmilière proprement dite, qui ne dépasse pas encore en hauteur le plan supérieur de la sole, et dont le bord externe est plus allongé que le bord interne (B, fig. 115). Plus tard, et toujours sous l'influence de l'air et aussi sous l'influence de la différence d'avalure entre la couche corticale *d* et la couche kéraphylleuse (fig. 115, C), la cavité s'agrandit en tous sens ; son fond *k* remonte au-dessus du plan supérieur de la sole et ses bords inférieurs s'amincissent, mais le bord externe est encore plus allongé que l'interne. — Plus tard, la cavité s'agrandit encore, remonte jusqu'à la moitié ou jusqu'au tiers supérieur de la muraille ; sa paroi externe est devenue très mince, bombée, ou déprimée ; son bord inférieur, déchiré, ne dépasse plus la sole ; son bord interne est complètement détruit par dessiccation et laisse à nu le bord de la sole, qui se trouve ainsi limiter en dedans la fourmilière. D'autres fois, c'est le bord externe qui se trouve détruit jusqu'à une très grande hauteur, par la dessiccation et les accidents de la marche (fig. 115, E).

La fourmilière est une altération très grave, non seulement parce qu'elle compromet la solidité de la ferrure et qu'elle est toujours longue à guérir, mais encore et surtout parce qu'elle affaiblit considérablement la paroi et la rend impuissante à remplir ses rôles sustenteur et contenteur. La fourmilière fait souvent boiter très bas.

La fourmilière est quelquefois la terminaison de la seime horizontale arrivant vers la région inférieure de la muraille ; elle peut aussi se transformer en véritable faux quartier, par exemple lorsque, remontant au-dessus du plan supérieur de la sole, la couche kéraphylleuse devient extrêmement mince, se fendille, tombe en poussière et met à nu ou presque à nu le podophylle qui immédiatement se met à sécréter son épiderme protecteur contre l'action de l'air.

Traitement. — La fourmilière réclame des soins appropriés à son étendue et à son ancienneté.

Si elle est récente et peu profonde, ruginer très légèrement les deux bords de son ouverture plantaire afin qu'ils ne portent pas sur le fer ; incliner, par la parure générale, le pied sur la région malade afin de la décharger d'une partie du poids du corps ; ajuster le fer de manière qu'il porte par toute sa face supérieure sur la sole et le bord inférieur de la muraille, le point malade excepté ; brocher ce fer avec la précaution de ne pas passer de clous au voisinage de la fourmilière.

Si la fourmilière est ancienne et profonde, ruginer tout le bord externe de la cavité jusqu'au niveau de la ligne K en respectant la couche kéraphylleuse *e* encore accouplée au podophylle ; pratiquer de chaque côté une rainure ou scissure limitrophe et verticale comme nous l'avons fait au sujet de la seime horizontale ; incliner par la parure la face plantaire sur la région malade, si la fourmilière est unique ; préparer un fer comme le précédent en y ajoutant un pinçon au quartier opposé pour assujettir la ferrure : brocher comme précédemment ; remplir le vide fait par la rugination du bord externe avec de la cire à modeler maintenue en place par un tour de bande ou un pinçon *ad hoc*.

Le principe fondamental de cette ferrure consiste à incliner le pied sur la partie malade afin de reporter le poids sur la partie opposée restée plus haute, contrairement à ce que tous les auteurs prescrivent. Le podophylle ainsi soulagé sur la région se dégorge de sang, et facilite l'avalure de la couche kéraphylleuse. D'autre part, en activant la croissance de la sole, par son travail à l'appui sur le fer, par le stationnement du cheval sur un sol en cailloutis, on activera de même l'avalure du kéraphylle, et l'on pourra ainsi rendre l'avalure des couches kéraphylleuses égale à celle des couches corticales. Nous savons que la fourmilière est due précisément à l'inégalité d'avalure des deux couches de la paroi.

3° **Faux quartier.** — Le faux quartier est la troisième forme que peut revêtir la muraille creuse. Il consiste en une cavité existant entre le kéraphylle dénudé ou enflammé.

Le faux quartier a toujours pour point de départ une dénudation ou un état inflammatoire d'une région du podophylle, parce qu'il ne peut y avoir sécrétion podophyllienne hors ces deux conditions.

Une contusion au travers de la paroi, une bleime, une seime, une piqûre de maréchal peuvent provoquer la sécrétion podophyllienne par inflammation; la préexistence d'une fourmilière, d'une seime horizontale, peut provoquer cette sécrétion par dénudation du podophylle : c'est-à-dire par l'action directe de l'air que ces deux lésions amènent à la surface du podophylle. D'après un examen un peu sérieux des faits, on serait conduit à attribuer la sécrétion podophyllienne toujours à l'action de l'air.

On voit souvent, en effet, des inflammations très vives du podophylle évoluer et disparaître sans que celui-ci entre en sécrétion. On voit par exemple des brûlures profondes des parties basses du podophylle produire une inflammation et une boiterie très intenses sans amener l'état sécrétoire, parce que ces lésions n'entraînent pas de vide provoquant l'introduction de l'air; tandis que la moindre piqûre, la moindre seime, même un simple amincissement pelliculaire qui font pénétrer l'air sur le podophylle, produisent toujours la sécrétion d'une corne podophyllienne.

Quoi qu'il en soit, le podophylle lésé ou dénudé se met

immédiatement à sécréter une corne épidermique mal liée, friable, inassociable avec la corne pariétale. Les produits de l'inflammation ou de la mortification du podophylle se ramassent en un point situé entre les deux cornes, et là ils forment une cavité, dès qu'ils ont disparu par résorption ou par déversement à l'extérieur. Dès que la cavité formée est accessible à l'air, elle s'agrandit par pulvérisation et exfoliation de la fausse corne principalement.

Le faux quartier obéit à l'avalure générale, et dès que cette avalure peut procurer au podophylle enflammé une couverture normale de corne cutidurienne qui descend au-dessus de la fausse corne, ce podophylle cesse progressivement, de haut en bas, de sécréter. Le faux quartier ainsi que la cavité disparaissent à la longue par l'usure plantaire.

Tant que le faux quartier existe, la muraille qui le recouvre se distingue de la muraille restée saine, non seulement par la résonance au marteau, mais encore par sa siccité, sa rugosité, son bombage ou sa dépression, le changement de direction de ses fibres.

Le faux quartier peut être moins grave que la fourmilière, parce qu'il guérit généralement plus vite ; mais quelquefois il peut produire une telle compression sur le podophylle et sur l'os du pied que la boiterie est extrême, et qu'il peut survenir des complications très graves, telles que gangrène du tégument, nécrose de l'os ou une dépression persistante de celui-ci, dans laquelle se loge la paroi descendante (Voir *Muraille rentrée*). Cette compression, agissant sur la paroi, peut amener la seime.

Nous aurons, dans la suite, à parler d'une forme particulière de faux quartier appelée kéraphyllocèle (Voir *Muraille tubéreuse*) et d'une autre forme très intéressante dont nous parlerons à l'article *Fourbure*.

Traitement. — Le traitement du faux quartier ne diffère

pas de celui de la fourmilière. Ce n'est que dans le cas où
il comprime l'os du pied ou qu'il a déterminé la seime,
qu'il faut recourir à l'extirpation du lambeau pariétal où
se trouve le faux quartier. Mieux que tout autre fer, le
fer à planche, ajusté comme nous l'avons dit plus haut,
convient aux pieds affectés de fourmilière et de faux quartier.

K. — Muraille dérobée (fig. 116).

C'est une muraille dont la partie inférieure est ramollie,
peu consistante, déjetée en dehors ou en dedans, fendue,
déchirée, éclatée, réduite à un biseau très mince.

Cette altération n'est due qu'à la nature toute particulière de la corne soudée à la sole et qui, une fois éloignée
du podophylle, s'associe à la corne soléaire. Au point de vue
de la causalité, je ne tiens aucun compte des effets d'une
mauvaise ferrure ou d'un déferrage accidentel.

Elle peut être due au manque de hauteur (largeur) du
bourrelet, et en effet, je crois avoir constaté que lorsque la
muraille est dérobée dans toute son étendue, elle provenait
d'un bourrelet étroit de haut en bas.

Lorsque la muraille n'est dérobée qu'en un point, on
constate que le bourrelet se trouve rétréci par une cicatrice
correspondant à ce point.

Enfin la principale cause de cette altération doit être le
défaut d'activité sécrétoire du bourrelet ou la lenteur de
l'avalure.

Presque toujours une muraille dérobée semble parfaitement normale lorsqu'on l'explore dans la zone supérieure
à la sole. Il est probable que la muraille ne s'altère ainsi
que par son contact avec le bord de la sole et peut-être
aussi sous l'influence de cette matière granuleuse qui
s'exhale à la surface du podophylle normal, qui sert à la
lubrifaction des deux surfaces feuilletées glissant l'une sur

l'autre et qui s'interpose ensuite entre les lames kéraphylleuses et les lamelles du bord soléaire dont l'intercalation
constitue ce qu'on appelle la ligne blanche, ou zone de
soudure de la sole. Cette substance lubrifiante doit s'alté-
rer en restant trop longtemps sur le podophyle à cause de la lenteur de l'avalure.

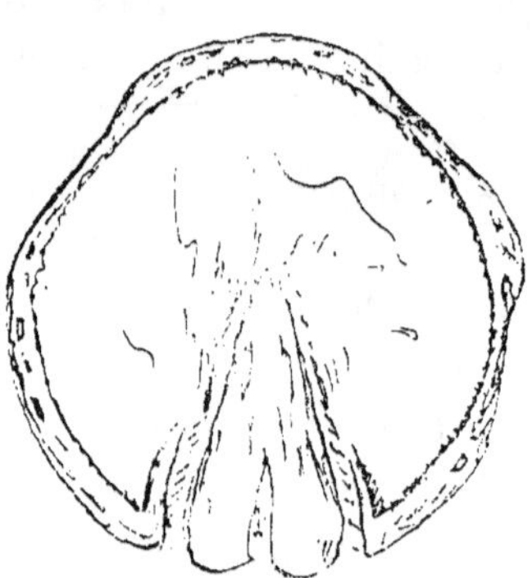

Fig. 116. — Muraille dérobée.

Quoi qu'il en soit, il est certain que la domestication a considérablement affaibli la résistance à l'usure qu la corne des animaux sauvages présentait. La ferrure, la dureté des routes ont singulièrement modifié l'appui des solipèdes et la sécrétion de leur sabot, en condamnant la sole et la fourchette à une
inertie fonctionnelle presque absolue, et en surmenant au
contraire la muraille. Ces deux conditions antiphysiolo-
giques, jointes à l'hérédité, ont tellement altéré la corne
plantaire, que le cheval, qui pouvait autrefois parcourir
sans ferrure des distances pour ainsi dire sans limite, à
travers les montagnes et les plaines tour à tour arides ou
humides, ne pourrait aujourd'hui sans ruiner ses pieds,
faire le trajet de Paris à Pontoise.

Si, comme nous l'avons supposé, le dérobement de la
muraille est dû à l'altération de la substance sécrétée sur
le podophylle et descendant se concréter sur la zone de
soudure, il est permis de croire que c'est un ralentissement général de l'avalure, c'est-à-dire un renouvellement trop lent du sabot qui provoque cette altération.
Cette hypothèse expliquerait en même temps la décadence
du sabot actuel. Le sabot, trop lentement renouvelé, non
seulement ne peut suffire à la détrition, mais encore se

trouve exposé aux altérations physico-chimiques de sa
substance. La corne s'altère parce qu'elle est trop vieille
ou sécrétée depuis trop longtemps. Cela reviendrait à dire
que si les chevaux d'autrefois pouvaient, sans ferrure, faire
d'immenses trajets, c'est que la croissance de leur sabot
était plus active qu'elle ne l'est aujourd'hui.

Le sabot dérobé ne croît qu'avec une lenteur désespé-
rante

L'observation attentive des faits donne lieu à une
autre hypothèse sur la provenance du dérobement. Il serait
très rationnel d'admettre que la partie tout à fait inférieure
du podophylle se trouve envahie par le tissu velouté, c'est-
à-dire que le biseau de démarcation existant entre le tissu
feuilleté et le tissu velouté se couvrirait de papilles, ainsi
que l'extrémité inférieure des lames de chair. Dans ces
conditions la zone inférieure du podophylle, ainsi que le
biseau de démarcation, sécréteraient de la corne de même
nature que la corne de sole, qui s'associerait mal avec la
paroi descendue du bourrelet et qui donnerait à la partie
inférieure de la muraille les propriétés de la corne de sole,
c'est-à-dire la friabilité, l'inconsistance, la tendance à se
desquamer qui caractérisent cette dernière.

Traitement. — Le traitement que comporte la muraille
dérobée doit donc consister à activer la croissance de la
corne.

Nous connaissons les moyens d'activer la sécrétion cornée et l'avalure. Ils consistent à faire travailler à l'appui
toutes les parties de la face plantaire, et à transmettre à la
cutidure et au velouté la sensation d'une détrition
intense.

Le pied dérobé exige donc un fer couvert et sans ajusture, ayant le contour qu'aurait le bord plantaire s'il
n'était pas dérobé; portant partout les points de sa face
supérieure; broché haut et avec des lames minces; muni

de plusieurs pinçons pour assujettir la ferrure ; étampé en regard des parties saines de la paroi quelque rapprochées qu'elles soient des talons. La parure de ce pied doit tendre à l'incliner sur les parties les plus altérées pour en diminuer le travail. Cette inclinaison du pied sera obtenue plus facilement par l'épaississement local duf er que par la parure, car un pied dérobé se prête peu à l'action du couteau.

On fera séjourner l'animal ainsi ferré, sur un sol fortement détriteur, tel que le sol empierré, ou recouvert d'une couche de cailloux qui exciteront le velouté et même la cutidure à sécréter abondamment ; en activant ainsi la croissance de la sole de la fourchette et de la paroi, on hâtera le renouvellement du sabot et la réfection de la muraille altérée ; on hâtera aussi le renouvellement de la substance lubrifiante qui doit servir de ciment adhésif à la soudure soléo-pariétale.

Je n'ai pas besoin d'ajouter que le pied dérobé exige un sol exempt de fumier, d'urine ou d'humidité quelconque. Le plancher américain est par conséquent indiqué pour assurer la restauration des cornes dérobées.

L. — Muraille de travers.

C'est celle que nous avons étudiée sous le nom de *muraille cambrée en quartier*. C'est ce que les auteurs français appellent pied de travers. Le qualificatif *de travers* conviendrait aussi bien aux pieds panards et cagneux ; c'est pourquoi nous l'avons rejeté.

M. — Muraille droite (fig. 117).

C'est la muraille qui prend une direction trop verticale, IFJH, tandis que la direction normale serait IEJG. Ce défaut peut être général ou partiel suivant qu'il règne sur tout le pourtour, ou seulement sur une région du sabot.

La verticalité de la paroi est commandée par la convexité du bourrelet. La courbe décrite par le bourrelet, au lieu d'être tournée suivant $a'b'$, qui envoie sa corne suivant IE, se trouve tournée suivant la courbe ab et, forcément, sa corne prend la direction IF. En talons la cutidure s'incurve suivant cd et envoie la corne dans la direction JH, au lieu de l'envoyer suivant JG concordant avec le bourrelet $c'd'$.

Cette déviation de la courbe du bourrelet est commandée par l'état anatomique du pourtour de l'articulation, et alors le défaut pariétal est congénital ; ou bien elle est commandée par un état pathologique (exostoses, formes, etc.),

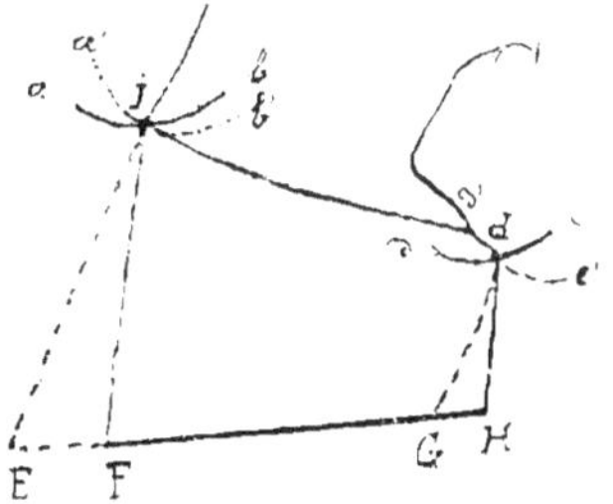

Fig. 117. — Schéma de la muraille droite.

et alors le défaut de la muraille est acquis. Dans tous les cas, l'os du pied prend une direction concordant avec la déviation du bourrelet.

La muraille peut être droite en avant et oblique en talons ou *vice versa*, parce que le bourrelet étant assis sur des organes divers peut se dévier diversement suivant les régions. C'est pourquoi on rencontre des pieds comme IFJH, comme IFJG, comme IEJH, comme IEJG.

Le pied droit ne doit pas être confondu avec le pied mulage, qui est caractérisé par l'horizontalité du bourrelet IJ (voir plus loin).

La muraille droite est aussi bien constituée que la muraille ordinaire ; peut-être mieux constituée, car elle est généralement plus robuste et exempte de lésions. Elle a cependant l'inconvénient de troubler l'esthétique du pied, l'élégance et la souplesse des allures, et de diminuer la base de sustentation. Elle diminue la vitesse de la marche, parce qu'elle raccourcit le diamètre longitudinal du pied : $FH < EG$.

Pour remédier au manque de vitesse : incliner, par la parure, le pied sur les talons, garnir la pince très légèrement.

Quant à l'inconvénient de rétrécir la base de sustentation, il me paraît plus dangereux qu'utile de garnir le pourtour de la ferrure dans le but d'y pallier. Le pied droit est une base de sustentation peu élégante, mais solide.

N. — Muraille dure.

C'est la muraille à texture serrée, qui se laisse difficilement traverser par les clous à ferrer.

La dureté de la muraille est commandée par la hauteur de la courbe cutidurale (voir chapitre II, § 7). Elle est sous la dépendance de la race, du climat, peut-être de la nourriture. Elle est héréditaire. Elle serait très recherchée si nos chevaux marchaient sans ferrure; elle atténue les effets du déferrage accidentel.

Cependant la dureté excessive de la muraille est un inconvénient assez grave pour la ferrure, car elle expose à des piqûres, par *coudure* de la lame ou de la pointe des clous, et elle provoque de fréquentes coudures de la lame sur le fer (clou qui salue), ou des coudures entre le fer et la sole, qui assez souvent nécessitent le débrochage des clous déjà implantés.

Pour éviter ces accidents, il faut, au moment de la ferrure, soumettre les pieds à ferrer à un pédiluve tiède, d'une durée suffisante pour attendrir la corne.

O. — Muraille encastelée ou serrée (fig. 118).

C'est celle dont les branches, mal contenues par les

barres et par la fourchette, ont exécuté un mouvement de
retrait vers le centre.

Sur le pied vivant comme sur le pied mort, la muraille
a la propriété de se rétracter, de fermer l'arc qu'elle décrit.

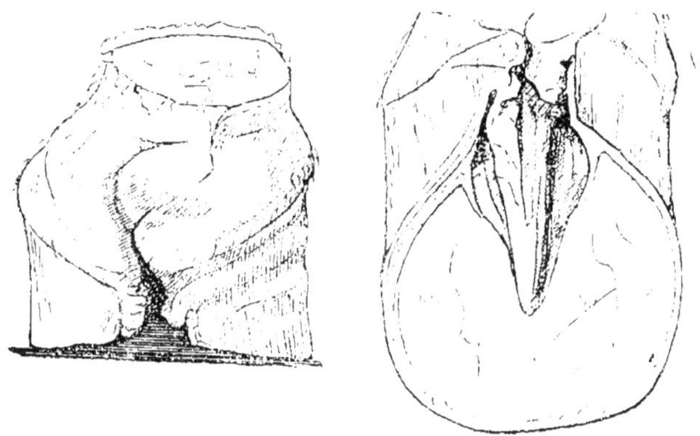

Fig. 118. — Pied encastelé (imité de Pader).

La finalité de cette propriété est, sans doute, de procurer
aux couples de la pile podokéraphyllienne la pression qui
assure leur adhérence lorsque la turgescence du podophylle disparaît ou devient insuffisante. Cette propriété, si
manifeste et si intensive quand le sabot est énucléé, est,
sur le pied vivant, maintenue dans les limites physiologiques par la résistance fonctionnelle des barres, et par
l'obstacle matériel que fait la fourchette posée entre les
deux inflexions pariétales (Voir aux *Propriétés physiques
de la paroi*, chap. III, § 2).

La ferrure européenne a toujours pour résultat d'affaiblir la réaction des barres contre la rétraction murale. On
coupe ces barres dans la parure ; dans certains pays, on
les regarde comme une altération de la sole, comme des
cors aux pieds (Ries, com. in.) ; on les laisse pourrir par
les exhalaisons des lacunes, les maladies de la fourchette,
les urines, les fumiers ; par la ferrure on les maintient

dans une inertie complète en les éloignant du fer et du sol, ou bien on les laisse se coucher sur la sole. Avec des barres ainsi appauvries, il faut s'étonner qu'il n'y ait pas encore plus de pieds encastelés. Heureusement pour le cheval, si la ferrure annihile les barres, elle limite considérablement la rétraction murale, et, sans le brochage, je pense qu'aucun pied, avec de telles barres, ne resterait à l'abri de l'encastelure.

La ferrure met également dans l'inertie la fourchette ; mais malgré cela, celle-ci conserve ordinairement son volume, parce que son rôle dans l'appui est secondaire. Le rôle principal de la fourchette n'est pas de se mettre en contact avec le sol. Il est si vrai que la fourchette ne sert que secondairement à l'appui, que le plus souvent, même sur le pied non ferré, elle reste au-dessus du bord plantaire des barres et de la sole ; que sous l'appui, sur un sol impénétrable elle reste hors de contact avec le sol. La fourchette arrive quelquefois au niveau du plan soléaire, mais une marche de quelques heures suffit pour user cette fourchette exubérante et la remettre un peu au-dessus de la face plantaire ; étant plus tendre que les autres cornes elle s'use plus vite et à un niveau supérieur.

On a donc tort de dire que c'est l'atrophie de la fourchette qui produit l'encastelure ; et d'ailleurs, celle-ci existe longtemps avant que la fourchette ait diminué de volume. On voit, en effet, la fourchette comprimée, pénétrée même par les angles d'inflexions déjà rétractés, et pourtant elle a encore un volume considérable. L'atrophie de la fourchette doit sans doute faciliter le retrait mural, mais elle ne l'occasionne pas ; elle est une des conséquences, mais non la cause de ce retrait.

Néanmoins, la parure, qui en diminue le volume, l'empêche de réagir contre la rétraction murale.

Voici comment l'encastelure évolue dans la grande

majorité des cas qu'il m'a été donné d'observer : Sous l'influence de la ferrure européenne, le podophylle se trouve surmené par la limitation de l'appui au bord plantaire du pied et par la répartition exagérée du poids du corps sur la région postérieure de ce podophylle. Ce surmenage enflamme le podophylle, surtout en talons, et par conséquent chauffe la corne qui alors se dessèche et exagère sa rétraction. — Le retrait mural commence et s'accentue, tantôt sur la zone cutigérale, qui est la plus mince, tantôt sur la zone moyenne ; il comprime le bourrelet, l'appauvrit, le dévie ; il comprime le podophylle, gêne et diminue la circulation sur tout le tégument sousmural, endolorit toutes les parties vives, renverse les cartilages en dedans, rapproche les deux inflexions de la ligne médiane, et rétrécit l'espace occupé par le coussinet ; celui-ci, rétréci latéralement, repousse la fourchette en bas. A ce moment la douleur des parties vives limite la flexion du pied sur le paturon au moment du relever, et c'est ce manque de flexion qui restreint le jeu élastique du coussinet et provoque l'atrophie de celui-ci. Le retrait mural augmente à mesure que les résistances s'éteignent, le coussinet s'atrophie, le velouté sous-jacent diminue sa sécrétion, et alors la fourchette de corne commence à s'altérer, se dessécher, diminuer de volume, remonter entre les barres.

Telle est la marche progressive de l'encastelure. Ce n'est pas l'atrophie du coussinet qui occasionne l'encastelure, c'est l'exagération du retrait mural, ou plutôt c'est l'inflammation du podophylle, puisque c'est cette inflammation qui exagère le retrait de la muraille.

La rétraction murale étant immanente, trois organes semblent préposés à sa neutralisation. Ces trois organes sont les barres, la sole et la fourchette ; mais principalement les barres.

Pour se rendre compte de l'action respective que ces deux organes peuvent exercer contre la rétraction murale, il faut faire les expériences suivantes : Prendre deux sabots nouvellement vidés ; sur l'un, A, supprimer la fourchette tout entière ; sur l'autre, B, couper les barres par une scissure faite au voisinage des inflexions ; exposer ces deux sabots à l'air libre. Au bout de deux jours on constatera que le sabot A s'est rétracté de trois ou quatre millimètres, à peu près comme si le sabot avait conservé sa fourchette ; on constatera d'autre part que le sabot B s'est rétracté de huit à douze millimètres. Les jours suivants on verra la rétraction s'accentuer sur les deux sabots, mais en conservant toujours la même différence. De cette expérience il résulte bien que les deux barres ont une grande action contre la rétraction, et que la fourchette en a une bien moins considérable.

Autre expérience : Sur un sabot venant d'être énucléé, coupez par scissure une des barres et laissez l'autre intacte. Au bout de très peu de jours, vous verrez le sabot se rétracter beaucoup plus vite et beaucoup plus du côté correspondant à la barre scissurée que de l'autre côté. Il n'est donc pas douteux que les barres ont pour effet de neutraliser la rétraction murale ; et si on admet que l'encastelure résulte de la rétraction de la muraille, il faut admettre nécessairement qu'une des causes de l'encastelure, que la principale cause, réside dans l'impuissance fonctionnelle, dans l'appauvrissement des barres. Les anciens hippiatres qui ont ainsi appelé les deux extrémités infléchies de la paroi, connaissaient parfaitement leur rôle fonctionnel : *barrer la muraille, l'empêcher de se fermer.*

La dessiccation de la corne est encore une cause de rétraction exagérée de la muraille, mais il ne faut pas oublier qu'une muraille rétractée par dessiccation a la propriété de se rouvrir quand on l'humecte. Dans la pratique, on peut tirer un grand parti de cette propriété.

La bande périoplique du sabot n'est pas sans action sur l'encastelure. Cette bande, très épaisse au niveau des glomes, cette bande, d'ailleurs extrêmement hygrométrique, se dessèche dès que le pied devient malade, et la dessiccation la contracte avec une extrême intensité. On voit, sur le sabot énucléé, la corne périoplique se contracter avec une telle violence qu'elle renverse en dedans tout le bord coronaire de la gouttière, qu'elle resserre les glomes, les remonte, les repousse en avant ou en arrière, les fait se chevaucher, et renverse l'arrête-fourchette sur l'un ou sur l'autre côté. Il est certain que cette constriction de la bande périoplique est plus atrophique pour les bulbes du coussinet que la rétraction murale.

Un autre phénomène doit concourir à l'atrophie du coussinet plantaire dans l'encastelure, et il importe de le prendre en considération. Tout pied encastelé étant sensible, le mouvement de flexion du pied sur le paturon au moment du relever devient lent et incomplet. L'arrête-fourchette ne vient plus *choquer* la face postérieure du paturon, et le coussinet plantaire lui-même se trouve beaucoup moins déprimé par cette flexion incomplète du pied. C'est là que réside la véritable cause de l'atrophie du coussinet, parce que c'est dans cette flexion brusque et complète du pied qui se relève, que l'élasticité du coussinet est mise en jeu. Dès que la flexion du pied devient lente et incomplète, le coussinet cesse de remplir son principal rôle et par conséquent s'atrophie. Je dis son principal rôle, car il est bien évident que l'élasticité du coussinet est plus utilement mise en jeu par la flexion du relever du pied que par la descente du paturon dans l'appui. Quand on observe avec attention la marche du cheval, rien n'est plus obscur et plus douteux que la dépression du coussinet plantaire par le paturon descendant; rien n'est plus frappant, au contraire, que la réaction élastique que produit le choc des talons sur la face postérieure du paturon, lors du relever du pied. Cette réaction élastique a pour but de renvoyer le pied dans l'extension.

J'ai cherché à mettre en évidence les causes de l'atrophie du coussinet, afin qu'on ne puisse plus considérer cette atrophie comme la cause de l'encastelure.

On prétend toujours que l'encastelure est due à la non-élasticité des talons. C'est la plus grave erreur qu'on puisse commettre, car nous savons que le pied encastelé est tout aussi élastique qu'un pied non encastelé. Levez un pied encastelé, comprimez ses deux talons entre le pouce et l'index comme pour les rapprocher, si le pied n'est pas trop volumineux vous voyez ces deux talons obéir à la pression de vos doigts et revenir à leur place première dès que la pression cesse (1). Ce n'est donc pas faute d'élasticité que ces talons se sont encastelés. Ils sont peut-être plus élastiques qu'ils ne l'étaient avant l'encastelure.

L'encastelure se présente avec des degrés très variables d'intensité. Elle peut être double ou unilatérale; occuper seulement une partie des talons ou des quartiers, ou bien s'étendre sur toute l'étendue de la muraille. Il peut y avoir encastelure sans rapprochement des talons, par exemple lorsque les quartiers seuls sont rétractés (fig. 42-⁶). L'encastelure peut se localiser tantôt sur la zone supérieure, tantôt sur la zone moyenne, tantôt enfin sur la zone inférieure de la muraille. Le plus souvent elle débute par la rétraction de la zone moyenne de la muraille; et cela se conçoit, puisque la cause initiale de la rétraction, est un surmenage du podophylle.

____

(1) Il ne faudrait pas arguer de ce fait en faveur de l'élasticité fonctionnelle des talons, car ce déplacement si facilement obtenu par les doigts sur le pied levé est tout à fait nul sous l'appui du cheval sur le sol.

L'encastelure est plus à craindre sur certaines races de chevaux que sur d'autres. On peut dire, d'une manière générale, que les chevaux depuis longtemps asservis à la ferrure sont moins exposés à cette affection que ceux qui ne sont soumis à la ferrure que depuis peu de temps. Il semblerait que nos races anciennes, celles qui subissent la ferrure depuis plusieurs siècles, sont moins éprouvées par l'atrophie des barres que les races asiatiques ou arabes qui ne sont soumises à notre ferrure que depuis un demi-siècle environ. Il semblerait aussi que le croisement de nos vieilles races avec les races orientales produit des chevaux dont le pied a récupéré la sensibilité propre aux chevaux d'Orient.

Tout ce que je viens de dire sur l'encastelure a pour but de montrer :

Que cette affection consiste en un retrait exagéré de la muraille et en une compression douloureuse et altérante des tissus vivants par cette muraille rétractée ;

Que le retrait mural procède : 1° d'une insuffisance des barres que la parure, la ferrure et l'inertie rendent impuissantes à neutraliser la rétraction excessive de la muraille ; 2° d'une dessiccation de la muraille par la chaleur inflammatoire des tissus comprimés ;

Que l'inflammation des tissus procède du surmenage du podophylle dans le soutien du corps ;

Que ce surmenage procède des modifications que la ferrure européenne fait subir à l'appui du pied et à la distribution du poids du corps sur cet appui.

Ces points étant bien établis, il nous sera facile d'ériger un traitement rationnel et efficace.

Traitement. — Nous avons vu qu'il est des chevaux prédisposés à l'encastelure. Sur ceux-ci, il ne faut pas attendre, pour agir, que le retrait mural soit manifeste. Dès le premier âge, chaque fois qu'on taillera les pieds, il sera particulièrement indiqué de respecter rigoureusement les barres et la fourchette et de n'appliquer la ferrure que le plus tard possible. Quand ces chevaux seront adultes, on les ferrera toujours sans toucher ni aux barres ni à la fourchette .et on distribuera bien l'appui sur tous les points de la face plantaire (ferrure homœoplique) ; on donnera au sol de leur stalle l'horizontalité parfaite, et on recouvrira ce sol d'un lit de sable ou de cailloutis.

Faire séjourner l'animal dans une stalle dont le sol est recouvert d'une couche de cailloutis de 10 à 12 centimètres d'épaisseur, est le meilleur moyen de prévenir et même de guérir l'encastelure. Le contact de ces petits cailloux qui pénètrent dans les lacunes, qui corrodent la surface des barres, de la fourchette et de la sole, régularise la sécrétion cornée et l'appui ; donne à la cutidure et au velouté la sensation d'une détrition intense de la corne, et active ainsi leur fonction sécrétoire. Toute la partie de la face plantaire qui ne porte pas sur le fer porte sur ce sol pénétrable et reprend son travail fonctionnel, et par conséquent le velouté se met à sécréter activement; la sole et la fourchette, s'accroissant et se renouvelant très rapidement, précipitent l'avalure de la paroi et la rénovation des barres, et dès lors celles-ci deviennent propres à neutraliser le retrait mural. Je ne saurais trop recommander l'application d'un moyen aussi efficace que pratique.

Le sol en cailloutis est bien préférable au sol glaiseux, dont l'humidité assouplit trop les barres et les rend moins rigides contre le retrait de la muraille; dont la *mollesse* ne peut donner au tégument sécréteur la sensation d'une usure ou d'une détrition excitatrices de la prolifération cornée.

On traitera l'encastelure déclarée par les mêmes moyens que ci-dessus. En outre, il faudra soumettre le pied à des udations répétées portant sur la muraille et le périople ; il faudra pratiquer une rainure assez profonde et parallèle aux fibres, sur la limite antérieure de la partie rétractée

(nous avons démontré les effets dilatateurs de cette rainure);
il faudra tenir propres et sèches les lacunes latérales pour
empêcher les barres de perdre leur rigidité; on pourrait
dans le même but passer le fer rouge à leur surface pour
les rendre moins poreuses et moins hygrométriques.

On parera le pied parfaitement d'aplomb, sans toucher
ni aux barres ni à la fourchette, puis avec le boutoir, on
baissera légèrement le bord plantaire de la muraille depuis
la rainure antérieure jusqu'à l'inflexion incluse. Cette parure du bord plantaire des talons a pour effet de diminuer
la force de la paroi rétractile et de favoriser la force antagoniste représentée par les barres; elle a aussi pour effet de
soulager le podophylle déjà affaibli par la compression.

Au pied ainsi préparé, on appliquera soit le fer ordinaire,
soit le fer à planche, soit le fer à lunette, soit le fer homœoplique soit le fer Charlier, soit le fer Lavalard et Poret.
Quel que soit le fer adopté, il est indiqué de supprimer
toute ajusture, de le faire bien porter par toute sa face
supérieure, de le brocher aussi près
que possible des rainures verticales,
de lui donner une tournure aussi circulaire que possible, et de le nourrir
un peu plus en pince qu'en éponges,
afin que le pied soit assis sur un plan
incliné vers les talons (Voy. aux *Propriétés... Rétractilité*)

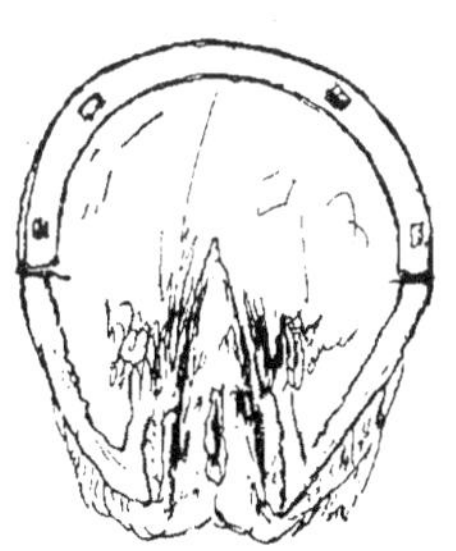

Fig. 119. — Pied encas-
telé ferré à lunette.

Le fer à lunette l'emporte sur tous
les autres fers, lorsque les talons ne
sont pas affaiblis à l'extrême; ce fer,
en effet, incline toujours l'appui sur les talons et par
conséquent soulage ceux-ci en reportant le poids vers la
pince; il fait travailler à l'appui toutes les parties postérieures du pied; c'est ce fer qui procure les meilleurs
résultats et les plus rapides (fig. 119).

Au cas où les talons sont trop affaiblis ou que les routes sont trop détritives, on appliquera le fer à planche, ou le fer homœoplique ou la ferrure Nallet. Cette dernière est très bien appropriée à la reconstitution d'une fourchette détruite, parce qu'elle fait travailler à l'appui la fourchette remontée très haut, tout en lui procurant l'alternance repos-action (fig. 87).

Dans certains cas de chevauchement des talons, il sera indiqué de supprimer le périople des talons après l'avoir gonflé par udation prolongée. Je n'ai pratiqué cette évulsion de la bande périoplique qu'une seule fois, mais le succès a été précis et parfaitement d'accord avec le raisonnement que nous avons exposé plus haut.

Une foule de ferrures et de procédés ont été inventés pour guérir l'encastelure. Rien ne vaut la ferrure la plus simple, telle que la ferrure à lunette, ou la ferrure à planche, ou la ferrure ordinaire, appliquées de la manière que nous avons décrite, *a fortiori* rien ne vaut le déferrage temporaire et la station sur lit de cailloutis. Quand des moyens aussi simples que ceux que je viens de signaler, et qui sont à la portée de tout le monde, peuvent procurer tous les résultats désirés, je ne vois pas d'utilité à recourir à des procédés complexes, ou dispendieux, ou aléatoires.

En résumé, le traitement de l'encastelure doit consister : 1° à rétablir l'antagonisme de la rétraction murale, en restaurant les barres et la fourchette par leur travail physiologique, exercice sur sol pénétrable, piste de gymnastique, labour, station sur lit de cailloutis ; 2° à combattre directement la rétraction murale, par une rainure sur chaque quartier, par l'udation de la muraille et quelquefois par l'évulsion du périople ; 3° à soulager le podophylle surmené, par l'inclinaison du pied sur les talons, par l'appui de la fourchette sur le sol ou sur le fer.

Je ne puis, dans cette étude, faire connaître tous les procédés qu'on a imaginés pour combattre l'encastelure. Je citerai seulement la ferrure Thary qui est un perfectionnement des ferrures Savary et Talfumière. Je citerai aussi le procédé que le professeur Bidaud a préconisé vers 1864, et qui consiste à éloigner les talons du pied des éponges du fer par une parure laissant un vide de quelques millimètres entre les talons et le fer. Ce procédé, que j'ai employé plusieurs fois avec succès, a pour effet, d'abord d'affaiblir la force rétractile de la muraille en diminuant la hauteur de celle-ci ; ensuite, de faire développer sur les talons du pied un jeu élastique qui n'existe pas dans l'appui normal, jeu élastique de haut en bas et d'un côté à l'autre qui doit rétablir la circulation dans le podophylle et donner du ressort aux barres. On obtient le même résultat avec le fer à branches amincies sur leur face supérieure depuis les quartiers jusqu'aux éponges.

Je citerai le procédé consistant à parer à fond les talons. Cette parure profonde a pour résultat d'égaliser entre elles la force rétractile de la muraille et la force antagoniste des barres, par conséquent, de permettre aux barres de neutraliser le retrait mural. Cette parure a encore pour résultat d'incliner le pied sur ses talons et de soulager ceux-ci. On s'explique donc facilement l'efficacité assez constante de ce procédé.

Enfin, je ne dirai qu'un mot des désencasteleurs mécaniques. J'ai vu de nombreux cas d'amélioration par ces appareils ; mais j'ai vu aussi des complications désastreuses produites dans d'autres cas. C'est surtout les soins hygiéniques et les précautions de ferrure que ce procédé comporte qui produisent la meilleure part du succès. Remarquons que la dilatation mécanique est la négation de l'élasticité.

P. — MURAILLE ÉPAISSIE (fig. 120).

Cette altération consiste en un épaississement plus ou moins considérable d'un lambeau de muraille depuis la gouttière jusqu'au bord plantaire. Cet épaississement peut exister en plusieurs régions à la fois, A et B. C'est donc tout à fait le contraire de la muraille amincie dont nous avons parlé.

Le dessin 120 représente, d'après nature, la face plantaire d'un pied ainsi altéré. Cette difformité était survenue à la suite d'une forte blessure de la couronne intéressant le bourrelet sur presque tout le pourtour de la moitié externe du pied. La plaie coronaire fut très longue à se cicatriser, mais le cheval put travailler au pas dès le trentième jour de l'accident. Au bout d'un an, le pied se trouva conformé comme nous le représentons, et l'animal travailla durant plusieurs années ensuite.

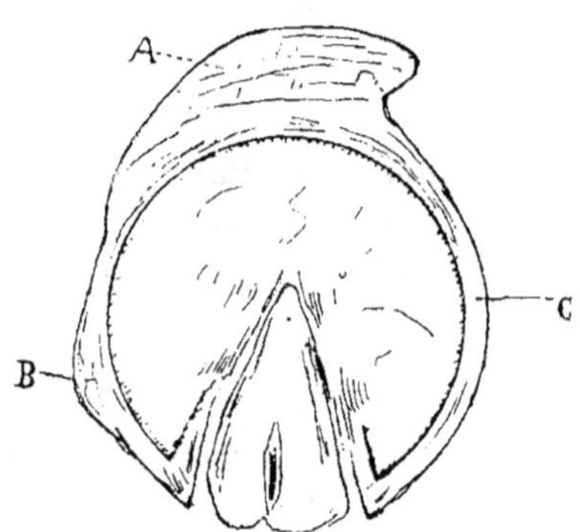

Fig. 120. — Muraille épaissie.

Vers la mamelle externe la cicatrisation avait produit une tuméfaction du bourrelet dont la courbe verticale remontait vers le paturon. Le bourrelet périoplique remontait encore plus haut, laissant un petit espace cicatriciel entre le bourrelet tuméfié et lui. La corne sécrétée par cette portion du bourrelet périoplique passait au-dessus de la cicatrice et venait se boursoufler au-dessus de la gouttière très épaissie. Les choses s'étaient passées de même en B, mais en petit. L'animal étant mort chez moi, je détachai ce pied et je le vidai après macération. Toutes les parties internes me parurent à l'état normal, sauf le bourrelet qui m'apparut hypertrophié sur presque toute sa moitié externe et qui s'étendait, en haut, plus de 2 centimètres au-dessus de la limite ordinaire. Au point A la muraille mesure 42 millimètres d'épaisseur, au point B 28 millimètres, en C elle mesure 8 millimètres.

L'épaississement de la muraille dans des limites beaucoup plus restreintes que ci-dessus est assez fréquent sur les vieux chevaux ayant fait un long service, et se localise presque toujours sur la moitié interne du pied. Les lésions du bourrelet produisant l'épaississement de la paroi sont dues à des contusions, des coupures, des plaies, des javards, des crevasses.

Rien à faire pour guérir cette anomalie du bourrelet et de la paroi. Quand la corne épaissie gêne la marche, il est indiqué d'agir avec la râpe. La ferrure ne doit pas suivre le contour de l'épaississement, ce qui augmenterait la base de sustentation ; on doit tourner le fer comme si le pied était normal et le laisser déborder par la corne épaissie ; si l'épaississement est à la face interne du pied, on le ramène au niveau du fer par le râpage.

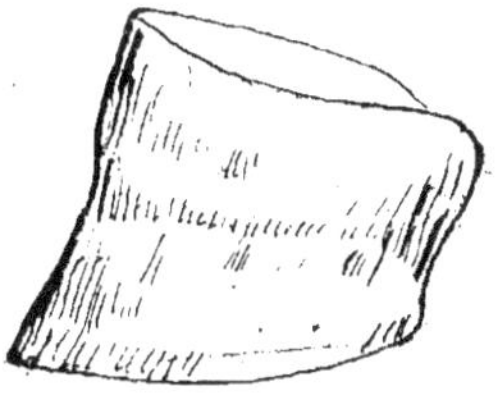

Q. — MURAILLE ÉTRANGLÉE (fig. 121).

Les maréchaux appellent ainsi celle qui dans sa zone moyenne présente une dépression circulaire

Fig. 121. — Muraille étranglée.

régnant sur tout le pourtour du pied. Le mot indique bien l'aspect d'une telle muraille qui semble avoir été serrée par un lien circulaire. C'est le contraire de la muraille bombée. Elle est toujours due à une conformation adéquate de la face antérieure de l'os unguéal. Cependant il est très facile d'*étrangler* une muraille en la serrant un peu fortement avec une bande de pansement.

Ce défaut est incorrigible quand il est congénital.

Il a pour effet de modifier le travail de l'accouplement podokéraphylleux et de le fatiguer.

La ferrure homœoplique ou toute ferrure couverte portant bien sur la sole sont indiquées.

R. — Muraille étroite (pied étroit) (fig. 122).

On appelle ainsi celle dont l'axe transversal est trop petit par rapport à l'axe longitudinal.

L'étroitesse du pied est due à plusieurs circonstances. Le plus souvent elle est congénitale et dépend d'une conformation analogue de l'os du pied ; mais quelquefois elle est acquise et alors elle provient soit d'un allongement du circuit cutidural par formes coronaires en pince ; soit d'un épaississement de la pince de corne par faux quartier comme dans la fourbure ; soit d'un amincissement des quartiers ; soit d'un évasement exagéré du sabot en pince, coïncidant avec un manque d'évasement en quartiers ; soit enfin d'une rétraction morbide des quartiers.

L'étroitesse congénitale est le propre de certaines races, par exemple, de la race ardennaise, de la race landaise.

Nous savons quelles sont les déformations du bourrelet qui produisent l'épaississement régional ou l'amincissement ; nous savons celles qui produisent l'évasement et la verticalité de la paroi et celles qui produisent l'amincissement des quartiers. Nous avons parlé, au sujet de l'encastelure, de la rétraction des quartiers.

Quelle que soit la cause de l'étroitesse du pied, cette altération nuit considérablement au rôle contenteur et suspenseur de la paroi. Elle diminue la capacité de la

boîte cornée, et trouble le parallélisme des feuillets
accouplés ; par conséquent, elle diminue l'adhérence des
couples : les branches de la muraille étant plus droites
offrent moins de résistance aux efforts tendant à les écarter
ou à les rapprocher l'une de l'autre.

En jetant les yeux sur la figure 122, on voit que le pied
étroit PAT est inscrit dans un pied circulaire PA'T ayant
le même diamètre antéro-postérieur. On voit aussi que
l'arc PAT doit moins résister
aux efforts déformateurs, que
l'arc PA'T.

L'étroitesse acquise présente
les inconvénients ci-dessus et,
en outre, ceux résultant des
altérations podales qui ont oc-
casionné les déviations ou déformations du bourrelet.

Lorsque l'étroitesse du pied
est congénitale, elle est incurable ; lorsqu'elle est acquise

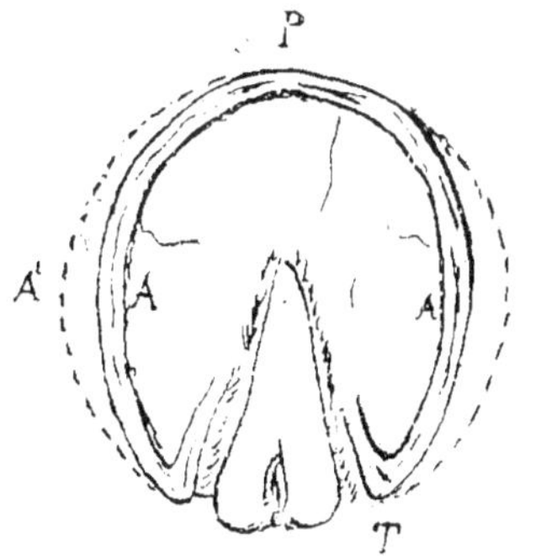

Fig. 122. — Muraille étroite.

par déviation ou lésion de la cutidure, elle ne se corrigera qu'après la rectification ou la guérison de celle-ci, ce
qui est bien rare ; lorsqu'elle dépend d'une rétraction des
quartiers, elle comporte les soins propres à l'encastelure.

Dans tous les cas la ferrure du pied étroit sera la suivante :
Parure bien parallèle à la face plantaire de l'os, mais
sans creuser la sole ; fer couvrant la plus grande partie de
la sole et portant bien par toute sa face supérieure ;
brochage semé clair, mais bien symétrique ; tournure circulaire donnée au fer, par la garniture des
branches.

La fourchette doit être rigoureusement respectée, et si
elle ne pouvait pas porter sur le sol on appliquerait le fer
à planche. Comme la faiblesse générale de la muraille

s'accuse toujours en talons, il serait indiqué d'incliner légèrement le pied en talons, soit par la parure, soit par la ferrure.

S. — Muraille évasée (fig. 123).

C'est une muraille dont les fibres sont très obliques sur l'axe vertical du pied. Cet évasement caractérise presque toujours le pied plat et souvent le pied plein ou comble.

C'est encore la conformation de la troisième phalange qui commande l'évasement de la paroi, par conséquent rien ne peut guérir ce défaut sur le cheval adulte.

Cependant si on considère que cette conformation du pied est propre aux chevaux des pays marécageux, que ce pied s'est ainsi conformé pour neutraliser la pénétration trop facile du sol ; si on considère d'autre part combien le pied du jeune cheval s'approprie rapidement aux conditions du sol qu'il foule, on pourrait espérer de corriger ou d'amender ce défaut en maintenant le poulain sur un terrain toujours sec et impénétrable. Tous les vétérinaires qui exercent à Paris savent que les pieds évasés se modifient rapidement et se redressent par le service sur le pavé. Au bout de quelques ferrures ces pieds demandent des fers beaucoup moins grands que ceux qu'ils portaient à leur arrivée à Paris. Sur le cheval adulte, en service, l'évasement du pied ne disparaît que pour donner lieu à des déformations ou altérations plus ou moins graves ; mais sur le jeune cheval non ferré, l'évasement peut diminuer peu à peu sans qu'il se produise de complication d'aucune sorte.

Nous avons dit que le pied évasé est ordinairement plat, plein ou comble. Voici l'explication de cette coïncidence : Quand la muraille est très évasée, c'est-à-dire très oblique comme dans M, les fibres de la sole ont moins à s'ac-

croître que les fibres de la paroi pour atteindre le
même niveau plantaire. Soit M une muraille évasée, et *o*
la phalange (fig. 123). Lorsque la muraille arrive au
niveau du velouté AB, il lui faudra pour atteindre le niveau
CD un accroissement plus considérable que celui de la
sole dont les fibres sont presque verticales; on voit que la
fibre pariétale *mp* est plus longue que la fibre soléaire *ms*.
quoiqu'elles aboutissent toutes deux au plan CD. Il résulte
de là que, la sole et la paroi descendant avec la même vi-

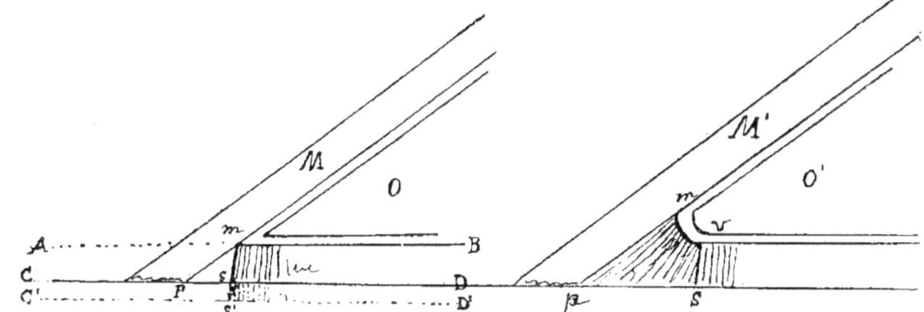

Fig. 123. — Schéma de l'évasement du pied.

tesse, la première en un temps donné arrivera plus bas que
la seconde, c'est-à-dire que la sole arrivera au niveau C'D'
pendant que la paroi n'arrivera qu'en CD; on trouve en effet
que $ms' = mp$, comme longueur. C'est la différence des
niveaux CD et C'D' qui constitue le pied plein ou comble.

D'un autre côté on voit que plus la muraille est oblique
par rapport à la direction *ms* de la sole, plus sera grand
l'espace vide *mps*, représentant la scission qui tend à se
faire entre le bord plantaire de la muraille et la sole. C'est
ce qui explique pourquoi dans les pieds évasés on trouve
si souvent des vides entre la ligne blanche et le bord plantaire. Les deux cornes, divergeant entre elles, sont obligées
de se séparer.

Nous nous appuierons sur ce fait pour expliquer le mécanisme de la *muraille séparée de la sole.*

Pour éviter cette séparation, souvent la constitution du pied se trouve modifiée : Le tissu podophylleux et le velouté, au lieu de se réunir à angle aigu comme dans o (fig. 123), se réunissent suivant un pan coupé un peu convexe, mv (O'). Sur ce pan coupé le tégument est tomenteux, il sécrète de la corne qui se dirige obliquement en avant vers p et en bas vers s. De cette sorte, le vide que nous avons vu se produire, msp, entre la sole et la muraille, se trouve comblé par les fibres obliques émergeant du pan coupé mv.

Il faut remarquer que le pied évasé est presque toujours bas en talon. Cette coïncidence semble montrer que le pied évasé exige une inclinaison sur les talons. Il faut bien se garder, dans la ferrure, de troubler cette harmonie fonctionnelle.

La ferrure du pied évasé ne comporte aucun détail bien essentiel. Ferrure ordinaire, très couverte, un peu plus épaisse en pince qu'en talons, sans ajusture, faisant travailler la sole à l'appui.

T. — MURAILLE FAIBLE.

On appelle ainsi celle qui, par sa minceur générale ou locale, jointe à une contexture peu serrée et peu consistante, semble impuissante à remplir ses rôles physiologiques. Il ne faut pas confondre muraille faible avec muraille maigre.

La muraille faible est ordinairement mince ; son bourrelet a peu d'épaisseur, ce qui fait que la peau coronaire fait saillie sur le bord de la muraille et fait ressortir ainsi l'insuffisance de celle-ci. Le podophylle concorde avec la cutidure ; il est peu développé ; ses lames sont peu profondes. C'est en cela surtout que consiste la réelle faiblesse, car les lames peu développées fatiguent davantage sous le poids du corps qu'elles suspendent. Cette faiblesse du podophylle explique

la lenteur de l'avalure qui caractérise la muraille faible, et
la lenteur de l'avalure explique le peu de consistance de la
corne qui, se renouvelant trop lentement, perd peu à peu
la densité propre à une bonne corne.

La faiblesse murale résidant dans une conformation
vicieuse, mais naturelle, de la cutidure et du podophylle, il
est impossible d'y remédier ; mais il est possible d'en corriger les effets, en reportant sur la sole et la fourchette
l'excès de travail exécuté par le podophylle, et en activant
l'avalure.

Pour activer l'avalure ou le renouvellement de la muraille,
on recourra aux moyens propres à précipiter la croissance
de la sole, c'est-à-dire à la station sur un sol donnant la
sensation d'une forte détrition (sol en cailloutis), et en
faisant travailler à l'appui sur le fer une large zone de sole.

Sur le jeune poulain une telle excitation de la cutidure
peut produire son amplification et par conséquent l'épaississement de la paroi.

Pour soulager le podophylle on appliquera une ferrure
couverte portant bien sur la sole, légèrement inclinée en
talons qui sont la partie la plus faible du podophylle, pour
rejeter le poids sur la pince, et faisant bien porter la fourchette sur l'appui. Le fer homœoplique, quand la fourchette
est saillante, le fer à planche, dans le cas contraire, ou la
ferrure Nallet sont les mieux indiqués. Quel que soit le fer
adopté, il faut le brocher avec des clous à lame mince,
qu'on distancera le plus possible en étendant le brochage
vers les talons.

Sur la muraille faible il faut rigoureusement s'abstenir
de toute embrocation grasse et de toute udation, qui ne
peuvent produire que des inconvénients.

U. — MURAILLE FENDILLÉE.

C'est celle qui présente à sa surface des fissures plus ou moins profondes, mais sans direction déterminée; ces fissures peuvent être verticales, horizontales, isolées ou anastomosées.

Il ne faut pas croire que le fendillement de la corne soit dû à la sécheresse de celle-ci. Parmi les milliers de sabots que j'ai énucléés et fait sécher à l'air, je n'en ai pas vu un seul qui se soit fendillé quel que fût son degré de siccité, s'il n'était fendillé avant la mort.

Il ne faut pas, d'un autre côté, confondre le fendillement de la muraille avec le fendillement si fréquent de la couche périoplique.

Quelle que soit la cause de cette altération de la muraille, elle est incurable. D'ailleurs il serait plus dangereux qu'utile de chercher à corriger le mal par des embrocations d'onguent de pied qui, en pénétrant dans les fissures, est encore plus nocif que sur les pieds à muraille lisse.

V. — MURAILLE FOURBUE (fourbure, pied fourbu).

La fourbure est une modification extrèmement complexe du sabot, composée de plusieurs altérations que nous avons passées ou que nous passerons en revue, mais qui mérite une étude synthétique.

La fourbure du sabot résulte d'une inflammation du tégument du pied, inflammation bien caractérisée qui porte elle-même le nom de fourbure.

Lorsqu'on a manipulé et énucléé un grand nombre de pieds fourbus; lorsque, après un examen attentif et des renseignements précis, on peut les sérier suivant l'ancienneté ou le degré de la fourbure qui les a déformés, on arrive à se faire une idée exacte du mode d'évolution de la fourbure.

La fourbure débute par cette congestion du tégument sous-ongulé, que tout le monde connaît à cause de la fièvre extrêmement intense qu'elle détermine. Cette période de début peut durer deux, trois, quatre jours et même plus, et se caractérise par la fièvre générale et une douleur extrême dans l'appui. Cette congestion des tissus sous-ongulés ne tarde pas à se changer en une inflammation extrêmement intense, qui affecte particulièrement le podophylle de pince et de mamelle. Cette localisation inflammatoire est due au surmenage de cette région podophyllienne par le soutien si douloureux de l'animal fourbu, pendant toute la durée de l'état fébrile.

1. **Première période** (fig. 124). — Dès que l'inflammation s'est localisée sur le podophylle de pince et de mamelle, en irradiant toutefois sur la cutidure et le velouté périphérique correspondant, les lames de chair s'engorgent, s'hypertrophient, et leur intumescence tend à combler le sillon cutidural inférieur. La zone inférieure du bourrelet tend également à effacer ce sillon par son intumescence. En sorte que le bourrelet bpc devient $b'c'p'$. Un peu plus tard le poids du corps, se reportant en talon, incline la 2ᵉ phalange en relevant le bord antérieur de son extrémité inférieure

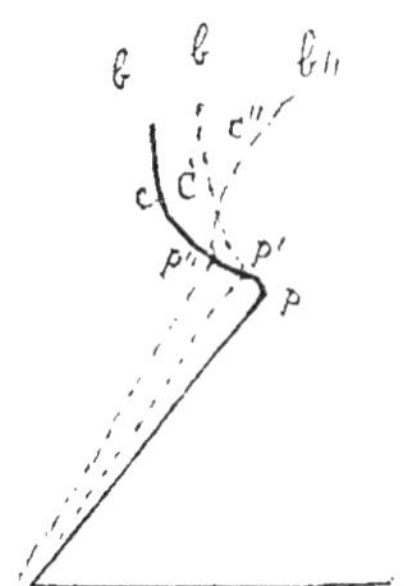

Fig. 124. — Schéma du début de la fourbure.

qui tire en haut et en arrière le bourrelet principal, efface la convexité de ce bourrelet, la dirige en avant et en haut et lui fait prendre la position $b''c''p''$. Dans cette position, le bourrelet ne peut plus envoyer sa corne que dans une direction horizontale, et le périople dévié comme le bourrelet ne peut plus rejeter la corne naissante vers la verticale. Si à ce moment la fourbure ne disparaît pas, l'appui persiste à se faire en talon, et les bourrelets restent définitivement dans la position ainsi acquise $b''c''p''$, position qui commande toutes les déformations pariétales caractérisant la fourbure chronique et que nous allons suivre.

2. **Deuxième période** (fig. 125 et 126). — Si la fourbure aiguë, que nous venons d'esquisser, passe à l'état chronique, on voit au bout de quelques semaines le bourrelet principal sécréter abondamment de la corne, qui se dirige horizontalement, surmontée d'une bande périoplique **P** également horizontale. Cette corne nouvelle repousse la

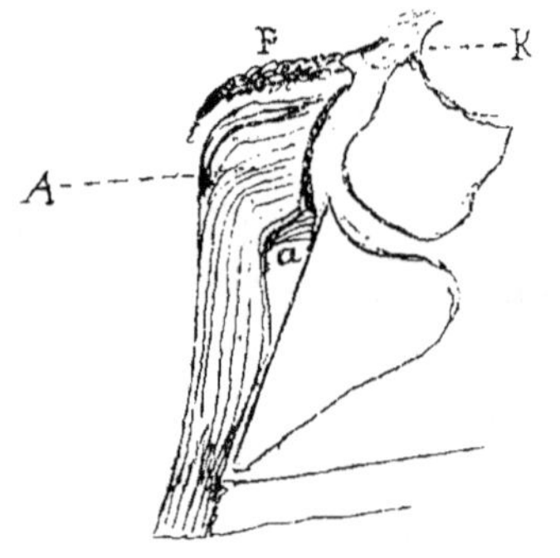
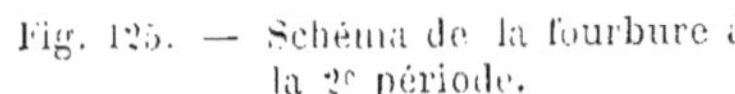
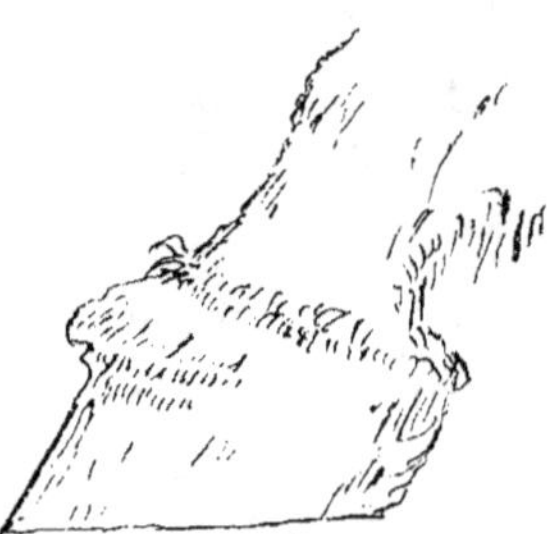

Fig. 125. — Schéma de la fourbure à la 2ᵉ période.　　　Fig. 126. — Pied resté à la 2ᵉ période de fourbure.

vieille corne, et finit par la séparer, en haut, du podophylle, en laissant en *a* un espace vide où viennent s'exfolier et se corrompre les lames de chair hypertrophiées et séparées du kéraphylle, déchirées ou mises à nu. C'est dans cet espace vide, *a*, d'abord très petit, mais qui s'agrandit à mesure que la corne horizontale A s'allonge, que s'amassent les produits de l'inflammation. Soit que ces produits soient résorbés par les tissus corné ou vivant, soit qu'ils s'échappent par une issue montante ou descendante, l'espace *a* se remplit d'air, et alors le podophylle correspondant à cette cavité se met à sécréter de la corne. Cette corne podophyllienne, très abondante, se concrète au-dessous de la paroi à laquelle elle adhère, sans se confondre, et désormais elle augmentera de volume sans interruption, parce qu'elle servira à décoller le kéraphylle sur une surface de plus en plus grande.

Quelquefois cependant, on voit la fourbure cesser à cette période, si les produits inflammatoires ramassés en *a* ont été expulsés ou résorbés. Dans ce cas, d'ailleurs assez rare, l'on voit tout rentrer dans l'ordre sain : l'appui redevient normal, l'horizontalisme de la corne cutidurale cesse ; il ne reste sur la muraille qu'un cercle plus ou moins saillant qui disparaîtra lentement par l'avalure.

Tous les phénomènes que nous venons de décrire et de figurer par le dessin schématique 125, se traduisent à l'extérieur du sabot d'une manière très claire. Tel était le pied que j'ai représenté (fig. 126) et dont l'énucléation m'a révélé ce qui se passe dans la deuxième période de la fourbure. C'est le seul exemple que j'aie rencontré dans ma pratique ; mais il est d'une grande précision symptomatique. Je dois ajouter que le cheval qui m'a fourni ce pied faisait son appui fortement en talon, circonstance que le dessin ne représente pas.

3. **Troisième période** (fig. 127 et 128). — Au bout de quelques mois, les déformations que je viens de signaler se sont considérablement accusées. La poussée exercée horizontalement en avant par la nouvelle paroi, coïncide avec la poussée exercée par la corne podophyllienne qui augmente progressivement de volume. Le coin podophyllien, qui n'occupait d'abord que l'espace *a*, occupera bientôt *a* et *b*, puis *abc*, puis *abcd* ; puis enfin il occupera *abcde* jusqu'à dépasser le bord plantaire de la vieille muraille et la face inférieure de la sole *s* (fig. 127).

La cutidure B ne sécrète plus qu'avec lenteur parce que l'avalure de la muraille se trouve très ralentie. Cette ava-

lure, en effet, n'a plus pour moteurs ni le podophylle, ni la
sole, qui se trouvent très éloignés de la muraille par l'interposition du coin podophyllien. La muraille n'obéit plus
qu'à la propulsion de la cutidure et à l'entraînement du
périople P, qui lui-même se dirige horizontalement. On voit
la muraille, déprimée de loin en loin par la compression du

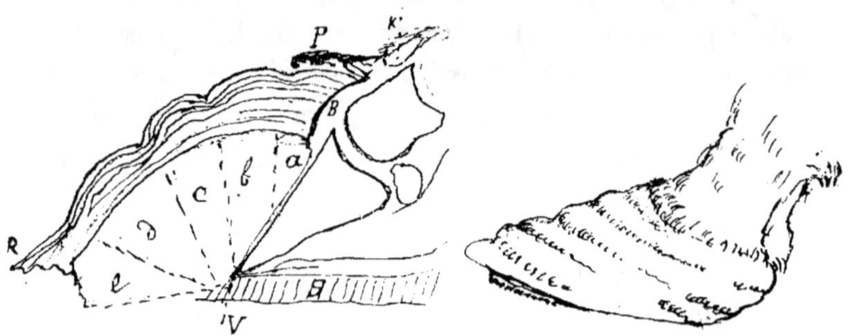

Fig. 127. — Schéma de la 3ᵉ période de
fourbure.

Fig. 128. — Pied fourbu,
3ᵉ période.

périople, passer au-dessus du coin podophyllien et s'arrêter
en R, se laissant déborder par la partie inférieure du coin
podophyllien c. Depuis longtemps déjà, l'appui se fait en
talon, et toute l'énergie sécrétoire du bourrelet et du velouté
est concentrée sur les parties postérieures qui seules servent à l'appui et au soutien du corps. Le velouté cesse pour
ainsi dire de sécréter à sa partie antérieure V, où la sole,
cessant de se renouveler, se desquame et s'amincit de plus
en plus.

Tels sont les phénomènes de la troisième période : amplification du coin podophyllien ; séparation complète de la
muraille d'avec le podophylle et le bord de la sole ; ralentissement de la sécrétion cutidurale et du velouté sur leur
région antérieure ; accentuation de l'appui sur les talons ;
saillie de la partie inférieure du coin, au delà de la sole et
de la muraille.

Le pied dessiné d'après nature (fig. 128) nous semble

bien refléter extérieurement tous les détails que nous venons
de signaler.

Ce qui précède démontre bien que le coin podophyllien
procède de haut en bas et non de bas en haut, contrairement
à ce que disent la plupart des auteurs.

4. **Quatrième période** (fig. 129 et 130). — Dans cette nouvelle période, les déformations que nous venons de signaler
ne font que s'accentuer ; mais le phénomène qui va prédo-
miner, c'est la déviation de l'axe phalangien, déviation ayant

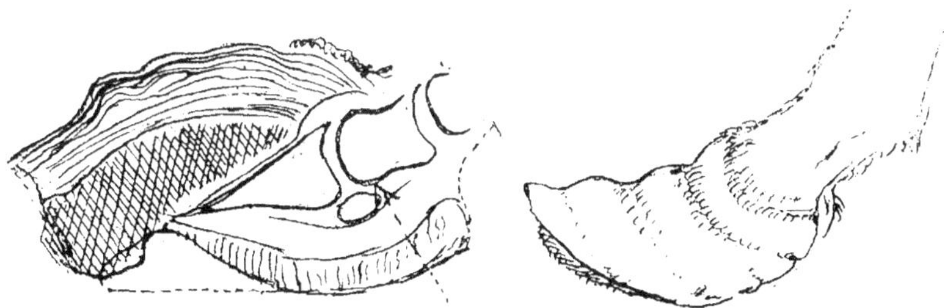

Fig. 129. — Schéma de la 4ᵉ période   Fig. 130. — Pied fourbu à la
      de la fourbure.   4ᵉ période.

pour but de reporter sur les glomes calciens tout l'appui
et tout le soutien du corps. Une fois complètement isolé
de la muraille, le podophylle de pince et des mamelles ne
peut plus remplir son rôle de soutien avec le coin auquel
il n'est plus accouplé comme il l'était avec le kéraphylle
pariétal. Le coin présente bien des lames de cornes qui
s'intercalent dans les lames du podophylle ; mais ces lames
de corne, qui naissent sur et entre les lames de chair, sont
toujours molles, sans consistance, puisqu'elles sont toujours à l'état naissant ; elles ne se concrètent qu'après s'être
soudées entre elles pour former la masse du coin. Ces lames
ne peuvent donc nullement servir à fixer l'adhérence du
podophylle avec la masse cornée. De là, nécessité absolue
pour le cheval, de s'appuyer et se soutenir exclusivement
sur les talons. C'est pour se procurer cet appui que l'ani-

mal met ses trois phalanges dans l'extension sur le boulet, relève la pince très fortement et n'appuie sur le sol que par les glomes de la fourchette et les inflexions. En définitive, il marche sur la face postérieure de la deuxième phalange et du petit sésamoïde.

J'ai représenté cet appui schématiquement par la figure 129, qui n'est qu'une interprétation raisonnée de la conformation et de l'appui représentés d'après nature dans la figure 130. Le cheval ainsi établi était fourbu depuis plus de quatre ans et faisait le service de loueur depuis long-temps, quand il mourut. Il était ferré chez moi, depuis plus d'un an, et malgré sa difformité podale (membre antérieur droit), il rendait un assez bon service de nuit.

5. **Période de régression** (fig. 131 et 132). — Quand la fourbure atteint la quatrième période, elle s'y établit ordinairement d'une manière définitive. Les altérations cornées, les déviations osseuses et les lésions tégumentaires, loin de s'atténuer, s'accentuent de plus en plus jusqu'à la mort de l'animal. C'est ainsi que l'on voit des sabots cesser complètement de se renouveler en muraille de pince et de mamelle, en sole des régions antérieures, tandis que le coin podophyllien s'accroît et se renouvelle de manière à dépasser de plusieurs centimètres la sole et le bord plantaire; que l'on voit la pointe de l'os émerger entre le coin et le bord atrophié de la sole; que l'on voit l'appui se faire tellement sur les trois phalanges que le fanon vient porter par terre à chaque appui.

Cependant il est des cas, rares il est vrai, où la quatrième période de la fourbure se termine par une période de régression; c'est-à-dire que les choses tendent à s'amender au lieu de se compliquer.

En effet, sous l'influence de l'appui sous-phalangien, les deux dernières phalanges, ph, perdent peu à peu l'horizontalisme et récupèrent plus ou moins leur position normale $p'h'$.

Dès ce moment, les conditions sont propices : les bourrelets B *b* se redressent ; la cutidure moins distendue reprend sa sécrétion et envoie sa corne moins horizontalement en M'; le périople redevenu parallèle à la face podophyllienne, repousse la paroi vers la verticale, et le podophylle recouvert par la paroi nouvelle s'accouple avec elle et cesse progressivement de sécréter ; le coin podophyllien est repoussé vers le bas et cesse de se reproduire en haut ; la vieille muraille M ne s'associe pas à la nouvelle, elle fuit obli-

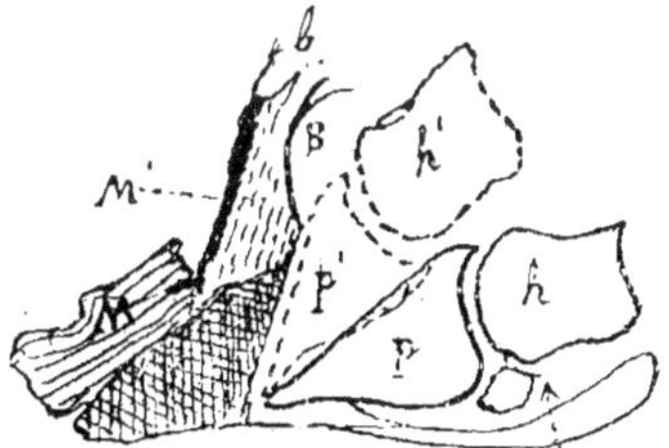

Fig. 131. — Schéma de la période de régression.

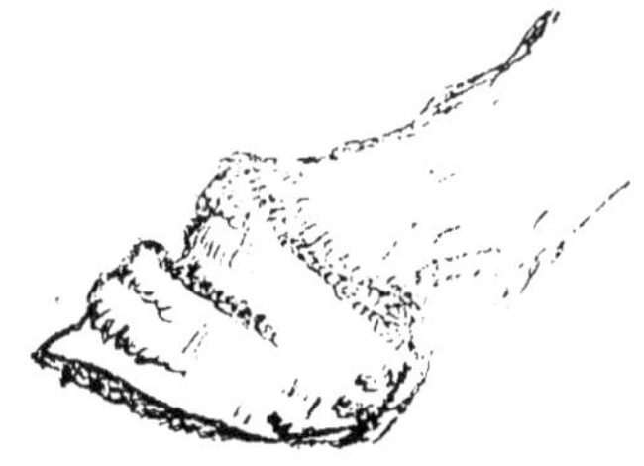

Fig. 132. — Pied dans la période de régression.

quement de haut en bas, entraînée par le reste de la masse du coin podophyllien ; enfin, l'appui qui se faisait sur les glomes de la fourchette et sur le fanon, se redresse, gagne les talons, puis les quartiers et même les mamelles. Si l'os du pied a fait hernie, le croissant ne disparaît pas, mais la phalange redevenue en position normale, redevient en partie la base de sustentation du corps.

Tous ces phénomènes régressifs, que j'ai cherché à démontrer graphiquement par la figure 131, se reflètent extérieurement sur le pied que j'ai dessiné d'après nature, figure 132, et que j'ai rencontré récemment dans ma pratique. Le cheval *trompette* qui faisait le service des communs à l'École d'Alfort, à l'époque où j'étais élève, et qui servait depuis nombre d'années, présentait une grande partie des caractères du pied figuré au n° 132.

6. Il m'est impossible de signaler et surtout de décrire

ici toutes les singularités morphologiques de la fourbure ; elles sont innombrables. Cependant il est utile de relever quelques types qui serviront grandement à compléter et élucider l'étude de cette maladie du sabot.

La figure 133 montre comment les glomes se modifient pour fournir une large assiette à l'appui sur les talons. La figure 134 représente un pied passant par la période de régression. La figure 135 montre un croissant très étendu. La figure 136 (Rey) montre combien la sécrétion des parties postérieures de la cutidure est abondante pour subvenir aux besoins de l'appui en talons. La figure 137 (Rey) montre la cessation presque complète de la sécrétion de la cutidure ; la paroi ne s'accroît plus depuis longtemps, elle reste stationnaire pendant que le coin podophyllien se développe à l'excès tout autour de l'os du pied, même en talons. Figure 138, autre exemple de croissant. La figure 139 montre combien le pied peut se rétrécir en latéralité et notamment en quartiers. Au 140 je donne un exemple de coin podophyllien limité à une mamelle. Enfin la figure 141 représente un exemple que j'ai rencontré une seule fois, de fourbure et de faux quartier limités aux deux mamelles, pendant que la pince, à peu près sans coin ni kéraphyllocèle, présentait une seime très large préexistante à la fourbure. C'est un pied antérieur.

Je pense que l'exhibition de ces types de fourbure aidera à éclairer l'étude de la fourbure chronique et des altérations cornées que cette maladie entraîne.

H. Bouley le premier a signalé la formation de la *cavité digitale*, sorte de dépression qui se forme sur la région coronaire de pince. Cette dépression de la peau, ou cavité, n'est pas formée par la corne sécrétée par la cutidure, elle est due exclusivement à un écartement qui se forme entre le bourrelet repoussé en avant par le coin podophyllien et les parties sous-jacentes. La peau terminale, tirée en

avant par le bourrelet et retenue en arrière par ses adhé-
rences anatomiques, décrit une courbe à concavité

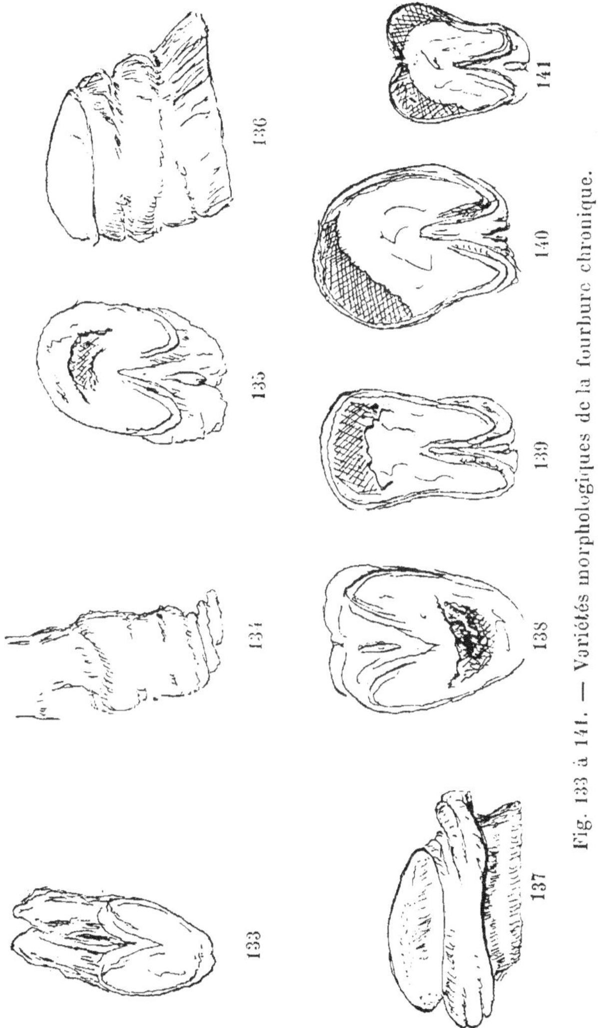

Fig. 133 à 141. — Variétés morphologiques de la fourbure chronique.

supérieure k (fig. 125 et 127). H. Bouley a appelé cette
dépression coronaire *cavité digitale* parce qu'on peut y
enfoncer le doigt. La largeur de cette cavité mesure l'allon-

gement du circuit coronaire de la paroi. Cet allongement
du bourrelet rétrécit l'axe transverse du sabot ou du moins
il diminue la saillie du bourrelet sur les côtés et par conséquent l'épaisseur de la corne des quartiers. Cet amincissement des quartiers est le plus grand obstacle à l'utilisation
du cheval fourbu, parce qu'il rend le brochage très difficile
et qu'il rend les quartiers trop faibles pour l'appui (Voy.
la fig. 139).

Dans tous ou presque tous les cas de fourbure chronique,
quelquefois même dans le cas de fourbure aiguë et guérie,
la sole devient très promptement comble et bombée. Ce
bombage de la sole ne peut être attribué à une poussée
effectuée par l'os du pied, puisqu'il peut exister sans déviation de l'os ; il est dû à l'arrêt d'avalure de la muraille
de pince et des mamelles.

7. **Traitement préventif des altérations du sabot**. — Dès
que la fièvre de fourbure se déclare il faut se préoccuper
de prévenir la fourbure chronique. Loin d'enrayer la réaction
fébrile que l'organisme effectue avec tant d'énergie, il faut
la respecter et même la favoriser par des couvertures
chaudes, des frictions sèches sur tout le corps et sur les
membres, par des fumigations cutanées et bronchiques aux
fumées de baies de genièvre. Six fois sur dix, la réaction fébrile triomphe de la congestion podale. — J'ai la conviction,
basée sur une longue pratique, que la saignée générale est
inutile contre la congestion localisée et qu'elle est nuisible
parce qu'elle affaiblit la réaction générale. Les saignées locales sont tout aussi inefficaces. Le sang étant appelé vers un
organe, il n'y aurait qu'un moyen d'arrêter la congestion, ce
serait de barrer les artères qui l'y apportent. Je n'ai jamais vu
la saignée triompher d'une congestion localisée. Depuis vingt
ans que j'ai renoncé à toute saignée je guéris plus vite une
plus grande proportion de fluxions de poitrine, de fluxions
intestinales que je n'en guérissais pendant les seize pre-

mières années de ma pratique où je saignais à outrance. La saignée est encore plus inefficace contre la congestion du pied que contre celle des autres appareils. Voici un exemple tout récent que je viens d'observer :

Deux clients, le même jour, m'appellent pour deux cas semblables de fourbure. Fièvre très intense chez l'un et l'autre cheval. L'un des propriétaires, très riche châtelain, me prie de saigner son animal ; je m'y refuse, et je l'envoie à un autre vétérinaire qui fait une saignée copieuse.

Cependant, l'autre client suivit mon ordonnance et ne saigna pas son cheval. Qu'arriva-t-il ? Le cheval du châtelain resta trois semaines à l'écurie, et je le revis attelé, marchant assez bien, mais appuyant en talons. Deux mois après, je le revis encore sur route, marchant au pas, assez mal et appuyant encore plus en talons. Je présage, sans être devin, que ce cheval est fourbu pour toute sa vie. Le cheval de l'autre client marcha le cinquième jour comme il marchait avant sa fièvre de fourbure, et comme il est dans mon voisinage, je le vois toujours marchant comme d'habitude, et certainement il restera à l'abri de toute complication de fourbure. Je sais bien qu'un exemple, en médecine, ne signifie pas grand'chose, mais quand on a observé une centaine de fois les mêmes faits, il faut pourtant se rendre. En cas de fourbure, la saignée n'a d'autre résultat que de satisfaire le client et de *pontificier* le praticien.

La révulsion énergique me paraît bien plus rationnelle que la saignée ; car en même temps qu'elle est déplétive, elle peut changer, dériver le courant congestionnel, ce que ne fait pas la saignée. L'inflammation appelant le sang sur un organe, la fonction circulatoire se prête à ce courant ; mais un révulsif énergique sur le trajet des artères aboutissant à cet organe, peut détourner le courant. Quoi qu'en disent les auteurs, la révulsion au canon et s'étendant même plus haut, doit être tentée en cas de fourbure aiguë ; j'ai quelquefois réussi avec l'huile de croton tiglium.

Lorsque la congestion est établie, il reste encore un moyen d'en prévenir les effets : c'est de faire résorber sur place le sang afflué et ne circulant plus. Cette résorption, cette remise en circulation du sang sera favorisée par l'assouplissement de la corne et des téguments congestionnés, par des bains pédiluves. Autrefois je recommandais les pédiluves glacés ; les faits et le raisonnement m'ont ramené aux pédiluves ordinaires, plutôt tièdes que glacés. Le froid excessif congestionne les tissus par réaction ; et en outre, le pédiluve glacé assouplit moins la corne du sabot que le pédiluve à 10-20 degrés C. Il est toujours facile d'établir une excavation du sol au voisinage ou sur la place même de la stalle occupée par le malade ; dans cette excavation est placé le pédiluve composé d'eau ou de terre fortement délayée dans l'eau. Si le cheval a de bons sabots, robustes, il n'y a aucun inconvénient à faire prendre le pédiluve, loin de la stalle, comme on va voir.

La marche est peut-être le meilleur moyen de prévenir les effets de la congestion, surtout si le sol permet de déferrer le cheval. Une piste circulaire de terre, établie autour de l'excavation servant de baignoire, et sur laquelle on forcera l'animal de marcher malgré la douleur, donnera des résultats souvent inespérés. La marche par intermittences calculées sur le degré de la douleur, et souvent interrompue pour le pédiluve, active la circulation, empêche la stagnation du sang, provoque la résorption des produits inflammatoires.

Lorsque les symptômes fébriles et la douleur ont disparu, et que le cheval semble à l'abri des conséquences de cette fièvre, il sera toujours bon de ferrer l'animal, par une parure très légèrement inclinée sur la pince et

par un fer également incliné. En outre, le fer devra être
couvert et porter par toute sa face supérieure ; il devra
être plus épais en talon qu'en pince.

Comme complément de cette ferrure, on fera travailler
la sole et la fourchette à l'appui, soit en mettant le cheval
au service de labour, soit en l'exerçant sur piste pénétrable. En tous cas remplacer la litière de l'écurie par une
couche de sable fin.

8. **Traitement du pied fourbu.** — Une fois fourbu, le
pied est réfractaire à tout traitement curatif. Cependant
dans certains cas et si le propriétaire y consent, on pourrait
recourir à l'extirpation de la pince murale, lorsque la
fourbure n'atteint qu'un pied ou qu'un bipède. L'extirpation de la pince est selon moi le moyen curatif radical.
Je l'ai opérée trois fois et chaque fois avec succès. Le
cheval ne souffre pas plus après qu'avant l'évulsion de la
pince murale. On peut donc la pratiquer sur les deux
pieds à la fois. L'ablation du lambeau pariétal entraîne
l'arrachement de presque tout le podophylle déjà très
altéré. Au lieu de chercher à conserver le plus de lames
possible, il vaut mieux exciser toutes les lames au niveau
du tissu réticulaire, et si celui-ci est trop endommagé par
la fourbure, il faut l'exciser aussi. Immédiatement il
faut ferrer avec deux pinçons. Au bout de quelques jours,
toute la plaie se couvre de corne, et le bourrelet commence l'émission de sa paroi. Celle-ci prend la direction
normale si le périople n'a pas été endommagé. Au bout
de huit ou dix jours l'animal souffre beaucoup moins qu'il
n'aurait souffert sans opération et l'appui qui se faisait
exclusivement en talon, se reporte sur la face plantaire. Au
bout de deux mois, la brèche est disparue du tiers supérieur, et l'animal muni d'un fer à pinçons très élevé de
chaque côté de la brèche, peut marcher sans douleur. Au
bout de quatre mois, il fait très bien le service de herse

ou de charrue, même un bon service au pas sur routes ordinaires. Au bout d'un an et quelquefois avant, il peut faire tous les services auxquels il était apte ; chose remarquable, toutes les déformations du sabot sont conjurées. Une fois il m'est arrivé d'avoir obtenu ainsi un sabot à corne rugueuse en pince ; mais cette altération ne nuisait en rien à la marche du cheval. Je pense donc devoir conseiller cette opération comme très utile en certains cas, et en définitive très économique.

La névrotomie ne guérit rien, mais supprimant la douleur, elle rectifie un peu l'appui et permet l'utilisation du cheval.

Lorsque après une attente plus ou moins longue, la fourbure chronique ayant déformé le sabot et atténué la douleur, permet l'utilisation de l'animal, il faut ferrer celui-ci dans le sens indiqué par les déformations et par l'appui. La ferrure doit s'approprier aux nouvelles conditions du pied et non les contrarier. La sole doit rester à l'abri du boutoir et de l'appui sur le fer ; celui-ci, couvert, mais mince, sera très fortement ajusté en pince, mamelles et quartier sur le bombage de la sole sans y faire contact. Cette ajusture s'obtient à la manière française (entôlement des branches), ou à la manière anglaise.

L'ajusture anglaise sur fer couvert est préférable et moins difficultueuse. Le fer doit en outre se prolonger en arrière et se relever, de manière à bien asseoir l'appui sur les talons. On doit faire ici pour les talons ce que nous avons fait en pince pour le pied rampin. Il faut parer les talons en pan coupé, mais sans exagération, de manière à offrir au fer une assiette aussi large que possible. Le fer à planche très couvert se prête admirablement à toutes les exigences du nouvel appui (fig. 142). Le sabot devra subir en pince un émondage périodique qui en diminue le poids.

Cette ferrure qu'on pourrait appeler conciliatrice permet d'utiliser amplement le cheval, et si celui-ci n'est pas trop vieux, elle favorise et avance la période de restauration dont nous avons parlé dans la symptomatologie. Peu à peu, s'il y a lieu, on diminue l'obliquité du pan coupé de la ferrure afin de suivre le retour du pied vers son appui plantaire.

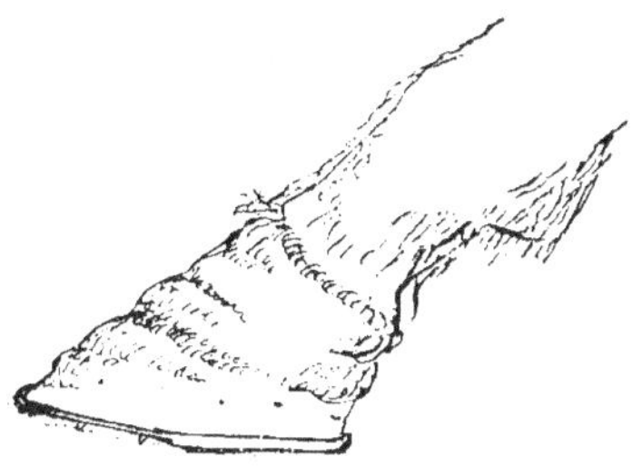

Fig. 142. — Ferrure de pied fourbu.

Lorsque la douleur reste réfractaire à tout traitement, il faut recourir à la névrotomie.

9. **Hygiène du pied fourbu.** — Outre l'émondage périodique dont nous venons de parler, l'hygiène comporte quelques soins relatifs à l'humidité de la corne. Quelques bains par semaine dans l'eau courante, un lavage quotidien à l'eau pure et à la brosse de chiendent suffiront pour entretenir la corne dans les meilleures conditions de propreté et de souplesse. Bannir rigoureusement tous ces topiques gras ou goudronnés, qui irritent le bourrelet et altèrent la corne.

C'est tout ce que je dirai ici sur la fourbure. Je ne puis empiéter sur la pathologie du pied interne, mais je n'ai pu m'abstenir de rapprocher les altérations de la sole de celles de la paroi à cause de l'intime corrélation qui existe entre ces deux organes assaillis par la fourbure. Je signalerai à l'attention de tous l'inimitable description que M. Bouley a faite de cette maladie, et la savante et très judicieuse interprétation que Pader a résumée dans son *Précis de maréchalerie*. C'est de parti pris que je passe sous silence une foule de moyens préconisés contre la fourbure, qui, sans doute, peuvent réussir, une fois, sous la main intéressée des inventeurs, mais qui, dans la pratique courante, ne sont pas applicables.

X. — Muraille a fourmilière (Voir *Muraille creuse*).

Y. — Muraille friable.

C'est celle dont la substance se désagrège trop facilement dans les conditions ordinaires. Cette muraille se rapproche physiquement de la corne de sole. Elle se réduit en poussière sous l'action des instruments tranchants et même sous celle de l'appui sur le fer ; le poste du clou s'agrandit et le fer devient ballottant ; la corne retient mal les rivets de brochage et le fer se détache.

La cause de cette altération réside essentiellement dans la fonction sécrétoire du bourrelet ; ou bien, il peut se faire que sur les pieds ainsi sabotés, le podophylle sécrète et associe sa corne à celle du bourrelet. La théorie de Peuch et Lesbre sur la provenance des lames kéraphylleuses au niveau de la zone supérieure du podophylle serait confirmée exceptionnellement par ces sortes de pieds.

La ferrure des pieds friables comporte donc toutes les précautions susceptibles de fixer et d'immobiliser le fer sur le sabot : couverture large, bien en contact avec la plante ; ajusture renversée pour rendre la foulée naturelle ; plusieurs pinçons symétriquement disposés **pour** assujettir le fer : clous à lame mince afin de moins désagréger la corne ; rivures longues, sans onglet.

L'hygiène de ces pieds comporte : nettoyage quotidien à l'eau pure et à la brosse ; litière sèche et propre ; de temps à autre, cataplasmes de fécule de pomme de terre.

Z. — Muraille fuyante.

La muraille fuyante est d'une obliquité excessive en quartiers et talons, tandis que dans ses régions antérieures elle est d'une obliquité normale. Cette malformation dérive d'une obliquité excessive de bas en haut et d'avant en arrière du bord postérieur des cartilages, et d'une déviation analogue du bourrelet. Cette altération est surtout intéressante aux inflexions, car souvent le quartier et la partie antérieure du talon peuvent être indemnes pendant que l'inflexion est très fuyante. Nous en parlerons aux altérations des inflexions.

AA. — Muraille grande ou *pied grand* (fig. 143).

C'est celle qui, sans être mal conformée, représente un volume excessif par rapport au volume du paturon.

Elle est due à un développement trop considérable de la phalangette et de la dernière articulation.

Le pied grand est le signe d'un tempérament lympha-

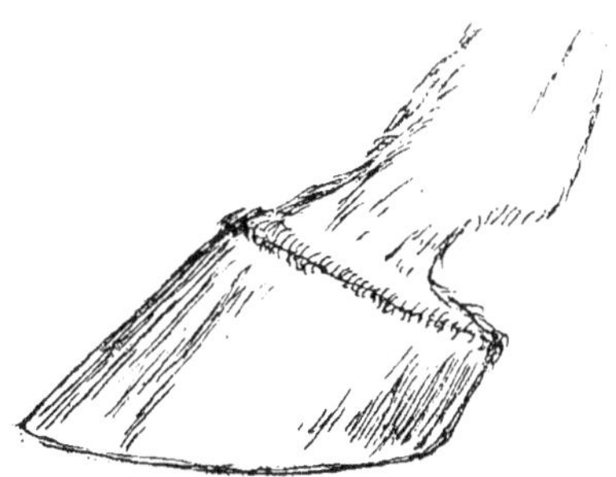

Fig. 143. — Pied grand.

tique ; il est propre aux races des pays humides ; mais il peut se rencontrer sur une race quelconque.

C'est un défaut d'esthétique qui n'a d'autre inconviennent sérieux que de surcharger, pendant le lever du pied, les appareils musculaires du membre, et de provoquer l'acte de se couper, de forger, de raboter.

Il faut ferrer ces pieds aussi légèrement que possible avec des fers en acier ou, mieux, avec des fers en aluminium.

BA. — Muraille grasse ou *pied gras*.

On appelle ainsi, en maréchalerie, une muraille dont la zone plantaire est très épaisse et permet de brocher *à gras*. Cette dénomination toute technique n'implique nullement l'idée de corne plus ou moins molle ou tendre. C'est l'opposé de muraille maigre.

CA. — Muraille haute.

C'est le défaut opposé à muraille basse, que nous avons étudiée. Il consiste en une hauteur excessive de la zone podophyllienne. Une muraille haute peut être très courte, c'est-à-dire ne présenter que peu de corne à parer.

La hauteur peut être excessive en une région et médiocre en l'autre. Elle est toujours commandée par la longueur du podophylle. Elle suit toutes les variantes que nous avons étudiées à l'article *Muraille basse*.

L'excès de hauteur ne compromet guère les fonctions mécaniques du pied. On palliera le défaut d'esthétique en parant profondément et en ferrant mince, avec un peu de garniture.

DA. — Murailles inégales.

On appelle ainsi les deux murailles d'un bipède dont l'imparité est manifeste.

Il ne faut pas songer à égaliser deux pieds inégaux par

nature, à moins que l'imparité consiste en une irrégularité de l'un des pieds et que cette irrégularité puisse être corrigée.

Par la ferrure, on peut pallier certaines inégalités. Il n'est pas besoin de dire comment on doit procéder.

EA. — Muraille large (pied large) (fig. 144).

C'est celle dont le diamètre transversal est plus grand que le diamètre longitudinal.

Ce défaut est dû à la conformation de la phalange et de l'articulation que contourne le bourrelet et dans ce cas il est naturel ; ou bien il est dû à l'existence d'exostoses qui élargissent le circuit du bourrelet ou le corps de la phalange et alors il est acquis.

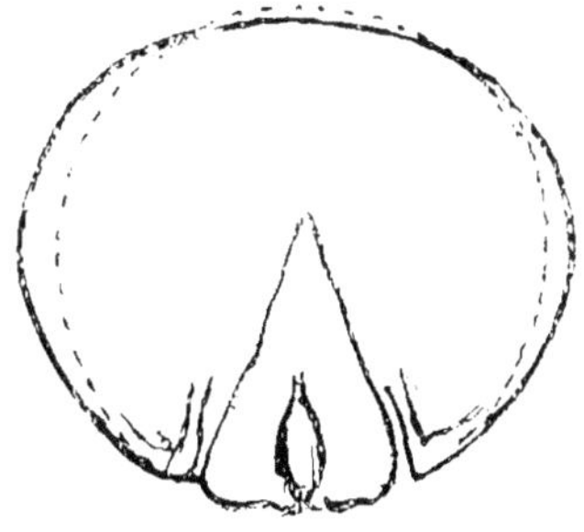

Fig. 144. — Muraille large.

Dans le premier cas le sabot large a l'inconvénient de raccourcir le pas du cheval d'une manière encore plus accusée que le sabot rond (Voy. *Muraille circulaire*). Dans le second cas le pied est douloureux et occasionne la boiterie.

Le pied large doit être ferré juste en quartiers ; avec légère garniture en pince et mamelles ; avec des éponges un peu allongées.

En cas de formes ou exostoses, isoler le quartier repoussé par deux rainures limitrophes, ruginer le bord plantaire entre les deux rainures et appliquer le fer à planche sans ajusture. Rainer ou amincir la muraille en regard des exostoses, c'est favoriser leur développement en supprimant la compression qui souvent les maintient et les réduit.

FA. — Muraille longue (pied long).

C'est la muraille qui a pris beaucoup de croissance dans sa zone solaire, qui offre une grande épaisseur de corne à enlever par la parure.

La longueur du pied dépend de l'usure naturelle ou artificielle ; elle est le signe d'une sécrétion active du bourrelet. Elle devient un défaut quand elle trouble l'équilibre du levier phalangien.

La parure et la ferrure doivent tendre à mettre la longueur de la muraille en raison inverse de sa hauteur. On donne ainsi au pied l'apparence du pied normal. Plus la muraille est longue, plus il est facile, par la parure, de redresser les aplombs du membre (Voy. *Esthétique*).

GA. — Muraille maigre.

On appelle ainsi toute muraille qui par l'état de son bord inférieur oblige le ferreur à brocher *à maigre*. Le caractère le plus ordinaire de la muraille maigre est bien la *minceur* ; cependant une muraille épaisse, amincie vers son bord plantaire, ou dérobée, devient une muraille maigre. Ce que nous allons dire dans le paragraphe suivant s'applique à la muraille maigre, au point de vue du traitement.

HA. — Muraille mince.

C'est la muraille qui manque d'épaisseur. Nous savons que cette anomalie dépend exclusivement du degré de saillie que la cutidure fait sur le podophylle.

La muraille mince est toujours maigre, mais elle peut être de très bonne nature.

La muraille mince se rétracte plus vite et plus fortement

que la muraille épaisse ; elle est moins puissante pour la
suspension et la contention du pied ; elle expose le ferreur
à commettre des piqûres.

La ferrure homœoplique convient à ces sortes de pied.
On ne doit brocher qu'avec des clous petits et à lame
mince. Il est important de respecter les barres et la fourchette qui servent à neutraliser la rétraction murale.

Considérée chez le poulain ou le jeune cheval, la muraille mince n'est pas un défaut théoriquement incurable.
On peut admettre que puisqu'il est dû au manque de saillie
du bourrelet, il est possible de le guérir en amplifiant ce
bourrelet. Tout porte à croire qu'une gymnastique bien
dirigée peut donner à la cutidure plus d'ampleur dans
tous les sens et activer sa sécrétion. Les exercices méthodiques sur piste pénétrable et adhérente doivent certainement produire des résultats très appréciables, en favorisant
la circulation sanguine, en tonifiant tous les éléments
anatomiques du bourrelet. Le raisonnement le plus simple
autorise à employer ce moyen contre une anomalie jusqu'ici incurable et qui compromet grandement l'utilisation
du cheval. Tout le monde sait combien il est difficile de
ferrer solidement des sabots caractérisés par la *minceur*
ou la friabilité de la paroi ; combien ces sabots exposent aux
piqûres, aux brulures, et à toutes sortes de lésions des parties
vives insuffisamment protégées, contenues et soutenues.

IA. — MURAILLE MULAGE (fig. 145).

La muraille est ainsi nommée parce qu'elle a l'aspect et
souvent la contexture de la muraille du mulet.

La hauteur de cette muraille est généralement marquée,
mais ce qui la caractérise, c'est l'horizontalité de la courbe
décrite par le bourrelet. Une muraille peut être droite,
haute, étroite, sans ressembler à celle du mulet ; toute

muraille dont le bourrelet est horizontal ressemble à celle du mulet et de l'âne.

Cette muraille est ordinairement bonne, robuste, peu disposée aux altérations, un peu trop oblongue, quelquefois rugueuse, presque toujours droite; elle n'est un défaut qu'au point de vue de l'esthétique.

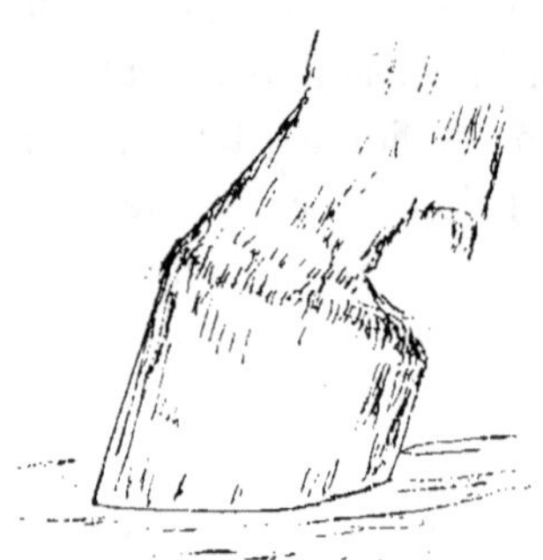

Fig. 145. — Pied mulage.

Il faut bien se garder de l'incliner en talons quand on la ferre. Cela ne changerait rien à son aspect, tandis que la moindre inclinaison troublerait l'aplomb général du pied et du membre. L'inclinaison sur les talons par la parure est d'autant plus fréquente et facile que ce sabot est généralement long. C'est parce qu'on pare trop profondément les talons du mulet et de l'âne, qu'on voit tant de mulets et d'ânes pinçards.

JA. — Muraille oblique (fig. 146).

La muraille est dite oblique quand toutes ses fibres sont fortement inclinées en avant. Ce n'est donc pas un défaut identique à l'*évasement*.

L'obliquité est commandée par la forme de l'os du pied et par l'inclinaison analogue du bourrelet.

L'obliquité excessive fatigue le podophylle des régions antérieures en faisant travailler les lames perpendiculairement à leur direction, et non parallèlement à cette direction comme d'ordinaire. Elle surmène aussi le podophylle des régions postérieures, lequel passant sous la perpendiculaire du poids du corps, soutient l'os qui le surmonte au lieu de le suspendre. Le podophylle des talons soutient

l'os du pied, comme le velouté le soutient, et ses lames
se trouvent écrasées entre le poids du corps et le corps de
la muraille. Dans le pied trop oblique, les lames du podophylle antérieur sont distendues suivant leur largeur, et
les lames du podophylle postérieur se trouvent écrasées.
Cela explique la fréquence des bleimes sur ces pieds.

Par la ferrure et même par la taille de la corne, on peut
considérablement amender les choses.

La principale remarque à faire, c'est que dans le pied
oblique la résultante du poids AB passe tout à fait en
arrière et coupe la ligne des inflexions à une hauteur plus
ou moins grande, suivant le degré d'obliquité de ces
inflexions. Nous savons que AB devrait passer au contraire
un peu en avant du centre de la face plantaire. La taille
du pied non ferré et la ferrure doivent tendre à ramener AB
le plus près possible de la direction normale.

Pour cela, on taillera le pied non ferré suivant *cd*,
c'est-à-dire qu'on inclinera le pied sur la pince en parant
celle-ci à fond, et en parant peu les talons. Le pied ainsi
incliné, AB, passe en AB' et ne coupe plus la ligne des
inflexions, ce qui est une amélioration très sérieuse. Cette
première taille effectuée, on abattra l'extrémité de la pince
par un coup de couteau oblique suivant *gh*.

Quand le pied est ferrable, la rectification de AB sera
plus facile. D'abord on parera le pied, non plus suivant *cd*,
mais suivant *ef*, parallèle à la face plantaire de l'os. Cette
parure n'est en définitive qu'un raccourcissement du pied,
qui ne change pas la direction de AB; mais on voit
néanmoins que cette ligne ne coupe plus la ligne des inflexions; c'est déjà un résultat notable, et d'autant plus
notable qu'on parera plus à fond, c'est-à-dire que *ef*
passera plus près du vif. On donne le coup de couteau *gh*
comme précédemment pour diminuer la longueur du bras
de levier digital et soulager ainsi les fléchisseurs et le

podophylle, et on attache un fer à éponges cramponnées qui, inclinant le pied sur la pince, nous ramène dans les conditions de la parure CD, et fait passer AB en avant des talons (fig. 146, B).

Dans ces conditions, le podophylle des talons se trouve soulagé parce qu'il travaille dans des conditions plus phy-

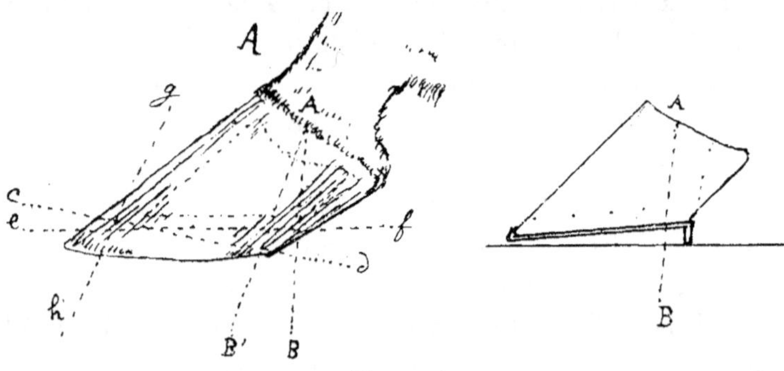

Fig. 146.

A, muraille oblique. — B, sa ferrure.

siologiques; il suspend l'os au lieu de le soutenir.

Il ne faut pas se dissimuler qu'en inclinant le pied sur la pince on rejette plus de poids sur les talons, puisque nous savons que le centre de gravité du pied se déplace vers la partie surélevée; mais cet excès de poids est plus que compensé par la régularité du travail podophyllien. Dans le cas où cette compensation n'aurait pas lieu, il faudra recourir à la parure *ef* et à la ferrure ordinaire sans inclinaison.

L'obliquité de la muraille est un défaut assez fréquent qui compromet fortement la durée du service de l'animal.

KA. — Muraille ouverte (fig. 147).

C'est une muraille dont les branches s'écartent en talons. C'est encore une malformation correspondant à une malformation de l'os du pied dont les apophyses sont très divergentes. Elle est plus fréquente sur les pieds postérieurs que sur les antérieurs.

Presque toujours la muraille ouverte est en même temps droite et recouvre des cartilages robustes, et divergents. Toujours aussi, le pied ouvert possède des barres très fortes. En définitive, tant que les cartilages sont sains, non ossifiés, l'ouverture des talons n'est qu'un défaut d'esthétique.

C'est contre cette malformation que les anciens maréchaux préconisaient le fer *pinçonné en talons*, non pour la corriger, mais pour l'empêcher d'augmenter. Aujourd'hui, si l'on voulait corriger ce défaut, devenu très rare par suite de l'amélioration de nos races, et aussi par les effets de

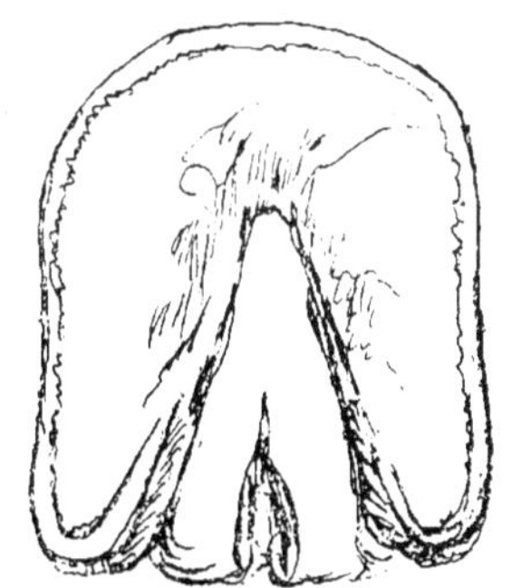

Fig. 147. — Muraille ouverte.

notre ferrure, il suffirait probablement d'affaiblir les barres par la parure et de les soustraire à l'appui. C'est bien, peut-être, au nouveau mode de parer en creusant la face plantaire et d'appliquer des fers dégagés qu'on peut attribuer la disparition de cette conformation. Malheureusement, si la muraille ouverte est devenue très rare, la muraille serrée est devenue trop commune.

Pour le jeune cheval, ferré ou non, il est indiqué de lui procurer dans sa stalle un plancher en bois qu'on maintiendra sec et sans litière.

LA. — MURAILLE PANARDE (pied panard).

Le pied est panard quand son axe antéro-postérieur gg ou dd, prolongé en arrière, couperait le plan médian du corps AB. Nous représentons (fig. 148) les deux empreintes antérieures d'un cheval panard en station debout.

Tout ce que nous avons dit au sujet du pied cagneux s'applique au pied panard. Les raisonnements que nous avons faits sont les mêmes : les causes sont de même nature, mais, agissant en sens inverse, elles produisent un résultat contraire.

La théorie que nous avons fondée à propos du traitement du pied cagneux est exactement la même pour le pied panard, et la figure 97 peut servir à montrer que certains

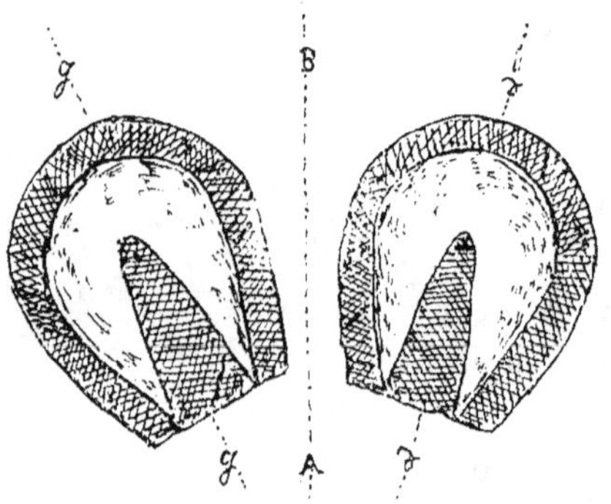

Fig. 148. — Empreintes du bipède panard.

déplacements du centre des pressions produisent le *panardisme* suivant la même loi qui a produit la cagnosité. Ainsi, le cheval qui porte son centre de pression en O'' ou en O^4, est panard et on le corrigea en lui faisant porter le centre de pression en O' ou en O^3, parce qu'on favorise ainsi les forces *cd* et *gh* qui portent la pince en dedans (Voir fig. 97).

Ainsi donc, pour corriger le cheval panard il faudra parer et ferrer de manière que le pied soit incliné sur le talon interne.

D'ailleurs, le pied panard exige les mêmes exercices de gymnastique que le pied cagneux.

Sur le poulain non ferré, on n'aura qu'à faire une taille

du sabot, inverse de celle que nous avons indiquée pour le poulain cagneux.

On voile l'aspect disgracieux du *panardisme*, en portant le pinçon du fer vers la mamelle interne.

Remarque : L'usure du fer est très équivoque ; tel cheval panard use en dehors, tel autre en dedans, tel autre en mamelle, tel autre en talon. L'usure ne peut servir à déterminer le point du centre de pression, car elle est aussi bien l'effet du frottement que de la pression. On n'est donc pas certain que le centre de pression corresponde au point de la plus forte usure.

D'après notre théorie, le pied panard a son centre de pression en talon externe ou en mamelle interne, et il est indiqué d'incliner le pied sur l'une ou l'autre de ces deux régions (de préférence sur le talon interne) pour favoriser les forces qui portent la pince en dedans, c'est-à-dire pour porter le centre de pression en mamelle externe.

MA. — Muraille petite ou *pied petit* (fig. 149).

Le pied est petit lorsque son volume est trop exigu par rapport à la taille du cheval et à la grosseur du paturon.

Cette malformation dépend d'une petitesse analogue de la troisième phalange.

Le pied petit a un inconvénient très grave, celui de ne présenter pour suspendre le corps qu'un podo-phylle trop faible.

Il importe, pour ferrer ce pied, de bien distribuer l'appui également

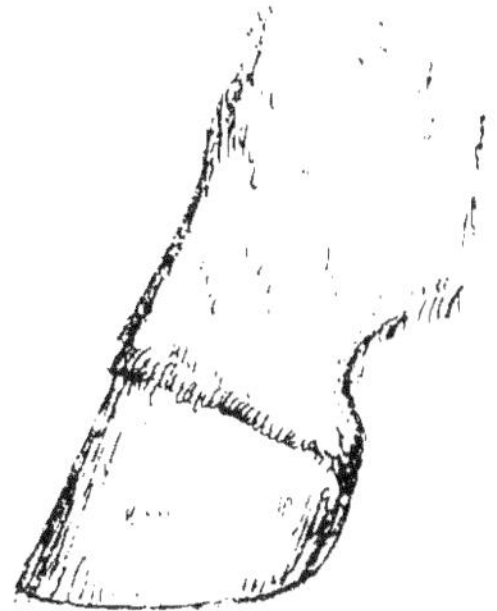

Fig. 149. — Pied petit.

sur toute l'étendue de la sole, de la fourchette et du bord plantaire de la paroi. Un peu de garniture rétablirait l'étendue normale de la base de sustentation; en prolongeant légèrement la pince, on neutraliserait le raccourcissement du pas que produit le peu de longueur de l'axe antéro-postérieur du pied.

XA. — Muraille pinçarde (Voy. *Muraille cambrée, a*).

OA. — Muraille rabotée (fig. 150).

C'est la muraille dont la pince est usée en biseau par le frottement sur le sol pendant ou après le relever du pied dans la marche.

Le défaut de raboter consiste en un frottement que la pince du pied effectue sur le sol pendant la marche, soit au moment du relever, soit après le relever pendant la translation du pied en avant. Ce frottement use le bord plantaire de pince suivant un biseau plus ou moins oblique et remontant plus ou moins sur la face externe de la pince. Ce biseau n'occupe, le plus souvent, que la région de pince, mais quelquefois il s'étend sur l'une ou l'autre mamelle. Le défaut de raboter existe beaucoup plus fréquemment sur les pieds postérieurs que sur les antérieurs.

Ce défaut réside dans une irrégularité de l'allure et s'effectue de deux manières bien distinctes. Tantôt on voit le pied incomplètement fléchi et relevé, raser et frotter le sol au moment où son extension commence; c'est que le pied, dans ce cas, n'a pas été relevé assez haut. Tantôt, au contraire, on voit le pied très fortement et rapidement fléchi redescendre brusquement pour passer dans l'extension et heurter le sol bien en avant de sa foulée. Dans le premier cas, la pince frotte le sol immédiatement en avant de l'empreinte, pour ainsi dire sans quitter le sol; dans le second cas, la pince ne vient heurter le sol qu'après avoir été relevée loin du sol et portée bien en avant de

l'empreinte ; on voit quelquefois la trace laissée sur le sol
se trouver à égale distance des deux empreintes successives.

Supposons que le cheval raboteur marche sur un terrain
pénétrable AB, où son pied laisse une empreinte. Si ce
cheval rabote au moment du relever, on verra l'empreinte
de son appui pt (p indique la pince) immédiatement
suivie de la traînée r faite par la pince. Si au contraire le

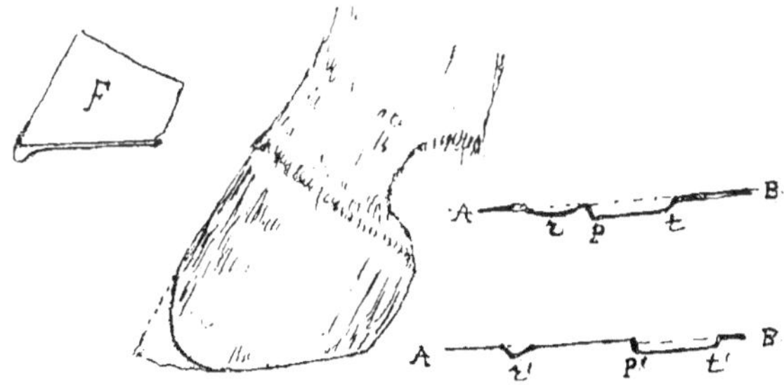

Fig. 150. — Défaut de raboter. — F, sa ferrure.

cheval rabote après le relever, on verra la traînée r' faite
à une grande distance de l'empreinte.

Évidemment ces deux manières de raboter ne peuvent
s'effectuer par le même mécanisme.

Dans le premier cas, le pied se fléchit lentement sur le
paturon ; et le membre se fléchit lentement au jarret ou au
genou, en sorte que la translation du pied commence avant
que la pince ait abandonné le sol. Dans le second cas, la
flexion du pied s'est effectuée, ainsi que celle du genou ou
du jarret, et ce n'est que pendant la translation du pied
éloigné du sol qu'un mouvement irrégulier jette la pince
sur le sol en r'.

La cause du premier genre de rabotage est évidente ;
c'est la lenteur de la flexion et l'insuffisance du relever.

La cause du deuxième rabotage est d'un ordre tout différent, et réside dans le jeu d'un appareil tout particulier

que personne jusqu'ici n'a songé à incriminer. Cet appareil, c'est le coussinet plantaire et l'arrête-fourchette.

Nous avons déjà dit que le principal, sinon l'unique rôle de cet appareil élastique consiste, au moment où le pied est fléchi sur le paturon, à renvoyer mécaniquement ce pied vers l'extension pour favoriser l'action initiale de l'extenseur antérieur des phalanges. Nous savons que cet extenseur serait impuissant à redresser la phalange tant que celle-ci est dans l'extrême flexion, puisqu'il suffit de maintenir cette extrême flexion avec la main, pour maîtriser le cheval qui se défend. Dans la marche du cheval, il est visible que lorsque la flexion du pied est achevée, le pied est renvoyé par le jeu élastique du coussinet, et que l'action de l'extenseur ne commence qu'après le retour du pied vers une extension plus ou moins accusée. C'est le choc du coussinet plantaire et de l'arrête-fourchette contre le paturon qui produit mécaniquement ce retour du pied vers l'extension pour *donner prise* au tendon extenseur. L'œil distingue bien la durée de cette force pour ainsi dire *morte* et le moment où commence la force *vive* de l'extenseur. On constaterait, d'ailleurs, que le renvoi du pied est plus énergique sur le bipède postérieur que sur l'antérieur.

Cela étant reconnu, on s'explique très bien pourquoi le pied, après avoir été éloigné du sol par la flexion des phalanges et transporté plus ou moins en avant de l'empreinte, est renvoyé brusquement sur le sol en *r'* (fig. 150) par l'impulsion élastique du coussinet plantaire. Cette impulsion est d'autant plus énergique que la flexion a été plus rapide et plus accusée ; aussi voit-on que le pied qui rabote s'infléchit sur le paturon avec une extrême vitesse, et que ses glomes exécutent un véritable choc contre la face postérieure du paturon.

Voilà le mécanisme du raboter du deuxième genre,

c'est-à-dire de celui qui s'effectue loin de l'empreinte que
le pied vient de quitter.

Dans tous les cas, le raboter est une défectuosité d'allure
résultant du manque d'équilibre entre les appareils releveurs, fléchisseurs et extenseurs du pied. Tout montre à
l'observateur que les releveurs et translateurs du pied travaillent avec lenteur et atonie et n'équilibrent pas le
travail de l'extenseur antérieur et le jeu élastique du coussinet plantaire et de l'arrête-fourchette.

Traitement. — Maintenant que nous connaissons le
mécanisme et la cause première de ce défaut, il va être
facile d'instituer un traitement, toujours efficace sur le
jeune cheval et assez souvent régulateur sur le cheval adulte.

Il est indiqué d'abord de soumettre l'animal aux exercices
de gymnastique podale. C'est surtout l'exercice sur piste
très adhérente qui produira les meilleurs résultats. Le procédé Changeux père, les enferges à lien élastique, produisent
d'excellents résultats sur le jeune cheval.

Sur le cheval adulte on devra, en outre, recourir à
l'application des *surpoids* aux pieds défectueux. Ces surpoids ont pour but d'alourdir le pied à relever en ajoutant
au poids du fer et du sabot des masses plus ou moins
lourdes. Il y a bien des manières d'appliquer les *surpoids* :
voici les plus pratiques : 1° doubler le fer ordinaire par un
fer de plomb qu'on attache par quatre étampures et quatre
clous convenablement disposés ; 2° passer une plaque de
plomb entre le fer et la sole ; 3° fixer autour de la muraille
externe un sachet contenant des fragments ou des grains
de plomb ; 4° appliquer les surpoids dessinés à la figure 112.
Ces surpoids ne doivent être mis en place qu'au moment
de l'exercice orthopédique et doivent être retirés dès
que l'exercice est terminé. Ces surpoids, on le pressent
aisément, produisent un effet analogue à celui de la piste
adhérente.

La ferrure peut souvent aider à corriger le cheval raboteur. Il est possible, en effet, d'accélérer le lever du pied,
comme nous l'avons vu (*Défaut de forger*), et par conséquent on peut ainsi changer le rapport qui existe entre la
flexion et l'extension des phalanges. On accélère le lever
du pied en inclinant celui-ci sur les talons par une parure
plus profonde en talons qu'en pince et par un fer plus épais
en pince qu'en éponges. (Voy. le théorème que nous avons
développé avec figure à l'article *Muraille coupée*, B, fig. 113.)

Puisque nous constatons encore ici l'influence que l'inclinaison du
pied exerce sur le relever du pied, je dois saisir cette occasion pour
corriger une grave omission que j'ai commise à l'article concernant
le *défaut de forger*. J'ai oublié de dire, en effet, que la ferrure que je
préconise pour rendre plus prompt le relever antérieur et moins
prompt le relever postérieur, est analogue à la ferrure préconisée
par Garsault, et classiquement recommandée jusqu'au milieu de ce
siècle. Une ferrure ne pourrait être recommandée si longtemps par
tous les auteurs compétents, et à l'exclusion de toute autre, si elle
n'avait montré son efficacité dans l'application ; mais le mode d'action
de la ferrure Garsault a toujours été méconnu. Les explications four-
nies par Bourgelat ne sont pas admissibles. H. Bouley a rejeté les
explications de Bourgelat et a rejeté en même temps le procédé
Garsault si mal interprété ; mais il faut reconnaître que Bouley n'a
fourni ni les preuves de l'inefficacité de la ferrure Garsault, ni les
preuves de l'efficacité de celle qu'il préconise en substitution. La
théorie que j'ai développée ci-dessus et à l'article *Défaut de forger*
expliquant tous les effets et le mode d'action de la ferrure Garsault,
servira, j'espère, à remettre cette ferrure dans la pratique d'où elle
a été bannie sans raisons valables.

Sur le jeune cheval, il suffira quelquefois de nourrir la
pince du fer et de la rabattre en contre-bas ; ou bien de
mettre en pince un petit crampon (fig. 150, F). Ainsi ferré
le jeune cheval prendra l'habitude de relever plus haut
son pied, afin d'éviter la traînée de la pince du fer sur le
sol. C'est absolument le contraire de ce qui se fait presque
partout, car on a la tendance à tailler en biseau la pince
du fer et du sabot, ce qui est le meilleur moyen d'habituer

le jeune cheval à raser le tapis et à raboter. Ce n'est que
sur le très vieux cheval raboteur, qui ne peut plus être
corrigé par la gymnastique, qu'il est permis de recourir au
biseautage de la pince ; mais jamais, quel que soit l'âge du
cheval, il n'est indiqué d'incliner le pied sur la pince,
comme on le fait trop souvent, en nourrissant ou en cram-
ponnant les éponges.

Sur le poulain qui n'a jamais quitté la prairie, on observe
fréquemment le rabotage des pinces antérieures. Ce fait est
d'une nature tout à fait différente ; ce n'est que la conséquence de l'acte de brouter, où l'animal, sans relever la tête
qui broute l'herbe, est obligé, pour avancer son pied, de le
traîner sur le sol ; à la longue, la pince s'use en biseau sur
la face antérieure (Voy. fig. 78, a.

Les défauts de *raser le tapis* et de *buter* sont de même
nature que le défaut de raboter : ils ont les mêmes causes,
s'accomplissent suivant un mécanisme semblable, et doivent
se traiter d'après les mêmes principes. Nous devons donc
nous dispenser de leur consacrer des articles spéciaux.

Les fers très lourds, que les anciens maréchaux préconisaient contre ces trois défauts, les fers à anneaux usités
du temps de Bourgelat, et le fer à bosse en pince de Garsault, n'avaient d'autre but que de corriger l'animal par
une sorte de gymnastique podale.

PA. — Muraille rentrée (fig. 151).

On appelle *rentrée*, une muraille qui présente sur son
contour une ou plusieurs dépressions verticales ou replis
en dedans (B, fig. 151). Ces replis sont formés par la pénétration de la corne dans des sillons qui se trouvent à la
surface de l'os du pied. Cette affection est comparable à
l'onyxis de l'homme.

Cette altération de la muraille vient toujours à la

suite d'un faux quartier provoqué par seime ou par toute autre lésion, et qui a disparu par avalure. Ce faux quartier, avant de disparaître, ayant comprimé le podophylle et l'os, et y ayant produit un sillon plus ou moins profond, ce sillon persiste après la disparition du faux quartier et reçoit la corne pariétale qui s'y introduit en se repliant de dehors en dedans, et y remplace le faux quartier à mesure que celui-ci descend par l'avalure.

L'onyxis du cheval peut ne pas régner sur toute la hauteur de la muraille, et n'occuper que la région inférieure.

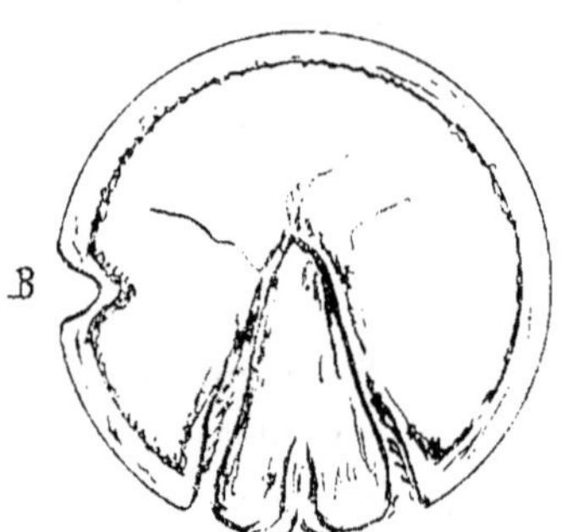

Fig. 151. — Muraille rentrée (onyxis).

Cette affection est quelquefois très douloureuse, et peut faire boiter fortement l'animal. Elle survient assez fréquemment à la suite d'une seime, surtout en pince, où la seime s'accompagne si souvent de kéraphyllocèle.

Le traitement consiste à combattre la pression douloureuse, soit par l'extirpation, soit par l'amincissement pelliculaire du lambeau *rentrant*.

La ferrure doit viser à immobiliser la muraille, dont la résistance est fortement compromise par cette dépression verticale. On lèvera un pinçon en regard de la dépression, on multipliera les étampures et on brochera très solidement après avoir soustrait au contact du fer le bord plantaire correspondant à la dépression.

QA. — MURAILLE REPOUSSÉE ou *bosselée*.

On doit appeler ainsi la muraille qui sur un point de son contour se trouve repoussée de dedans en dehors, par une exostose survenue sur les os contenus dans le sabot. Lorsque les exostoses sont multiples, la muraille peut être repoussée en plusieurs points divers. Le repoussement se traduit à l'extérieur par un bombage, une bosselure ou une déviation de la muraille.

C'est une altération grave, qui fait presque toujours boiter l'animal et le rend impropre aux services actifs et rapides.

Les exostoses qui produisent ces effets sur la muraille peuvent se diviser en deux groupes : exostoses par ossification ou calcification des organes cartilagineux et ligamenteux, et exostoses par hypertrophie osseuse. Les ossifications ne peuvent jamais être ni guéries, ni même enrayées ; les hypertrophies sont beaucoup moins réfractaires au traitement, souvent même elles disparaissent spontanément.

Parmi les ossifications on range les formes cartilagineuses et ligamenteuses du pied ; parmi les hypertrophies on rangera certaines formes coronaires, n'intéressant aucun ligament et en tout semblables aux suros qu'on observe sur les faces latérales et libres du canon.

Les formes cartilagineuses sont les plus fréquentes. On n'est pas bien d'accord sur la pathogénie de l'ossification des cartilages. Les uns l'attribuent dans tous les cas à des traumas ou contusions, les autres l'attribuent soit au trauma, soit à l'hérédité ; d'autres enfin à des circonstances fonctionnelles. Je pense que ces diverses causes peuvent produire la forme cartilagineuse; mais je pense aussi qu'il est une autre cause qu'on a trop oubliée et qui réside dans les contusions, les constrictions que la région des cartilages subit dans les manœuvres obstétricales. L'on sait qu'à la naissance, un grand nombre de poulains sont saisis par les pieds dès que ceux-ci se présentent, par les gens de la ferme, et que, sous prétexte d'aider l'accouchement, ces gens serrent le paturon avec leurs doigts ou avec des liens, et les soumettent à des tractions, à des torsions de toute sorte. C'est bien là la cause originelle de toutes ses formes, ou suros, de toutes ces déviations des membres, qui se manifestent dès que l'animal est mis en service, et qu'on attribue à l'hérédité parce qu'on ne peut relever aucune cause déterminante actuelle.

Quant aux formes cartilagineuses qu'on attribue au manque d'élasticité du sabot, tout me porte à croire qu'on devrait plutôt les attribuer à une mobilité trop grande des apophyses basilaires et rétrossales, à une flexibilité trop intense des talons du sabot, contre lesquelles l'organisme réagit en ossifiant les organes trop élastiques à l'état cartilagineux.

Quoi qu'il en soit, il est certain que la muraille est repoussée par les tumeurs osseuses, produites par ossification des cartilages ou des ligaments, ou par périostose.

Les tumeurs osseuses qui repoussent la muraille naissent ordinairement au niveau du bourrelet, qu'elles déforment, qu'elles soulèvent ou qu'elles dévient; ce bourrelet ainsi modifié, sécrète une paroi plus abondante ou plus maigre, plus épaisse ou plus mince, et presque toujours dans une direction anormale. En définitive, la corne sécrétée se moule sur la tumeur sous-jacente, et semble s'éloigner du plan circulaire général.

Quelquefois la tumeur osseuse a son siège au-dessous du bourrelet, sur la face antérieure de la phalangette. Dans ce cas encore, le podophylle décrit une courbe, et transmet à la paroi la même incurvation. C'est ainsi qu'on voit des murailles bosselées.

Les effets du repoussement par tumeur osseuse sont faciles à comprendre. Si la tumeur se trouve sous le bourrelet, celui-ci est soulevé et porté en dehors du pourtour général, et alors il envoie une muraille épaissie. Quelque-

fois même, il peut envoyer la muraille en dehors du podophylle sous-jacent, et alors il se forme sur celui-ci un faux
quartier. D'autres anomalies qu'on prévoit peuvent survenir sur le bourrelet et dans sa sécrétion. Dans tous les
cas, l'on voit la boiterie se produire.

Si la tumeur se trouve au-dessous de la zone cutidurale,
sur un point quelconque de la face antérieure et latérale de
la phalange, le podophylle est soulevé, ses lames perdent
le parallélisme, se rétrécissent, et s'accouplent mal avec le
kéraphylle correspondant; de là, manque d'adhérence entre
les lames ainsi accouplées, et compromission du rôle suspenseur de la muraille. En outre, le podophylle ainsi soulevé se trouve forcément comprimé entre la tumeur et le
corps de la muraille, d'où résultent une grande douleur et
une forte boiterie.

Le **traitement** consistera, non à combattre la compression
du bourrelet ou du podophylle par la muraille, en amincissant ou rainant celle-ci : ce moyen ne ferait que favoriser
le développement de la tumeur ; mais il consistera à soustraire à tout travail pour l'appui, la région altérée. C'est
donc par le repos prolongé et le déferrage qu'on peut obtenir un résultat curatif. Mais ce moyen est trop long, trop
dispendieux et trop aléatoire pour qu'il puisse être pratique.
C'est par la ferrure qu'on pourra assurer l'utilisation du
cheval.

On parera d'abord le pied suivant l'aplomb naturel de
la phalangette, puis on inclinera la face plantaire sur le
côté où se trouve l'altération afin d'en diminuer le travail
sustenteur. On appliquera un fer qui par sa conformation
accentuera l'inclinaison ci-dessus. Ce fer sera couvert et à
planche, sans ajusture, et portera par tous les points de sa
face supérieure. Avant le brochage on ruginera le bord plantaire de la région altérée de la muraille pour qu'il reste
un vide de un ou deux millimètres entre le bord ruginé et le

fer et on isolera par deux scissures limitrophes le lambeau malade (Voy. fig. 54 et fig. 155). A l'écurie, procurer au cheval un sol de cailloutis, pour faire travailler la sole non recouverte par le fer.

Nous ferons remarquer que les tumeurs osseuses peuvent se trouver placées sur les deux quartiers ; alors elles donnent à la muraille l'aspect et les propriétés de la *muraille large*. Ces tumeurs placées en pince peuvent donner au pied l'aspect du pied oblong ou étroit ; placées en talons elles donnent l'aspect du pied ouvert. Dans tous ces cas la muraille repoussée comporte des détails de traitement propres à chacune de ces déformations.

RA. — MURAILLE RUGUEUSE (fig. 152) (mal d'âne).

On l'appelle ainsi à cause de l'aspect de sa surface. La rugosité de la muraille peut résulter d'une épaisseur excessive ou d'une disparition du périople, ou d'une altération des deux bourrelets. Dans ce dernier cas elle constitue ce qu'on appelle la crapaudine ou mal d'âne.

La rugosité par excès d'épaisseur ou par suppression du périople est peu grave et n'exige que quelques soins de propreté.

Lorsqu'il y a crapaudine elle peut revêtir un caractère très grave, et mérite quelques considérations.

La crapaudine débute par une altération périoplique. Cette altération est encore mal définie, mais ses effets sont connus. Le bourrelet périoplique au lieu de sécréter cette bande de corne, homogène, hygrométrique, tenace et rétractile que nous avons fait connaître, ne sécrète plus qu'une corne semblable à la corne accidentelle, ou pathologique du podophylle.

Dès lors, la cutidure n'ayant plus sa bande périoplique, envoie sa corne devant elle et cette corne est naturellement

rugueuse, c'est-à-dire mamelonnée, fendillée, crevassée,
comme cela arrive chaque fois que la corne cutidurienne
ne se trouve plus comprimée et dirigée par la bande périoplique. D'ailleurs, la cutidure peut être gagnée par le
mal du petit bourrelet, et dans ce cas les cornes des deux
bourrelets à peu près semblables, s'associent, se pénètrent
mutuellement et ne forment plus qu'une seule plaque
rugueuse, d'aspect caractéristique
qui constitue la crapaudine.

La paroi ainsi constituée est bien
le type de la corne rugueuse dont les
fissures ou crevasses très profondes
atteignent quelquefois jusqu'aux parties vives et font boiter l'animal.

Pour guérir ou amender cette
affection rien n'est meilleur que de
laver plusieurs fois par jour les par-

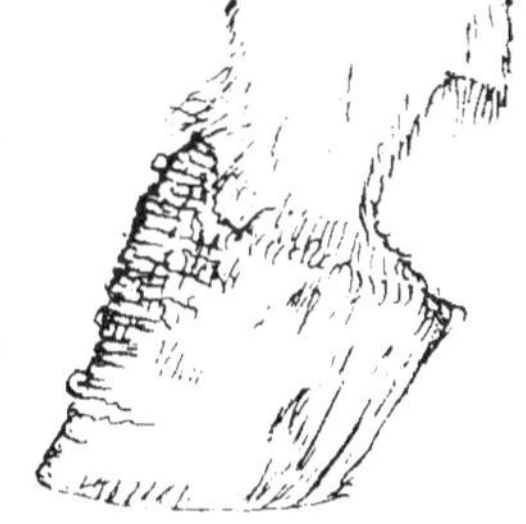

Fig. 152. — Muraille ru-
gueuse (crapaudine).

ties malades, d'abord à l'eau pure, ensuite avec de l'eau
froide saturée de sous-acétate de cuivre. Tous les cinq
jours après un lavage à grande eau et dès que la corne
est séchée, on promène légèrement et rapidement le plat
d'un cautère rougi au feu sur la surface altérée, en ayant
l'attention de passer le tranchant ou la pointe du cautère
rouge dans les fissures les plus larges. Un vieux praticien
du Midi m'a assuré et m'a fourni plusieurs preuves qu'au
bout de quelques semaines et sans mettre l'animal au
repos, le mal d'âne est guéri ou considérablement amendé
par le simple traitement au fer rouge.

SA. — Muraille sèche.

C'est une muraille durcie par manque d'humidité, qui
sous le tranchant du couteau s'enlève par éclats et qui casse ou
se fend à la sortie du clou de brochage et à l'entrée du poste.

C'est un grand inconvénient pour la ferrure. On peut l'éviter en mettant durant dix minutes le pied à ferrer dans un bain d'eau tiède.

TA. — MURAILLE SEIMEUSE (fig. 153, 154, 155).

C'est une muraille fendue parallèlement à ses fibres sur une ou plusieurs régions de son contour.

La fente ou seime est dite complète quand elle intéresse la muraille dans toute son épaisseur et dans toute sa hauteur *e* (fig. 153), *b* (fig. 154); elle est incomplète quand elle

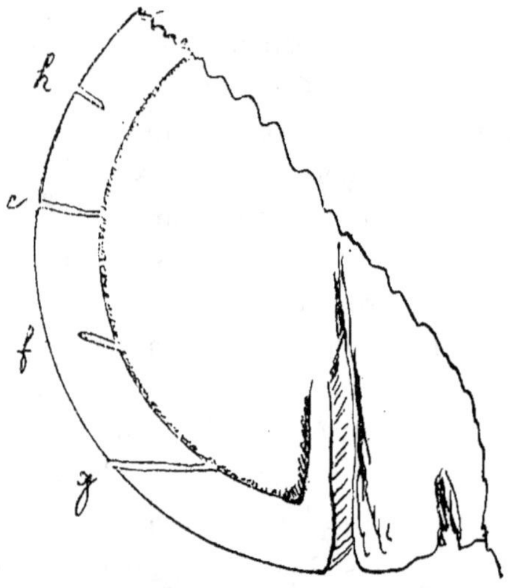

Fig. 153. — Variétés de seimes.

n'intéresse qu'une partie de la hauteur *a,c,d*, ou qu'une partie de son épaisseur *h,f*; dans ce dernier cas elle est *intérieure f* ou *extérieure h* (fig. 154 et 153).

Les seimes sont produites par deux causes bien distinctes : 1° par une poussée du pied interne sur la muraille, poussée qui rompt la contiguïté des fibres entre elles et produit la fente longitudinale; 2° par une lésion du tissu sous-jacent

à la corne. On pourrait donc diviser les seimes en deux
groupes principaux : les seimes par effraction et les seimes
par lésion du tégument.

Quelle que soit la cause déterminante, les seimes sont
d'autant plus graves qu'elles se rapprochent plus de la pince,
parce que toute solution de continuité située vers la pince
compromet la résistance fonctionnelle de la muraille entière ;
tandis que, située sur les parties postérieures, elle ne
compromet que la résistance de la région qu'elle occupe.

Suivant la région
qu'elle occupe, la seime
est dite de pince d,
de mamelle c, de quar-
tier b, de talon a ; il y
a aussi la seime en
barres (fig. 154).

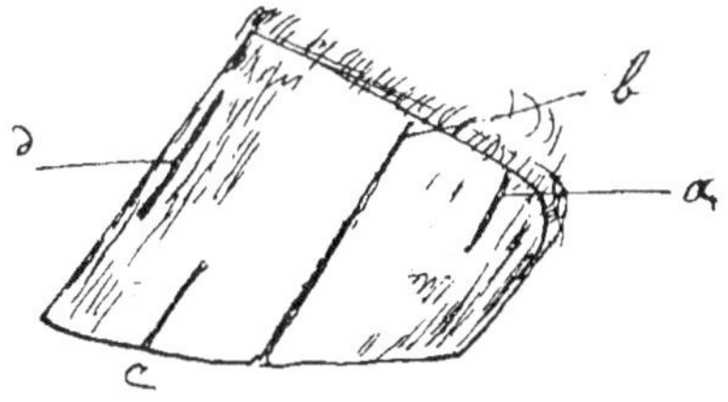

Fig. 154. — Variétés de seimes.

Sur les pieds anté-
rieurs, la seime la plus fréquente est la seime quarte ou de
quartier ; sur les pieds postérieurs c'est la seime en pince.
Sur tous les pieds, les seimes latérales sont bien plus fréquentes sur la moitié interne de la muraille que sur
l'externe, parce que celle-là est exposée aux atteintes du
pied opposé.

Les seimes par effraction sont toujours perpendiculaires
au plan de la muraille ; les seimes par lésion du tégument
sont souvent obliques au plan de la paroi ; l'on voit des
seimes quartes g ouvertes extérieurement en quartier, et
s'ouvrant intérieurement en talon (fig. 153).

Nous allons parler successivement des seimes par effraction et des seimes par lésion du tégument.

1° **Seimes par effraction.** — Les seimes par effraction
sont presque toujours situées en pince ou en mamelle,
parce que toute poussée exercée sur un point quelconque
de l'arc mural se concentre vers cette région. Le pied pos-

térieur est plus exposé que l'antérieur à ces sortes de seimes, il n'est pas nécessaire de l'expliquer.

Il est une seime par effraction bien plus fréquente que toute autre, qui a son siège *exactement* sur la ligne médiane, qui se déclare très souvent sans qu'il y ait de lésion cutidurale; qui souvent n'occupe que la région moyenne de la hauteur de la pince (*d*), mais qui ne tarde pas à se compléter en haut et en bas; qui se guérit facilement, mais qui revient plus facilement encore. On ne peut attribuer cette seime aux causes ordinaires, d'abord parce qu'il n'existe aucun trauma à la couronne, en regard de cette fente, ensuite parce qu'il serait singulier qu'un trauma s'effectuât toujours *juste* sur la ligne médiane et jamais sur les parties voisines de cette ligne.

Cette seime que j'appellerai *médiane* a pour cause première une faiblesse relative de la ligne médiane de la pince sur certains pieds. Cette faiblesse relative pourrait bien dépendre d'une texture particulière de la corne sur cette ligne, texture résultant d'une soudure, d'une sorte de raphé entre les deux moitiés du pied. Ce raphé ne serait que le dernier vestige du passage du pied didactyle au monodactylisme. J'ai souvent rencontré des pieds dont le sabot et la troisième phalange présentaient la trace indubitable de cette réunion des deux moitiés du pied. Sur la ligne médiane de l'os du pied existe, dans ces cas, un petit sillon *conjonctif*; sur le podophylle, un rapprochement et une inversion sur la ligne médiane des lames longeant cette ligne; enfin sur la paroi, extérieurement un sillon médian, tantôt très fin et à bords bien rapprochés (ce qui caractérise la paroi soyeuse ou la *soie* de la muraille), tantôt un sillon plus large, à bords arrondis, rentrants comme si la muraille, divisée suivant la ligne médiane, retournait ses deux bords en dedans pour les souder ensemble. De même que les barres prolongées en avant de la

fourchette, barres qui sont également un signe du didac-
tylisme primordial, le raphé médian de la muraille existe
plus souvent sur le pied postérieur que sur le pied antérieur. Je crois du moins, avoir constaté cette différence
dans la fréquence.

Quoi qu'il en soit, la ligne médiane de pince est plus
faible, moins consistante ; elle résiste moins aux poussées
excentriques du pied que les lignes voisines. car la seime
médiane est plus fréquente qu'aucune autre seime, sur le
pied postérieur ; elle est plus fréquente que toutes les autres
seimes réunies.

La seime par effraction peut ne pas être complète de
haut en bas ; quelquefois en effet on voit une seime ouverte dans le haut, absolument indolore, qui ne se com-
plétera brusquement que par une nouvelle poussée inci-
dente ou lentement par l'avalure. Il est des cas où cette
seime incomplète se ferme naturellement vers le haut
avant qu'elle se soit complétée vers le bas, on voit alors une
muraille fendue seulement dans sa région moyenne (*d*),
ou bien la seime se complète vers le bas en même temps
qu'elle se ferme vers le haut, et alors on voit une muraille
fendue seulement dans sa zone inférieure (*c*). C'est ce qui
a fait croire et m'a fait dire autrefois que cette sorte de
seime pourrait débuter par le bord plantaire. Aujourd'hui
je ne crois plus aux seimes par effraction procédant de bas
en haut.

Tant que cette fente incomplète n'occupe qu'un tiers
ou la moitié de la hauteur murale, l'animal marche
comme d'habitude sans boiter, quelquefois cependant on
voit le cheval faire son appui en talon, ou bien *éperviner*,
sans que ce mode d'appui ou de relever témoigne une grande
douleur. C'est que dans la fente ainsi limitée et maintenue
inébranlable par la corne adhérente au-dessus ou au-dessous
de la seime, il se trouve des corps étrangers, ou bien que

la pénétration de l'air extérieur peut irriter le podophylle entr'ouvert.

Quelquefois, la seime de pince doit exister à la face interne de la muraille sans qu'elle soit ouverte à la face externe. Il m'est arrivé, en effet, de voir des chevaux se mettre tout à coup à boiter sans cause connue, ou à éper-viner avec tant d'intensité que le sabot venait frapper contre l'abdomen à chaque relever. Cette boiterie et ce mode de relever le pied peuvent durer longtemps sans qu'on puisse en découvrir la cause. Tout à coup, l'irrégularité de la marche disparaît et l'on constate au même moment une seime en pince. Cette coïncidence subite de la disparition de l'épervinisme ou de la boiterie, avec l'apparition de la seime, semble bien démontrer que l'irrégularité du relever du pied était due à un pincement des lames de chair entre les bords d'une seime intérieure, non encore visible exté-rieurement, pincement qui cesse ou se modifie dès que la seime se complète.

Mais dès que la fente est assez longue pour que ses bords soient mobiles, les lames podophylliennes se trouvent serrées, *pincées*, comme on dit, entre les bords de la seime ; une boiterie quelquefois très intense se déclare. Si la fente est en pince, l'appui se reporte en talons, si elle est d'un côté, l'appui se porte sur le côté opposé.

Du reste, l'acuité de la douleur et l'intensité de la boiterie au début sont les meilleures conditions de curabilité, car ces conditions mettent dans la nécessité de traiter de suite, avant qu'il se soit produit des lésions profondes sur les tissus vivants.

Avant de passer au traitement je dois signaler à l'attention du praticien un phénomène qui peut se produire dans toutes sortes de seimes, mais qui se produit toujours, d'une manière frappante, dans la seime de pince qui nous occupe en ce moment.

Ce phénomène consiste en un mouvement alternatif
d'écartement et de rapprochement des deux bords de la
fente. C'est ce mouvement qui est la cause de la plupart des
complications pouvant survenir ; il est donc très important
d'en fixer le mécanisme afin de pouvoir le neutraliser.
L'écartement s'effectue pendant le relever du pied, le rapprochement a lieu pendant l'appui ; celui-ci est produit par la
turgescence du tégument sous-ongulé provoquée par
l'appui, celui-là par la simple rétraction de ce tégument.
Ni l'un ni l'autre n'ont aucun rapport avec la prétendue
élasticité du sabot. On ne peut admettre en effet que le
rapprochement puisse être dû à la pression du corps,
puisque, le plus souvent, il peut être neutralisé par un
simple agrafage, et même par quelques tours de bande. Ces
quelques mots suffiront à fixer les esprits.

Pour arrêter la seime par effraction, l'empêcher de se
compléter quand elle est incomplète, prévenir les complications sur le tégument sous-jacent quand elle est complète,
il suffit souvent d'immobiliser ses bords par des agrafes
(système Vachette et autre), par un brochage transversal,
ou barrage de la seime. L'immobilisation une fois assurée,
la guérison est presque certaine si l'on opère assez tôt.

La ferrure vient en aide au brochage ou à l'agrafage.
Si on munit le fer de deux bons pinçons portant bien et
haut sur les deux côtés de la fente, et de deux autres
pinçons portant bien en arrière des quartiers pour neutraliser la mobilité des bords de la seime ; si on broche
les clous de ferrure bien solidement et bien en arrière, la
solidité du brochage et les quatre pinçons sont le meilleur
garant de l'immobilité des bords de la seime (Voy. fig. 155).

Cependant il arrive trop souvent qu'au lieu de traiter la
seime au début, on ne la traite que plus tard, lorsque la
boiterie est plus ou moins intense. Dans ce cas, le traitement qui précède est insuffisant. Il faut isoler le lambeau

fendu des autres parties de la muraille par deux rainures limitrophes bien parallèles aux fibres pariétales, supprimer l'appui sur ce lambeau en ruginant son bord plantaire et reporter les pinçons du fer en arrière des rainures limitrophes (Voy. fig. 155). Le fer ordinaire doit être remplacé par le fer à planche afin de compenser l'appui supprimé sous le lambeau malade par l'appui sur la fourchette, et afin d'éviter tout mouvement d'ouverture ou de fermeture que les branches du fer ordinaire exécutent assez souvent.

Dans des cas plus graves, il ne suffira plus d'isoler le lambeau fendu, il faudra encore l'amincir à pellicule pour soulager le podophylle congestionné; il faudra même quelquefois l'extirper et exciser tous les feuillets de chair trop endommagés.

La préexistence d'une fente dans la corne est toujours pour la corne naissante une cause de division. Les cellules qui naissent en regard de la fente ou du vide tendent à prendre cohésion avec l'un ou l'autre bord de la vieille fente ; ces cellules sont obligées de diverger pour prendre appui sur les bords de la fente, et c'est ainsi que se perpétue la seime.

Pour vaincre cette tendance à se diviser de la corne naissante, il est souvent nécessaire d'éloigner la vieille corne fendue de la corne naissante ; celle-ci descendra alors sans se diviser, n'étant entraînée ni d'un côté, ni de l'autre. On atteint le but en pratiquant soit un *sifflet*, soit un amincissement pelliculaire à la naissance de la paroi. Ce sifflet ou cet amincissement ne sont efficaces que s'ils font disparaître toute trace de la fente au niveau du bourrelet et à l'extrémité supérieure du podophylle.

Quelle que soit l'opération à faire il faut se décider promptement, même quand il s'agit d'*extirpation*.

Cette opération qui, avant toute nécrose, ne présente aucun danger et peut remettre le cheval en service au bout de quelques semaines, devient extrêmement aléatoire si on attend la mortification du podophylle ou la nécrose de l'os.

Le complément de l'extirpation est une ferrure à planche, mince et couverte ; portant bien sur la sole et sur la fourchette ; présentant deux hauts et forts pinçons qui s'appliquent sur les deux bords de la brèche. En éponge ou en quartier externes, on munit le fer d'un petit pinçon-crochet, servant à retenir les bandes du pansement, et à prévenir ainsi les compressions très dangereuses que ces bandes serrées exerceraient sur les glomes ou sur la gouttière des régions saines.

Dix jours après l'extirpation, le bourrelet de la brèche est complètement recouvert de bonne corne cutidurale non fendue, et le podophylle est recouvert de corne provisoire, qui fuit devant la corne cutidurale qui descend. Dès que la gouttière est renouvelée, ainsi que la partie haute de la zone moyenne, la guérison est assurée si l'on maintient l'immobilité des bords de la brèche encore à remplir. Au bout de deux mois le cheval est utilisable au pas, au bout de trois à quatre mois il est utilisable au trot.

2° **Seimes cutiduriennes.** — Les seimes provenant d'une lésion du bourrelet sont produites par l'arrêt sécrétoire d'un point plus ou moins étendu de ce bourrelet. Les traumas, les maladies peuvent produire cet arrêt sécrétoire ; une atteinte par l'autre pied peut se terminer par une cicatrice dont le tissu est incapable de sécréter. Il suffit quelquefois qu'en un point donné de la cicatrice, les papilles soient éloignées les unes des autres, pour que l'intervalle ainsi mis entre elles laisse un vide dans la corne sécrétée tout autour. Le point non sécrétant peut occuper toute la hauteur de la cutidure, alors la seime qui en résulte est complète ; ou bien n'occuper que la zone supérieure, et alors la seime n'est ouverte qu'en dehors (dès l'origine) ; ou bien n'occuper que la zone inférieure du bourrelet et alors la seime n'est ouverte qu'en dedans. Plus tard ces seimes d'abord incomplètes ne manquent pas, sous une foule d'influences, de s'étendre d'une surface à l'autre de la muraille.

Les seimes cutiduriennes se trouvent dans un région quelconque, mais elles sont plus fréquentes sur la moitié interne du pied que sur l'autre moitié. Comme elles sont toujours dues à une blessure du bourrelet, rien n'expliquerait qu'elles fussent situées sur la ligne médiane de pince plutôt que sur les côtés de cette ligne. Comme nous l'avons dit, la seime médiane de pince n'est si fréquente que parce qu'elle est due souvent à une cause étrangère au traumatisme du bourrelet.

Les seimes cutiduriennes sont plus réfractaires au traitement, sont plus compromettantes et plus graves quand elles sont situées en pince ou en mamelles que lorsqu'elles sont situées en quartier. La partie antérieure de la muraille travaillant plus que la postérieure, les complications y sont plus menaçantes, et la réunion des bords de la fente est plus difficile. Une seime quarte peut exister pendant de longs mois, sans aucun appareil contentif, et sans faire boiter, parce que ses bords restent naturellement immobiles ; il n'en est pas ainsi pour la seime de pince ou de mamelle.

La seime par lésion cutidurale est souvent oblique, parce que la blessure génératrice peut être également oblique. Cette obliquité de la blessure étant très fréquente en quartier chez le cheval qui se coupe, il en résulte que la seime quarte est fréquemment oblique. Cette obliquité de la seime augmente singulièrement sa gravité, parce qu'elle intéresse un plus grand nombre de feuillets podophylleux, qu'elle trouble l'adhérence d'un plus grand nombre de couples podokéraphylleux, et enfin qu'il est plus difficile de lutter contre une cicatrice oblique ou en écharpe du bourrelet que contre une blessure droite et verticale.

Il n'est pas nécessaire, pour produire une seime, que le bourrelet soit profondément blessé, et que sa cicatrice ait perdu la faculté sécrétoire; il suffit bien souvent que la partie enflammée reste en état de suppuration, pendant un temps assez long. Cet état inflammatoire modifie ou suspend la kératogenèse, sur plusieurs points agglomérés en ligne ou en surface, et alors se produit la seime. Celle-ci, une fois établie, perpétue la division seimeuse sur la corne naissante comme je l'ai décrit plus haut, et quoique le bourrelet se soit parfaitement rétabli, la seime persiste.

Le traitement de la seime cutidurienne est plus complexe que celui de la seime par effraction, parce que la cause n'est pas instantanée, et qu'elle ne cesse pas dès que l'effet est produit.

Outre les moyens employés plus haut, il faut agir contre l'affection cutidurale. Il faut découvrir le bourrelet et le remettre en sécrétion normale. S'il n'y a qu'arrêt sécrétoire et non incapacité absolue, le découvrement seul suffira pour exciter et remettre en activité sécrétoire les points endormis ; si le tissu cicatriciel est devenu absolument incapable de sécréter, il faut détruire cette cicatrice stérile, par excision, ou la modifier par irritation, jusqu'à ce qu'elle soit redevenue féconde. La fonction kératogène est tellement l'essence du tégument podal, que rien n'est plus probable que son retour, même après un arrêt très prolongé. Il importe cependant, quand on agit directement sur le bourrelet, de ne pas en modifier trop profondément la forme primitive. La moindre déformation produirait des résultats plus désastreux que ne l'est la seime.

Un autre point à surveiller, c'est le podophylle qui peut être désaccouplé, qui peut être serré dans la fente. Il faut répéter ici ce que nous avons fait pour la seime d'effraction, et employer les mêmes artifices de ferrure.

En définitive, la seime cutidurienne n'est grave que si elle est située dans la région antérieure du pied, parce que sa guérison dépend de l'immobilisation de la muraille et que cette immobilisation s'obtient facilement en quartier ou en talon. Quand je dis que la seime quarte est moins grave que la seime en pince, je sous-entends qu'elles sont traitées toutes deux dès le début ; car la seime quarte abandonnée à elle-même peut devenir la source d'une foule de complications très graves, nommément du javart cartilagineux. Mais, règle générale, la seime quarte du pied antérieur guérit par le simple isolement par rainures ; tandis que la seime en pince exige plus de temps, plus de précautions immobilisatrices, et fait boiter l'animal plus gravement.

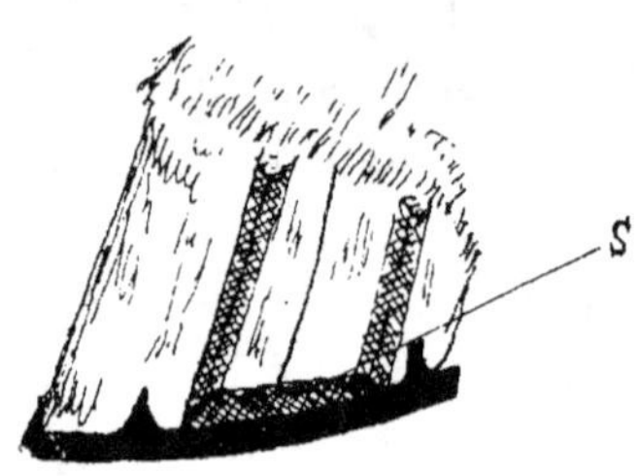

Fig. 155. — Seime opérat-ferrure.

3° **Seimes podophyliennes.** — Les seimes provenant d'une lésion du podophylle sont assez fréquentes et se montrent sur n'importe quelle région de la muraille ; mais, peut-être, plus fréquemment en pince. Toute altération du podophylle peut produire une seime, parce que le podophylle altéré se met presque toujours à sécréter de la corne, qui forme tumeur au-dessous de la muraille et qui, par repoussement, peut fendre celle-ci.

La seime podophyllienne peut débuter tantôt en bas de la muraille, tantôt en haut, tantôt vers le milieu. Elle débute là où se produit la tumeur cornée.

Le mécanisme suivant lequel se produit la fente murale est toujours bien simple. Le podophylle altéré se met en sécrétion et produit une masse cornée, mal liée, rugueuse, dure, qui se développe peu à peu au-dessous de la muraille. Cette masse cornée est presque toujours conique et sa pointe

dirigée en haut. Elle sépare le kéraphylle pariétal du podophylle. Dès ce moment la corne murale qui descend, se
heurte par la face interne contre la pointe de la tumeur
podophyllienne et se divise sur une épaisseur d'abord restreinte en deux courants passant des deux côtés de la
pointe de la tumeur. La seime ainsi commencée est limitée
d'abord aux couches internes de la muraille, mais plus
tard, la tumeur grossissant, la seime s'approfondit vers la
face externe et finit par se compléter. Assez souvent cette
seime reste confinée sur la zone inférieure au point d'origine, sans se compléter vers le haut.

Un autre mécanisme de production peut avoir lieu. Le
faux quartier, ou tumeur podophyllienne, peut naître en
présentant lui-même une fente verticale, due à la mortification et à la résorption d'une ou plusieurs lames podophylleuses. Cette fente constitue une fistule, par où
s'échappent les produits inflammatoires du tissu, et où pénètre l'air extérieur dès que la fistule linéaire s'ouvre au
bord plantaire ou au bord coronaire. Les produits excrétés
par cette fistule et l'air qui s'y introduit altèrent linéaire-
ment la corne murale qui fait paroi externe de la fistule,
et à la longue il s'établit une véritable seime murale. C'est
ce qu'on observe à la suite de bleimes.

La seime par kéraphyllocèle s'accompagne toujours de
boiterie. Souvent la boiterie précède l'apparition extérieure de la fente.

Son traitement doit porter sur la cause. On isole la partie malade pour deux rainures limitrophes, et on amincit
ou on extirpe le lambeau isolé comprenant la tumeur podophyllienne. L'extirpation est préférable à l'amincissement,
elle est plus radicale et conjure les récidives; elle ne tient
pas l'animal dans un plus long repos. Tous les moyens
contentifs de la muraille ébréchée, et que nous avons décrits pour les autres seimes, doivent être mis en usage pour

celle-ci. La ferrure comporte les mêmes particularités que nous avons décrites ; elle devra, avant tout, être munie de quatre pinçons (deux en mamelles et deux en talons, fig. 155). Ce pinçonnage, bien exécuté, sera toujours, je le répète, le meilleur garant de l'immobilisation de la seime, et par conséquent de sa guérison.

Pour nous résumer disons : Ce qui caractérise la seime par effraction, c'est la soudaineté de son apparition, la rectitude de sa direction, sa localisation vers la pince, sa récidivité ; ce qui caractérise la seime cutidurienne, c'est sa lenteur à se compléter, sa marche de haut en bas, sa localisation sur le contour interne du pied ; ce qui caractérise la seime podophyllienne, c'est la préexistence de la boiterie à sa manifestation, l'absence de localisation, sa limitation à une partie de la hauteur murale, sa coïncidence avec un faux quartier ou une fistule sous-murale.

En parlant du kéraphyllocèle, nous compléterons cette courte étude de la seime.

UA. — MURAILLE SÉPARÉE DE LA SOLE.

Cette muraille ne doit pas être confondue avec celle qui présente un faux quartier, ni avec celle qui présente une fourmilière vers le bord plantaire.

Je réserve le nom de *muraille séparée de la sole* à celle dont toute l'épaisseur du bord plantaire est plus ou moins disjointe d'avec la sole, quelquefois dans toute la hauteur de la zone soléaire, quelquefois dans la partie inférieure seulement de cette zone. Il va sans dire que, lorsque la muraille est excessivement longue et que la desquamation de la sole survient, il y a séparation des deux cornes, mais ceci n'est pas une défectuosité. La muraille ne peut être dite séparée de la sole que lorsqu'il y a disjonction dans la zone normale de soudure, zone qui d'ordinaire est égale en hauteur à l'épaisseur du corps de la muraille.

La muraille est ordinairement séparée de la sole lorsque cette muraille est très oblique et que les fibres de la sole sont au contraire perpendiculaires au plan du velouté. Cette divergence est très manifeste, lorsque le bord plantaire de l'os du pied est très mince, que le podophylle et le velouté se réunissent sous un angle très aigu (fig. 123, o). Dans ces pieds le velouté envoie sa corne verticalement, tandis que la muraille très oblique forme un angle avec le bord soléaire et laisse un vide *m*PS. Ce vide n'existe pas quand le podophylle et le velouté se réunissent en formant un pan coupé, qui envoie sa corne devant lui et remplit l'espace vide que laissent entre elles la muraille oblique et la sole verticale (fig. 123, o').

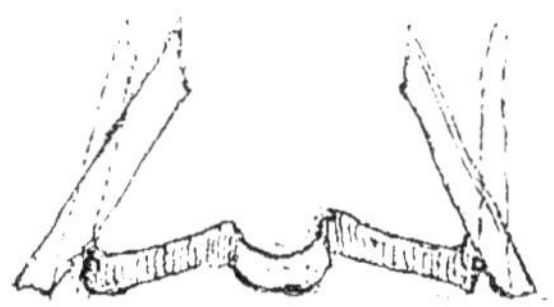

Fig. 156. — Muraille séparée de la sole (schéma).

Lorsque la muraille est droite, le vide *m*PS ne peut exister, et c'est pourquoi dans les pieds à muraille droite la réunion du podophylle et du velouté se fait sans transition.

Telle est la cause absolument anatomique du défaut qui nous occupe.

Mais il est une autre cause de cette séparation de la muraille d'avec la sole : c'est l'évasement du sabot par rétraction pathologique du bord coronaire de la muraille. Celle-ci, se serrant du haut, s'incline de plus en plus et son bord plantaire se déchire et se sépare de la sole (fig. 156).

La séparation peut régner sur tout le contour du pied ou n'exister que par places. En tous cas c'est un grave défaut, qui fait souvent boiter, qui gène le ferreur, qui expose le bord plantaire à se dérober par dessiccation, et qui peut produire des fourmilières multiples.

La ferrure doit se baser sur les considérations faites au sujet des murailles évasée, oblique et dérobée.

VA. — Muraille serrée du bas (fig. 157).

C'est une muraille dont les diamètres plantaires sont plus petits que les diamètres coronaires. Ses fibres sont obliques de haut en bas et en dedans. C'est la muraille du poulain nouveau-né. Chez le cheval adulte cette conformation est défectueuse même quand elle résulte d'une conformation particulière de l'os du pied, sans lésion proprement dite. Quand elle résulte du développement du bord coronaire de l'os par exostose, elle est bien plus grave et ne peut guérir que par disparition des exostoses.

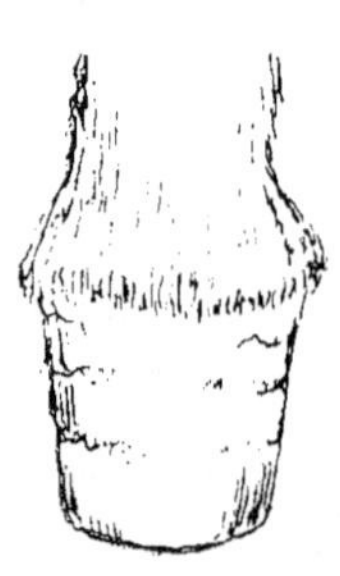

Fig. 157. — Pied serré du bas.

Lorsque l'étroitesse du contour plantaire de la muraille résulte du parallélisme de la corne avec l'os étroit du bas, la base de sustentation est bien un peu amoindrie, la longueur du pas est bien un peu raccourcie, et l'esthétique fortement pervertie; mais c'est surtout le travail du podophylle qui est profondément troublé. Un cheval ainsi supporté doit avoir les réactions dures, car le corps n'est plus suspendu par les liens podophylleux, mais appuyé sur la face interne de la muraille. Il va sans dire que cette conformation doit s'accentuer avec le temps, car le cône représenté par le pied doit tendre à élargir le cône représenté par le sabot.

On neutralisera les effets de cette conformation du pied en reportant tout l'appui sur le centre de la face plantaire. On baissera le bord plantaire de la muraille, on laissera la sole dans toute sa force et on la fera porter sur le fer.

Sur le jeune cheval, on pourrait essayer tous les moyens gymnastiques tendant à développer la sole, exercice sur des pistes en cailloutis pénétrable, sol de l'écurie en cailloutis semblable.

Lorsque la défectuosité résulte de l'élargissement coronaire par exostoses, ce sont les mêmes conditions mécaniques qui existent, mais elles sont bien plus graves parce que l'utilisation de l'animal est bien aléatoire. On appliquera la même ferrure que ci-dessus, en munissant le fer d'une traverse couverte.

Dans les deux cas une légère garniture corrigerait peutêtre l'aspect très défectueux d'un tel soutien.

XA. — MURAILLE SOUFFLÉE OU DÉCOLLÉE.

C'est celle qui présente une soufflure de la matière purulente à la couronne.

La soufflure est un décollement d'un point de la gouttière. Ce décollement établit un vide entre la corne repoussée et la corne nouvelle. Ce vide ne s'effacera de longtemps; il persistera et descendra jusqu'au bord plantaire où il disparaîtra par l'usure ou par la parure; mais dès qu'il se sera un peu éloigné du bord coronaire, il prendra le nom de seime transverse (Voy. page 543).

La soufflure n'est réellement grave que lorsque le décollement s'étend jusque sur le podophylle. Alors il arrive que le podophylle mis à découvert se met à sécréter et contrarie ainsi la descente de la corne cutidurale. Il se forme un faux quartier (Voy. *Muraille creuse*).

La soufflure, limitée à un point restreint de la gouttière, ne présente aucune gravité; elle descend sans augmenter sa capacité, sans troubler l'avalure ni l'adhérence podokéraphylleuse, et finit par disparaître au bord plantaire. Elle ne compromet le service que si la cause qui a provoqué le décollement ne disparaissait pas dès que le décollement de la gouttière a pu donner issue à la matière purulente.

Le traitement de la soufflure et la ferrure qu'elle comporte sont exposés à l'article *Muraille creuse*.

YA. — Muraille soyeuse (fig. 158).

C'est la muraille dont la face externe présente une légère dépression linéaire parallèle aux fibres superficielles, régnant ordinairement dans toute la hauteur de la muraille et située sur la ligne médiane de pince. Cette dépression a l'aspect d'un fil de soie encastré entre les fibres pariétales, d'où le nom de *soie* donné à cette dépression.

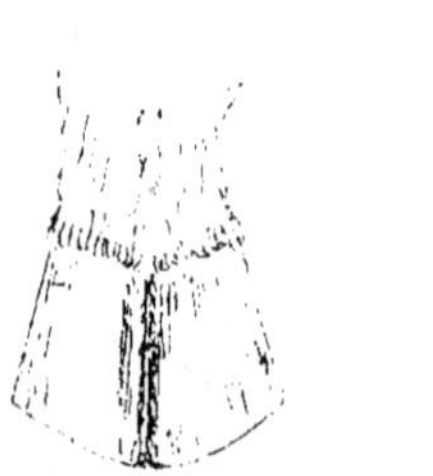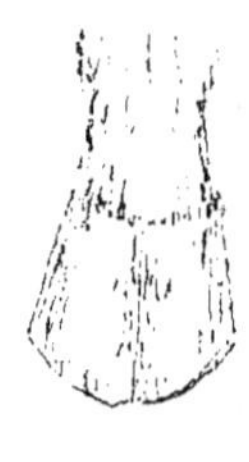

Fig. 158. — Soie de muraille.

La soie se trouve située presque toujours exactement sur la ligne médiane ; ce serait la trace extérieure du raphé médian du sabot, à son passage au monodactylisme. Ce raphé serait la ligne faible de la muraille, contre les poussées de dedans en dehors et sur laquelle se produirait la seime que j'ai appelée seime médiane (Voy. l'article *Muraille seimeuse*).

Tout pied à soie doit être ferré avec deux pinçons pour prévenir l'effraction.

ZA. — Muraille tendre.

On appelle ainsi celle qui se laisse facilement couper par les instruments tranchants et pénétrer par la lame du clou à ferrer.

Cette muraille est très flexible et peut n'être pas assez

résistante pour suspendre le poids du corps. Il est donc
indiqué de ferrer les pieds tendres de manière à distribuer
l'appui sur tous les points de la surface plantaire (fer homœoplique) ; de brocher avec des clous à lame plate et
large pour obtenir des rivets solides ; enfin, de lever
plusieurs pinçons pour éviter tout mouvement horizontal
du pied sur le fer et afin que le brochage ne puisse *jouer*
par agrandissement des postes.

AB. — MURAILLE TOUFFUE OU COIFFÉE.

On appelle ainsi celle qui est recouverte d'une abondante
couche de longs poils coronaires, flottants à sa surface, et
dont quelques-uns peuvent être
collés à la surface murale par le
périople.

En étudiant les influences modificatrices de la kératogenèse
($\S$ 5, *c*), nous avons dit un mot de
l'utilité des poils coronaires. Ce
sont de véritables organes de tactilité et en outre ils concourent
au rôle protecteur de la paroi.

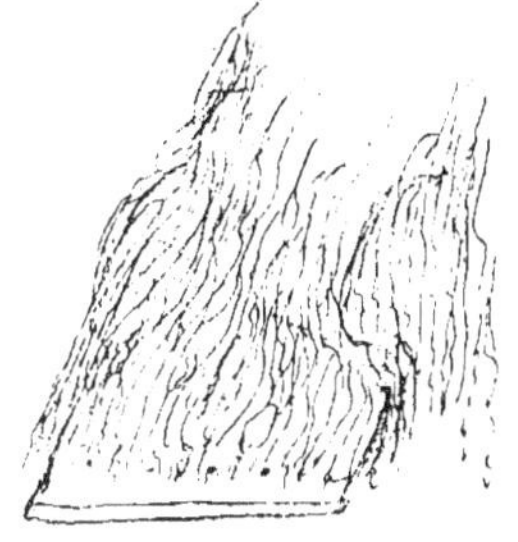

Fig. 159. — Pied coiffé.

Cette couche de poils recouvrant la muraille doit être
respectée. Si j'ai rangé la muraille touffue parmi les
murailles altérées, c'est parce que tout le monde considère
cette *coiffure* de la paroi comme nuisible ou inutile, puisque
partout on fait la toilette du pied, et que cette toilette
consiste à raser les poils coronaires.

La muraille coiffée se trouve à l'abri de toutes les
immondices du sol et des urines excrétées par l'animal ;
elle prévient mieux tous les obstacles contre lesquels elle
peut se meurtrir ; elle est mieux protégée contre les chocs
qui agissent sur elle ; elle est douée d'une tactilité plus

parfaite ; par conséquent, elle donne à l'animal une marche plus assurée et prévient les chutes. La coiffure du pied devrait toujours être respectée, même si l'esthétique en souffre. L'esthétique varie d'ailleurs comme la mode. Une fois qu'on sera bien pénétré de l'utilité réelle des poils coronaires, on ne trouvera laids que les pieds qui en sont dépourvus. Voyez le pied de la biche, si fin, si élégant, si agile, il est extérieurement recouvert d'une couche de poils coronaires.

BB. — MURAILLE TUBÉREUSE ou à *kéraphyllocèle*.

La muraille n'est tubéreuse qu'à sa face interne. La tubérosité est constituée par un amas de corne podophyllienne qui s'unit plus ou moins intimement avec les couches profondes de la paroi. Lorsque cette tubérosité se trouve en regard d'une seime, elle porte le nom de kéraphyllocèle.

Le kéraphyllocèle se développe sous l'influence d'une inflammation locale du podophylle, dès qu'un vide s'est produit entre le podophylle et la muraille. Il est digne de remarque que le podophylle peut rester longtemps enflammé et hypertrophié sans qu'il se mette en sécrétion. Dès que l'inflammation par mortification des tissus produit un vide à la surface du podophylle et que l'air pénètre dans ce vide, alors seulement commence, sur le tissu podophylleux, la prolifération cornée. J'ai vu de vastes abcès établis depuis longtemps entre la paroi et l'os du pied, mais n'ayant aucune communication avec l'air extérieur, ne s'accompagner d'aucun indice de sécrétion podophyllienne. Dès que ces abcès par une fistule prennent contact avec l'air, le podophylle entre en sécrétion. Est-ce la compression, est-ce l'absence de l'air qui empêchent la sécrétion? Tout le problème est là.

La seime complète produit toujours le kéraphyllocèle, mais si l'immobilisation des bords de cette seime est bien assurée, le kéraphyllocèle reste linéaire comme la fente qui porte l'air sur le podophylle. Si au contraire les bords de la seime sont mobiles, le kéraphyllocèle s'élargit proportionnellement à cette mobilité. C'est pourquoi le kéraphyllocèle provoqué par une seime de pince ou de mamelle est bien plus large que celui qui peut accompagner les seimes quartes. Celles-ci n'en produisent pas moins constamment le kéraphyllocèle, mais il reste à l'état linéaire et passe inaperçu, s'effaçant progressivement par l'avalure.

La bleime produit le kéraphyllocèle ou un faux quartier, chaque fois que l'inflammation produit un vide communiquant avec l'air.

Les amincissements chirurgicaux ou autres de la paroi produisent le kéraphyllocèle si la couche restante est assez mince pour laisser infiltrer l'air par ses pores.

Les percussions violentes exercées sur la muraille peuvent produire une tubérosité dès que le travail inflammatoire aura mis, par trajet fistuleux, le podophylle meurtri au contact avec l'air. Extirpez la muraille au moment où l'abcès s'ouvre au dehors, vous ne trouverez aucune trace de tubérosité; extirpez-la quelque temps après l'ouverture de l'abcès, vous trouverez toujours un kéraphyllocèle commençant.

La tubérosité pariétale se montre souvent à la suite d'une piqûre même récente, parce que le podophylle a été mis en contact avec l'air en même temps qu'il a été blessé.

Quelle que soit la cause déterminante, le kéraphyllocèle ou kératocèle de la muraille est mis en évidence par la parure un peu profonde de la face plantaire, si la tubérosité descend jusqu'à la zone de soudure soléo-pariétale.

L'on voit dans ce cas la muraille s'épaissir tout à coup
en un ou plusieurs points, comme dans la figure 151 *bis*,
A,B; la ligne étoilée perd sa direction normale pour
rentrer vers le centre. Sur cet épaississement local du bord
plantaire on remarque presque toujours l'ouverture
fistuleuse C ordinairement, située au fond de l'angle décrit
par la ligne étoilée (Voy. fig. 160, dessinée d'après un

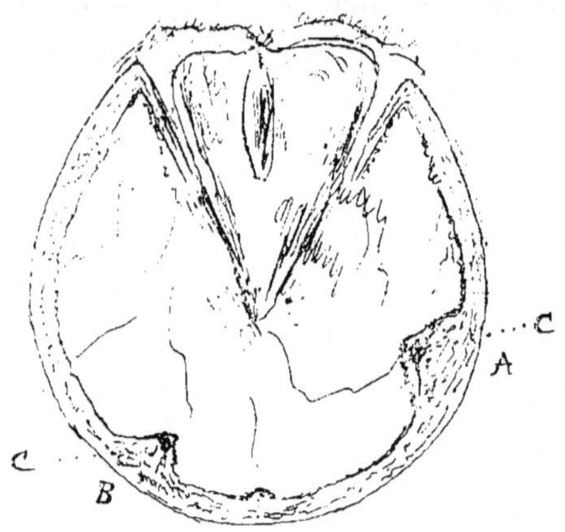

Fig. 160. — Muraille tubéreuse ou à kéraphyllocèle.

pied que j'ai actuellement en traitement et qui présente
deux tubérosités occasionnant une très forte boiterie).

Le kéraphyllocèle est d'autant plus grave qu'il se trouve
dans une région plus élevée. Le kéraphyllocèle par
piqûre de maréchal s'efface vite par avalure et usure,
puisqu'il se trouve sur la limite inférieure du podophylle.
J'ai énucléé des sabots à paroi mince qui présentaient
trois et même quatre tubérosités dans l'angle formé par
la sole et la muraille. La situation de ces tumeurs in-
diquait clairement qu'elles provenaient de piqûres de
maréchal. Elles avaient la forme et dépassaient le volume
du pilier de renforcement qui existe toujours sur la ligne
médiane de l'angle soléo-pariétal. Ces tubérosités par pi-

qûres sont plus ou moins élevées et volumineuses
suivant leur ancienneté, car l'avalure les efface graduelle-
ment.

Le traitement des tubérosités hautes est le même que
celui de la seime et du faux quartier. Le traitement des
tubérosités basses ou de piqûre comporte leur extirpation
très simple, de bas en haut, ou leur effacement par rugination. La ferrure doit incliner l'appui sur le bord plantaire correspondant à la tubérosité.

CB. — MURAILLE VITREUSE OU VITRIOLÉE.

Les maréchaux et anciens hipiatres appelaient ainsi
une muraille *cassante comme verre* (Voy. *Murailles sèche*
et *dure*).

§ 2. — ALTÉRATIONS DES INFLEXIONS.

Les inflexions de la paroi sont affectées de la plupart
des altérations que nous venons d'étudier sur la muraille.
Nous ne parlerons ici que des altérations qui leur sont
propres et de celles qui, appartenant à la muraille, revêtent
un caractère particulier sur les inflexions.

A. — INFLEXIONS CHEVAUCHÉES (fig. 161).

On appelle ainsi les inflexions d'un pied dont un des
glomes est surmonté par le glome opposé. C'est presque
toujours une déformation produite par l'encastelure;
mais quelquefois elle est produite par une déformation
simple de la cutidure.

Ordinairement les angles d'inflexions chevauchées sont
très allongés, il est donc facile de dégager la fourchette
de leur étreinte en coupant au rogne-pied l'excédent

contourné des angles d'inflexions ; mais ce n'est là qu'un moyen palliatif qui ne guérit rien.

S'il y a encastelure il faut recourir à tous les moyens

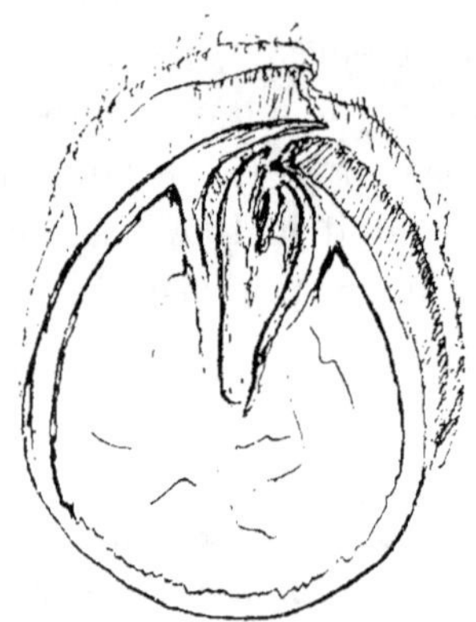

Fig. 161. — Inflexions chevauchées.

que nous avons indiqués à son sujet (Voy. *Muraille encastelée*).

B. — INFLEXIONS DRAPÉES (fig. 162).

On appelle ainsi, en maréchalerie, les inflexions qui sont

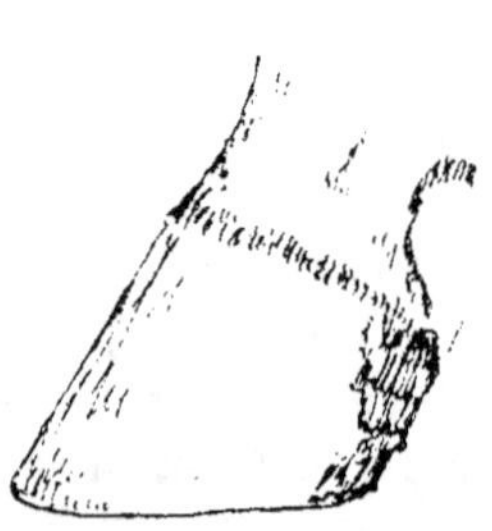

Fig. 162. — Inflexions drapées.

recouvertes d'une couche épaisse de périople. Le bord inférieur de cette couche est découpé, dentelé, et plus ou moins flottant sur l'angle d'inflexion et les parties latérales du talon.

Cette couverture périoplique doit être respectée par le ferreur. On peut faire tomber avec le couteau anglais les franges non adhérentes de cette couverture, mais il faut se garder d'employer le boutoir, qui pourrait blesser le bourrelet périoplique. Cette désunion du périople est produite par les urines de l'écurie ou par les sols boueux chargés de matières putrescibles.

Quelques lavages à l'eau de savon et à la brosse sont suffisants pour détacher les franges et redonner l'adhérence à la bande périoplique.

C. — Inflexions enveloppantes (fig. 163).

Ce sont celles qui contournent les branches de la fourchette en arrière. Il n'y a ni encastelure, ni atrophie de la fourchette.

Cette conformation est exclusivement due au circuit du bourrelet qui, avant de s'infléchir vers le centre du pied, se loge dans une dépression des glomes du corps pyramidal et projette la corne des angles d'inflexion en arrière des branches de la fourchette.

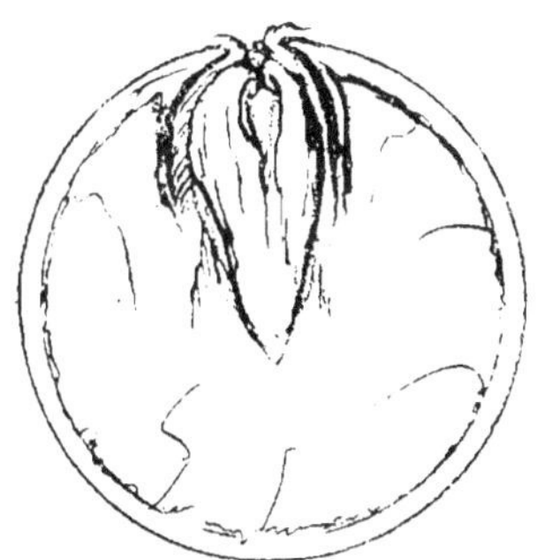

Fig. 163. — Inflexions enveloppantes.

Les pieds ainsi conformés sont généralement robustes, ils peuvent cependant gêner le jeu de la fourchette et surtout de l'arrête-fourchette, qui est projetée et maintenue en haut par les deux inflexions trop rapprochées de la lacune médiane.

D. — Inflexions éperonnées (fig. 164, V).

J'appelle ainsi celles qui, dans l'encastelure, se dévient en dedans et pénètrent dans les branches de la fourchette.

Cette déviation de l'angle d'inflexion est des plus vicieuses. Il faut exciser l'éperon à chaque ferrure et appliquer toutes les prescriptions que comporte l'encastelure.

E. — Inflexions fuyantes ou talons fuyants (fig. 165).

On appelle ainsi les inflexions très obliques en avant,
qui s'inclinent sous l'appui et semblent échapper à la vue
quand le pied est posé à terre.

Cette déformation est due à une obliquité exagérée du
bord postérieur des cartilages. Elle n'est pas toujours

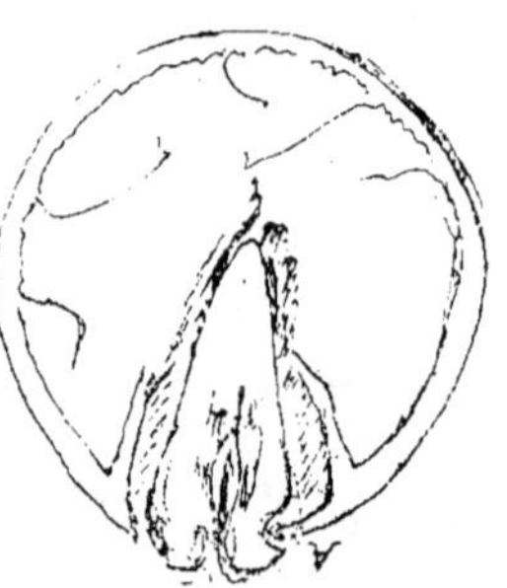

Fig. 164.
V, inflexion éperonnée.

naturelle. Elle s'acquiert assez souvent par les atteintes,
les blessures, les chocs qui provoquent des ossifications
ou des exostoses faisant saillir les glomes et renversant le
bourrelet.

L'obliquité excessive des inflexions rompt le parallélisme qui doit exister entre toutes les fibres pariétales;
elle jette un trouble profond dans le rôle suspenseur des
couples podokéraphylleux. Le podophylle des inflexions
des talons et des barres, étant presque horizontal, passe
en dessous des apophyses, de telle sorte que la paroi de
ces régions, au lieu de suspendre le corps représenté par
l'os du pied, le soutient en lui servant de point d'appui.
La paroi de ces talons fuyants joue le rôle de la sole,
mais sans alternance de repos, car la suspension podokéraphylleuse fait défaut. De là cette sensibilité prononcée

des talons fuyants, leur état bleimeux; de là la mortification par compression des lames podophylleuses, les abcès consécutifs soufflant aux glomes. et les nécroses des apophyses et des cartilages.

Les talons bas, dits écrasés, les talons obliques, se trouvent dans des conditions analogues à celles que nous venons de décrire.

Tous ces talons comportent les mêmes soins hygiéniques et curatifs.

Sur le jeune poulain, fortifier les inflexions par des

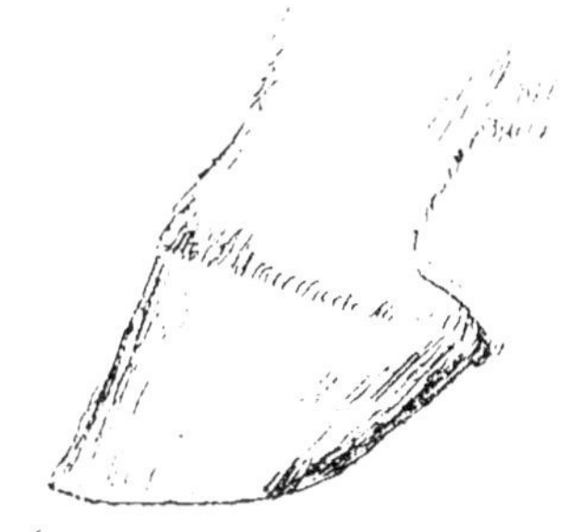

Fig. 165. — Inflexions fuyantes (talons fuyants).

exercices à pieds déferrés sur pistes adhérentes et sur pistes sablonneuses; parer la pince et ne pas toucher aux talons.

Sur le cheval adulte, mêmes exercices à pieds déferrés. Quand le pied doit être ferré, parer d'abord suivant l'aplomb naturel, et laisser la fourchette dans toute sa hauteur; observer en outre tout ce que nous avons dit au sujet de la muraille oblique.

§ 3. — ALTÉRATIONS DES BARRES.

Les barres peuvent présenter les mêmes altérations que la muraille; elles peuvent aussi en présenter qui leur sont tout à fait particulières. Nous allons passer en revue les altérations dont le traitement diffère plus ou moins de celui que nous avons signalé pour les altérations similaires de la muraille.

A. — BARRES ARQUÉES (fig. 166).

Ce sont celles qui s'incurvent vers le milieu de leur longueur, pour venir appuyer leur extrémité terminale contre le corps de la fourchette. C'est une conformation qu'on rencontre de temps en temps sur les pieds qui n'ont jamais été ferrés ni parés.

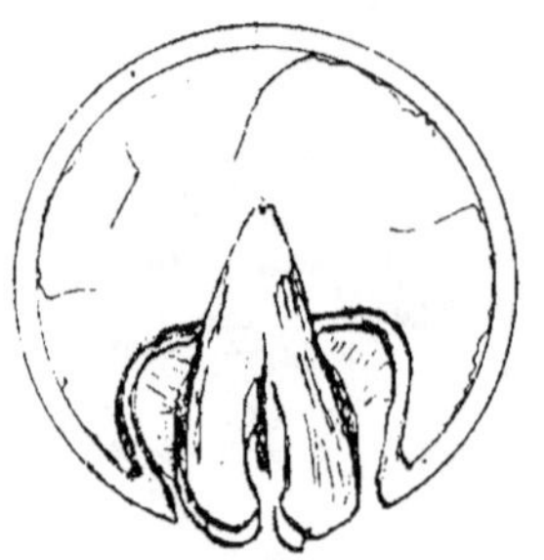

Fig. 166. — Barres arquées.

Cette arcure des barres ne m'a jamais semblé affaiblir ces organes, car je ne l'ai jamais vue coïncider avec un resserrement quelconque des talons. Tout leur effet semble consister à limiter antérieurement la lacune latérale. N'ayant jamais rencontré ces sortes de barres sur des pieds morts, je n'ai pu contrôler l'influence qu'elles peuvent avoir sur la constitution générale du pied.

B. — BARRES BASSES.

Ce sont celles qui ont peu de hauteur dans la zone comprise entre leur bourrelet et la face supérieure de la branche de sole.

Ces barres sont généralement courtes quand on les examine par la face plantaire, car elles s'exfolient ou se desquament comme la sole adjacente.

Il est particulièrement indiqué de les respecter à la parure du pied, de les isoler de la sole qui se desquame, et de les fortifier par l'appui, sur le sol en cailloutis de la stalle. Les branches du fer doivent être assez couvertes pour porter sur le bord inférieur des barres.

C. — BARRES BLEIMEUSES.

Les barres bleimeuses doivent être traitées absolument comme les quartiers bleimeux de la muraille : les ruginer jusqu'au-dessus de la face plantaire ; en cas d'abcès podo-

phyllien les ruginer jusqu'à ce que la matière trouve un
écoulement ; fer à planche, quand le cheval est remis au
service. La cause de la bleime en barre est souvent l'introduction d'un caillou dans la lacune, lequel, sous l'appui,
peut meurtrir et enflammer le podophylle de la barre.
Quelquefois la bleime en barre n'est que l'extension de
la bleime de l'inflexion et du quartier.

D. — BARRES CERCLÉES.

Les barres sont cerclées comme la muraille. Cette altération a la même cause chez elles. Souvent les cercles des
barres font la continuité des cercles muraux passant autour
des inflexions. Quand les barres se prolongent jusqu'en
avant de la pointe de la fourchette les cercles se prolongent
également, ce qui prouve que ces barres proviennent d'un
bourrelet prolongé, mais non suivi d'un podophylle.

Les cercles étant dus à des intermittences de l'avalure,
on corrigera facilement ce défaut des barres par la foulée
d'un sol caillouté ou sablé. Voir la figure 25 où l'on constate
que les ondulations ou petits cercles de la muraille s'étendent
jusqu'à la terminaison des barres.

E. — BARRES COURTES.

Ce sont celles qui s'élèvent peu au-dessus de la rosée.
Elles peuvent être très hautes et cependant saigner à la
moindre parure. C'est une altération en tout semblable à
celle de la muraille.

Activer leur accroissement par l'appui sur un sol pénétrable et détritif

F. — BARRES ÉPAISSES.

L'épaisseur des barres n'est jamais un défaut. Les barres épaisses, mais saines, neutralisent toujours la rétraction murale. Se garder de les parer, de les amincir, de les soustraire à l'appui. C'est à tort que ces barres sont regardées comme défectueuses par les maréchaux.

G. — Barres faibles.

Elles sont faibles quand elles plient sous la pression du pouce. Ces barres ne peuvent neutraliser la rétraction murale ; bientôt, sous la moindre influence morbide, elles cèdent à la poussée des inflexions, s'incurvent et laissent s'établir l'encastelure.

On doit employer tous les moyens propres à les restaurer : exercice à pied déferré, sur piste, pénétrable et sèche ; appui à l'écurie, sur sol sableux, sec et horizontal ; ferrure homœoplique, en ayant bien soin de laisser porter sur le fer le bord inférieur des barres, la branche de sole et la muraille, après les avoir mis par la parure sur un même niveau.

H. — Barres fendillées.

Les barres sont fendillées toujours dans le sens de la longueur. Ce défaut ne peut provenir ni du périople ni d'un épaississement ; il doit provenir de la sécrétion ou de l'action que les liquides excrétés par la fourchette ou qui se trouvent amassés dans la lacune exercent sur la substance des barres.

Nettoyages et lavages périodiques des lacunes. Cautérisation superficielle, au fer rouge, de leur face extérieure.

I. — Barres fendues.

La seime en barre est difficultueuse à traiter. Baisser la barre au-dessous du niveau plantaire. Ruginer la seime aussi profondément que possible ; bien bourrer la lacune et la brèche avec étoupade imprégnée de cire. Fer à traverse couverte ou à éclisse pour maintenir et comprimer le tampon. Baisser la fourchette au niveau du fer, pour que l'appui ne puisse élargir et rétracter alternativement cet organe, et compromettre ainsi l'immobilisation de la barre fendue.

La cause de la seime en barre est toujours une lésion podophyllienne par bleime, ou par contusion sur un corps saillant sur le sol. Aussi est-il souvent facile d'arriver par rugination jusqu'à l'origine supérieure de la fente.

Lorsque les barres sont très hautes, et que leur bord plantaire fait saillie sur la sole, l'appui sur une pierre tranchante pourrait peut-être produire une seime par fracture de la barre (Thary), mais ce cas doit être très rare.

J. — BARRES FRIABLES.

C'est le même défaut que nous avons relevé pour la muraille ; mais si la friabilité de la muraille est nocive au point de vue du brochage, celle de la barre est nocive sous un autre point de vue : elle ne peut exercer qu'une réaction très faible contre la rétraction murale. Les udations fréquentes, surtout les cataplasmes de pomme de terre, l'exercice et le séjour sur un sol finement sablonneux, peut-être leur cautérisation superficielle au fer rouge, sont les seuls moyens de régénérer ces barres et d'augmenter leur puissance fonctionnelle. L'encastelure accompagne souvent les barres friables.

K. — BARRES HAUTES.

Ce sont les meilleures, car ce sont celles que le maréchal ne saurait détruire, puisque même, en les parant à fond, leur hauteur au-dessus de la rosée les rend encore puis-

santes. Ce n'est donc pas une altération ; si nous les avons
rangées dans la liste, c'est parce qu'on les regarde communément comme une anomalie. Loin de chercher à les
modifier, il faut mettre le plus grand soin à les conserver.

L. — Barres incurvées.

Ce sont celles qui ployées vers leur milieu font un
angle rentrant dans la branche de sole. La barre ainsi
conformée peut être naturelle, mais le plus souvent elle
a cédé à l'effort rétractile de la muraille, qui, la poussant
d'arrière en avant, l'a fait ployer vers son milieu comme
ploie toute plaque dont les deux extrémités supportent une
pression suffisante et contraire.

Dès que la barre est ainsi incurvée, elle perd une grande
partie de sa puissance contre la rétraction murale. Aussi
presque toujours voit-on, dans l'encastelure, la barre
incurvée.

Pour redresser ces barres, il faut augmenter leur force
et leur volume en activant la sécrétion de leur bourrelet,
par l'appui orthopédique sur un sol en cailloutis. On
favorisera leur redressement, en pratiquant une rainure
sur le talon de la muraille et en dégageant le bord plantaire de la barre incurvée par une légère rugination de la
sole voisine.

L'exercice ou le service sur terrain pénétrable seront les
meilleurs moyens de redresser ces barres.

M. — Barres minces.

Comme les barres faibles et friables, elles sont défectueuses, parce qu'elles sont incapables de lutter contre
la rétraction murale. Elles comportent le même traitement.

N. — BARRES NOUÉES.

Souvent la barre incurvée se soude par un de ses points avec la sole d'une manière spéciale. En ce point on ne distingue plus la substance de la barre de la substance de la sole. Il s'y est formé une soudure rayonnante, très mince, qui recouvre mal le tissu vivant et qui prend une teinte sanguinolente, comme ce qu'on appelle l'*ognon*. C'est en effet l'ognon de talon.

La barre, ainsi altérée par le voisinage de l'ognon soléaire, n'est pas seulement faible comme toute barre incurvée, mais elle est douloureuse, et peut faire boiter l'animal.

Il est indiqué de la protéger contre l'appui du sol et du fer, jusqu'à ce que l'incurvation se soit redressée, par la rugination de tout le bord plantaire de la barre. Dès que celle-ci sera redressée, ce qui est bien difficile, on soumettra la barre au travail méthodique de l'appui, afin d'éviter toute nouvelle incurvation et soudure avec l'ognon de talon.

J'ai vu des phalanges présentant une exostose sous l'apophyse basilaire justement en regard du point où la sole présente l'ognon de talon. Il est probable que cette exostose est le point de départ de l'altération que je viens de décrire. La barre nouée peut être assimilée à la *muraille rentrée* (Voy. ce mot).

O. — BARRES PROLONGÉES.

Quoi qu'on en dise, ces barres sont le type des bonnes barres. On les dit prolongées, quand elles approchent, atteignent ou dépassent la pointe de la fourchette. Ce sont tout simplement des barres dont le bourrelet, au lieu de se confondre avec le velouté immédiatement après la disparition du podophylle, en reste distinct jusqu'à une distance plus ou moins grande de l'arête semi-lunaire.

P. — BARRES SÈCHES.

Elles sont loin d'avoir les inconvénients de la muraille ainsi nommée, car leur rigidité dépend en grande partie de leur sécheresse, et la rigidité constitue la propriété fonctionnelle principale des barres. Il est donc contre-indiqué de les assouplir, par des topiques quelconques.

Q. — BARRES SEIMEUSES (Voy. *Barres fendues*).

R. — BARRES TENDRES.

C'est le contraire des barres sèches ; elles sont trop souples, trop faciles à s'incurver sous l'effort rétractile de la muraille. On les corrige en les isolant de la fourchette par la parure de celle-ci, en nettoyant les lacunes, en cautérisant au fer rouge, mais très légèrement, leur surface libre. Vous voyez quelquefois les maréchaux passer l'éponge rouge du fer sur la face libre de la barre. Cette manœuvre a pour but d'attendrir momentanément la corne des barres et de la fourchette qu'ils veulent parer à la parisienne ; c'est là un procédé vicieux. Mais autrefois, les vieux compagnons cautérisaient la surface des barres de la même manière, dans le but de les soustraire à l'action altérante des matières excrétées ou contenues dans les lacunes. C'était alors un excellent procédé parfaitement rationnel, dont j'ai mille fois constaté les bons résultats. Il sera toujours préférable de cautériser les barres avec un cautère plat et très rouge qu'on passe très rapidement sur la corne des barres. On ferme ainsi les pores de la corne sans chauffer les couches profondes.

§ 4. — ALTÉRATIONS DE LA SOLE.

Les altérations de la sole sont assez nombreuses, mais en général elles présentent un intérêt médiocre. Nous les passerons en revue très rapidement.

A. — SOLE AFFAIBLIE.

C'est la sole qui a perdu une grande partie de son épaisseur et de sa résistance physiologiques, par une usure ou une parure trop intenses. C'est ce qu'on voit communément à la suite d'un déferrage accidentel sur route.

La sole, devenue trop mince, ne protège plus le velouté contre l'action de l'air et du sol. Les papilles et le tissu même de ce velouté peuvent s'irriter, s'enflammer, et à la moindre pression de bas en haut par le sol ou par le fer, peuvent produire la boiterie.

Traitement. — Mettre la sole à l'abri de l'air par une couche d'onguent de pied ; interposer une semelle de cuir entre la sole et le fer. Couvrir le pied et l'évider en dessus de manière qu'il ne puisse porter sur la sole. Ce fer doit avoir sur son périmètre une assez grande épaisseur pour éloigner du sol la semelle et la sole ; pour éviter un poids excessif on rainera ce fer sur tout son pourtour.

B. — SOLE A OGNONS (Voy. plus loin *Sole bosselée*).

C. — SOLE BATTUE (solbatture).

C'est une sole d'épaisseur normale devenue douloureuse par un appui sur sol dur et rugueux.

Les routes nouvellement empierrées produisent souvent cette altération sur les soles devenues souples par excès d'humidité.

Traitement. — Ici il serait inutile d'appliquer des semelles de cuir, qui compromettent toujours la solidité de la ferrure.

La *batture* de la sole a pour résultat immédiat d'activer la sécrétion du velouté et bientôt la sole devient assez épaisse pour être insensible au contact du fer et du sol. On doit se contenter d'appliquer un fer couvert.

D. — Sole blessée.

Se dit d'une sole dont le velouté a été atteint ou meurtri par les aspérités du sol, abstraction faite des fausses manœuvres du maréchal pouvant produire le même résultat.

La blessure de la sole (du velouté) peut entraîner toutes les conséquences d'une inflammation intense, et peut produire la contusion de l'os et des exostoses plantaires qui se traduisent par ce qu'on appelle *ognons* ou sole bosselée.

Traitement. — Il importe donc de guérir promptement cette altération.

Amincir au boutoir la sole blessée et l'enduire de térébenthine, afin de libérer le tégument de toute compression ; appliquer un fer qui recouvre la partie malade sans y toucher ; déterger tous les jours afin d'éviter l'amas de terre entre le fer et la sole blessée ; si le point malade est trop rapproché du centre de la face plantaire, pour pouvoir être recouvert par le fer, disposer une éclisse, mobile, qui permettra de panser convenablement le point malade aussi souvent qu'il est nécessaire. Les semelles qu'on emploie trop souvent ont pour inconvénient de rendre nécessaire le déferrage complet du pied, chaque fois qu'on veut panser ou examiner le point malade.

E. — SOLE BOSSELÉE (sole à ognons, fig. 167).

C'est celle qui semble repoussée en certains points par une exostose de la face plantaire de l'os du pied. Quand la bosselure se trouve située sur les branches de sole, à la commissure des barres avec la sole, elle porte en maréchalerie le nom d'*ognons*. Mais la bosselure peut se trouver sur un point quelconque de la sole, en avant de la pointe de la fourchette, sur la région des mamelles, et même à la pointe des branches de la sole où on la confond avec la bleime.

L'ognon ou la bosselure de la sole, explorés au boutoir, présentent les carac-

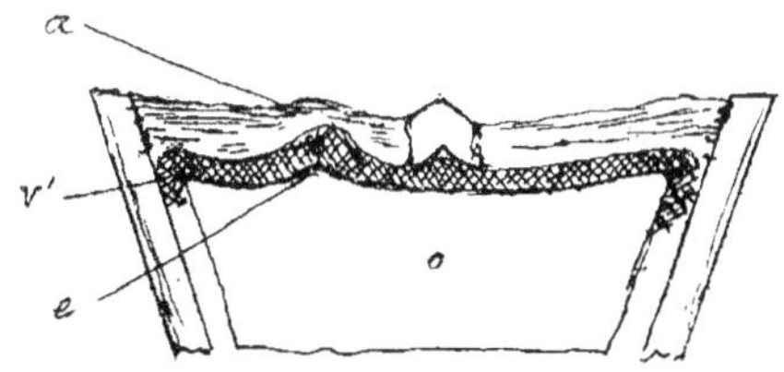

Fig. 167. — Sole bosselée.

a, ognon ; *v'*, velouté ; *e*, exostose de la phalange.

tères suivants : la corne qui les recouvre est sèche, dure, rugueuse, fendillée à la superficie ; au premier abord, on la croirait très épaisse et au contraire, après avoir enlevé une couche relativement mince, on découvre une corne molle, teintée de rouge. Si on enlève encore une couche très mince, on voit le sang suinter : on est arrivé au vif.

Tout autour de ce point la corne est bien plus épaisse, et, si on rugine jusqu'au sang la périphérie, on voit clairement que l'altération est constituée par une tumeur arrondie des tissus sous-jacents à la sole. Et en effet, il m'a été donné plusieurs fois d'énucléer, après la mort, des pieds à ognons dont la phalange présentait des exostoses en regard des lésions soléaires.

La cause déterminante de ces exostoses plantaires serait, comme je l'ai dit plus haut, la blessure de l'os du pied, soit par contusion aux foulées de l'appui, soit par trauma au travers de la sole.

Le velouté, comprimé entre la tumeur osseuse et la corne de sole, s'enflamme et diminue notablement sa sécrétion ; la douleur et la boiterie se manifestent, et enfin la sole finit par se déprimer de haut en bas, à faire bosselure en regard de la tumeur osseuse, malgré la diminution de son épaisseur en ce point.

Traitement. — Il est indiqué de soustraire le point malade à la compression de la sole, et au contact du sol et du fer.

Assouplir la corne environnante sous-jacente par amincissement pelliculaire, et par des embrocations d'onguent.

Appliquer un fer qui puisse recouvrir le point malade et l'ajuster de manière qu'il ne puisse y toucher. Si l'ognon est trop éloigné du fer pour en être recouvert, rapporter une traverse passant sur la région malade sans y toucher.

Ce qui précède suffit pour montrer au praticien la différence existant entre *sole bosselée* et *sole comble*.

F. — Sole brûlée.

C'est une altération accidentelle produite par la cautérisation médiate du velouté lors du *portage* du fer chaud. S'il faut en croire un livre arabe, les sables du désert peuvent produire une sorte de brûlure de la sole sur les chevaux des caravanes quand leurs pieds sont déferrés et trop profondément usés.

La sole brûlée présente une corne sèche, chaude, fendillée, sans avalure, douloureuse à la pression du doigt, inflexible relativement à sa minceur, ne transsudant ni rosée, ni sang à la parure la plus profonde.

L'énudation complète du velouté montre celui-ci noir

rougeâtre, très sensible au toucher. pouvant être entamé assez profondément sans écoulement de sang.

Explorée quelques jours après l'accident, la sole brûlée est séparée, décollée du velouté par une couche de pus noir, inodore, ou blanchâtre et fétide. Le velouté est alors transformé en plaie bourgeonneuse excrétant du pus exempt ou mélangé de substance cornée, non concrétée.

Les plus graves complications peuvent survenir si on néglige de donner issue au pus dès son apparition.

Traitement. — Ici il ne suffit plus de soustraire à toute pression le point malade pour supprimer la boiterie, car l'inflammation a irradié dans toute la masse osseuse et dans le podophylle. Il est indispensable d'enrayer l'inflammation générale et locale par des cataplasmes émollients et anodins, par des pédiluves d'eau tiède, par un amincissement général de la sole, par l'ablation de toute la corne décollée et par le repos absolu du pied.

Dès que l'inflammation est arrêtée et que le velouté, cessant de suppurer, commence à se recouvrir de corne, le traitement comporte tous les détails concernant la *sole affaiblie* et la *sole blessée*.

G. — SOLE CHAUFFÉE.

C'est une atténuation de la brûlure.

On reconnaît la *chauffure* aux caractères suivants : douleur et boiterie au moins aussi intenses que dans la brûlure; par la parure profonde on n'obtient pas de rosée, mais en approchant du vif on obtient la transsudation du sang; le velouté n'est pas cautérisé, mais ses papilles sont meurtries, froissées, irritées par leurs tubes cornés que le fer rouge a desséchés et racornis; on pourrait dire que la chauffure est à la brûlure comme l'irritation des parties vives est à l'inflammation.

La chauffure ne produit ni suppuration ni décollement, elle se borne à arrêter la sécrétion cornée.

Une chauffure est souvent plus longue à guérir qu'une brûlure non compliquée. J'ai vu des chevaux *chauffés* boiter pendant plusieurs mois ; et j'ai vu des chevaux brûlés, dont le velouté suppurait et dont la sole présentait de larges décollements, guérir en huit ou douze jours.

Traitement. — Il comporte les mêmes indications que celui de la brûlure. Les udations intenses et émollientes, l'amincissement très profond, jusqu'au sang, auront pour résultat de dégager les papilles de leur enveloppe altérée, de les remettre, ainsi que le velouté, en puissance de secrétion normale.

Le meilleur préventif de la chauffure et de la brûlure serait d'ajouter à l'outillage du ferreur une éponge imbibée d'eau froide que l'ouvrier passerait sur la sole immédiatement après avoir fait porter le fer.

II. — Sole comble (pied comble, fig. 168).

On dit que le pied est comble, lorsque le plan général de la sole dépasse celui du bord plantaire de la paroi.

La sole comble appartient presque toujours à un pied dont la face plantaire de la phalange est plate ou moins concave qu'à l'état normal.

Ce n'est pas par une croissance excessive de la sole que le pied est comble, car cette sole est toujours très mince et très pauvre. L'exubérance apparente de la sole est due plutôt à l'arrêt d'avalure de la paroi, qui, restant stationnaire, se laisse dépasser par la sole. Ce qui accentue encore la différence de niveau, c'est la détrition, le dérobement du bord plantaire de la paroi, phénomènes produits par le renouvellement trop tardif de ce bord plantaire. En réalité, le pied comble résulte non d'une exubérance de la sole, mais d'un arrêt d'avalure pariétale, et d'un appauvrissement du bord plantaire.

Généralement la sole comble est elle-même très pauvre, mince, friable. flexible, parsemée de sugillations sanguines,

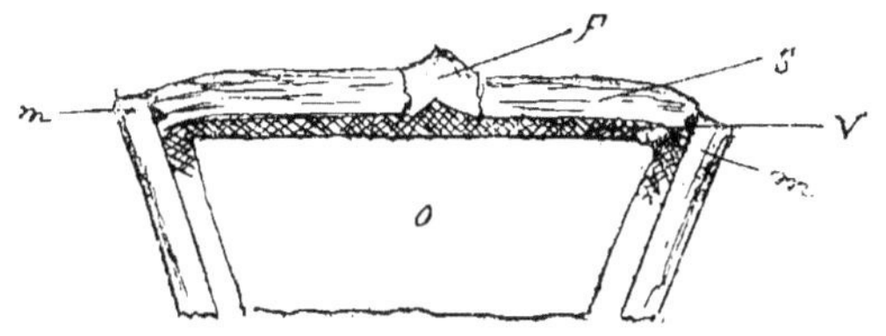

Fig. 168. — Sole comble.

o, phalange ; *m.* muraille ; *v*, velouté ; *s*, sole ; *f*, fourchette.

douloureuse à la pression du doigt, très lente à s'accroître et s'exfoliant à très peu de distance du velouté (Voy. fig. 168).

Traitement. — Il est donc indiqué d'exciter à la fois la sécrétion cutidurale et celle du velouté. On y arrive par l'exercice sur piste pénétrable, en cailloutis très fin ; par stabulation sur sol en cailloutis ; par travaux de labour, de hersage, de manège ; par irritation de la couronne au moyen de topiques.

Fer couvert, mince, ajusté à l'anglaise. Si le *comblement* est très prononcé et exige l'entôlage du fer, il sera nécessaire d'épaissir le périmètre du fer, de manière que sur un sol plat le fer puisse porter par tout son périmètre et non porter sur la partie entôlée du fer. Dans ce cas, pour ne pas exagérer le poids du fer, on emploiera le fer à crampon circulaire ou le fer bordé. Le fer à planche très couvert a l'avantage de faire porter la fourchette, qui souvent est très robuste dans le pied comble.

I. — SOLE DÉCOLLÉE.

C'est celle que la suppuration du velouté a séparée du tégument sur une étendue plus ou moins grande.

Donner issue à la matière, exciser toute la corne décollée, panser au goudron ou à la térébenthine et ferrer comme pour la *sole blessée*.

J. — Sole eczémateuse (crapaud).

La sole affectée de crapaud est extrêmement altérée dans toutes ses propriétés. Décollée par places, traversée en tous sens par de larges sillons au fond desquels on voit le velouté, enflammé, recouvert d'un produit morbide sanieux, noir, fétide, projetant des végétations ou fics qui souvent dépassent le niveau plantaire. Cette sole a perdu tous ses caractères d'épiderme, et pourtant, elle reste à peu près indolore.

Néanmoins, sur un tel pied, la paroi ne se trouve plus dans ses conditions mécaniques normales; elle n'est plus reliée, en bas, par une sole ferme, résistante, et rien ne s'oppose à l'inclinaison de ses fibres, à son évasement exagéré que sollicite le poids du corps qu'elle soutient. D'ailleurs le crapaud envahit souvent le podophylle soit directement de bas en haut, soit indirectement de haut en bas en passant sur les glomes et le bourrelet.

Le traitement du crapaud est toujours lent et souvent infidèle. On a préconisé une foule de topiques contre cette maladie, mais on n'arrive guère qu'à endormir le mal.

Le goudron et ses dérivés, les caustiques liquides et pulvérulents doivent être essayés tour à tour, après excision préalable des fics, à mesure qu'ils se montrent ou renaissent.

La fécule de pomme de terre m'a réussi une fois à l'exclusion de tout autre topique. On la sème à profusion sur toute la face plantaire, de manière à remplir tous les sillons. On superpose une étoupade et une plaque de tôle et on renouvelle tous les jours. Ce topique aurait le grand

avantage de ne pas rendre l'animal indocile au renouvellement des pansements.

Un autre topique m'a réussi plusieurs fois au début de
la maladie :

```
Sous-acétate de cuivre........................  10 gr.
Ammoniaque liquide pour dissoudre la poudre..  Q. S.
Eau de pluie.................................  1 litre.
```

Lotionner le pied malade plusieurs fois par jour avec
cette préparation, en ayant soin de la faire pénétrer dans
toutes les fissures. Nul appareil de pansement n'est utile.

Le traitement interne par l'arsenic ne m'a jamais donné
que des résultats équivoques ou inappréciables.

La ferrure doit procurer :

1° L'éloignement nécessaire de la sole de tout contact
avec le sol (parure peu profonde du bord plantaire, fer
épais, mais largement rainé pour ne pas exagérer le poids ;

2° La facilité de rapporter une plaque mobile destinée à
maintenir le pansement et à le mettre à l'abri des boues et
des ordures. On fait son choix entre les systèmes de plaques
suivantes : plaque à coulisse, plaque de Gohier, plaque de
Fontaine et Comény, plaque de Manou, plaque de
Lungwitz. Lorsque l'animal est maintenu au repos, plaque
Julien frères.

Voici un traitement que j'ai vu appliquer avec succès par
un empirique : prenez sable de rivière très fin et très pur,
environ trois litres pour un pied ; faites-le chauffer à sec
jusqu'à ce qu'on ne puisse tenir la main appliquée à sa surface ; versez ce sable ainsi chauffé dans un sac ou une
botte à cataplasme qu'on passe ensuite au pied malade. (Je
n'ajoute pas que l'empirique saupoudrait ce sable avec une
poudre blanche (probablement de la craie), qu'il répandait
en forme de croix en marmottant des paroles cabalistiques.)

Dès que le sac est fixé au pied, le cheval appuie sa sole
sur le sable, qui pénètre dans toutes les fissures. Il se

produit une sorte de cautérisation, dont l'action est très rapide. En renouvelant tous les deux ou trois jours on obtient quelquefois une guérison radicale en quelques semaines, sans arrêter le service de l'animal, sans modifier sa ferrure, sans aucune espèce de pansement accessoire. En définitive ce traitement réunit l'action que possèdent tous les corps pulvérulents à l'action d'une chaleur assez intense pour cautériser les fics et les bourgeons.

K. — Sole étonnée.

C'est la sole qui est devenue sensible, soit par appui sur corps rugueux, soit par percussions accidentelles, soit par parure trop profonde.

Calmer la douleur par cataplasmes émollients ou par des pédiluves tièdes.

Ferrure à planche couverte, qui fait participer la fourchette à l'appui, ou fer ordinaire ajusté à l'anglaise lorsque la fourchette peut porter sur le sol. La participation de la fourchette à l'appui soulage la sole.

L. — Sole faible.

C'est celle qui, trop mince, fléchit sous la moindre pression et expose le velouté aux contusions et aux traumas.

C'est un défaut congénital qui peut être guéri par exercices sur piste pénétrable, et par stabulation sur lit de cailloutis.

Même ferrure que pour la sole affaiblie.

M. — Sole foulée.

C'est la solbatture limitée à une région, c'est la contusion d'un point de la sole.

Agir comme pour la *sole battue*.

N. — Sole fourbue.

C'est la sole déformée par fourbure générale du pied ou par la fourbure limitée au tissu velouté comme j'en ai vu quelques cas.

La déformation par fourbure générale résulte de la descente du faux quartier, et de l'arrêt d'avalure de la paroi, et se traduit par le *comblement* de la face plantaire, par le rétrécissement du diamètre transversal et par le croissant.

La déformation par fourbure limitée au velouté résulte de l'épaississement de ce tissu. Cet épaississement efface la concavité normale de la face plantaire de la phalange, diminue la sécrétion du velouté ; mais la sole qui en résulte est comble ou convexe quoiqu'elle soit très mince et pauvre. Ce qui accentue cette déformation de la sole, c'est la lenteur d'avalure de la paroi qui reste stationnaire, n'étant plus entraînée par la sole, et dont le bord plantaire se dérobe comme dans le pied comble.

Souvent la fourbure de sole naît, se développe et s'efface sans que l'animal cesse son service, et elle ne se traduit que par le simple bombage de la sole.

C'est en énucléant un grand nombre de pieds que j'ai pu rencontrer quelques cas de cette fourbure limitée au velouté plantaire. C'est cette fourbure du velouté qui explique l'appui en talons qu'on voit quelquefois sur des chevaux qui ne présentent aucune lésion de fourbure ordinaire.

Traitement. — Le traitement de la sole fourbue, quelle qu'en soit la cause, doit porter exclusivement sur la ferrure, car il est impossible de guérir la lésion déterminante. Pour les détails de ferrure qui conviennent à la sole fourbue, nous renvoyons le lecteur à l'article *Muraille fourbue* et à l'article *Sole comble*.

O. — Sole friable.

Sole qui se réduit en poussière pendant la parure, et qui s'effrite spontanément au lieu de se desquamer.

Son plus grave inconvénient est de mal adhérer à la zone inférieure de la muraille, et de favoriser le dérobement de son bord plantaire.

Cette altération peut être attribuée à un état fonctionnel particulier du velouté qu'on corrigera par le déferrage, par des cataplasmes de pomme de terre, par la stabulation sur plancher de bois recouvert d'un lit de sable.

P. — Sole maigre.

C'est la sole mince, friable, appauvrie sur sa périphérie et qui oblige le ferreur à brocher à maigre pour éviter les piqûres. — Traitement de la sole faible.

Q. — Sole plate ou pied plat (fig. 169).

C'est la sole qui manque d'excavation, de creux ; qui n'est

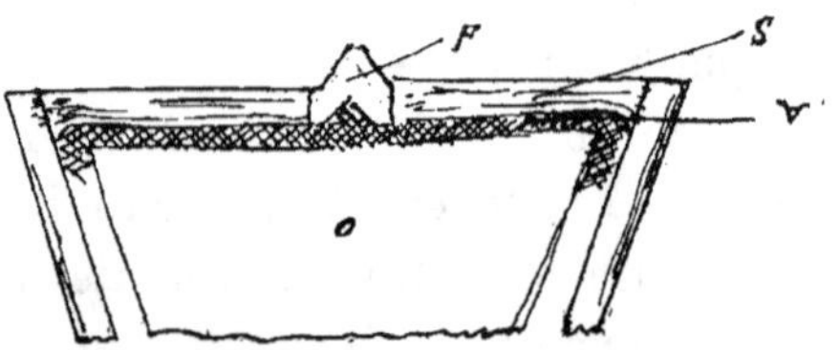

Fig. 169. — Sole plate.

o, phalange plate ; v, velouté ; s, sole plate ; f, fourchette.

pas plus épaisse à son centre qu'à sa périphérie ; qui presque toujours est faible.

Elle coïncide avec un os dont la face plantaire n'est pas excavée.

La sole paraît plate sur tous les pieds grands ou très évasés. — Traitement de la sole faible ou affaiblie.

R. — Sole pleine (fig. 170).

La sole est dite pleine lorsque sa partie centrale se trouve au même niveau que sa partie périphérique ; qui est plus épaisse à son centre qu'à sa périphérie ; dans laquelle la fourchette se trouve presque entièrement noyée ; qui coïncide avec une phalange plus ou moins creuse.

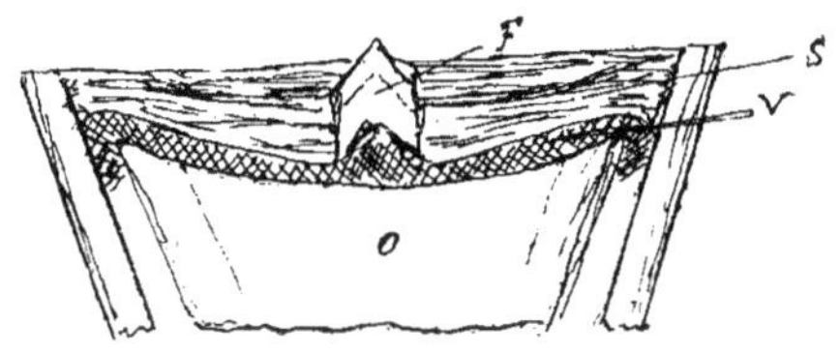

Fig. 170. — Sole pleine.

o, phalange creuse ; *v*, velouté ; *s*. sole ; *f*, fourchette noyée dans la sole.

Cet état de la sole n'a aucune gravité ; il doit procéder d'une prolifération exagérée des parties centrales du velouté ; ou plutôt, il est dû à une texture telle de la sole, que la desquamation ne peut plus se faire ; quelquefois il est dû à l'évasement du sabot (Voy. p. 475 et fig. 123).

Nous savons, en effet, que le creux de la sole ordinaire est produit par le mode de la desquamation.

§ 5. — ALTÉRATIONS DE LA FOURCHETTE.

A. — Fourchette affaiblie.

C'est la même altération que nous avons signalée à *Sole affaiblie*; elle a les mêmes causes et les mêmes conséquences.

En devenant trop faible, la fourchette ne peut plus maintenir le coussinet plantaire dans les conditions normales qui mettent en jeu son élasticité (Voy. *Élasticité de la fourchette*).

Le traitement de cette fourchette est fort simple : la respecter dans la parure et la soustraire au contact du sol par la ferrure.

B. — Fourchette atrophiée.

C'est celle qui a perdu une grande partie de son volume par l'atrophie préalable du coussinet plantaire.

Cette fourchette, extrêmement réduite en tous sens, est sèche, rugueuse, fendillée, remontée entre les barres.

La cause de son atrophie est toujours l'atrophie du coussinet, et celui-ci ne s'atrophie que par l'endolorissement des parties vives et la limitation de la flexion du pied au moment du relever (Voy. *Élasticité de la fourchette; Encastelure*, etc.).

C'est pourquoi le traitement doit porter, non sur la fourchette même, mais sur la rétraction murale (Voy. *Traitement de l'encastelure.*)

C. — Fourchette battue.

C'est la même altération que nous avons étudiée sur la sole.

Fer à planche dont la traverse se prolonge sur le corps de la fourchette.

D. — Fourchette blessée.

Analogue à *sole blessée*.

Fer à traverse rivée permettant de panser la blessure sans déferrage du pied.

E. — Fourchette coincée (fig. 171).

Fourchette qui présente dans sa lacune médiane un *coin*

de corne descendant de la commissure postérieure des deux
branches du bourrelet périoplique.

J'ai observé plusieurs fois cette particularité bien digne
de remarque. Cette petite masse cunéiforme de corne périoplique prend quelquefois un très grand développement,
pouvant atteindre la grosseur du pouce (fig. 171, *a*). On
la voit alors descendre entre les deux branches de la
fourchette, les écarter, combler la lacune médiane, dépasser la face plantaire et venir porter sur le sol. Elle est

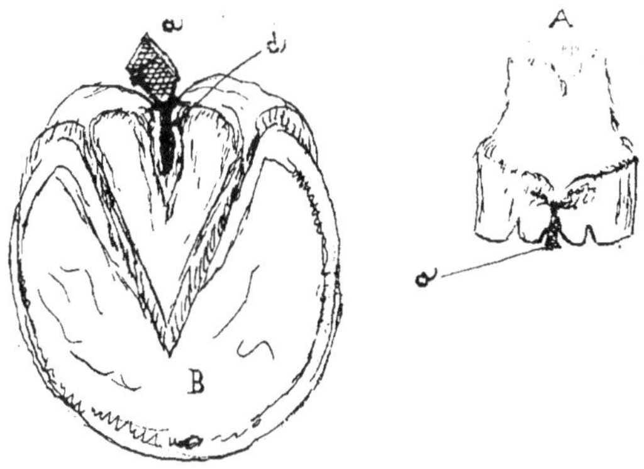

Fig. 171. — Fourchette coincée.

libre de toute adhérence avec la corne de la fourchette ;
on peut la faire sortir de la lacune, la ployer en arrière ;
elle n'est retenue que par la commissure du bourrelet
périoplique où elle naît (fig. 171, *d*).

Ce coin de corne périoplique existe très souvent à l'état
rudimentaire, sous forme de petite masse aplatie d'un
côté à l'autre, enfoncée dans la lacune médiane et que le
boutoir du ferreur ne peut entamer que difficilement à
cause de sa mobilité ; l'ouvrier est obligé de la saisir avec
les doigts de la main gauche, de la soulever et de l'immobiliser pour que le boutoir puisse l'exciser.

Tant que cette production périoplique ne dépasse pas le
volume d'un haricot, on ne s'en occupe pas, on la regarde

comme une exfoliation de la fourchette ; mais lorsqu'elle prend le volume d'une grosse fève, du doigt ou du pouce, elle peut déformer la fourchette, comprimer le corps pyramidal et porter sur le sol. Quand elle porte sur le sol on voit à chaque appui la commissure coronaire se soulever et alors on peut constater une boiterie plus ou moins intense qui disparaît dès que l'excision du coin est pratiquée.

Pour exciser ce coin de corne périoplique, il ne faut pas employer le boutoir qui peut glisser à sa surface et venir plonger dans la commissure coronaire. Il vaut mieux employer la feuille de sauge ou le rogne-pied qui taillent le coin de haut en bas et sans danger.

Le *coinçage* de la fourchette n'a pas été signalé par les auteurs. Ceux qui ont fait la description du périople auraient dû en parler.

F. — Fourchette dure.

Celle qui se laisse difficilement entamer par le couteau, le boutoir ou le rogne-pied.

Elle expose l'ouvrier à des échappées de boutoir pouvant blesser le boulet du cheval ou le bras du teneur de pied, ou à faire plonger le tranchant dans le vif.

On corrige ce défaut en faisant porter la fourchette sur le sol (ferrure Lavalard-Poret et litière de tourbe).

G. — Fourchette contournée.

C'est la fourchette contournée en arrière par les inflexions (Voy. *Inflexions enveloppantes*).

H. — Fourchette eczémateuse.

Celle qui est affectée du crapaud (Voy. *Sole eczémateuse*).

I. — Fourchette effilochée.

Celle qui a perdu la substance intertubulaire, et dont les tubes cornés sont libres, séparés les uns des autres, flottants comme les brins d'un pinceau.

L'effilochement est le propre de certaines fourchettes maigres, menacées d'atrophie. Il est quelquefois le résultat de l'action de l'humidité des litières et du fumier.

On guérit cette fourchette par l'appui sur le sol, par la stabulation sur sol sableux et sec.

K. — Fourchette fendue.

Celle qui présente des fissures profondes, des sillons en divers sens.

Cette fourchette est sèche, chaude, sensible à la pression et peut faire boiter le cheval même lorsqu'elle ne porte pas sur le sol. Elle s'altère ainsi un peu avant son atrophie.

On la guérit par des udations répétées et par une ferrure à éponges minces qui lui permet de porter sur le sol; si elle est trop sensible pour participer à l'appui, on la pare après une udation prolongée et on applique le fer à planche Chaber. En tout cas il faut conjurer la rétraction murale.

L. — Fourchette friable.

On la guérit par l'appui sur le sol (ferrure Lavalard-Poret)

M. — Fourchette humide.

Celle qui a ses lacunes remplies des humeurs qu'elle sécréte, et des boues qui s'y introduisent.

Cette fourchette est fétide, elle a sa consistance ordinaire, elle est d'un volume normal.

L'humidité des lacunes latérales compromet la puissance antirétractile des barres.

On la traite par des détersions à l'eau pure, par la parure des lacunes et par la cautérisation rapide et superficielle de la surface des lacunes au moyen du fer rouge. Cette cautérisation doit être faite au moins à chaque ferrure.

N. — Fourchette neuve.

C'est la fourchette qui vient de perdre sa couche corticale par desquamation spontanée.

Cette fourchette paraît tout à coup remontée entre les barres; de volumineuse, rugueuse, sillonnée qu'elle était, elle est devenue petite, lisse. Quelquefois, le maréchal effectue la rénovation de la fourchette, en faisant tomber d'un bloc, en soulevant, avec les doigts ou avec le boutoir, toute la couche corticale qui n'adhère plus que par quelques points.

La fourchette neuve, étant plus mince qu'à l'état normal, expose le velouté aux blessures par l'appui sur un sol rugueux ou pierreux : mais bientôt elle reprend une épaisseur suffisante pour suffire à la détrition de l'appui.

O. — Fourchette noyée.

On dit que la fourchette est noyée, lorsque sans être ni altérée, ni diminuée de volume elle ne dépasse pas le niveau de la sole et des barres.

C'est par un épaississement anormal de la sole que ce fait a lieu. Ce n'est donc pas une altération réelle de la fourchette.

P. — Fourchette pourrie.

Celle qui est ramollie et désagrégée par l'humidité du

sol, les urines, le fumier. Elle se détache à la parure par lambeaux flasques, effilochés, et répand une odeur très forte, mais différente de celle du crapaud. C'est à tort qu'on dit que la pourriture de la fourchette est le commencement du crapaud. La fourchette pourrie guérit en quelques jours par simple stabulation sur litière sèche ou sur plancher de bois, tandis que la fourchette eczémateuse résiste très longtemps au traitement le plus complexe.

Q. — Fourchette refoulée.

C'est celle qui est déprimée par l'appui sur le fer à planche ou sur une éclisse de pansement. La partie déprimée est souvent pourrie. — Faire cesser la cause.

R. — Fourchette serrée.

C'est celle dont les branches sont refoulées, pénétrées par les angles d'inflexions retournés en éperon vers la ligne médiane (Voy. *Inflexions éperonnées*).

Cette fourchette peut être endolorie, déformée, immobilisée par cette compression, et la boiterie peut survenir, même quand l'encastelure n'existe pas réellement.

Exciser les inflexions en ouvrant les lacunes au boutoir.

Pied a talons couchés.

Les talons sont dits couchés lorsque la muraille, les inflexions et les barres, ou l'une ou l'autre de ces parties, sont renversées sur leur face interne de manière à recouvrir la face inférieure de la branche de sole. L'on voit quelquefois le bord plantaire de la barre passer sur la sole et venir toucher le bord plantaire de la muraille de talon, ou bien celui-ci aller chevaucher le bord de la barre, en passant sous la branche de sole ; ou bien encore le bord de la barre et le bord de la muraille, venir se réunir ou se juxtaposer sur le milieu de la branche de sole.

Dans tous les cas c'est une anomalie de conformation extrêmement grave, qui fait très souvent boiter l'animal et qui se complique presque toujours de bleime. Elle peut exister sur les deux talons à la fois, comme elle peut n'exister que sur un seul talon.

Elle me semble résulter d'une discordance plus ou moins passagère entre l'avalure de la branche de sole et celle de la paroi des talons. On constate, en effet, que la branche de sole cesse de croître pendant que la muraille des talons, les inflexions et les barres s'accroissent rapidement et tendent à se réunir entre elles après avoir dépassé la branche de sole restée stationnaire.

Lorsqu'on pare les pieds ainsi conformés, on trouve sous la paroi couchée une branche de sole extrêmement mince et plus ou moins ecchymosée par la pression exercée sur elle par le repli de la paroi.

La cause de cette discordance d'avalure n'est pas connue. Pourquoi le velouté cesse-t-il de sécréter pendant que la cutidure des talons continue ou active sa sécrétion ? Quoi qu'il en soit, l'appui de ce pied ainsi altéré est très douloureux. La paroi n'appuyant plus sur son bord plantaire, se recourbe, se cintre en dedans et tend par sa flexibilité physique à se séparer du podophylle, d'où lacération des lames de chair et bleime. La bleime existe presque toujours sur le pied à talons couchés.

Le **traitement** de cette altération très sérieuse doit tendre : 1° à rétablir l'accord entre l'avalure de la paroi des talons et celle de la branche de sole ; 2° à rétablir la normalité de l'appui sur le bord plantaire de la paroi.

On rétablira l'accord d'avalure, en parant le pied comme

nous allons le dire et en exerçant le cheval non ferré sur
piste meuble rendue progressivement de plus en plus
détritive (piste en terre, puis en sable, puis en cailloutis,
puis empierrée). C'est ainsi qu'on remettra, presque certainement, le velouté des talons en activité sécrétoire.

On rétablira la normalité de l'appui en supprimant au
couteau toute la partie couchée de la paroi, de manière à
découvrir entièrement la branche de sole, à la dégager de
la pression qu'elle subissait ; en ruginant ensuite le bord
plantaire de la muraille, des inflexions et des barres de
manière à le ramener un peu au-dessus du plan de la
branche de sole ; en laissant la pince aussi haute que possible, afin de soulager le podophylle des talons. Cela fait,
on appliquera le fer à planche Chabert (Voy. p. 362 et
suiv.). Si la fourchette est saillante, le fer homœoplique est
préférable. Si les talons ne sont pas trop faibles, le fer à
lunette devra être préféré à tout autre, parce que, mieux que
tout autre, il fait travailler normalement à l'appui toute la
région des talons ; qu'il procure l'inclinaison favorable au
podophylle des talons ; et surtout parce qu'il permet de
soumettre le pied ainsi ferré à l'action restauratrice des
exercices sur sol en cailloutis ou sur piste empierrée.

DESQUAMATION DE LA PAROI.

La fourchette et la sole se desquament périodiquement
et suivant une loi physiologique. La desquamation
pariétale qui fait l'objet de cet article, est un fait d'ordre
pathologique qui n'a lieu que très rarement, et dont personne que je sache n'a encore fait mention.

La desquamation de la paroi s'effectue toujours par une
séparation circulaire de sa zone inférieure d'avec sa zone
supérieure : on voit un sillon disjoncteur se produire à un

moment donné sur tout le pourtour de la zone podophyllienne, aussi bien en barres qu'aux inflexions et à la
muraille. Ce sillon est une véritable seime transverse,
creusée en biseau très oblique de haut en bas et de dehors
en dedans, de même nature que la seime horizontale dont
nous avons parlé (Voy. p. 445 et suiv. et la fig. 154) ;
il n'en diffère que par son étendue et par le résultat, conséquence de cette étendue.

Dès que ce sillon circulaire s'est complété sur tout le
pourtour du sabot, on voit ses bords se rapprocher à
chaque appui et s'écarter à chaque relever du pied. Ce jeu
d'écartement et de rapprochement s'accentue graduel-
lement, et finit par produire la chute de toute la partie
basse du sabot, comprenant une zone complète de la paroi
et la couche corticale de la sole. Si le pied est ferré, le fer
reste adhérent à la muraille qui tombe.

Ce phénomène morbide se produit sur les pieds qui, à
une époque plus ou moins reculée, ont été affectés d'abcès
ayant soufflé au poil sur une grande partie du pourtour
coronaire ; sur les pieds qui, pour une lésion inconnue, ont
été longtemps soumis à l'action de cataplasmes émollients ;
sur les pieds longtemps comprimés par l'encastelure, mais
qui en sont guéris depuis plusieurs mois ; sur les pieds
qui ont subi la cautérisation ou une forte révulsion sur
leur couronne ; enfin, sur les pieds qui, pour une lésion
grave, ont subi l'ablation ou l'amincissement pelliculaire
d'un grand lambeau pariétal. Dans tous ces cas la desquamation pariétale peut s'effectuer, mais heureusement ce
n'est pas la règle ; ce n'est, au contraire, que par exception
très rare.

D'après les trois ou quatre cas de desquamation
pariétale que j'ai pu voir en ma longue pratique et particulièrement d'après un cas récent que j'observe actuellement (décembre 1897), chez M. Leroy-Desclausade, sur

un cheval opéré du javart en août dernier à l'école d'Alfort et travaillant au labour depuis deux mois environ, voici la description de ce qui se passe dans cette altération du sabot :

Après la guérison des lésions graves qui ont mis le pied dans l'une ou l'autre des conditions énumérées ci-dessus, on voit se former vers le bord coronaire de la paroi un gros boursouflement corné qui contourne la zone supérieure de la muraille, des inflexions et des barres et qui fait saillie sur le plan circulaire de la paroi. C'est évidemment une nouvelle paroi qui pousse plus épaisse, ou, du moins, plus grande que l'ancienne. Cette nouvelle paroi, épaissie ou agrandie, descendra longtemps, sans qu'on puisse apercevoir aucun indice de séparation ou de désunion avec l'ancienne corne qui fuit au-dessous d'elle. Ce n'est que vers le quatrième mois, alors que la nouvelle corne épaissie arrivera vers le milieu de la zone podophyllienne, qu'on verra se produire quelques fentes transversales, très limitées. Ces fentes multiples s'allongeant transversalement, se réuniront tout à coup et formeront un seul sillon circulaire limitant en bas la nouvelle paroi épaissie sur tout son pourtour. Les deux bords de ce sillon peuvent rester immobiles pendant un assez longtemps, quelques semaines. Mais, sans cause connue, on verra tout à coup les deux bords de ce sillon jouer l'un sur l'autre, et obéir aux pressions de l'appui, sans que l'animal paraisse en souffrir. Un peu plus tard, dès que ce sillon arrivera au tiers inférieur de la zone podophyllienne, on verra le jeu de ses bords s'accentuer de plus en plus, et enfin tout le sabot situé au-dessous du sillon se détacher et rester sur le sol. Au moment de cette séparation, l'animal ne ressent aucune douleur.

Après la chute de la vieille paroi accompagnée de la couche corticale de la sole, le pied reste couvert d'une couche de sole, d'une fourchette indemne et d'une paroi dont le bord inférieur est aminci en biseau très oblique. C'est bien une véritable desquamation que la paroi vient d'effectuer. Pour pouvoir ferrer ce pied et, par conséquent, utiliser l'animal, il faudra attendre peut-être deux mois ; c'est-à-dire, attendre que le bord plantaire de la paroi neuve ait perdu son biseautage et acquis assez d'épaisseur pour supporter le brochage.

Quelle est la cause de cette desquamation pariétale? On peut admettre qu'au début, la zone cutigérale s'est trouvée séparée du bourrelet par l'inflammation, la suppuration, le gonflement de celui-ci ; qu'il s'est formé une véritable soufflure circulaire analogue à celle qui produit la seime transverse déjà décrite ; qu'ensuite, la corne nouvelle s'est superposée à l'ancienne, mais sans fusion intime, fusion devenue impossible par l'épaississement qui rompt la continuité des tubes cornés ; que plus tard, à mesure que la vieille corne se dessèche en descendant, l'union des deux cornes se trouve de plus en plus compromise ; enfin qu'une rupture, une scission définitive se produit au moment où le kéraphylle de la vieille paroi se trouve éloigné du podophylle par le biseau de la nouvelle paroi qui s'est insinué entre eux.

Je ne vois aucun moyen de suturer le sillon disjoncteur des deux cornes ; mais il serait peut-être possible de le prévenir en empêchant la vieille corne de se dessécher.

9386-97. — CORBEIL. Imprimerie ÉD. CRÉTÉ.

www.ingramcontent.com/pod-product-compliance
Lightning Source LLC
La Vergne TN
LVHW010601180726
843502LV00001B/103